急性冠脉综合征
心电图与临床

Acute Coronary Syndrome

ECG and Clinic

主　编　晋　军　詹中群

副主编　刘　强　钱德慧　汪　涛

主　审　韩雅玲　黄　岚

制作团队　11m 数字出版

图书创意　宋凌鲲

医学插画　胡亚军　宋凌鲲

文献信息　朱　卫

河南科学技术出版社·郑州

内容提要

本书系统介绍了各类急性冠脉综合征的心电图改变特点、病理生理和临床意义，深入浅出地探讨了心肌缺血心电图改变的机制。全书共配 330 幅精美的医学插画，使读者对复杂的心电图理论"一目了然"。本书图文并茂，内容直观易懂，适合各级医疗单位的心血管专科医师、急诊科医师、重症监护室医师、内科医师和心电图医师阅读使用，也适合心血管病医学、急诊医学和重症医学等专业的研究生参考学习。

医学图片库官网
www.11mecg.com

图书微信公众号
阳光心电学苑

11m 数字出版
读友会

图书在版编目（CIP）数据

急性冠脉综合征：心电图与临床 / 晋军，詹中群主编 .—郑州：河南科学技术出版社，2020.8（2022.1重印）

ISBN 978-7-5349-9891-1

Ⅰ . ①急… Ⅱ . ①晋… ②詹… Ⅲ . ①冠状血管—动脉疾病—综合征—心电图—诊断 Ⅳ . ① R543.304

中国版本图书馆 CIP 数据核字（2020）第 093937 号

出版发行：河南科学技术出版社
　　　　　北京名医世纪文化传媒有限公司
　　　　　地址：北京市丰台区万丰路 316 号万开基地 B 座 1-114
　　　　　邮编：100161
　　　　　电话：010-63863186　　010-63863168
策划编辑：曲秋莲　张建国
文字编辑：杨永岐　刘英杰
责任审读：周晓洲
责任校对：龚利霞
封面设计：11m 数字出版
版式设计：11m 数字出版
责任印制：程晋荣
印　　刷：河南瑞之光印刷股份有限公司
经　　销：全国新华书店、医学书店和网店
开　　本：787mm×1092mm　1/16　印张：22　字数：450 千字
版　　次：2020 年 8 月第 1 版　　2022 年 1 月第 2 次印刷
定　　价：178.00 元

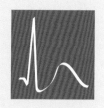

急性冠脉综合征

心电图与临床

主编 晋 军　詹中群

主审 韩雅玲　黄 岚

编者（以姓氏拼音为序）

卞士柱	重庆陆军军医大学第二附属医院心血管内科
成小凤	重庆陆军军医大学第二附属医院心血管内科
邓金刚	中国科学院大学深圳医院心内科
董志锋	中国科学院大学深圳医院心内科
樊 宇	重庆陆军军医大学第二附属医院心血管内科
高智春	重庆陆军军医大学第二附属医院心血管内科
郭少华	天津医科大学第二医院心脏科
胡鹏云	中国科学院大学深圳医院心内科
晋 军	重庆陆军军医大学第二附属医院心血管内科
李建平	中国科学院大学深圳医院心内科
李阳华	中国科学院大学深圳医院心内科
栗 洋	中国科学院大学深圳医院心内科
廖礼君	中国科学院大学深圳医院心内科
凌智瑜	重庆医科大学附属第二医院心内科
刘 强	中国医学科学院阜外深圳医院心内科
刘 彤	天津医科大学第二医院心脏科
刘 婷	重庆陆军军医大学第二附属医院心血管内科
刘晓莉	重庆医科大学附属第二医院心内科
罗小林	重庆陆军军医大学第二附属医院心血管内科
潘文旭	重庆陆军军医大学第二附属医院心血管内科
钱德慧	重庆陆军军医大学第二附属医院心血管内科
邱友竹	重庆陆军军医大学第二附属医院心血管内科
沈彩常	中国科学院大学深圳医院心内科
沈才杰	湖北武汉大学人民医院心内科
苏 立	重庆医科大学附属第二医院心内科
苏仁芳	中国科学院大学深圳医院心内科
唐 杨	重庆陆军军医大学第二附属医院心血管内科
汪 涛	中国科学院大学深圳医院心血管中心
王 勇	重庆陆军军医大学第二附属医院心血管内科
吴亦文	中国科学院大学深圳医院心内科
肖培林	重庆医科大学附属第二医院心内科
杨 峰	安徽皖南医学院弋矶山医院电生理科
余 睿	重庆陆军军医大学第二附属医院心血管内科
詹中群	中国科学院大学深圳医院心内科
张 文	中国科学院大学深圳医院心内科
张运芳	中国科学院大学深圳医院心内科
钟远慎	中国科学院大学深圳医院心内科
钟珍兰	中国科学院大学深圳医院心内科
周桂全	重庆陆军军医大学第二附属医院心血管内科

Acute Coronary Syndrome

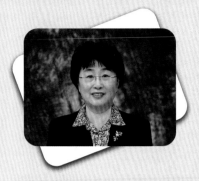

韩雅玲 院士

北部战区总医院

中国工程院院士、著名心血管病专家、主任医师、教授、博士生导师，现任北部战区总医院全军心血管病研究所所长、心血管内科主任，全军心血管急重症救治重点实验室主任。

■美国心脏学院专家会员（FACC）

■欧洲心脏协会专家会员（FESC）

■中华医学会心血管病学分会主任委员

■中国医师协会心血管内科医师分会名誉会长

■辽宁省医学会心血管病学分会前任主任委员

■辽宁省医师协会内科医师分会会长

■国家心血管病中心专家委员会副主任委员

■国家心血管病专业质控中心专家委员会副主任

■《中华心血管病杂志》总编辑

■美国 *JACC* 杂志国际咨询顾问

■美国 *Circulation* 杂志编委

■欧洲 *European Heart Journal* 杂志编委

从事复杂危重冠心病的临床治疗、教学与研究工作 40 余年，在复杂冠状动脉病变介入治疗、急性心肌梗死救治及个体化抗血栓治疗等方面完成了大量开创性工作，显著降低了危重冠心病的病死率，为提高我国危重复杂冠心病救治水平做出了重要贡献。是中国共产党第 16 次全国代表大会代表，第十一至十三届全国政协委员。曾获全国三八红旗手、全国优秀科技工作者、中国医师奖、中国白求恩式好医生、中国发明创业奖特等奖等荣誉称号。

承担国家自然科学重点基金、国家重大新药创制创新药物研究开发技术平台建设课题、国家"十二五"科技支撑计划项目、国家"十三五"慢病重点专项等 30 余项科研课题。以第一完成人获得国家科技进步二等奖 2 项、何梁何利基金科技进步奖 1 项、军队及辽宁省科技进步一等奖 5 项。以第一或通讯作者发表论文 900 余篇，其中在 JAMA 等 SCI 期刊发表论著 190 余篇，主编出版专著 25 部，主持发表心血管相关指南、共识及专家建议 20 余项。

序言

以色列特拉维夫大学萨克勒医学院（Sackler Faculty of Medicine）的 Samuel Sclarovsky 教授是一位在缺血性心脏病和临床心电图领域建树斐然的国际心脏病学大师。他的学术研究从 20 世纪 70 年代持续至今，已经在各类国际知名心血管疾病期刊上发表了 227 篇论文。

在 20 世纪 70 年代冠状动脉造影进入心血管病临床诊断应用的早期，Sclarovsky 教授即把冠心病患者的临床症状、冠脉造影结果与心电图改变结合起来，总结了很多缺血性心脏病的心电图特征，并通过联系患者的临床病理生理，结合冠状动脉解剖，从全新的角度诠释缺血性心脏病心电图的变化意义和临床价值。例如，不稳定型心绞痛患者心电图 ST 段偏移方向的临床意义，心肌梗死对应性 ST 段压低的预后信息，左心室前壁中部梗死的心电图表现，以前壁导联持续性 T 波增高为主要表现的急性前壁心肌梗死，环心内膜下和局部心内膜下心肌缺血的心电图模式等，这些看似互不相关的研究，正是当前国内急性冠脉综合征心电图领域中讨论的热点。

Sclarovsky 教授及其研究团队于 20 世纪 80 年代提出了"Ⅲ级心肌缺血"的心电图概念，相比于传统的急性心肌梗死心电图分期，Ⅲ级心肌缺血心电图改变能更好地反映患者的冠脉特点、病理生理状态、临床经过和预后，这一概念在 20 世纪 90 年代不断完善，进入 21 世纪后逐渐得到广泛认同。

的确，我们也在临床上发现，同为广泛前壁心肌梗死患者，有些患者院内治疗效果理想，长期预后好；

另一些患者恰恰相反，治疗不理想，反复经历恶性心律失常、左心衰竭、心源性休克等不良事件，长期预后差。其实，在这些患者的入院心电图中已经"隐藏"了不少预后信息，如罪犯血管部位、梗死心肌范围、缺血心肌严重程度和心律失常风险等。

喜读晋军和詹中群两位医师的著作《急性冠脉综合征：心电图与临床》，不仅系统地介绍了 Sclarovsky 教授关于缺血性心脏病临床心电图的理念及其应用，还提出了通过分析心肌的供血权重和缺血权重来解读急性冠脉综合征心电图的新理念，通俗易懂地解释各种缺血性心电图改变的机制。编者精心绘制了 330 幅精美的医学插画，为每一种介绍的心肌缺血和心肌梗死类型配置了冠脉解剖和心肌节段示意图，让读者对复杂的心电图理论"一目了然"，无疑会提高临床心血管病医师阅读急性心肌缺血心电图的能力。

《急性冠脉综合征：心电图与临床》一书共参阅了 700 余篇文献，图文并茂，内容浅显易懂，深入浅出地探讨了各类急性冠脉综合征的心电图改变特点，病理生理和临床意义，制作精良，适合各级医疗单位的心血管专科医师、急诊科医师、重症监护室医师、内科医师和心电图医师阅读，也适合心血管病医学、急诊医学和重症医学等专业的研究生阅读。我们欣以为此作序，并期望两位医师能再接再厉，继续为广大读者带来全新的内容。

韩雅玲 黄岚

2020-01-28

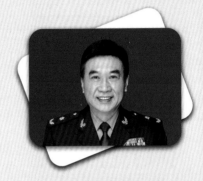

黄 岚 教授

陆军军医大学第二附属医院

博士、教授、主任医师、博士生导师，现任陆军军医大学第二附属医院全军心血管病研究所所长、心血管病医院副院长。

- ■ 中华医学会心血管病学分会副主任委员
- ■ 中国医师协会心血管内科医师分会副会长
- ■ 全军心血管病专业委员会副主任委员
- ■ 重庆市心血管病专业委员会主任委员
- ■ 国家行业重大专项首席科学家
- ■ 重庆市首席医学专家
- ■ 重庆市两江学者特聘教授
- ■ 重庆市学术技术带头人
- ■《中华心血管病杂志》副总编
- ■ JACC 中文版副主编

主要从事冠状动脉粥样硬化、肺血管疾病及高原心脏病的临床防治工作，是我国心脏病学领域杰出的专家，享受国务院政府特殊津贴和军队 I 类优秀人才岗位津贴，获"中国医师奖"、中华医学会"杰出贡献奖"及"中国白求恩式好医生"等众多荣誉称号。

牵头承担了国家卫健委卫生行业重大专项、科技部支撑课题、国家自然基金重点课题、军队重大课题等为代表的各类课题 19 项。获国家科技进步二等奖 1 项，军队及省部级科技进步一等奖 3 项，二等奖 4 项。获国家发明专利 3 项，实用新型专利 6 项，发表学术论文 216 篇，其中 SCI 收录 72 篇。主编专著 7 部，副主编 5 部。主持《中国肺高血压诊断和治疗指南 2018》《急性肺栓塞诊断与治疗中国专家共识 2015》的制订，参编临床指南 13 部，参编专著 77 部。

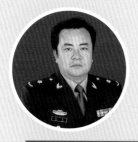

晋 军

陆军军医大学第二附属医院

主任医师、教授、博士研究生导师，重庆市首批医学领军人才，重庆市学术技术带头人，现任陆军军医大学第二附属医院心内科主任、全军心血管病研究所所长。

■ 美国心脏病学会专家会员（FACC）
■ 亚洲心脏病学会理事
■ 中华医学会心血管专业委员会大血管学组副组长
■ 重庆市医学会内科学专业委员会主任委员
■《中华心血管病杂志》编委

以第一责任人承担以国家"十三五"重点研发项目为代表的国家级科研课题9项，以急性高原病防治为引领的军队重大、重点课题6项。获得国家科技进步二等奖1项，军队及省部级科技进步一等奖各1项，二等奖3项。发表论文60篇，其中SCI收录论文10余篇。主编专著1部，副主编专著3部，参编专著8部。

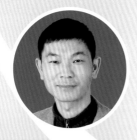

詹中群

中国科学院大学深圳医院

医学博士、主任医师、副教授、硕士生导师，心内科主任。

■ 中国医疗保健国际交流促进会循证医学分会委员
■ 中国中西医结合学会青年委员会委员
■ 中国心脏联盟心血管疾病预防与康复学会广东联盟常委
■ 广东省深圳市医学会心血管分会常委
■《中国循证心血管医学杂志》编委
■ *Journal of Electrocardiology* 特约审稿人

首次提出高危和低危肺栓塞的心电图预测指标，对心肌缺血的心电图有深入研究，以第一作者发表心电领域相关论文50余篇，其中SCI收录31篇。因在心电领域的突出成绩，受邀参加心电判断肺栓塞预后价值的国际专家共识的撰写，参编 Elsevier 出版社出版的英文专著1部。

前言

当前，由于国民生活水平的提高和生活习惯的改变，我国正处于心血管发病率和患病率的高峰时期，急性冠脉综合征已经成为各级医疗单位常见的一种心血管科急症，发病年龄年轻化，诊治不及时常带来不良预后。

心电图是诊断急性冠脉综合征的一项重要检查手段，对绝大部分患者具有确诊价值。然而，急性冠脉综合征的心电图变化多端，有些患者的心电图可以正常或仅有轻微改变或改变不符合常规认知，还有一些心电图改变容易与其他心血管疾病的心电图改变相混淆，给临床诊断带来困难。

我们在临床实践和教学中发现，很多医师在阅读急性冠脉综合征患者的心电图时，不能把心电图改变与患者的病理生理有机地结合起来，不能利用心电图信息评估患者的危险程度，也不能利用心电图信息评估患者短期或长期预后。为此，我们查阅文献，归类信息，总结资料，同时结合20余年的临床实践经验及病例，编写了急性冠脉综合征心电图与临床病理生理联系的专著，期望能提高心血管专科医师、急诊科医师、内科医师及心电图医师对心肌缺血心电图的认识能力。

文献浩瀚，知识无边，我们有感于自身的薄陋，书中可能有错误之处，请读者不吝指正和批评，以期更上一层楼！

2020 年 1 月 28 日

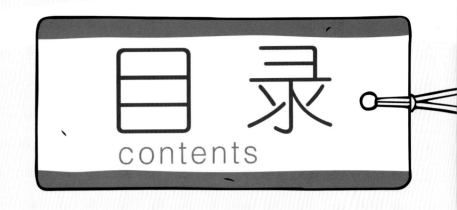

目录
contents

第 *14* 章 204

急性左主干闭塞（Ⅰ）
ST 段抬高型心肌梗死

第 *15* 章 222

急性左主干闭塞（Ⅱ）
非 ST 段抬高型心肌梗死

第 *16* 章 241

急性心肌缺血的电重构

第 *17* 章 254

超急性 T 波

新媒体矩阵　Welcome

① 登录网站 www.asia11m.com

② 注册正式用户

③ 输入图片编号，如 5–13 即可在线欣赏全书高清彩图。图片可任意用于非商业性用途，如医学院校心电图教学、医院心电图培训等。

医学图片库官网
www.11mecg.com

图书微信公众号
阳光心电学苑

① 扫码微信号

② 加入 11m 数字出版读友会和公众号

③ 获得更多的扩充阅读材料、文献支持和心电图分析指导等学术服务

11m 数字出版
读友会

① 注册并登陆 YY 语音

② 检索教室号码 69877782

③ 进入教室，收听在线公益心电继续教育。中国心电 YY 语音迄今已完成 1000 次公益心电讲座，深受全国临床医生和心电图医生喜爱。

中国心电 YY 语音
公益继续教育平台

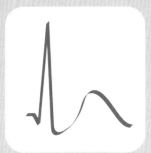

第 1 章

冠状动脉的解剖概要

心脏是人体的泵血器官，左心室收缩，推动血液在大动脉内运行，为人体脏器源源不断地输送含氧血液。在这一过程中，心脏本身也需要得到充足的血液供应和氧气供应，才能保证心肌的正常功能，为心脏自身供血的动脉称为冠状动脉，因为左、右冠状动脉走行在房室沟中，仿似一顶"王冠"。随着 20 世纪 60 年代冠脉造影技术在临床的兴起，冠状动脉的解剖日益引起心脏介入医师的重视。

冠状动脉的胚胎发育经历血窦形成，海绵状血管不断延伸进入发育中的心肌。血窦是心腔血液成分和心脏间充质之间的原始代谢交换通道，形态仿似胶状"果冻"。人类心脏在受精卵发育后第 22 天开始跳动，数天后原始血液循环出现；其次是受精卵后第 31 天出现于心外膜下的原位血管内皮网络；最后是主肺动脉干完全分离出主动脉和肺动脉后生发的冠状动脉芽（图 1-1）[1]。

解剖学上，冠状动脉起源于升主动脉起始部，该处的解剖结构包括三个近似于半月形的瓣膜（主动脉瓣）、三个瓣叶间纤维三角和三个主动脉窦（Valsalva 窦，图 1-2）。主动脉窦和主动脉管腔交界处，即所谓窦管交界部的主动脉管壁增厚，将主动脉瓣根部和升主动脉区分开来。

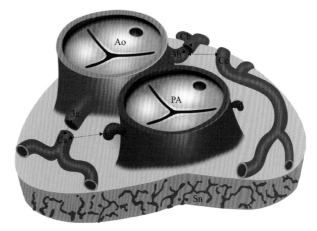

图 1-1 冠状动脉的胚胎发育

Ao. 主动脉；PA. 肺动脉；Ca. 原始右冠状动脉；Cb. 原始左回旋支；Cc. 原始左前降支，3a、3b、3c 和 3d 是从半月窦生发的冠状动脉芽；Sn. 血窦。在主动脉和肺动脉完全分离及半月瓣形成后，冠状动脉床开始形成，主动脉内的血液开始注入冠状动脉和心肌毛细血管床，然后汇流返回心脏静脉系统。在主动脉干和肺动脉干分离后，主动脉窦部很快形成，但远端冠状动脉仍以非常松散的网络形式存在，直至心肌群发育

三个主动脉窦中的两个紧邻肺动脉根部，正常冠状动脉发自这两个主动脉窦，即左冠窦（左后窦）发出左冠状动脉和右冠窦（前窦）发出右冠状动脉，右后窦无冠状动脉发出。如冠状动脉起源于窦管交界处上方、右后窦或主动脉瓣膜交界处等部位，则属于先天性发育异常。冠状动脉起源部位在窦管交界部上下方 1cm 范围

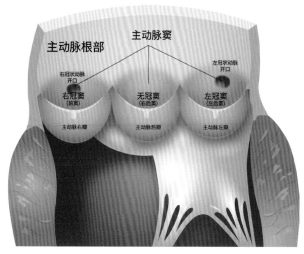

图 1-2 位于主动脉根部的主动脉窦

主动脉根部的壁内，半月瓣上方有三个主动脉窦。通常，从主动脉左冠窦发出左冠状动脉，从右冠窦发出右冠状动脉，右后窦无冠状动脉发出，故右后窦又称为无冠窦

内，属于正常变异；>1cm 则属于异位窦口[2]。冠状动脉开口位于窦管交界部 1cm 以上时，称为高位开口（high take-off），可引起心肌缺血和猝死[2][3]。

正常情况下，主动脉窦内只有两个冠状动脉开口，但有时也存在第三和第四个冠状动脉开口。第三个冠状动脉开口通常是独立的圆锥支从主动脉根部发出，而不像正常人的圆锥支那样起源于右冠状动脉。正常人类心脏中，圆锥支作为副动脉的发生率高达 30% ~ 50%[4]。

1.1 左冠状动脉

左冠状动脉起源于主动脉左冠窦，穿过左心耳和肺动脉之间，然后走行在心脏外表面，此段左冠状动脉称为左冠状动脉主干（简称左主干）。尸检发现 92% ~ 95.5% 的左主干长度为 2 ~ 40mm（平均为 13.5mm），管径为 2 ~ 5.5mm（平均为 4mm）[5]。

左主干随即分为左前降支和左回旋支，一些个体的左前降支和左回旋支直接起源于主动脉左冠窦，即两个左冠状动脉开口，缺如左主干。左冠状动脉的分支主要为左心室前壁、室间隔前部、左心房、窦房结和传导系统供血（图 1-3）。除了左冠优势型分布的个体外，通常由右冠状动脉给后乳头肌、室间隔后部和左心室隔面心肌供血。

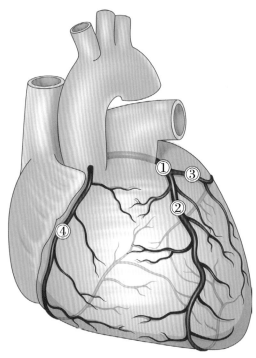

图 1-3 冠状动脉的大体走行

①左主干；②左前降支；③左回旋支；④右冠状动脉。左冠状动脉起始部称为左主干，走行于左心耳（移去）和肺动脉主干之间，然后分为左前降支和左回旋支，左前降支沿前室间沟走行，左回旋支向左走行于房室沟内，它们供血给大部分左心室前壁、侧壁。右冠状动脉主要供血给右心室心肌和部分左心室隔面心肌

心肌梗死部位和面积与冠脉供血权重有关。理论上，冠脉供血心肌范围越大，

闭塞后引起的心肌梗死越严重。左冠状动脉详细分布情况和梗死心肌部位见图1-4和图1-5。

■ 左前降支

左前降支携带50%的冠状循环血量，长10 ~ 13cm，特征是走行于前室间沟内，途中发出间隔支和对角支，分别给前室间隔和左心室前上壁供血[6][7]。一些个体的左前降支非常发达，绕过心尖，继续在心脏背面沿后室间隔沟上行2 ~ 5cm，供血下壁心肌，偶尔甚至取代后降支[8]。

间隔支以 12 ~ 17 支多见，穿入室间隔内，分布于室间隔的前2/3，为左心室提供接近30%的血液[6][9]。间隔支几乎垂直地从左前降支发出并深入室间隔，心室收缩时，心肌挤压其内穿插的冠状动脉分支，引起分支血流中断，而心外膜表面冠状动脉的血流仍持续存在。

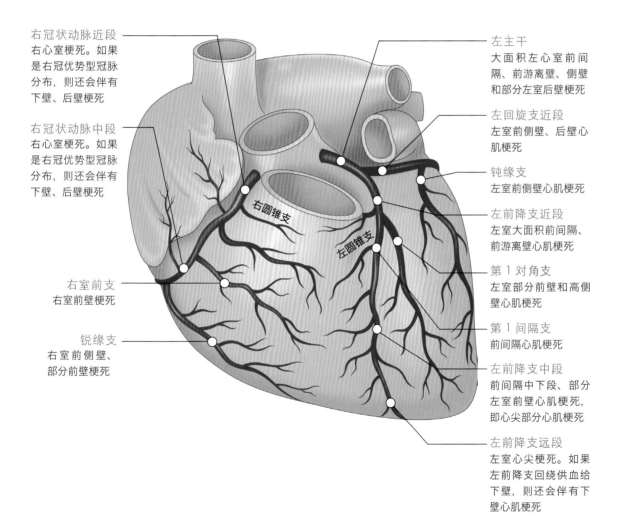

图 1-4 冠状动脉前面观

红色字体标注的是冠状动脉，天灰色字体为相应动脉闭塞引起的心肌梗死范围。由于人体冠状动脉存在个体化差异，此处只展示典型心肌梗死范围

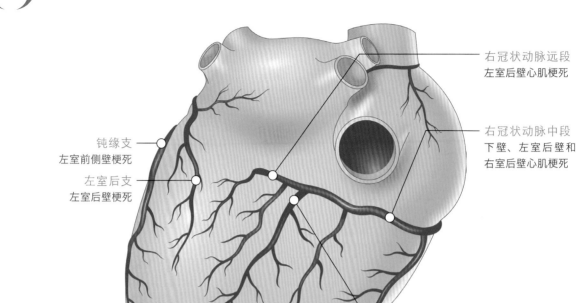

图 1-5 冠状动脉背面观

红色字体标注的是冠状动脉，天灰色字体为相应动脉闭塞引起的心肌梗死范围。由于人体冠状动脉存在个体化差异，此处只展示典型心肌梗死范围。本图系右冠优势型分布

通常第 1 间隔支最粗最长，长度可达 4 ~ 6cm，终止于前外侧乳头肌基底部[10]。前间隔心肌几乎专由左前降支供血，第 1 间隔支，有时外加第 2 间隔支或第 3 间隔支还为希氏束、束支等传导系统供血。第 1 间隔支直径可 <0.1mm，亦可 ≥ 1mm，一些个体还供血右心室前壁，这可以解释为何单独的第 1 间隔支闭塞时，一些患者除了前间隔心肌梗死外，有时还合并右室梗死[11]。文献报道的第 1 间隔支异常起源可来自左主干、左回旋支、右冠状动脉、对角支、钝缘支，发生率为 0.5% ~ 2.25%[12]。在所有的间隔支中，第 1 间隔支是左冠状动脉和右冠状动脉之间最重要的侧支循环通道。左前降支被这些间隔支固定于心外膜表面，限制其

运动，避免心肌收缩时过度弯曲。

对角支以锐角形式从左前降支发出，走行于左前降支和左回旋支之间的左心室前上壁区域，通常有 2 ~ 9 支，供血左心室前侧壁心肌[13]。左前降支发出的三支对角支分别称为第 1 对角支、第 2 对角支和第 3 对角支。第 2 对角支自左前降支的中 1/3 节段发出，第 3 对角支自左前降支的下 1/3 节段发出，分别在左心室前侧表面向左心缘走行。如果只有一支对角支，通常主支沿左前降支伴随下行，供血左心室前壁和心尖，同时向左侧发出分支供血左心室前上壁和侧壁。第 1 对角支较为发达时，其他对角支往往细小。

一些个体的对角支直接发自左主干，

称为中间动脉，这种情况下，左冠状动脉系统包括左前降支、中间动脉和左回旋支三部分，另有一些对角支发自左回旋支近段，故对角支并非必须起源于左前降支[5]。有些情况下，冠脉造影很难把对角支从左前降支和左回旋支中辨认出来。少数情况下，左前降支发育差，仅到达前房室沟近端，左心室前壁由较大的对角支、钝缘支和右冠状动脉供血。

左心室心尖几乎仅由左前降支供血。根据左前降支是否到达心尖，可分为四型：1 型，左前降支不供血心尖；2 型，心尖部分由左前降支供血，部分由右冠状动脉供血；3 型，左前降支供血整个心尖；4 型，左前降支供血整个心尖且回绕心尖供血 >25% 的下壁心肌（图 1-6）[7]。

左前降支近段向右围绕右室流出道发出左圆锥支，与发自右冠状动脉的右圆锥支吻合，是重要的侧支循环。左前降支还向右心室发出右室前支，供血右心室前壁的小部分区域。

1975 年，美国心脏协会（AHA）在冠状动脉疾病评估报告中把左前降支分为三段：左前降支开口至第 1 间隔支开口之间为近段；第 1 间隔支开口至第 2 对角支开口之间为中段，如果无第 2 对角支或辨识困难，则第 1 间隔支至心尖距离的上 1/2 为中段；第 2 对角支开口以远或第 1 间隔支至心尖距离的下 1/2 为远段（图 1-7）[14]。

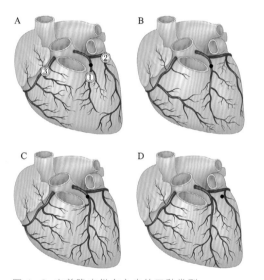

图 1-6 左前降支供血心尖的四种类型

①左前降支；②左回旋支；③右冠状动脉，黑色圆点为左前降支近段闭塞。A. 左前降支不供血心尖，近段闭塞只引起前间隔、局部前壁心肌梗死。B. 左前降支和右冠状动脉分别供血部分心尖，左前降支近段闭塞波及左心室下侧壁。C. 左前降支供血整个心尖，近段闭塞引起大面积左心室前间隔、前壁、侧壁梗死。D. 左前降支供血整个心尖且回绕心尖供血下壁，近段闭塞引起大面积左心室前间隔、前壁、侧壁和下壁梗死。左心室前壁不同冠状动脉的供血权重决定心肌缺血时的梗死面积

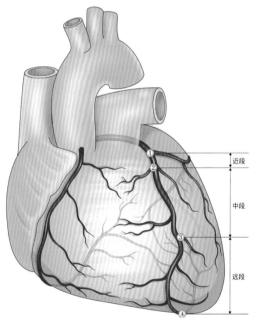

图 1-7 左前降支的分段

左前降支根据第 1 间隔支、第 2 对角支或第 1 间隔支至心尖距离的 1/2，分为近段、中段和远段。这种分段有助于冠脉造影或心血管外科精确描述冠脉病变部位。急性心肌梗死时，利用心电图 ST 段抬高出现的导联及其他心电图改变，能够大致推导罪犯血管所在

■ 左回旋支

左回旋支的特征是沿左侧房室沟走行，不一定会到达心脏的钝缘（左心室前壁、后壁的交界部位，即侧壁区域），主要供血给左心室侧壁、前外侧乳头肌，接近50%的个体供血给部分左心室后壁[8]。

右冠优势型分布的个体中，左回旋支为左心室提供15%～25%的血液；左冠优势型分布的个体中，则为左心室提供40%～50%的血液（图1-8）[15]。

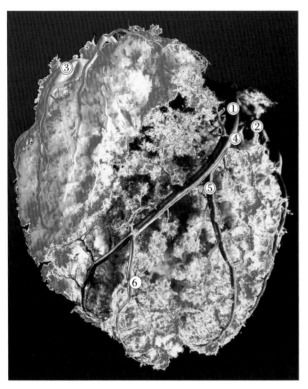

图1-8 冠状动脉的铸型标本

①左前降支；②左回旋支；③右冠状动脉；④第1间隔支；⑤第1对角支；⑥第2对角支

左回旋支沿房室沟绕行途中，围绕左心房发出左房分支，通常有左房前支、左房中间支和左房后支，供血左心房。左房分支还能沿左心房向上走行，通过前房间沟到达窦房结，为窦房结供血。接近

40%的个体，窦房结由左回旋支发出的左房支供血[16]。在心房层面，左回旋支终止于左心房后壁，有时跨过十字交叉，沿后房间沟走行发出右房后支至右心房，供血部分右心房。

大多数个体的左回旋支较短，在左心室侧面发出钝缘支后终止。钝缘支可有1～3支，供血给左心室侧壁，包括前侧壁、侧壁和后侧壁。如果有三支钝缘支，通常最为粗大的第1钝缘支发自左回旋支近段，其还能继续发出侧支给部分左心室前上壁心肌供血，有时侧支直接发自左回旋支（图1-9）；第3钝缘支发自左回旋支远段。第1钝缘支还能发出后侧支给左心室后侧壁心肌供血，后侧支一般比第1钝缘支细小。少数个体，第1钝缘支从左心室侧壁斜行沿后壁走行，为左心室膈面心肌提供部分血供。

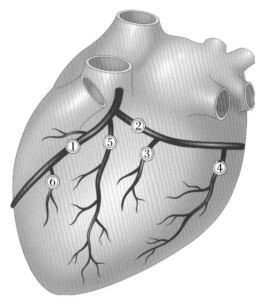

图1-9 左心室侧壁心肌的血供

侧支、对角支和左室前上支是左心室侧壁、前上壁的血供来源，个体差异大。①左前降支；②左回旋支；③侧支（侧支可先于钝缘支发出，亦可发自钝缘支）；④钝缘支；⑤对角支；⑥左室前上支，发自左心室上1/3段的前间隔支

左心室前上壁和侧壁区域的心肌供血多变，发自左前降支或左主干的对角支、发自钝缘支或左回旋支的侧支和发自前室间隔支的左室前支等分支均参与了供血，发生率分别为50%、88% 和 84%[17]。当其中一支血管非常发达时，其他血管则发育较小（图1-10）。

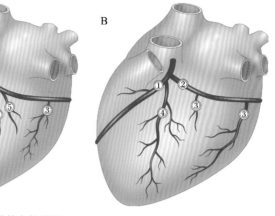

图 1-10 左心室侧壁的血供差异

①左前降支；②左回旋支；③钝缘支；④对角支；⑤侧支。A. 钝缘支不发达，侧壁主要由发达的侧支和对角支供血。B. 侧支不发达，侧壁主要由对角支和钝缘支供血。不同冠脉供血权重决定了心电图改变的强度，对于一些患者（并非全部），医师能够通过细微的心电图改变推导识别罪犯血管

左回旋支沿途发出的心室分支，根据出现的心脏表面位置命名为左室前支（1～3支）、左室侧支和左室后支。一旦左回旋支跨过心脏钝缘，继续走行于后房室沟，沿途将发出分支供血左心室后壁。解剖学上，后房室沟内走行的左回旋支又称为左房室动脉。10% 的个体左回旋支到达心脏的十字交叉，发出后降支供血左心室膈面心肌（下壁），同时还发出分支供血房室结[18]。当左回旋支继续跨越十字交叉供血右心室膈面（下壁）和后壁时，称为左冠优势型分布，有时非常发达的左回旋支还要继续前行供血心尖。

左回旋支在房室沟内走行期间，还要发出一些小分支供血主动脉根部和毗邻房室沟的心室肌[19]。

AHA 把左回旋支分为两段：左回旋支开口至第 1 钝缘支之间为近段，第 1 钝缘支以后为远段[14]。若出现 ≥ 2 支钝缘支的情况，左回旋支进一步分为三段：左回旋支开口至第 1 钝缘支之间为近段；第 1 钝缘支和第 2 钝缘支之间为中段；第 2 钝缘支以后为远段（图 1-11）[13]。临床

心电图学中，左回旋支闭塞心电图对罪犯血管的推导很难精准定位到第 1 钝缘支和第 2 钝缘支，因此本书采用两段法。

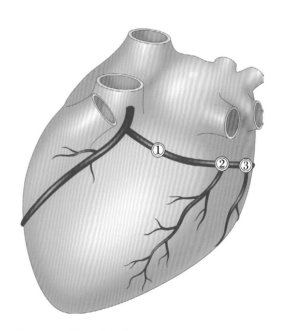

图 1-11 左回旋支的分段

①左回旋支；②第 1 钝缘支；③第 2 钝缘支。左回旋支近段是指左回旋支开口至第 1 钝缘支之间的节段

1.2 右冠状动脉

正常情况下，右冠状动脉发自主动脉右冠窦，沿右房室沟走行，途中发出分支供血给右心室前壁和右心房，最终到达右心室边缘，发出锐缘支，供血给右心室侧壁，长度一般为 12 ~ 14cm（图 1-3、图 1-4 和图 1-12）[6]。1% ~ 2% 的正常人，右冠状动脉绕过主动脉背侧，走行于左房室沟，成为"左回旋支"，左主干仅供血左前降支[8]。很多个体的右冠窦有两个冠状动脉开口，除了右冠口外，另一个发出单独的漏斗动脉（即圆锥动脉）或窦房结动脉。

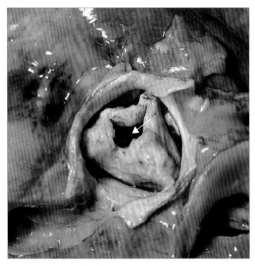

图 1-12 主动脉窦部

1 例风湿性心脏瓣膜病患者心外科术中切除的主动脉根部，主动脉瓣叶增厚、融合，取下后可见主动脉窦内的冠状动脉开口（白色箭头）

接近 50% 的个体，其右圆锥支是右冠状动脉发出的第 1 个分支，其余 50% 的右圆锥支直接发自主动脉窦部[4]。右圆锥支供血给右心室漏斗部心肌，前者常和左前降支发出的左圆锥支吻合，形成重要的侧支循环，即 Vieussens 环（维厄桑斯环，图 1-4）。单独的圆锥支闭塞发生率远远低于三支主要的冠状动脉。

右冠状动脉的第 2 个重要分支是窦房结动脉，也是最大的心房分支，除供血给窦房结外，还有分支供血给左、右心房。55% 的个体窦房结动脉起源于右冠状动脉，40% 来自左回旋支，5% 系双重供血[16]。

右冠状动脉走行于右房室沟内的部分，称为房室沟支，沿途发出右房前支、右房侧支和右房后支等心房分支，通常较为细小，直径 <1mm[13]。窦房结动脉主要来自右房前支，其次是右房侧支，起源于右房后支者最少。

房室沟支通常从距离右心室边缘 1cm 处发出边缘支（锐缘支），这是右冠状动脉最大的分支，沿心缘走行至心尖，供血给右室侧壁、前游离壁[2]。10% 的个体房室沟支在右心室前壁发出对角支供血给右心室前游离壁，然后在右心室边缘发出锐缘支和后对角支（供血给右室后游离壁）[8]。右冠状动脉近段常常发出 1 ~ 2 个分支供血右心室前壁，少数人并无右室前支，右室前壁由右圆锥支和锐缘支供血。一些个体的心尖由锐缘支和左前降支发出的前间隔支双重供血。

房室结动脉由到达十字交叉的动脉分支供血，90% 来自右冠状动脉，10% 来自左回旋支，呈"U 形"穿透十字交叉抵达 Koch 三角底部的房室结（图 1-13）[8]。90% 的个体，房室传导系统的近段右束支和左束支由发自房室结动脉和发自左前降支的前间隔支双重供血，10% 的个体完全由房室结动脉供血[2]。

右冠状动脉抵达后房室沟内，沿途发出分支供血右室后壁。90% 的个体右冠状动脉继续抵达后室间沟，发出后降支，为

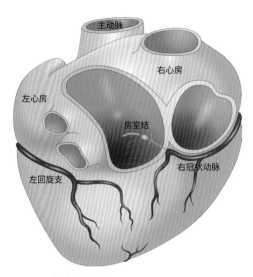

图 1-13 房室结动脉

右冠状动脉在心脏十字交叉处呈 U 形发出的房室结动脉，人类房室结动脉 90% 来自右冠状动脉，10% 来自左冠状动脉

左心室膈面心肌提供接近一半的血液，同时供血给后 1/3 间隔、后内侧乳头肌、后室间沟周围的左室和右室后壁心肌[8]。后间隔支和前间隔支形成侧支循环，当前壁心肌梗死时有助于缩小梗死面积。

AHA 把右冠状动脉分为三段：右冠状动脉开口与锐缘支之间距离的中点为解剖标志，右冠状动脉开口至中点为近段，中点至锐缘支为中段，锐缘支以后至后降支之间为远段（图 1-14），病变常用近 - 中段和中 - 远段表示[14]。

1.3 冠状动脉的优势分布

在心脏背面，最重要的冠脉分支是后降支、后侧支和房室结动脉。后降支供血室间隔后 1/3 及其周围心肌，后侧支供血左心室后壁（图 1-15）。

解剖学上，拉丁语 "Crux Cordis" 一

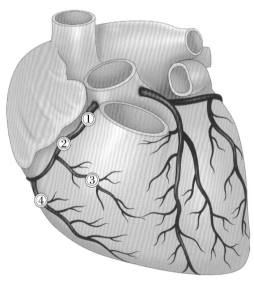

图 1-14 右冠状动脉的分段

①右冠状动脉；②右冠状动脉开口与锐缘支距离的中点；③右室前支；④锐缘支。右冠状动脉近段是指右冠状动脉开口至中点之间的节段，中段是中点至锐缘支之间的节段，锐缘支以后为远段。如果右心室前支较为发达，近 - 中段的划分亦可采用第 1 支右室前支作为解剖标志，则近段为右冠状动脉开口至右室前支之间的节段，本书采用右冠状动脉开口与锐缘支中点作为近 - 中段的划分标志

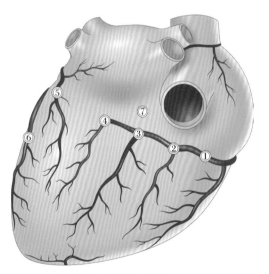

图 1-15 心脏背面重要的冠脉分支

①右冠状动脉；②右室后支；③后降支；④右后侧支；⑤左室后支；⑥钝缘支；⑦后十字交叉。供血给左室后壁的后侧支可以来自右冠状动脉，亦可以来自左冠状动脉

词意为"心脏十字交叉"，指心脏背面的房间沟、室间沟与冠状沟（房室沟）的交汇点，这是一个重要的解剖标志。1940年，美国学者Schlesinger在研究心脏膈面的冠状动脉分布特征时，提出了冠脉分布均衡型和优势型的解剖概念，即当右冠状动脉发出后降支并供血给大部分左室后壁时，为右冠优势型，而右冠状动脉仅供血给右心室和室间隔后部，左冠状动脉供血给左心室后壁为均衡型[20]。Schlesinger最初并未定义左冠优势型分布，也没有量化左室后壁区域。

尽管"优势型冠脉分布"的解剖概念现已广泛应用于各类心脏病学教科书中，但是"优势型"一词存在很多误导。"优

势型冠脉分布"只是用于描述心脏背面的冠脉分布特征，并不代表冠脉实际灌溉心肌的血量，例如右冠优势型个体，仍有75%的室间隔血供来自左冠状动脉，右冠状动脉也仅为左心室提供5%~10%的血液[9][21]。

1996年，Falci等认为右冠优势型分布时，右冠状动脉抵达并跨越十字交叉，发出后降支和分支（≥1支）供血给左心室后壁；均衡型冠脉分布时，右冠状动脉抵达但不跨越十字交叉，右冠状动脉发出后降支，左冠状动脉发出后侧支，有时左、右冠状动脉共同发出后降支；左冠优势型分布时，左回旋支抵达十字交叉，发出后降支和后侧支，有时（并非全部）发出分

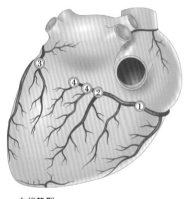
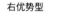
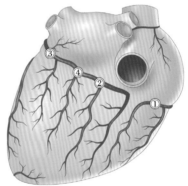
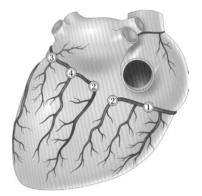

右优势型　　　　　　　　　　左优势型　　　　　　　　　　均衡型

图1-16　冠状动脉分布优势型

①右冠状动脉；②后降支；③左回旋支；④后侧支。后降支起源于右冠状动脉即右优势型冠脉或右冠优势型分布，右冠状动脉发出后侧支供血给部分左心室后壁，因此一旦右冠优势型的右冠状动脉近段闭塞，会引起大面积右心室、下壁和后壁心肌梗死；如果是右冠状动脉中段闭塞，则会引起下壁和后壁心肌梗死；如果只是后侧支闭塞（右冠状动脉远端闭塞），则会引起局限的后壁心肌梗死。后降支起源于左回旋支即左优势型冠脉或左冠优势型分布，左回旋支不仅供血给下壁、室间隔后1/3，有时发出一些终末分支供血给右心室后壁，因此一旦左冠优势型的左回旋支近段闭塞，会引起左心室侧壁、后壁、下壁和部分右室后壁梗死；如果是左回旋支远段闭塞，则会引起后壁、下壁和部分右室后壁梗死；如果只是左回旋支极远端的分支闭塞，可能只会引起局限的下壁、右室后壁心肌梗死；这种情况下，右冠状动脉不发出后降支，右冠状动脉近段闭塞只会引起右心室心肌梗死。后降支和（或）后侧支由右冠状动脉、左回旋支共同发出者即为均衡型，一侧冠状动脉即使近段闭塞后，另一侧冠状动脉仍可供血给部分下壁心肌，限制了心肌梗死范围。认识冠状动脉的优势型解剖特点能帮助理解心肌梗死心电图的导联分布，例如1例下壁心肌梗死的患者，罪犯血管可能是左回旋支或右冠状动脉，但仔细分析心电图，除了下壁导联ST段抬高外，尚有I、aVL、V_5 ~ V_6、V_7 ~ V_9导联ST段抬高，提示下壁合并左心室侧壁心肌梗死，罪犯血管最有可能是左回旋支，因为左回旋支发出的钝缘支供血左心室侧壁

支供血给右室后壁（图 1-16）[22]。

相比于心脏前面（胸肋面）的左前降支和右冠状动脉"严格"供血心肌区域，心脏背面的左、右冠脉分布差异较大。简而言之，一支冠状动脉抵达十字交叉，发出后降支、后侧支和房室结动脉，通常即为优势型冠脉分布。2004 年，巴西学者 Ortale 等研究了 40 例人类心脏，发现右冠优势型分布时，后降支 100% 来自右冠状动脉，后侧支 75% 来自左回旋支，25% 来自右冠状动脉；左冠优势型分布时，后侧支 100% 来自左回旋支，后降支 75% 来自左回旋支，25% 来自右冠状动脉；均衡型冠脉分布者，后侧支 100% 来自左回旋支，后降支 100% 来自右冠状动脉[23]。

■ 优势型冠脉分布的临床

右冠优势型分布在普通人群中占 70%，均衡型占 20%，左冠优势型分布占 10%[6]。这种分布具有进化优势，当左主干急性闭塞时，这是临床最危险的急性心肌梗死，左前降支和左回旋支血供中断，理论上整个左心室前壁和后壁将面临缺血和坏死的危险，由于大部分个体属于右冠优势型分布，可以想象对于大多数个体，如果发生这种非常危急的临床情况，右冠状动脉持续为左心室后壁、下壁供血，把左心室的缺血和坏死限制于前壁；如果有利的情况更进一步，例如后室间隔支 – 前室间隔支的侧支循环开放，右冠状动脉通过后室间隔支为前室间隔和前壁供血，尽管远远不及正常血供，但可能挽救濒临坏死的部分左室心肌，为患者获得医学救治赢得宝贵的时间（图 1-17）。

临床研究的证据也支持左冠优势型分布的急性冠脉综合征患者预后较右冠优势型分布患者差。2007 年，加拿大艾伯塔

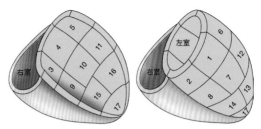

左优势型冠脉分布

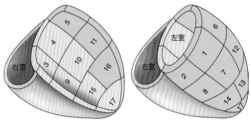

右优势型冠脉分布

图 1-17 急性左主干闭塞与冠脉优势型分布

急性左主干闭塞时，理论上会引起整个左心室前壁和后壁缺血（蓝色区块），由于大部分个体属于右冠优势型分布，右冠状动脉持续为左心室后壁供血，挽救部分左心室心肌（淡红色区块）

省冠心病预后评估研究分析接受经皮冠状动脉介入治疗（percutaneous coronary interventions，PCI）的 27 298 例急性冠脉综合征患者，发现左冠优势型分布可作为急性冠脉综合征患者预后的独立预测因子，随访期间，该分布型患者死亡风险较其他分布型增加了 1.18 倍[24]。2012 年，美国国家心血管数据登记的 207 926 例 PCI 资料分析显示，左冠优势型和均衡型冠脉分布的患者相比于右冠优势型分布患者，PCI 术后院内死亡率增加 1.19 倍[25]。须强调的是，以上研究均为回顾性分析，入选对象是急性冠脉综合征患者，并不能完全代表普通人群中冠心病死亡的风险和危险分层。

2015 年，来自国际多中心的前瞻性研究报道 6382 例入选者（包括冠心病患者和无冠心病的健康者），随访 5 年，冠脉优势型分布对全因死亡、非致命性心肌梗

死和血运重建等终点事件并无影响，但亚组分析显示左冠优势型分布的左主干病变患者的终点事件风险性增加[26]。这说明正常人群中，相比于多数个体的右冠优势型分布，左冠优势型和均衡型分布属于正常变异，并无特殊的临床意义，但在某些特殊环境下，可能处于劣势。

后降支是下壁（膈面）心肌的主要血供来源，来自右冠状动脉（右冠优势型分布）或左回旋支（左冠优势型分布和均衡型）；有时后降支发育较小，右冠状动脉、左回旋支及钝缘支的远段分支联合供血下壁；此外，较长的左前降支回绕心尖，也会供血部分下壁，因而右冠状动脉、左回旋支和左前降支闭塞都可以引起下壁心肌梗死，利用体表心电图 ST 段偏移的导联能够大致推导罪犯血管。

■ 超优势型冠脉分布

少数情况下，一支冠状动脉进入另一支冠状动脉的供血心肌区域，并成为异域心肌的主要供血冠脉，称为超优势型冠脉分布。这种情况下，原有区域心肌供血的冠状动脉可能发育不良。超优势型冠脉分布是一种先天性的冠脉变异或发育异常。

超优势型冠脉分布可以发生在左前降支和左回旋支之间，例如左前降支极度延长，绕过心尖，走行于后室间沟充当后降支，整个室间隔和膈面心肌均由左前降支供血，左回旋支和右冠状动脉不发出后降支（图 1-18）；有时，异常发达的左回旋支发出后降支后，继续前行，为原本由左前降支供血的心尖提供血液[27][28]。

超优势型冠脉分布也能见于左冠状动脉和右冠状动脉之间，包括正常变异和发育异常两种情况。正常变异是指左回旋支甚至抵达或跨越锐缘支，右冠状动脉甚至抵达或跨越钝缘支，这样它们的供血心肌范围扩大，一旦近段闭塞将引起多部位心肌梗死，心电图酷似双支冠脉同时闭塞模

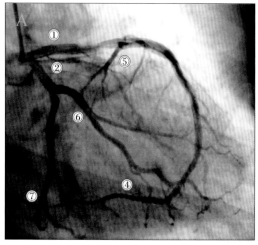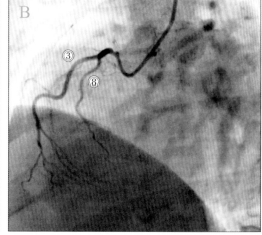

图 1-18 超优势型左前降支的冠脉造影

①左前降支；②左回旋支；③右冠状动脉；④后降支；⑤第 1 间隔支；⑥钝缘支；⑦后侧支；⑧锐缘支。男，32 岁。因急性前壁合并下壁心肌梗死入院。冠脉造影发现左前降支非常发达，绕过心尖在后室间沟形成后降支，左回旋支和右冠状动脉均无后降支发出。[Reprinted from Elmer Press Inc.[Shakil SAS, Kalyan M, Vishal P, et al."Superdominant" Left Anterior Descending Artery Continuing as Posterior Descending Artery: Extremely Rare Coronary Artery Anomaly.Cardiol Res, 2018,9(4): 253-257.] with permission from Elmer Press Inc]

式；发育异常实际是单支冠状动脉，例如先天性缺乏右冠状动脉，左回旋支异常发达，为整个右心室提供血液，此时左回旋支发自正常的左冠窦或异常的右冠窦。

参考文献

[1] Sissman NJ.Developmental landmarks in cardiac morphogenesis: comparative chronology.Am J Cardiol,1970,25(2):141-148.

[2] Loukas M, Groat C, Khangura R, et al.The normal and abnormal anatomy of the coronary arteries.Clin Anat,2009,22(1):114-128.

[3] Menke DM, Jordan MD, Aust CH, et al.Isolated and severe left main coronary atherosclerosis and thrombosis: a complication of acute angle takeoff of the left main coronary artery.Am Heart J,1986,112(6):1319-1320.

[4] Schlesingerl MJ, Zoll PM, Wessler S.The conus artery; a third coronary artery.Am Heart J, 1949,38(6):823-836.

[5] Angelini P.Coronary artery anomalies: an entity in search of an identity.Circulation.2007,115(10):1296-1305.

[6] Villa AD, Sammut E, Nair A, et al.Coronary artery anomalies overview: The normal and the abnormal.World J Radiol,2016,(6):537-555.

[7] https://www.ncbi.nlm.nih.gov/books/NBK482375/.

[8] James TN.Anatomy of the coronary arteries in health and disease.Circulation,1965,32(6):1020-1033.

[9] McAlpine WA. Heart and Coronary Arteries.An Anatomical Atlas for Clinical Diagnosis, Radiological Investigation, and Surgical Treatment. Springer-Verlag:Berlin -Heidelberg,1975:163.

[10] Gensini, G.G. Coronary arteriography. In Heart Disease. A textbook of cardiovascular Medicine. E. Braunwald (ed.).Philadelphia: W.B. Saunders, 1984:304-350.

[11] Singh M, Edwards WD, Holmes DR Jr, et al.Anatomy of the first septal perforating artery: a study with implications for ablation therapy for hypertrophic cardiomyopathy.Mayo Clin Proc. 2001;76(8):799-802.

[12] von Lüdinghausen M.Anomalous first septal perforator artery.Clin Anat,1997,10(1):57-58.

[13] https://www.appliedradiology.com/articles/normal-coronary-anatomy-and-anatomic-variations.

[14] Austen WG, Edwards JE, Frye RL, et al.A reporting system on patients evaluated for coronary artery disease. Report of the Ad Hoc Committee for Grading of Coronary Artery Disease, Council on Cardiovascular Surgery, American Heart Association.Circulation, 1975,51(4 Suppl):5-40.

[15] https://en.wikipedia.org/wiki/Circumflex_branch_of_left_coronary_artery.

[16] Saremi F1, Channual S, Abolhoda A, et al.MDCT of the S-shaped sinoatrial node artery.AJR Am J Roentgen ol,2008,190(6):1569-1575.

[17] Ortale JR, Filho JM, Paccola AM, et al.Anatomy of the lateral, diagonal and anterosuperior arterial branches of the left ventricle of the human heart. Braz J Cardiovasc Surg,2005,20(2): 149-158.

[18] Williams PL, Warwick R, Bannister L. Gray's Anatomy. 37th Ed. London: Churchill Livingston,1989:727–732.

[19] Estes EH Jr, Entman ML, Dixon HB 2nd, et al.The vascular supply of the left ventricular wall. Anatomic observations, plus a hypothesis regarding acute events in coronary artery disease.Am Heart J,1966,71(1):58-67.

[20] Schlesinger MJ. Relation of the anatomic pattern to

pathologic conditions of the coronary arteries. Arch Path,1940,30: 403-415.

[21] Vilallonga JR. Anatomical variations of the coronary arteries:I. The most frequent variations.Eur J Anat,2003,7(1 Suppl):29-41.

[22] Falci JR, Guimarães MH, Santos, APS, et al. Estudo comparativo do padrão de circulação coronariana entre peças anatômicas e pacientes cirúrgicos. Rev Hosp Clín Fac Med S Paulo, 1996,51: 224-227.

[23] Ortale JR, Keiralla LC, Sacilotto L.The posterior ventricular branches of the coronary arteries in the human heart.Arq Bras Cardiol, 2004;82(5):468-472.

[24] Goldberg A, Southern DA, Galbraith PD, et al.Coronary dominance and prognosis of patients with acute coronary syndrome.Am Heart J,2007,154(6):1116-1122.

[25] Parikh NI, Honeycutt EF, Roe MT, et al.Left and codominant coronary artery circulations are associated with higher in-hospital mortality among patients undergoing percutaneous coronary intervention for acute coronary syndromes: report From the National Cardiovascular Database Cath Percutaneous Coronary Intervention (CathPCI) Registry.Circ Cardiovasc Qual Outcomes.2012.5(6):775-782.

[26] Gebhard C, Fuchs TA, Stehli J, et al.Coronary dominance and prognosis in patients undergoing coronary computed tomographic angiography: results from the CONFIRM (COronary CT Angiography EvaluatioN For Clinical Outcomes: An InteRnational Multicenter) registry.Eur Heart J Cardiovasc Imaging,2015,16(8):853-862.

[27] Navin Agrawal.Superdominant left-circumflex artery supplying significant proportion of RCA and LAD territory. BMJ Case Rep.2015, 2015: bcr2015210365.

[28] Shakil SAS, Kalyan M, Vishal P, et al. "Superdominant" Left Anterior Descending Artery Continuing as Posterior Descending Artery: Extremely Rare Coronary Artery Anomaly.Cardiol Res.,2018,9(4): 253–257.

■汪 涛 ■栗 洋

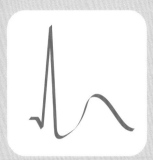

第 2 章

急性冠脉综合征的病理生理

医学上，急性冠脉综合征（acute coronary syndrome，ACS）这一术语最早是于1986年由美国得克萨斯州的医师Angelini等提出的，他们在观察冠脉球囊导管的流动性特征时指出："突然再闭塞常常会导致急性冠脉综合征，即急性心肌梗死、低血压和心律失常，通常可造成不同程度的永久性心肌坏死，需要急诊外科干预"[1]。早期的ACS定义和当前的截然不同，直到1992年，医学上才明确指出ACS包括ST段抬高型心肌梗死（STEMI）、非ST段抬高型心肌梗死（NSTEMI）和不稳定型心绞痛（UA），它们是冠状动脉性心脏病（coronary heart disease，CHD，以下简称冠心病）的重要分支[2]。临床上，多数冠心病患者可无任何症状，但几乎所有的ACS患者都是有症状的，最典型的症状就是胸痛。年龄>35岁的人群中，接近1/3的死亡归因于ACS[3]。

冠状动脉粥样硬化是ACS最常见的病因，其他一些比较少见的病因包括自发性冠状动脉夹层、冠状动脉炎、冠状动脉栓塞、冠状动脉痉挛和心肌桥压迫等（图2-1）。血栓形成是不稳定型心绞痛和心肌梗死共同的病理生理。冠状动脉粥样硬化常见的危险因素有吸烟、高血压、糖尿病、高脂血症、男性、缺乏体力活动及家族性肥胖等。一些冠状动脉粥样硬化患者并无常见的危险因素，可能与遗传素质，冠脉内皮容易遭受脂质侵害等有关。

动脉内膜是指动脉壁的管腔内皮表面

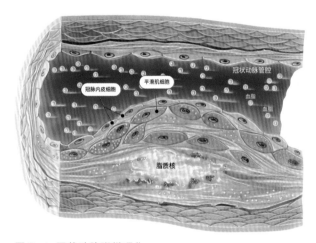

图 2-1 冠状动脉粥样硬化

冠状动脉内的粥样硬化斑块引起冠状动脉管腔狭窄。动脉粥样硬化斑块中心是脂质核心，主要成分是低密度脂蛋白胆固醇，其外有纤维帽，主要成分是平滑肌细胞、泡沫细胞、胶原纤维、弹力纤维和细胞外基质。如果脂质核小，纤维帽厚实，则形成稳定型斑块（硬斑），逐渐累积致使冠脉管腔狭窄到一定程度后，在临床上引起稳定型心绞痛。如果脂质核心大，纤维帽薄，则通常会含有大量的炎性细胞，炎性细胞分泌的蛋白酶类破坏纤维帽，最终导致斑块破裂、继发血栓形成，在临床上引发ACS

至中膜的部分，内弹性纤维层是内膜和中膜的边界，但在动脉的一些特殊部位会存在内弹性纤维层缺如的情况，例如分叉处、分支血管和血管弯曲处（图 2-2）。正常内膜厚度尚无统一标准，通常采用内膜与中膜厚度比值进行衡量，正常值一般在 0.1 ~ 1.0[4]。中膜较厚，环有 10 ~ 40 层环形排列的平滑肌，其间是弹性纤维和胶原纤维。外膜是疏松结缔组织，大动脉还有外弹性膜和营养血管。

2.1 冠状动脉粥样硬化

20 世纪 90 年代初期，AHA 陆续通过共识性文件定义了动脉粥样硬化病变，在组织学分类中，用罗马数 I ~ V 来表示病变的自然演化进程。动脉粥样硬化好发于大动脉和中动脉，人类的冠状动脉属于中动脉。

I 期病变是血管内膜下出现显微镜能观察到的脂肪沉积，病变处含有导致动脉粥样硬化的脂蛋白，引起巨噬细胞增加，形成泡沫细胞。I 期病变最常见于婴儿和儿童，也见于成人[5]。I 期病变除内膜适应性增厚外，不会造成管腔狭窄。

II 期病变内膜表面出现斑块、斑点及肉眼可见的黄色脂肪条纹，即脂质条纹。通过观察显微镜下细胞类型来评估病变是否已进展到 II 期，II 期的细胞主要由泡沫细胞和富含脂质的平滑肌细胞组成（图 2-3）。此期，巨噬细胞和泡沫细胞增多，而不像 I 期时作为孤立存在的少数细胞群。II 期病变的脂质大部分存在于细胞中，即被巨噬细胞、平滑肌细胞吞噬后的脂滴，细胞外有少量分散的脂滴。II 期病变的脂质主要成分是胆固醇酯（77%）、

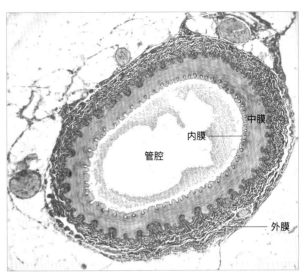

图 2-2 动脉壁的组织结构

典型的大动脉、中动脉包括了内膜、中膜和外膜三部分。内膜是最薄的一层，包括内皮、内皮下层和内弹性纤维层，动脉粥样硬化病变首先从内膜开始。动脉粥样硬化主要累及大动脉和中动脉，病变特征是血中脂质在动脉内膜沉积，平滑肌细胞和结缔组织增生，引起内膜灶性纤维性增厚和粥样斑块形成，动脉壁变硬，动脉管腔狭窄

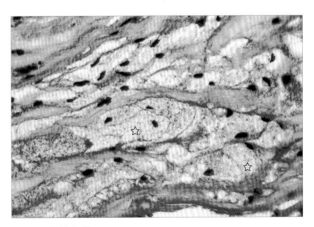

图 2-3 泡沫细胞

光学显微镜下的泡沫细胞（黄色五角星所示）。血液中的单核细胞通过血管内皮，迁移进入内皮下层，分化为巨噬细胞，吞噬大量脂滴后进一步转变为泡沫细胞，内含丰富的脂肪，细胞核较小，是形成动脉粥样硬化斑块的关键细胞之一。泡沫细胞堆积形成脂质条纹和脂质斑块

胆固醇和磷脂[5]。II 期病变主要见于青春期，通常不见于年龄 < 9 岁的儿童。年龄 > 15 岁的青年，左、右冠状动脉均有

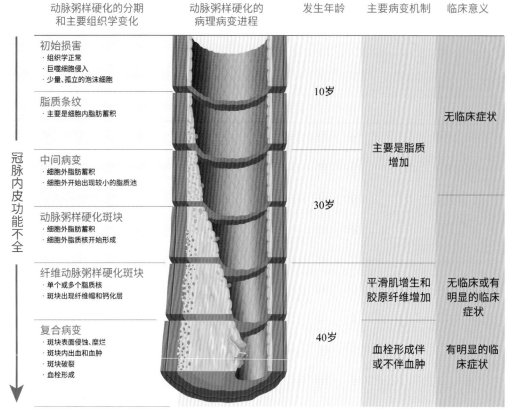

图 2-4 冠状动脉粥样硬化的进展分期和临床意义

冠状动脉粥样硬化斑块的进展和分期，以及各期相应的临床意义。通常在 30 岁和 40 岁经历 ACS

脂质条纹，96% 以左冠状动脉受累为主，特别是左主干分叉部和左前降支近段[6]。

Ⅲ 期病变是介于 Ⅱ 期和 Ⅳ 期病变（动脉斑块形成）之间的状态，也称为中间病变、过渡期病变，特征是平滑肌细胞层增厚，泡沫细胞大量增加，细胞外脂滴增多，脂滴是形成更具破坏性的脂质核心的前体。脂质位于巨噬细胞和泡沫细胞之下，取代细胞间基质蛋白聚糖和纤维，驱动平滑肌细胞移行，但在此病变期，熔融、富集的细胞外脂质池尚未形成。脂质主要是游离胆固醇、脂肪酸、鞘磷脂、溶菌酶和三酰甘油[5]。

Ⅳ 期病变是大量脂质堆积在内膜下，积聚、融合成脂质核，动脉粥样硬化斑块

形成（图 2-4）[7]。病变表面没有缺陷及血栓形成。Ⅳ 期病变最早见于年轻成人中，内膜适应性增厚，斑块呈偏心性生长。脂质核形成后导致动脉壁增厚，但尚未引起管腔狭窄，肉眼可观察到这种病变。脂质核破坏内膜的结构和功能，平滑肌细胞和细胞间基质被细胞外脂质颗粒替代。Ⅳ期病变即使未能引起管腔狭窄，但由于脂质核心和病变表面之间充填了蛋白多糖、泡沫细胞，平滑肌细胞比较分散，胶原蛋白减少，病变晚期斑块容易破裂，促进 Ⅴ 期病变的形成，因此仍具有临床意义。

Ⅴ 期病变的结构特征是新生纤维结缔组织，脂质核周围的纤维帽形成（图 2-5）[5]。典型纤维帽和脂质核形成的动脉粥样硬化斑块即为 Ⅴa 型病变；脂质核或其余

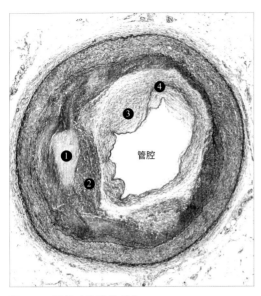

图 2-5 冠状动脉粥样硬化

1 例右冠状动脉严重动脉粥样硬化的病理切片。纤维结缔组织增生，内膜显著增厚，管腔严重狭窄，管腔横截面仅剩正常面积的 25% ~ 35%。Masson 三色染色，绿色是胶原蛋白，代表纤维结缔组织；红色是平滑肌细胞，已经浸润内膜下。①脂质核；②脂质核周围密集的纤维结缔组织；③内膜下远离脂质核的纤维结缔组织；④断裂的内弹性纤维层

病变部分出现钙化即为 Vb 型病变，钙化来自死亡细胞和细胞外脂质聚集的残余物；如果脂质核极少或缺如即为 Vc 型病变，正常内膜被纤维结缔组织取代并增厚。相比于 IV 期病变，V 期病变纤维帽形成，管腔进行性狭窄，粥样硬化斑块可发生破裂、出血、血肿及血栓形成等，病变向 VI 期进展。有文献将 Vb 型病变称为 VII 期病变；Vc 型病变主要是新生纤维结缔组织增多并引起内膜增厚，而缺乏或含有极少的脂质，多见于下肢动脉，故 Vc 型病变也被称为 VIII 期病变。

动脉粥样硬化的临床发病和死亡高峰主要归因于第 IV 期和第 V 期病变，在这些病变表面出现斑块破裂、出血、血肿和血栓形成等，即为第 VI 期病变。第 VI 期病变细分为三个不同的亚型：VIa 型——粥样斑块表面破坏，VIb 型——粥样斑块血肿或出血，VIc 型——粥样斑块血栓形成（图 2-6）。斑块表面破坏包括出现裂隙、溃疡，个体病变范围和严重程度差别很大，较小

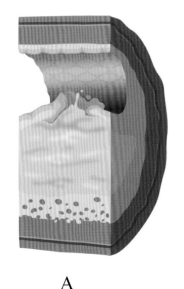
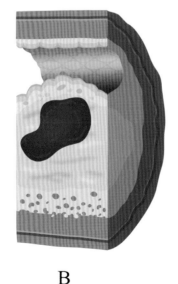
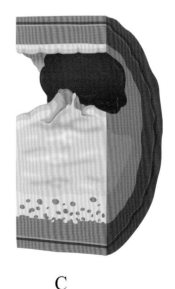

A

B

C

图 2-6 VI 期动脉粥样硬化斑块病变

A. 斑块表面破裂、糜烂和侵蚀；B. 斑块内出血和血肿；C. 斑块表面血栓形成。这些病变是临床急性冠脉综合征的发病机制

的病变可能仅有局部内皮细胞丢失，而较大的溃疡则会暴露脂质核，释放脂质，促进血栓形成。

2.2 稳定型粥样硬化斑块

动脉粥样硬化斑块是复杂的生化混合物，包含有内皮细胞、平滑肌细胞、巨噬细胞、淋巴细胞、细胞外脂质、纤维蛋白、胶原蛋白、弹力纤维、蛋白多糖、磷灰石（钙）等。粥样斑块的标志之一是位于中心的脂质核，几乎没有活细胞，被富含脂质的巨噬细胞所包围。巨噬细胞不断吞噬脂滴，最后演变为泡沫细胞。泡沫细胞是动脉粥样硬化形成早期的另一个标志。泡沫细胞的死亡在动脉粥样硬化的形成和生长中占据重要作用。

增生的纤维组织为脂质核提供了完整的结构，病理生理上相当于内膜修复，只是这种修复是失控的，内膜不断增厚，导致管腔进行性狭窄。粥样硬化斑块中的脂质核和纤维组织的比率个体差异较大。有些斑块仅有少量细胞外脂质或根本不含脂质，几乎均为纤维斑块，这部分冠心病患者，平素大多无症状，运动时心肌氧耗增加，但氧供受限于狭窄的冠状动脉，导致氧需 – 氧供失衡，发生稳定型心绞痛（图 2-7）。病情稳定的患者，诱发心绞痛的体力活动强度相当，比如登三层楼梯、快步行走 6 分钟等。冠脉管腔狭窄 > 50%，冠状动脉血流量开始减少；> 70% 时，冠状动脉血流量迅速减少[8]。长期冠脉供血不足会促进侧支循环的形成。

冠脉造影时，稳定型粥样硬化斑块的狭窄病变处边缘光滑，无腔内透光区，尸检研究证实组织学上只有 11.4% 的病例为复杂病变（斑块破裂、出血、闭塞性血栓形成和血栓再通）；相反，冠脉造影所示狭窄病变处边缘不光滑，有腔内透光区的患者，组织学检查时 78.9% 的病例有复杂病变[9]。与易于破裂、富含脂质的粥样斑块相比，纤维性斑块更易导致管腔严重狭窄但性质稳定。相比于复杂病变的不稳定型粥样硬化斑块，冠脉造影时，稳定型粥样硬化斑块多为次全闭塞或血栓部分自溶，残余血栓位于狭窄部位下游。冠脉造影证实新发冠脉事件好发于管腔狭窄 35% ~ 65% 的冠脉部位，提示血栓形成并非发生在严重狭窄的冠脉，而与斑块的内膜表面特征有关[10]。

组织学上，稳定型粥样硬化斑块富含细胞外基质和平滑肌细胞；而不稳定型粥样硬化斑块富含巨噬细胞和泡沫细胞，细

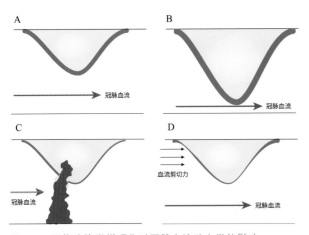

图 2-7 冠状动脉粥样硬化对冠脉血流动力学的影响

A. 动脉粥样硬化斑块引起的管腔狭窄接近管腔横截面的 50%，很少引起临床症状。B. 动脉粥样硬化斑块增大，引起管腔严重狭窄，临床引起稳定型心绞痛，但很少发生急性心肌梗死。C. 动脉粥样硬化斑块引起的管腔狭窄仅有 50%，但斑块破裂，血栓形成阻塞冠脉，引起急性心肌梗死。D. 动脉粥样硬化斑块引起的管腔狭窄仅有 50%，但纤维帽较薄，厚度不均，属于易损斑块。斑块破裂发生在纤维帽最薄弱的部位，大多伴有泡沫细胞浸润。偏心型斑块中，最薄弱的部位通常是纤维帽边缘和肩部，尸检发现破裂斑块中纤维帽最薄处厚度只有 23μm

胞外基质较为薄弱，容易破裂。

2.3 易损斑块

稳定型斑块具备完整而厚实的纤维帽，纤维帽的组织学成分是Ⅰ型、Ⅲ型胶原蛋白和平滑肌细胞。纤维帽相当于内膜对动脉粥样硬化斑块的修复产物，只是这种修复与炎性破坏共同存在，决定病变的发展（图 2-8）。当纤维帽遭到破坏，局部变薄、缺损，斑块向易损斑块演变，如巨噬细胞分泌的基质金属蛋白酶降解纤维帽内的胶原蛋白；血流动力学中的剪切应力不断作用于纤维帽薄弱的肩部，导致纤维帽断裂；斑块内核心区域反复发生出血（血液来自滋养血管泄漏）及脂质核坏死等。这些发生在动脉内膜的血管壁组织学改变引起血管壁组织重塑，是易损斑块存在的重要标志，不同的组织学反应具有不同的重塑效能，最高的是斑块破裂，其次为斑块内出血、薄纤维帽斑块、愈合的斑块破裂和厚纤维帽斑块（图 2-9）[11]。

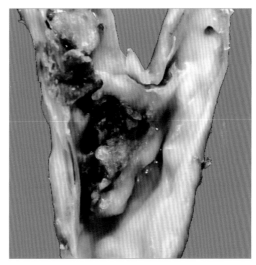

图 2-9 颈动脉的粥样硬化斑块

颈动脉粥样硬化斑块的复杂病变，包括斑块糜烂、破裂、钙化和血栓形成。注意：图示动脉粥样硬化斑块出现于血管分叉部位

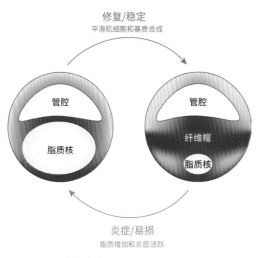

图 2-8 斑块的稳定和易损

动脉粥样硬化斑块中的两种主要组织重塑力决定了斑块未来的性质。大量脂质和炎症活动（巨噬细胞、淋巴细胞浸润）的存在，产生富含脂质的易损斑块；相反，平滑肌细胞和基质合成的修复作用，形成稳定的纤维斑块。不同个体，机体炎性条件不同，产生不同类型的斑块。稳定型斑块的修复是一个失控的过程，可以引起管腔慢性狭窄，是临床稳定型心绞痛的发病机制。如果诱发患者发生稳定型心绞痛的体力强度改变，要怀疑易损斑块的出现，如某患者既往爬四层楼出现胸痛，现在爬一层楼即出现胸痛，甚至在夜间休息时也有胸痛发作，要考虑斑块性质改变，应及时就医

冠心病患者的冠脉管腔狭窄越严重就越容易发生心肌梗死是一种形而上学式的错误观点。冠脉造影证实 70% 的不稳定型心绞痛患者的冠脉病变狭窄 < 50%[12]。冠心病猝死患者的尸检研究发现接近 75% 的粥样硬化病变导致的管腔狭窄程度 < 50%，病变好发于冠状动脉的近段部位（左前降支 > 左回旋支 > 右冠状动脉）[13]。在 800 例冠心病猝死患者的尸检研究中，55% ~ 60% 有斑块破裂，其中 30% ~ 35% 的病因是斑块侵蚀，2% ~ 7% 系钙化结节引发的血栓形成[14]。

20 世纪初叶，近代病理学首次提出冠状动脉内膜表面的裂隙和糜烂是血栓形成的原因，然而冠心病猝死人群中，冠状动脉内血栓形成只占心肌梗死的一半左右，血栓形成可能是这些患者急性心肌梗死的结果而不是原因。1989 年，首次将血流动力学效应不明显但易破裂的斑块定义为易损斑块（图 2-10）[15]。

薄纤维帽斑块是斑块破裂的一种前

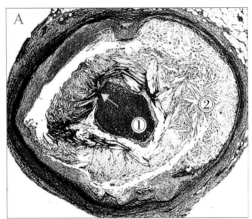

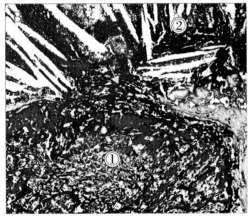

图 2-10 冠状动脉粥样硬化斑块破裂

冠状动脉粥样硬化斑块破裂的显微病理图像。A. 低倍镜（×20 倍）所见富含大量脂质斑块的纤维帽破裂（黄色箭头所示），管腔内血栓形成。B. 高倍镜所见血栓形成、纤维帽破裂（黄色箭头所示）和坏死的脂质核心。图示①血栓形成，②较大的坏死核心伴胆固醇裂缝。[Reprinted from Elsevier Inc.[Virmani R, Burke AP, Farb A, et al.Pathology of the vulnerable plaque.J Am Coll Cardiol,2006,47(8 Suppl):C13-18.] with permission from Elsevier Inc]

体状态，95% 破裂斑块的纤维帽厚度 < 65 μm，主要是巨噬细胞和淋巴细胞浸润，纤维帽内平滑肌细胞很少或缺如[16]。以脂质为主的斑块也是一种易损斑块，细胞外脂质体积 > 50% 是斑块破裂的关键阈值[17]。纤维斑块引起血管壁局部收缩，这可以解释为何很多高度狭窄的病变是纤维性斑块，而富含脂质、炎症细胞的斑块常常破坏血管壁基质和血管弹性，最终导致局部动脉扩张。在动脉粥样硬化的发生发展过程中，斑块中的炎症现象在早期是一种保护机制，用于消除动脉壁聚集的有害物质，如巨噬细胞吞噬脂质，但无限制的吞噬及泡沫细胞形成、死亡是富含脂质斑块形成的基础[18]。

巨噬细胞对纤维帽的不断破坏和脂质核的不断增大是斑块易损的标志之一。当前，易损斑块特指结构和细胞类型倾向于在未来形成血栓的斑块，其特征：①脂质核较大，占整个斑块体积的 50% 以上；②大量巨噬细胞浸润；③纤维帽中平滑肌细胞较少；④组织因子含量高；⑤薄纤维帽。冠心病患者未来发生急性冠脉事件的风险取决于易损斑块的数量而不是动脉粥样硬化斑块的总数。当然，个体的易损斑块数量有差异，这可以解释为何一些人反复发生 ACS，一些人发生一次心肌梗死后 10 ~ 20 年里能够相安无事[19]。

2.4 血栓形成和急性冠脉综合征

斑块上的血栓形成有两种机制。第一种是内皮破坏、剥脱和丢失，内皮下的大面积结缔组织和血液直接接触，血栓形成并黏附于斑块表面，这个过程称为内皮侵蚀，在此基础上形成的血栓是以血小板为主的白色血栓，血栓造成管腔不完全

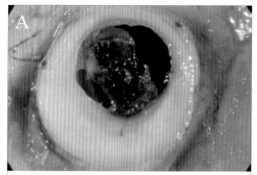

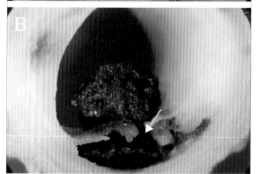

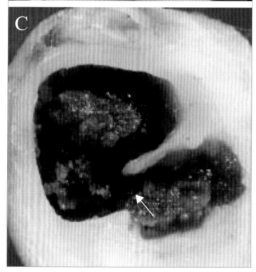

图 2-11 冠状动脉内的血栓形成

冠状动脉大体解剖展示三种急性冠脉综合征的发病机制。A. 斑块侵蚀引起的血栓形成。斑块本身完整，表面黏附着一个较大的血栓，严重堵塞管腔，临床主要引起非 ST 段抬高型心肌梗死和不稳定型心绞痛。B. 斑块破裂引起的血栓形成。斑块纤维帽破坏（白色箭头），血栓从脂质核开始向管腔蔓延，但并未完全堵塞管腔，临床主要引起不稳定型心绞痛。C. 斑块破裂引起的血栓形成。斑块纤维帽破坏（白色箭头），血栓从脂质核开始向管腔蔓延，完全堵塞管腔，临床主要引起 ST 段抬高型心肌梗死。斑块不稳定是这些急性冠脉综合征相同的发生机制，但临床进程还要受到其他条件的限制。[Reprinted from BMJ Publishing Group Ltd.[Davies MJ.The pathophysiology of acute coronary syndromes.Heart,2000,83(3):361-366.] with permission from BMJ Publishing Group Ltd]

上形成的血栓是富含纤维蛋白、红细胞和血小板的红色血栓，会造成管腔完全闭塞，临床引起急性 ST 段抬高型心肌梗死。在血栓形成过程中，流动的血液还把部分活化的血小板团块作为微栓子扫入远端心肌内动脉。

急性 ST 段抬高型心肌梗死通常是较大的心外膜冠状动脉发生持续性完全性闭塞，大面积心肌面临缺血坏死危险，患者出现严重胸痛，心肌坏死标志物呈阳性，大多数进展为 Q 波型心肌梗死，少数进展为非 Q 波型心肌梗死，这种类型的心肌梗死可以进行溶栓治疗，溶栓的实质是溶解纤维蛋白，适合早期急性 ST 段抬高型心肌梗死；而非 ST 段抬高型心肌梗死的血栓以血小板为主，溶栓不仅无效，反而会激活凝血机制，使病情恶化。

非 ST 段抬高型心肌梗死患者的冠脉管腔可以完全闭塞或次全闭塞，冠脉病变程度差异较大，管腔狭窄不一，斑块破裂程度和后续血栓形成之间存在很大差异。稳定且弥漫的严重冠脉病变患者，心肌坏死甚至可能在没有冠脉内血栓形成的情况

性闭塞，临床引起不稳定型心绞痛和急性非 ST 段抬高型心肌梗死（图 2-11 和图 2-12）。

第二种机制是斑块破裂，纤维帽撕裂使脂质核暴露于动脉管腔中。脂质核包含组织因子、胶原碎片和胆固醇结晶，都是高度致血栓性的物质，血栓最初形成于斑块表面，然后延伸到动脉腔中，在此基础

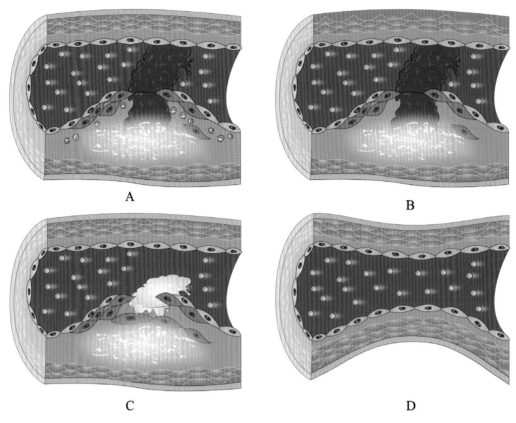

图 2-12 急性冠脉综合征的四种不同机制

A. 蓝色的单核细胞与全身性炎症和斑块局部炎症有关，破坏粥样硬化斑块的稳定性，斑块破裂，脂质核心暴露，开始形成红色血栓，直至管腔闭塞。B. 无炎症浸润时发生的斑块破裂。斑块破裂激发富含纤维蛋白的红色血栓形成，直至管腔闭塞；A 和 B 在临床上多引起 ST 段抬高型心肌梗死。C. 斑块侵蚀激发表面血栓形成，系富含血小板的白色血栓，临床多引起非 ST 段抬高型心肌梗死。D. 冠脉痉挛引起管腔急剧狭窄，导致急性冠脉综合征，患者可无或仅有轻微的动脉粥样硬化斑块

下发生，发生机制主要是心肌氧需和氧供严重失衡。少数情况下，不稳定型心绞痛患者并无冠状动脉粥样硬化或仅有轻微病变，引起心绞痛的原因是冠脉痉挛，冠状动脉功能性改变引起的缺血，包括较大的心外膜冠状动脉和冠状动脉微循环，系冠状动脉的舒张 – 收缩功能失调，对循环中的缩血管物质呈高反应性（图 2-13）。

斑块破裂是男性冠脉内血栓事件的主要原因（>85%），患者多有高水平低密度脂蛋白胆固醇和低水平高密度脂蛋白胆固醇；而斑块侵蚀则是女性患者（>50%）

的主要原因[20]。冠脉内急性血栓形成从发病起始到管腔完全闭塞，从而引起透壁性心肌梗死需要 6 ～ 8 小时，而慢性高度狭窄引起的管腔闭塞，通常耗时更长，如管腔闭塞 24% 到 80% 至少需要 5 年时间[19]。血栓形成是一种动态过程，不断生成延伸，同时血液中的溶栓成分也会让血栓部分自溶，发生持续数分钟的短暂性血栓性闭塞，患者反复发作不稳定型心绞痛。对一些猝死的冠心病患者进行尸检时，在破裂斑块的裂隙中发现了层状血栓，表明血栓反复形成直至管腔闭塞[21]。

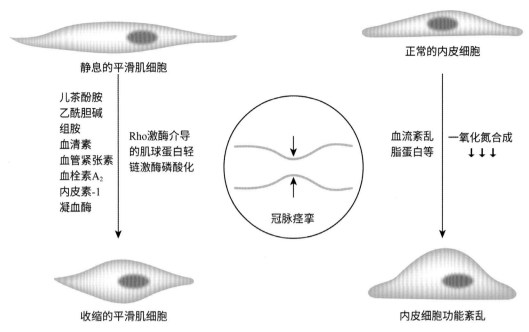

图 2-13 心外膜冠状动脉痉挛的细胞学机制和急性冠脉综合征的发病机制

冠状动脉血管中层的平滑肌细胞遭遇缩血管生化物质刺激而收缩，这些刺激物可来自自主神经系统的刺激（如乙酰胆碱、儿茶酚胺等）、局部反应产生的自身活性物质（如组胺、凝血酶等）和外来药物。局部平滑肌细胞的高反应性通过增强 Rho 激酶活性导致血管在缩血管因子刺激下收缩。正常内皮细胞产生内源性舒血管物质，包括一氧化氮，内皮功能失常引起一氧化氮合成减少，参与冠脉收缩。Rho 激酶是丝氨酸 / 苏氨酸蛋白激酶和 Rho 下游的效应分子。Rho 激酶的底物包括肌球蛋白轻链磷酸化酶、肌球蛋白结合亚基、ERM 蛋白、内收蛋白、中间丝蛋白等。肌球蛋白轻链磷酸化后，进一步激活肌球蛋白 ATP 酶，引起平滑肌的收缩活动

随着临床上血管内超声、光学相干断层扫描（OCT）等技术的问世，临床医师可以直接观察到冠脉内血栓形成和动脉粥样硬化斑块，并进一步了解两者之间的关系，如急性冠脉综合征患者中近 1/3 有斑块侵蚀；20% 的患者并无冠脉内血栓形成，提示冠脉功能异常更可能是这组亚群患者的发病机制[20][22]。近些年在临床上发现，既往被认为属于易损斑块的大部分薄纤维帽斑块都相当稳定，冠脉内超声证实薄纤维帽斑块在 3 年内出现冠脉事件的发生率 <5%[23]。

OCT 是一种新兴的血管内成像技术，分辨率高达 10 ～ 20μm，能够显示动脉粥样硬化斑块的微观结构，例如纤维帽、血栓和钙化等病变。无论脂质斑块（44%）或纤维斑块（56%），光学相干断层扫描发现两者都有斑块侵蚀（图 2-14）[22]。

富含纤维蛋白的红色血栓多见于斑块破裂，富含血小板的白色血栓多见于斑块侵蚀和结节，冠脉痉挛可无血栓形成；在斑块破裂继发血栓形成所致 ST 段抬高型心肌梗死的患者中，有些伴有全身炎性，有些则无。随着对急性冠脉综合征发病机制的深入研究，新的理念和认识不断挑战传统，因此针对不同急性冠脉综合征的发病机制，不同的临床进程，需要为患者制订个体化的治疗策略和精准治疗[24]。

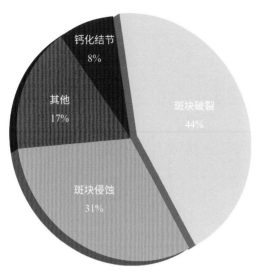

图 2-14 OCT 检出的 ACS 斑块类型构成

ST 段抬高型心肌梗死好发于斑块破裂继发血栓形成；非 ST 段抬高型心肌梗死好发于斑块侵蚀和钙化继发血栓形成，斑块引起的血栓负荷较少，管腔横截面积保留更多。血栓起始发生在有症状的冠脉事件之前，血栓的成熟高度依赖于潜在的斑块病变形态和性质

参考文献

[1] Angelini P, Leachman R, Heibig J.Flow characteristics of coronary balloon catheters.Tex Heart Inst J,1986,13(2):213-215.

[2] Fuster V, Badimon L, Badimon JJ, et al.The pathogenesis of coronary artery disease and the acute coronary syndromes (1).N Engl J Med,1992,326(4):242-250.

[3] Rashid M, Kwok CS, Gale CP, et al.Impact of co-morbid burden on mortality in patients with coronary heart disease, heart failure, and cerebrovascular accident: a systematic review and meta-analysis.Eur Heart J Qual Care Clin Outcomes,2017,3(1):20-36.

[4] Stary HC, Blankenhorn DH, Chandler AB, et al.A definition of the intima of human arteries and of its atherosclerosis-prone regions. A report from the Committee on Vascular Lesions of the Council on Arteriosclerosis, American Heart Association.Circulation,1992,85(1):391-405.

[5] Stary HC, Chandler AB, Glagov S, et al.A definition of initial, fatty streak, and intermediate lesions of atherosclerosis. A report from the Committee on Vascular Lesions of the Council on Arteriosclerosis, American Heart Association.Circulation,1994,89(5):2462-2478.

[6] Wolkoff K. Ueber die Atherosklerose der Coronararterien des Herzens. Beitr Path Anat Allg Path,1929,82:555-596.

[7] Stary HC, Chandler AB, Dinsmore RE, et al.A definition of advanced types of atherosclerotic lesions and a histological classification of atherosclerosis. A report from the Committee on Vascular Lesions of the Council on Arteriosclerosis, American Heart Association.Circulation,1995,92(5):1355-1374.

[8] Gould KL, Lipscomb K.Effects of coronary stenoses on coronary flow reserve and resistance.Am J Cardiol,1974,34(1):48-55.

[9] Levin DC, Fallon JT.Significance of the angiographic morphology of localized coronary stenoses: histopathologic correlations. Circulation,1982,66(2):316-320.

[10] Brown G, Albers JJ, Fisher LD, et al.Regression of coronary artery disease as a result of intensive lipid-lowering therapy in men with high levels of apolipoprotein B.N Engl J Med,1990,323(19):1289-1298.

[11] Burke AP, Kolodgie FD, Farb A, et al.Morphological predictors of arterial remodeling in coronary atherosclerosis.Circulation,2002,105(3):297-303.

[12] Ambrose JA, Winters SL, Arora RR, et al.Angiographic evolution of coronary artery morphology in unstable angina.J Am Coll Cardiol,1986,7(3):472-478.

[13] Kolodgie FD, Burke AP, Farb A, et al.The thin-cap fibroatheroma: a type of vulnerable plaque: the major precursor lesion to acute coronary syndromes.Curr Opin Cardiol,2001,16(5):285-292.

[14] Arbustini E, Dal Bello B, Morbini P, et al.Plaque erosion is a major substrate for coronary thrombosis in acute myocardial infarction.Heart,1999,82(3):269-272.

[15] Muller JE, Tofler GH, Stone PH.Circadian variation and triggers of onset of acute cardiovascular disease. Circulation,1989,79(4):733-743.

[16] Burke AP, Farb A, Malcom GT, et al.Coronary risk factors and plaque morphology in men with coronary disease who died suddenly.N Engl J Med,1997,336(18):1276-1282.

[17] Davies MJ, Richardson PD, Woolf N, et al.Risk of thrombosis in human atherosclerotic plaques: role of extracellular lipid, macrophage, and smooth muscle cell content.Br Heart J,1993,69(5):377-381.

[18] van der Wal AC, Becker AE.Atherosclerotic plaque rupture—pathologic basis of plaque stability and instability. Cardiovasc Res,1999,41(2):334-344.

[19] Davies MJ.The pathophysiology of acute coronary syndromes.Heart,2000,83(3):361-366.

[20] Arbustini E, Dal Bello , Morbini , et al.Plaque erosion is a major substrate for coronary thrombosis in acute myocardial infarction.Heart,1999,82(3):269-272.

[21] Falk E. Unstable angina with fatal outcome: dynamic coronary thrombosis leading to infarction and/or sudden death—autopsy evidence of recurrent mural thrombosis with peripheral embolization culminating in total vascular occlusion. Circulation,1985,71(4):699-708.

[22] Jia H, Abtahian F, Aguirre AD, et al. In vivo diagnosis of plaque erosion and calcified nodule in patients with acute coronary syndrome by intravascular optical coherence tomography. J Am Coll Cardiol,2013,62(19):1748-1758.

[23] Stone GW, Maehara A, Lansky AJ, et al.A prospective natural-history study of coronary atherosclerosis.N Engl J Med,2011,364(3):226-235.

[24] Crea F, Libby P.Acute Coronary Syndromes: The Way Forward From Mechanisms to Precision Treatment.Circulation,2017,136(12):1155-1166.

■晋 军 ■邱友竹

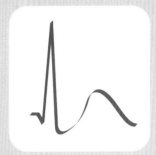

第3章
急性缺血和心室肌动作电位

1920 年，美国医师 Pardee 首次描述了心肌缺血和心肌梗死时，心电图会出现一过性 ST 段形态学改变[1]。在心肌梗死的最初几分钟里，T 波变得高耸直立，后续出现 ST 段抬高。随后的尸体病理解剖和心电图对照研究证实了心肌梗死和心电图异常导联之间的相关性。目前，心电图诊断心肌梗死的敏感度约为 50%[2]。

1972 年，美国学者 Kjekshus 等在犬心肌梗死模型中，通过测量比较心外膜和心内膜的肌酸磷酸激酶（CK-MB）浓度观察心肌缺血性细胞损伤、梗死面积与心电图 ST 段抬高的关系，发现心电图 ST 段抬高与心外膜缺血损伤的联系大于心内膜，这说明急性心肌缺血对心内膜和心外膜的影响是不同的[3]。30 多年后，急性心肌缺血引起心电图 ST 段抬高的细胞学机制才逐步被阐明。

3.1 正常心室肌动作电位

心电图的 ST 段和 T 波代表心室复极，相当于心室肌动作电位的 2 相和 3 相（图 3-1 和图 3-2）。在正常心室肌动作电位中，0 相快速除极的离子基础是钠通道；1 相复极是 I_{to}（瞬时外向钾流）；2 相是

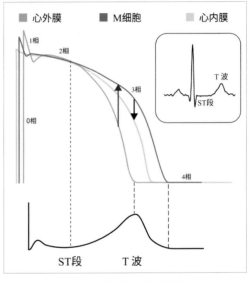

图 3-1 心电图 T 波形成的细胞学机制

上方彩色曲线为三层心室肌细胞的动作电位曲线，下方为心电图。心室复极首先从心外膜开始，这是因为心外膜细胞有丰富的 I_{to} 通道，能启动复极。2 相平台期，三层心室肌细胞的膜电位相距甚小，彼此之间无电压梯度产生，心电图位于等电位线上，形成 ST 段。3 相复极形成 T 波，T 波升支振幅主要由心外膜 -M 细胞之间的电压梯度决定（红色箭头所示），心外膜动作电位时程最短，最先复极完毕，决定 T 波的顶峰形态。随后复极向心内膜继续推进，M 细胞 - 心内膜电压梯度（黑色箭头所示）与心外膜 -M 细胞电压梯度方向相反，钳制 T 波高度，形成 T 波降支。由于 M 细胞的动作电位时程最长，决定 T 波结束。这个实验模型证实心电图 T 波的形态和时程由三层心室肌的动作电位曲线的形态和时程决定

外向钾流和内向钙流、钠流等维持动态平衡，动作电位相对稳定在 0mV，是心电图 ST 段产生的基础；3 相复极由另一种外向钾流负责，即延迟整流钾电流（I_K），初期是其慢电流组分（慢速延迟整流钾电流，I_{Ks}）激活，因此心室肌 3 相复极初期缓慢，复极时间长，心电图的 T 波升支起升缓慢，后期是其快电流组分（快速延迟整流钾电流，I_{Kr}）激活，心室肌 3 相复极后期加速，T 波降支陡峭，直至膜电位恢复到静息电位。

生理学上，心外膜和 M 细胞富含 I_{to} 通道，心内膜缺乏 I_{to} 通道；I_{Kr} 通道均匀分布于心室壁中，而 I_{Ks} 通道在心内膜和心外膜的分布多于 M 细胞，心外膜、心内膜和 M 细胞的 I_{Ks}：I_{Kr} 通道密度比值分别为 35：1、11：1 和 4：1，因此 M 细胞最晚完成复极[4]。

■ 心外膜动作电位的尖峰-穹窿

在经典生理学教科书中，心室肌动作电位的 2 相称为平台期，意味着此期膜电位相对稳定（接近 0mV）。平台期这一术语容易令人产生错误印象，认为动作电位的 2 相是"直线段"，实际上现代细胞电生理学记录到的心室肌动作电位的 2 相呈缓慢爬升和下降的穹窿，而且心外膜、M 细胞和心内膜三层心室肌动作电位的形态不同（图 3-3）。

正常情况下，室上性冲动通过希氏束-束支系统-浦肯野纤维网从心内膜向心外膜除极，除极迅速，产生窄 QRS 波；不过，心室复极却是从心外膜向心内膜推进，这是心外膜、中层心肌（M 细胞）和心内膜动作电位的电生理属性差异所决定的[5]。三层心室肌细胞电生理异质性的根本原因是不同类型的心室肌细胞其细胞膜上的离子通道种类和数量存在差异。心外膜富含 I_{to} 通道，心内膜缺乏 I_{to} 通道，故心室复极首先从心外膜启动。

心外膜的动作电位复极 1 相期间，膜电位猛

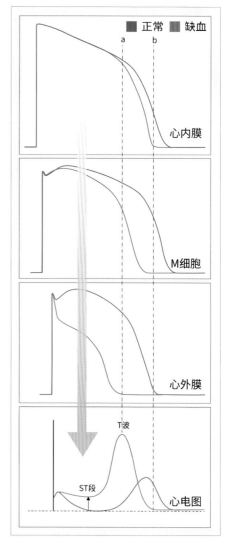

图 3-2 急性心肌缺血对心室肌电生理影响

急性透壁心肌缺血时，三层心室肌动作电位都要缩短，但缩短程度不同，心外膜缩短最多，M 细胞其次，心内膜缩短最少。心外膜的动作电位仍最先复极完成，决定 T 波顶峰（虚线 a），而心内膜的动作电位因缩短最少，最后复极完毕，决定 T 波终末部（虚线 b），此时 T 波形态由心外膜-心内膜的动作电位形态和时程决定。急性透壁心肌缺血时，心外膜动作电位显著缩短而心内膜动作电位缩短不明显，导致两者的动作电位在 2 相和 3 相出现电压梯度，复极电势由心内膜朝向心外膜，2 相引起 ST 段抬高，3 相引起 T 波振幅增大，复极加速导致 QT 间期缩短

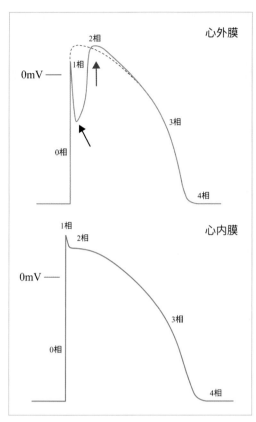

图 3-3 心外膜和心内膜动作电位曲线的差异

心室心外膜和心内膜的动作电位形态不同。心外膜动作电位的 1 相切迹和 2 相穹窿非常突出，动作电位曲线上的这两部分形成尖峰 – 穹窿形态。黑色箭头所示心外膜动作电位的 1 相切迹，天灰色箭头所示为 2 相穹窿。实验研究中常用 4– 氨基吡啶阻断 I_{to} 通道，心外膜动作电位 1 相切迹消失，动作电位的尖峰 – 穹窿形态消失（黑色虚线所示）

降启动后续复极并和 0 相快速除极的上扬支形成尖峰形态[6]。生理状态下，1 相膜电位降低后，开始 2 相复极，钙离子进入细胞内，触发肌浆网内的钙池向细胞质内释放更多的钙，进一步触发心肌收缩，即心肌的兴奋 – 收缩耦联，这一过程是耗时的，需要时间保证心脏完成收缩功能。病态条件下，例如急性心肌缺血时，I_{to} 电流进一步增强，如果膜电位下降到钙通道开放的阈值以下，2 相钙流下降甚至完全消失，2 相穹窿缩短或丢失。

心外膜 1 相的 I_{to} 电流导致膜电位骤然下降，这使动作电位曲线突然出现一个凹口，形成明显的 1 相切迹。1 相切迹凹口的升支和随后的动作电位形成穹窿形态，这就是心外膜动作电位典型的尖峰 – 穹窿形态。

心内膜动作电位相比于心外膜剧烈变动较小，缺乏 1 相切迹，无明显的穹窿，由于复极电流 I_{Ks} 密度低于心外膜，整个动作电位时程长于心外膜。

■ T 波形成的经典理论

T 波是心室复极波，正常情况下，T 波方向与同导联 R 波方向一致。心室除极从心内膜向心外膜推进，产生直立的 R 波，复极从心外膜向心内膜推进，产生直立的 T 波，相反的心电活动均产生直立的心电波，令人迷惑。

在经典的心电图学教科书中，常用电源和电穴的关系探讨心电波形成的方向：探查电极朝向电源（正电荷），记录到正相波；探查电极朝向电穴（负电荷），记录到负相波。静息状态下的心肌细胞，细胞内分布有大量负电荷，细胞膜外分布有大量正电荷，呈"外正内负"状态，我们把心内膜和心外膜分别看作两个单独的心肌细胞。无论除极或复极，整体心肌的局部电流活动包括两部分：一部分是单个心肌细胞表面电荷分布的变化；另一部分是单个心肌与邻近心肌组成电源 – 电穴关系，细胞膜表面带有正电荷的心肌形成电源，带有负电荷的心肌形成电穴。

心室除极时，除极方向从心内膜向心外膜推进（图 3-4A）。心内膜除极完毕后，细胞膜外带有大量负电荷，细胞膜内带有大量正电荷，呈"外负内正"状态，整体相当于一个巨大负电荷组成的电穴；

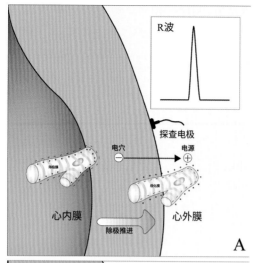

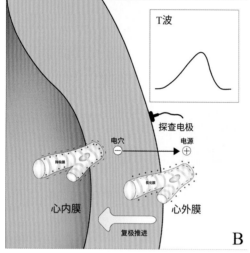

图 3-4 电源 - 电穴理论解释心电波的形成

经典心电图学理论利用电穴 - 电源组成的电偶解释心电波的产生和方向性：电势从电穴朝向电源，探查电极面向电源记录到正相波，朝向电穴记录到负相波

此时，心外膜相当于一个正电荷组成的电源，除极推进从心内膜朝向心外膜，即从电穴朝向电源，朝向体表心电图记录电极，记录到直立的 R 波。

心室复极时，复极方向从心外膜向心

内膜推进，这只是心脏电活动的方向转变。复极完毕后的心肌细胞表面带有大量正电荷，又组成电源，未复极的心内膜带有大量负电荷，又组成电穴，电穴与电源组成的电势关系与除极相同，体表探查电极仍面对电源，记录到直立 T 波（图 3-4B）。尽管复极推进方向和除极相反，然而电源 - 电穴和探查电极的关系并没有改变，因此同导联的 R 波和 T 波均直立。

■ T 波形成的细胞机制

随着对心室肌动作电位研究的深入，包括心室肌单细胞电生理记录、离体心脏楔形灌注标本、在体心脏标测、计算机心肌动作电位模型等实验，心电图复极波形的离子通道原理逐渐被阐明，ST 段和 T 波的形成是整体心室肌动作电位的综合反映，跨室壁复极电压梯度决定心电图复极电势方向（两者方向相反），进一步决定复极波的方向（图 3-5）[注1]。

在心外膜、M 细胞和心内膜的 2 相时，三层心室肌动作电位并非完全相同，但彼此之间的膜电位相差甚少（虚线 a），跨室壁复极电压梯度微乎其微，不为体表心电图机所记录，心电图记录到位于等电位线的 ST 段。

进入 3 相后，心外膜 I_{Ks} 密度最高，复极加速，心外膜和 M 细胞的动作电位逐渐分离，两者之间出现膜电位差，空间膜电压梯度从心外膜朝向 M 细胞，心电图电势从 M 细胞朝向心外膜（红色箭头所示），心电图 T 波开始形成。随着复极的推进，M 细胞 - 心外膜之间的电势差逐渐增加，产生 T 波的升支，当心外膜

注1：在心电图电势的计算公式中，Φ 为体表心电图电势，α 为心肌纤维半径，σ_i 为细胞内电导率，r 为电源（x、y、z）和场点（x′、y′、z′）之间的距离，V_m 为膜电位，∇V_m 为电势差，σ_o 为计算机化电极距心外膜 2cm。面对这个复杂的计算公式，只需要了解一点，心电图复极电势和空间跨室壁电压梯度是反向的。

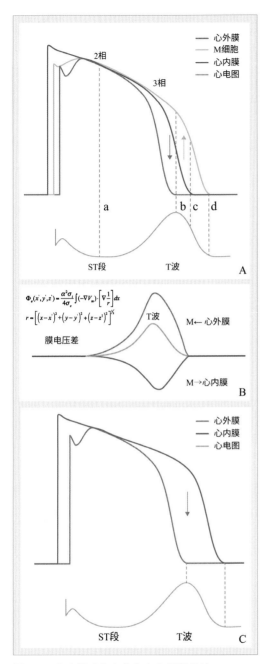

图 3-5 心室肌动作电位和心电图复极波

心外膜、M 细胞和心内膜三层心室肌动作电位的差异，引起整体心室复极的空间离散，形成跨室壁复极电压梯度，决定心电图 ST 段和 T 波形态。A 为三层心室肌动作电位曲线，正常时形成位于等电位线的 ST 段和直立 T 波。B 为心外膜→M 细胞和 M 细胞←心内膜电压降，决定 T 波形态。C 为简化 M 细胞后，心内膜至心外膜的跨室壁复极电压梯度产生直立 T 波

复极完毕后（虚线 b），M 细胞 – 心外膜之间的电势差最大，决定 T 波顶峰的形成。

在心外膜复极后不久，心脏对侧的心内膜开始复极，心内膜和 M 细胞的动作电位曲线逐渐分离，两者之间产生电势差，心内膜 –M 细胞的电势差与 M 细胞 –心外膜的电势差方向相反，钳制 T 波振幅，并开始形成 T 波的降支，心内膜复极完毕后（虚线 c），心内膜 –M 细胞之间的电势差最大，M 细胞继续复极，电压梯度逐渐下降，M 细胞复极完毕后（虚线 d），产生 T 波的终末部分。

图 3-5B 中 M 细胞 – 心外膜之间的电压梯度形成一个正相曲线（正相电势），心内膜 –M 细胞之间的电压梯度形成一个负相曲线（负相电势），由于正相电势大于负相电势，心电图记录到正相 T 波[7]。这个模型仿似复极分别在 M 细胞两侧产生朝向心外膜和心内膜的复极电势，前者大于后者，朝向心外膜，T 波直立。

急性心肌缺血时，多涉及心内膜下心肌缺血（缺血波及心内膜）和透壁心肌缺血（缺血波及心外膜和心内膜），M 细胞和心内膜动作电位曲线时程均大于心外膜动作电位，为叙述方便后文省略 M 细胞，简化图 3-5A 中的模型。正常情况下，复极从心外膜开始向心内膜推进，两者之间产生跨室壁复极电压梯度，复极电势朝向心外膜，记录到正相 T 波，心外膜复极结束决定 T 波的顶峰，心内膜复极结束决定 T 波的终末。简而言之，复极从心外膜向心内膜推进，产生的复极电势从心内膜朝向心外膜，心电图记录到正相 T 波。

由于心室复极由众多离子流参与形成，容易受到各方面的干扰和影响，是心电图中最不稳定的波形，很多心脏疾病和非心脏疾病都可以引起 ST-T 改变。不同

病因引起的心室肌动作电位变化机制可能相同。因此，每例心电图 ST-T 异常改变的分析要结合患者切实的临床情况，不能照本宣科的盲目推论。

3.2 急性缺血对心室肌动作电位的影响

急性心肌缺血时，电学性质改变，4相静息膜电位的负值减少（去极化状态），动作电位时程缩短，缩短主要发生在 2 相和 3 相。因此，正常心室肌和缺血心室肌之间产生复极电压梯度，当这些电压梯度超过一定阈值时，就会被心电图机记录下来，表现为心电图 ST 段偏移。

急性心肌缺血时，ATP 敏感的钾通道（K_{ATP}）开放是心室肌动作电位缩短的主要原因，能够使动作电位缩短 50%（见图 3-2）[8]。K_{ATP} 是一种对细胞内 ATP 浓度敏感的钾通道。正常情况下，心肌细胞内的 ATP 封闭 K_{ATP}，该通道对动作电位的贡献很小；急性心肌缺血时，细胞内 ATP 急剧耗损，心室肌 K_{ATP} 大量开放，产生外向钾流，加速复极，缩短动作电位时程（图 3-6）。动作电位时程缩短能够减少 2 相平台期的钙内流，减弱心室肌的电 – 机械耦联，降低心肌氧需，具有一定保护作用，只是这种自我保护存在很大限制和劣势，如果过多的心室肌无法收缩，心脏泵血功能急剧下降，临床很快会出现泵衰竭和心源性休克，危及患者生命 [9]。

■ K_{ATP} 通道的异质性

单个心室肌细胞有 2000 ~ 3000 个 K_{ATP} 通道，细胞内 ATP 浓度 ≤ 2mmol/L 时开始激活（图 3-7）。心外膜 K_{ATP} 通

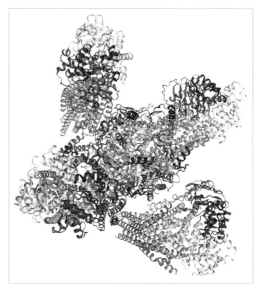

图 3-6 人类 K_{ATP} 通道三维晶体图

人类 K_{ATP} 通道的三维晶体图，呈四叶草形态，中间是离子孔道

道对 ATP 下降的敏感性高于心内膜，因而急性缺血时心外膜 K_{ATP} 电流密度高于心内膜，心外膜动作电位显著缩短而心内膜动作电位缩短不明显 [10][11]。

K_{ATP} 通道在心室中的分布也是异质性的，左心室密度高于右心室。急性心肌缺血时，如果分别把左心室和右心室看作单

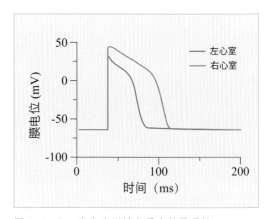

图 3-7 左、右心室对缺血反应的异质性

相同缺血条件下，左心室心肌细胞动作电位缩短程度更甚，这是因为左心室 K_{ATP} 通道密度大于右心室的缘故

个心肌细胞，则左心室动作电位缩短程度大于右心室，两个心室之间将产生电压梯度。在急性缺血时，由于左、右心室的ATP/ADP 比率、儿茶酚胺浓度、pH 值、细胞外钾离子浓度和 K_{ATP} 通道密度等不同，左心室和右心室对缺血的反应亦不同，左心室更容易发生冲动扩布的延迟和阻滞，诱发室性心律失常[12]。

KCNJ11 基因位于人类 11 号染色体，负责编码 K_{ATP} 通道的 kir6.2 亚基，这些亚基参与离子通道"孔"的形成。K_{ATP} 通道是一种内向整流钾电流，分布于心肌、胰腺的 β 细胞中，*KCNJ11* 基因突变引起先天性高胰岛素血症、新生儿糖尿病等疾病[13]。基因层面的研究也证实了心肌 K_{ATP} 通道是急性缺血期间心电图 ST 段抬高的主要离子基础。结扎敲除 *KCNJ11* 基因小鼠的左前降支，心肌缺血时无心电图 ST 段抬高，证实 K_{ATP} 通道的开放参与了透壁心肌缺血相关心电图 ST 段抬高的

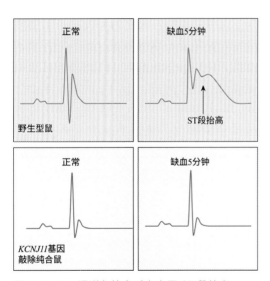

图 3-8 K_{ATP} 通道与缺血时心电图 ST 段抬高

正常情况下心电图 ST 段位于等电位线上。结扎鼠左前降支后，正常小鼠的心电图 ST 段抬高，但 K_{ATP} 基因缺陷鼠 ST 段无抬高，证实 K_{ATP} 通道开放是心肌缺血时心电图 ST 段抬高的关键离子通道

形成（图 3-8）[14]。心肌 K_{ATP} 通道开放影响动作电位时程，而不是静息膜电位。ATP 耗尽时，K_{ATP} 通道的心内膜和心外膜差异性加剧了缺血期间的跨壁电压梯度，心电图 ST 段抬高。

■ 急性缺血相关电学改变

心肌缺血的急性期是指心外膜冠状动脉血供突然闭塞，心肌细胞缺乏氧气和葡萄糖，心肌细胞代谢、机械和电学特性急剧改变，15 ~ 20 分钟里给予再灌注，这些改变都可以逆转，说明急性缺血早期的病理生理改变属于功能性，并非心肌细胞器质性坏死的结果。

急性心肌缺血涉及三种病理生理效应，即局部细胞外钾浓度增高、缺氧和酸中毒，引起的心室肌细胞电学的主要改变有膜兴奋性降低、动作电位时程缩短、兴奋性恢复时间延长、细胞与细胞间的电耦联降低及传导改变等[15]。缺血部位的严重程度存在差异，既可以存在于同一层面、不同区域的心肌之间，如缺血中心、缺血边缘和正常心肌之间等，也可以存在于同一区域、不同层面的跨室壁三层心肌之间，如心内膜和心外膜之间等，不同心肌之间的电学异质性显著增大，是急性心肌缺血早期心律失常发生的基质。

心外膜冠状动脉闭塞后，心肌细胞缺氧，细胞内 ATP 浓度迅速下降，正常时休眠的 K_{ATP} 通道开放，动作电位缩短。K_{ATP} 通道是急性心肌缺血时心室肌动作电位缩短的关键离子通道[8]。酸中毒能影响心室肌的兴奋性，心肌缺血 30 ~ 40 分钟后，局部 pH 值 <6.0，钠流和钙流降低 50%，抑制除极，2 相钙流减少，促进动作电位缩短。钠流完全失活会引起传导阻滞，不过只要有 5% 的钠流存在就能维持

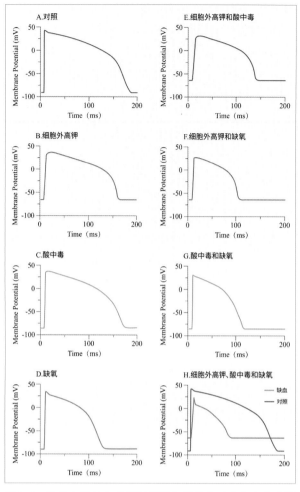

图 3-9 急性心肌缺血时不同病理生理条件对动作电位曲线
　　　的影响

急性心肌缺血时，会产生细胞外钾离子浓度升高、缺氧和酸
中毒三种不同的病理生理条件，它们各自及不同条件组合对
心室肌动作电位曲线的影响不同。A.正常对照，0 相除极迅
速，2 相平台期明显。B.细胞外钾离子浓度升高时，心室肌
动作电位时程轻度缩短。C.酸中毒引起心室肌动作电位时程
和 2 相平台期轻度缩短。D.缺氧时，心室肌动作电位显著缩
短，2 相平台期缩短。E ～ H 是不同组合对心室肌细胞动作
电位的影响，当严重心肌缺血引起细胞外钾离子浓度升高、
酸中毒和缺氧同时存在时，心室肌动作电位显著缩短，2 相
平台期缩短，静息膜电位升高。因此，急性心肌缺血对心室
肌动作电位的影响，临床也见于很多无冠脉疾病的患者，如
严重低氧血症、呼吸衰竭等

　　最低限度的传导[15][16]。

　　急性缺血状态下，不同病理生理条件

对动作电位的影响不同且具有叠加效应
（图 3-9）。例如，酸中毒对动作电位时
程几乎没有影响，但能抑制钠流，降低膜
兴奋性，而缺氧不会直接影响钠流，通过
激活 K_{ATP} 通道，缩短动作电位；缺氧和
局部高钾都能引起动作电位时程缩短，但
前者作用更为突出（效应比约为 2 ：1），
酸中毒和局部高钾使最大除极速率分别降
低 20% 和 70% 等[7]。

■ 早期缺血与局部细胞外高钾

　　急性心肌缺血早期最重要的病理生理
改变是局部血钾水平升高，也称为间质性
高钾。1954 年，美国学者 Harris 等结扎
犬的冠状动脉后，在实验心肌梗死模型
中，发现局部心肌细胞外高钾，并从缺血
中心区（血钾浓度 9mmol/L）到缺血边界
区（血钾浓度 6.5mmol/L）建立起浓度梯
度，认为是心电图损伤电流和早期室性心
律失常发生的离子基础[17][18]。

　　人类和动物心脏实验研究均证实冠脉
停止灌注后，心肌钾外流，细胞外钾离子
蓄积。急性心肌缺血时，细胞外钾浓度升
高要经历三个阶段：①第 1 阶段快速上升
期，心肌缺血 5 ～ 10 分钟后，细胞外钾
浓度急剧增加，快速升高至 15mmol/L；
②第 2 阶段稳定期，其后 10 ～ 15 分钟，
血钾浓度保持稳定或甚至轻度下降；③第
3 阶段缓慢上升期，心肌缺血 30 分钟后，
局部心肌细胞外钾浓度再次升高，浓度可
达 30mmol/L（图 3-10A）[15]。

　　电化学能斯特方程式计算心肌细胞的
静息膜电位：

$$V_{eq} = \frac{RT}{zF} In \left[\frac{[K]_o}{[K]_i} \right]$$

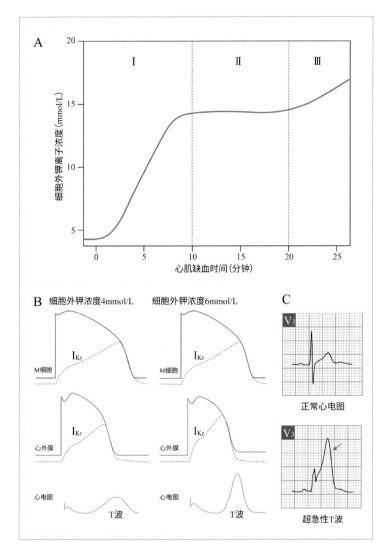

图 3-10 急性缺血细胞外高钾

A. 冠脉急性闭塞后，心肌细胞钾离子丢失，细胞外钾离子蓄积，形成间质性高钾血症，钾离子浓度增高主要发生在缺血 10 分钟内和 20 分钟后，两者之间有一个稳定期。红色曲线所示为随心肌缺血时间细胞外钾离子浓度变化曲线。B. 蓝色曲线为 M 细胞动作电位，红色曲线为心外膜动作电位，绿色曲线为心电图，黑色虚线为 I_{Kr} 电流密度趋势。高钾血症对心室肌动作电位和心电图的影响，细胞外高钾引起膜电位轻度上升（去极化状态），I_{Kr} 通道活性增强，复极加速，动作电位时程缩短。动作电位时程缩短和 I_{Kr} 电流密度变化一致。细胞外高钾状态时，跨室壁复极梯度增大，导致 T 波高耸，同时动作电位缩短，T 波间期缩短。C. 急性心肌缺血早期，最典型的心电图改变是 T 波振幅增高，基底部宽大，形态不对称，称为超急性 T 波（红色箭头所示）。超急性 T 波与 QRS 波呈一种独特的"小 r 波大 T 波"模式

公式中 V_{eq} 为离子平衡电位，R 是通用气体常数 8.314 J/（K·mol），T 为开尔文温度（K=℃ + 273.15），z 是离子电荷数，F 是法拉第常数 96 485 C/mol，$[K]_o$ 是细胞外钾浓度，$[K]_i$ 是细胞内钾浓度。正常情况下，细胞内钾离子浓度 150mmol/L，细胞外 4mmol/L，计算出钾离子平衡电位（静息膜电位）–96mV[19][20]。

细胞外高钾对心肌细胞膜电位的影响是双相的，轻度增高时（8mmol/L），根据能斯特公式，膜电位去极化（负值减少），心肌的兴奋性和传导性增加，呈

现电学特性增强的超常传导；此外，细胞外高钾状态促进 I_{Kr} 通道的开放，复极加速，动作电位时程缩短，细胞外钾浓度 12mmol/L 时，动作电位缩短 20ms（图 3-10B）[8][16]。当局部心肌细胞外钾浓度 > 14mmol/L 时，静息膜电位降低到钠通道开放所需阈电位以下，兴奋性和传导性受抑，会出现传导阻滞[16]。局部心肌高钾状态能引起心电图 T 波改变，类似于全身性高钾血症，T 波振幅增高，这种高耸 T 波在急性冠脉综合征背景下称为超急性 T 波，也是急性心肌缺血重要的早期心电

图改变。

急性心肌缺血引起的局部心肌细胞外高钾的确切机制尚未阐明，现有实验证据表明与 K_{ATP} 通道开放、Na^+-K^+ 泵功能抑制和钠流改变等三个因素有关。缺氧激活 K_{ATP} 通道开放所致 K^+ 外流并非细胞外高钾的主要原因，因为 K_{ATP} 通道开放只能使细胞外钾浓度增加 0.8mmol/L 且主要发生于血钾升高的 I 期[21]。缺血时间 >15 分钟后，心肌钠通道将结合溶血磷脂酰肌醇、棕榈酰肉碱等两性分子，钠通道性状改变，钠离子内流增加，细胞内正电荷增加，促进 K^+ 外流，能使细胞外钾浓度从 5.4mmol/L 提高到 9.4mmol/L[21][22]。

缺血 30 秒后，心肌细胞的氧化磷酸化即受到抑制，代谢转为相对低效的无氧酵解，利用磷酸肌酸、糖原等生化物质为能源，维持高能磷酸化合物的生成。一旦替代能源枯竭，ATP 浓度下降，最终将不能维持细胞功能。常氧状态下，心肌细胞通过 Na^+-K^+ 泵把细胞内的钠离子泵出细胞，把细胞外的 K^+ 泵入细胞，以维持细胞内高钾状态。缺血极早期，Na^+-K^+ 泵功能迅速下降至正常的 65%，酸中毒能进一步抑制 Na^+-K^+ 泵功能。Na^+-K^+ 泵功能抑制贯穿细胞外钾离子浓度升高的三个阶段，是细胞外高钾形成最主要的原因，85% 的细胞外 K^+ 蓄积可归因于 Na^+-K^+ 泵功能抑制，即钾渗漏[23]。

人体在体研究也证实短暂性冠脉闭塞能引起局部心肌细胞外钾浓度升高。在接受冠状动脉血管成形术的患者中，球囊扩张闭塞冠状动脉 15 秒后，监测到冠状窦血钾浓度（代表心肌释放钾）能瞬时从 0.18mmol/L 上升到 1.55mmol/L，这种短暂性冠脉闭塞期间，患者多无胸痛发作，也无心电图或心率改变。冠状动脉闭塞

20 秒后，动作电位间期开始明显缩短[24]。

■ 急性心肌缺血的 ST 段抬高

正常情况下，心外膜和心内膜的 2 相膜电位接近，彼此之间无显著的电压梯度产生，心电图 ST 段位于等电位线上（图 3-11）。一旦缺血波及心外膜，如心外膜冠状动脉急性闭塞时，心外膜 I_{to} 通道电流增强，动作电位 1 相切迹增大，膜电

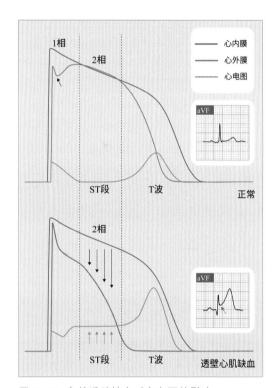

图 3-11 急性透壁缺血对心电图的影响

正常情况下，心内膜和心外膜的动作电位是不一致的，心内膜动作电位时程长于心外膜，心外膜动作电位有明显的尖峰 - 穹窿形态，2 相时，两者的膜电位接近，无显著的电压梯度产生，心电图记录到的 ST 段位于等电位线上。急性透壁心肌缺血时，心外膜动作电位缩短，1 相切迹增加，2 相穹窿显著缩短或丢失，心内膜和心外膜之间的跨壁复极梯度骤然增大，产生从心内膜朝向心外膜的复极电势（黑色箭头所示），心电图 ST 段抬高（绿色箭头所示），同时伴随细胞外高钾所致 T 波高耸

位骤降，钙通道激活时间缩短或甚至不能激活，内向电流减少，K_{ATP} 通道开放，K^+ 外流增强，3 相复极加速，这些电生理改变导致心外膜 2 相平台期缩短或丢失，而心内膜 2 相平台期仍然存在，心内膜和心外膜的动作电位 2 相之间产生显著的跨室壁复极梯度，缺血电势从心内膜朝向心外膜，心电图 ST 段抬高[4]。心外膜动作电位的 2 相平台期，即穹窿完全丢失时，ST 段抬高达到最大程度。

急性心肌缺血所致 ST 段抬高多发生于心外膜冠状动脉完全闭塞或次全闭塞时，心室透壁性缺血，缺血波及心外膜，动作电位缩短只发生于缺血部位，因此心电图 ST 段抬高的导联通常能与冠脉解剖分布、心肌梗死解剖区域等相对应，可以利用急性心肌缺血时 ST 段抬高的导联推导罪犯血管（图 3-12）。

20 世纪 60 至 70 年代，研究者尝试开发评估心肌梗死面积的方法，以期了解急性冠状动脉闭塞后心肌损伤干预措施的效果，通过筛选大量心肌损伤标志物，发现只有心肌肌酸激酶同工酶（CK-MB）是心肌坏死范围和程度的预测因子。透壁心肌梗死时，心内膜下心肌比心外膜释放的 CK-MB 浓度高，提示心内膜下心肌损伤更为严重[3][25]。急性心肌梗死时，心电图 ST 段抬高振幅和心肌损伤程度在冠状动脉闭塞早期（15 分钟以内）关系较为紧密，20 分钟后两者的关联程度降低，CK-MB 水平持续增加，心电图 ST 段抬高振幅逐渐降低，故心电图 ST 段抬高振幅不能准确预测心肌损伤面积[26]。实际上，心肌坏死程度与局部心肌血流量关系更为密切。交感神经张力增高、药物（β受体阻滞剂、钙通道阻滞剂、血管扩张药等）能削弱 ST 段抬高的程度[27]。此外，

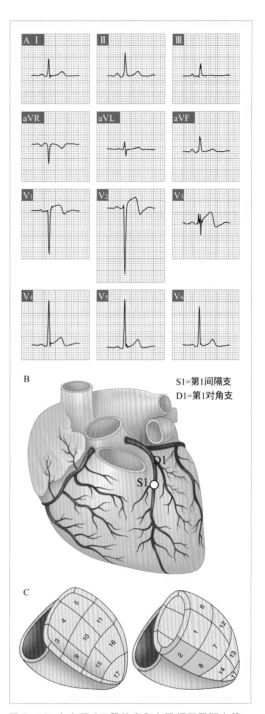

图 3-12 心电图 ST 段抬高和心肌梗死罪犯血管

A. 男，46 岁。胸痛 3 小时入院。心电图显示 $V_1 \sim V_3$ 导联 ST 段显著抬高，V_2 导联 ST 段抬高振幅最大，罪犯血管推断为左前降支第 1 间隔支闭塞，而不会推断为右冠状动脉或左回旋支闭塞。B. 罪犯血管解剖模式图。C. 心肌梗死节段模式图

冠脉解剖分布范围、缺血保护机制、左心室容积、体表心电图记录等都能影响 ST 段抬高振幅。换言之，急性心肌缺血时，心电图 ST 段抬高振幅受多种因素影响，很难据此量化评估梗死范围和程度[28]。

■ 缺血与细胞 - 细胞失耦联

缝隙连接是心肌之间电学、生化物质通讯的关键通道，也是心肌闰盘形成的基础。急性心肌缺血早期，缝隙连接数量、功能和分布异常，导致心肌之间的通讯功能减弱或中断称为失耦联，通常在缺血 15 分钟后发生，缺血 30 ~ 40 分钟达到高峰[29]。细胞 - 细胞失耦联预示心肌即将发生不可逆损害，现已发现酸中毒、细胞内 Ca^{2+} 超载、脂肪酸代谢物质蓄积及细胞肿胀等能引起失耦联[30][31]。细胞 - 细胞失耦联是一种保护机制，能将濒临坏死或已坏死的心肌与正常心肌隔离开来，避免蓄积的有害生化物质波及正常心肌，例如局部高钾、酸中毒等[32]][33]。

细胞 - 细胞失耦联将改变心肌的电学特性，成为致心律失常基质。细胞 - 细胞失耦联发生后，心肌与心肌之间的电传导阻力增大或完全中断，冲动扩布缓慢，容易形成局部传导延迟或中断，促进折返的发生，是急性心肌缺血早期快速型室性心律失常发生的电学基质之一，包括致命的心室颤动。急性心肌缺血最初数分钟里发生的室性心律失常与细胞失耦联无关，因为这些极早期的心律失常发生在细胞 - 细胞电学失耦联之前，称为 I a 型心律失常；缺血 10 ~ 30 分钟发生的室性心律失常与细胞 - 细胞失耦联相关，称为 I b 型心律失常[15]。

心肌动作电位计算机模型发现细胞 - 细胞失耦联时，心内膜向心外膜激动的扩布延迟，心外膜延迟激动和延迟复极，心外膜复极甚至会发生在 M 细胞完全复极之后，室内传导延迟引起 QRS 波增宽，三层心肌动作电位复极方向改变，跨室壁复极梯度方向改变，心电图 T 波倒置（图 3-13）[4]。

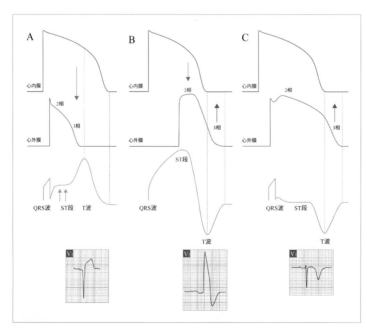

图 3-13 不同心肌缺血模式

三种情况均为透壁心肌缺血。A. 心外膜动作电位缩短，平台期丢失，2 相和 3 相的复极电势均从心内膜朝向心外膜，心电图 ST 段抬高和 T 波直立。B. 缺血引起细胞 - 细胞失耦联，心室内电传导缓慢，心外膜除极和复极延迟，QRS 波间期增宽，2 相复极电势从心内膜朝向心外膜，ST 段抬高，心外膜 3 相延迟复极，复极电势从心外膜朝向心内膜，T 波倒置。C. 再灌注后，心外膜激动延迟和动作电位时程延长，2 相和心内膜无跨室壁复极梯度，ST 段正常，3 相复极电势朝向心内膜，T 波倒置

参考文献

[1] Pardee HEB. An electrocardiographic sign of coronary artery obstruction.Arch Intern Med,1920,26(2):244-257.

[2] Otto LA, Aufderheide TP.Evaluation of ST segment elevation criteria for the prehospital electrocardiographic diagnosis fo acute myocardial infarction.Ann Emerg Med,1994,23(1):17-24.

[3] Kjekshus JK, Maroko PR, Sobel BE.Distribution of myocardial injury and its relation to epicardial ST-segment changes after coronary artery occlusion in the dog.Cardiovasc Res,1972,6(5):490-499.

[4] Gima K, Rudy Y.Ionic current basis of electrocardiographic waveforms: a model study.Circ Res,2002,90(8):889-896.

[5] Yan GX, Antzelevitch C.Cellular basis for the normal T wave and the electrocardiographic manifestations of the long-QT syndrome.Circulation,1998,98(18):1928-1936.

[6] Antzelevitch C, Sicouri S, Litovsky SH, et al.Heterogeneity within the ventricular wall. Electrophysiology and pharmacology of epicardial, endocardial, and M cells. Circ Res,1991,69(6):1427-1449.

[7] Antzelevitch C.Transmural dispersion of repolarization and the T wave.Cardiovasc Res,2001,50(3):426-431.

[8] Shaw RM, Rudy Y.Electrophysiologic effects of acute myocardial ischemia: a theoretical study of altered cell excitability and action potential duration.Cardiovasc Res,1997,35(2):256-272.

[9] Zhang H, Flagg TP, Nichols CG.Cardiac sarcolemmal K(ATP) channels: Latest twists in a questing tale!J Mol Cell Cardiol,2010,48(1):71-75.

[10] Noma A, Shibasaki T.Membrane current through adenosine-triphosphate-regulated potassium channels in guinea-pig ventricular cells.J Physiol,1985,363:463-480.

[11] Furukawa T, Kimura S, Furukawa N, et al.Role of cardiac ATP-regulated potassium channels in differential responses of endocardial and epicardial cells to ischemia.Circ Res,1991,68(6):1693-1702.

[12] Pandit SV, Kaur K, Zlochiver S, et al.Left-to-right ventricular differences in I(KATP) underlie epicardial repolarization gradient during global ischemia.Heart Rhythm,2011,8(11):1732-1739.

[13] Bennett K, James C, Hussain K.Pancreatic ß-cell KATP channels: Hypoglycaemia and hyperglycaemia.Rev Endocr Metab Disord,2010,11(3):157-163.

[14] Li RA, Leppo M, Miki T, et al.Molecular basis of electrocardiographic ST-segment elevation.Circ Res,2000,87(10):837-839.

[15] Cascio WE, Johnson TA, Gettes LS.Electrophysiologic changes in ischemic ventricular myocardium: I. Influence of ionic, metabolic, and energetic changes.J Cardiovasc Electrophysiol,1995,6(11):1039-1062.

[16] Shaw RM, Rudy Y.Electrophysiologic effects of acute myocardial ischemia. A mechanistic investigation of action potential conduction and conduction failure.Circ Res,1997,80(1):124-138.

[17] Harris AS, Bisteni A, Russell RA, et al.Excitatory factors in ventricular tachycardia resulting from myocardial ischemia; potassium a major excitant. Science,1954,119(3085):200-203.

[18] Harris AS.Potassium and experimental coronary occlusion. Am Heart J,1966 ,71(6):797-802.

[19] Veech RL, Kashiwaya Y, Gates DN, et al.The energetics of ion distribution: the origin of the resting electric potential of cells.IUBMB Life,2002,54(5):241-252.

[20] http://www.physiologyweb.com/lecture_notes/resting_ membrane_potential/resting_membrane_potential_ nernst_equilibrium_potential.html.

[21] Rodriguez B, Ferrero JM Jr, Trénor B.Mechanistic investigation of extracellular K^+ accumulation during acute myocardial ischemia: a simulation study.Am J Physiol Heart Circ Physiol,2002,283(2):H490-500.

[22] DaTorre SD, Creer MH, Pogwizd SM, et al.Amphipathic lipid metabolites and their relation to arrhythmogenesis in the ischemic heart.J Mol Cell Cardiol,1991,23 Suppl 1:11-22.

[23] Terkildsen JR, Crampin EJ, Smith NP.The balance between inactivation and activation of the Na^+-K^+ pump underlies the triphasic accumulation of extracellular K^+ during myocardial ischemia.Am J Physiol Heart Circ Physiol,2007293(5):H3036-3045.

[24] Webb SC, Canepa-Anson R, Rickards AF, et al.Myocardial potassium loss after acute coronary occlusion in humans.J Am Coll Cardiol,1987,9(6):1230-1234.

[25] Kjekshus JK, Maroko PR, Sobel BE.Distribution of myocardial injury and its relation to epicardial ST-segment changes after coronary artery occlusion in the dog.Cardiovasc Res,1972,6(5):490-499.

[26] Kjekshus J.Distribution of myocardial injury and its relation to epicardial ST-segment change after coronary occlusion in the dog.Cardiovasc Res,2000 ,45(1):107-110.

[27] Cinca J, Bardaji A, Figueras J, et al.Effects of regional denervation on epicardial DC electrograms during coronary occlusion in pigs.Am J Physiol,1987,253(1 Pt 2):H138-146.

[28] Lekven J, Chatterjee K, Tyberg JV, et al.Influence of left ventricular dimensions on endocardial and epicardial QRS amplitude and ST-segment elevations during acute myocardial ischemia.Circulation,1980,61(4):679-689.

[29] Kléber AG, Riegger CB, Janse MJ.Electrical uncoupling and increase of extracellular resistance after induction of ischemia in isolated, arterially perfused rabbit papillary muscle.Circ Res,1987,61(2):271-279.

[30] Kléber AG.ST-segment elevation in the electrocardiogram: a sign of myocardial ischemia.Cardiovasc Res,2000,45(1):111-118.

[31] Firek L, Weingart R.Modification of gap junction conductance by divalent cations and protons in neonatal rat heart cells.J Mol Cell Cardiol,1995,27(8):1633-1643.

[32] Délèze J.The recovery of resting potential and input resistance in sheep heart injured by knife or laser.J Physiol,1970,208(3):547-562.

[33] Garcia-Dorado D, Rodríguez-Sinovas A, Ruiz-Meana M.Gap junction-mediated spread of cell injury and death during myocardial ischemia-reperfusion.Cardiovasc Res,2004,61(3):386-401.

■沈彩常 ■胡鹏云

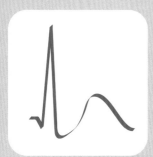

第 4 章

急性冠脉综合征初诊概要

急性冠脉综合征（acute coronary syndrome, ACS）是一组急性心肌缺血相关临床综合征，包括不稳定型心绞痛（unstable angina, UA）、急性非 ST 段抬高型心肌梗死（non ST segment elevation myocardial infarction, NSTEMI）和急性 ST 段抬高型心肌梗死（ST segment elevation myocardial infarction, STEMI）。患者多有胸痛、胸闷等症状，可能会出现心律失常、血流动力学不稳、心力衰竭，甚至猝死等，因此需要临床医师对患者进行快速诊断和评估并进行危险分层，制订适宜的治疗策略，改善患者危急的临床情况。

急性冠脉综合征的早期评估包括冠心病危险因素、胸痛症状、体格检查、心电图、心肌坏死标志物和影像学检查，其中心电图被广泛用于急性冠脉综合征的首诊及治疗随访。随着近些年来我国冠心病发病率逐年增高及心肌梗死患者逐渐年轻化，急性冠脉综合征已成为中青年人群胸痛的常见原因之一（表 4-1）[1]。

心电图是临床医师接诊急性冠脉综合征患者的重要诊断工具，因为心电图对接近 50% 的急性冠脉综合征具有确诊价值，并能对急性冠脉综合征进行分类，从而指

表 4-1 常见胸痛的鉴别诊断
缺血性心脏病
非缺血性心脏病
□ 主动脉夹层
□ 心肌炎和心包炎
□ 肥厚型心肌病
□ 应激性心肌病
胸壁 / 肌肉 – 骨骼疾病
□ 颈椎病
□ 肋软骨炎和肋骨骨折
□ 带状疱疹
□ 神经性疼痛
肺部疾病
□ 肺炎
□ 肺栓塞
□ 张力性气胸
□ 胸膜炎
胃肠道疾病
□ 胆囊炎
□ 消化性溃疡
□ 食道疾病：胃食管反流病、食道痉挛
□ 胰腺炎
□ 布尔哈夫（Boerhaave）综合征
精神疾病
□ 抑郁
□ 焦虑 / 惊恐发作
□ 躯体症状和心因性疼痛障碍

导治疗，因此建议每一位胸痛患者均应接受心电图检查[1]。值得注意的是，即使心电图完全正常，也不能排除急性冠脉综合征的可能，有 3% 的急性心肌梗死患者心电图正常，7% 为非特异性 ST-T 改变，4% 的不稳定型心绞痛患者的心电图正常，23% 为非特异性 ST-T 改变，需要借助其他诊断工具完成诊断[2][3]。

胸痛症状、心电图异常和心肌标志物阳性是临床医师疑诊急性冠脉综合征的三大依据，但这些依据和其他非缺血性心脏病及非心源性疾病存在重叠，如急性肺栓塞可以同时具备胸痛、心电图 ST-T 改变和肌钙蛋白升高，故诊断急性冠脉综合征一定要结合患者的临床实际，排除有关鉴别诊断，确诊应建立在充分的证据之上，不能有失偏颇（疑难病例另当别论）。

4.1 缺血性胸痛

对于急性冠脉综合征患者或患者周围的人员，包括家属、看护人员和医护人员，早期识别急性冠脉综合征的症状是获得救生性治疗的第一步。胸痛是急性冠脉综合征患者典型的症状，缺血性胸痛常描述为"胸骨后压榨性疼痛"。对于没有类似经历的人而言，这种描述非常抽象，值得注意的是，有些缺血性胸痛不一定"痛"，而只表现为胸骨后紧束感或不典型胸闷。需要警惕缺血性胸痛引起的其他症状，由于这些症状不出现于"胸前"，容易被人视为非心源性疼痛，包括上臂疼痛、下颌疼痛、呼吸短促、出汗和心绞痛等同症状（呼吸困难和极度疲倦，图 4-1）。

很多急性冠脉综合征患者在症状发作后 2 小时内，并不立即寻求医疗救治，主

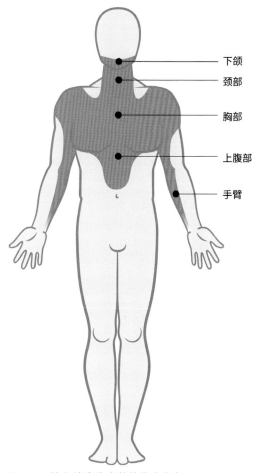

图 4-1　缺血性胸痛症状的体表分布

下颌
颈部
胸部
上腹部
手臂

心绞痛发作既能表现为典型的胸骨后疼痛，也能表现为很多非胸部症状，容易被患者、看护人员和医疗人员忽视

要原因有症状不典型、认为是其他非心脏性不适、怕麻烦他人、对严重疾病的恐惧、以为休息后胸痛能够自行缓解、担心经济问题、对冠心病的认识不足等[4]。如果患者已经确诊为冠心病，应让他们了解急性冠脉综合征的危害、再灌注治疗的重要性和早期治疗的获益。

接近 1/3 ~ 1/2 的急性心肌梗死患者并无胸部不适症状，延迟就医时间更长[5][6]。无痛性急性冠脉综合征多见于年龄较大、女性、罹患糖尿病和心力衰竭等患者。

不明原因的呼吸困难，即使没有心绞痛，也是值得医护人员警惕的症状。当前认为呼吸困难是心绞痛的等同症状，无论是否已经诊断为冠心病，出现不明原因呼吸困难的患者，心血管和其他死亡风险增加；如果已经诊断为冠心病，出现呼吸困难的患者，心血管死亡风险是无症状患者的 4 倍，是单纯心绞痛患者的 2 倍[7]。

■ 稳定型和不稳定型心绞痛

稳定型心绞痛患者的病理生理改变是斑块进行性生长引起管腔狭窄、血流受阻、侧支循环形成等，而急性冠脉综合征的发病机制是斑块破裂和侵蚀、血栓形成、血流动力学引起的微栓塞等，引起冠状动脉血流量降低，诱发心绞痛、心肌梗死和猝死（表 4-2）[8]。当稳定型心绞痛患者的诱发条件改变、发作频率增加和发作时间延长时，要警惕斑块性质发生改变，进入不稳定型心绞痛发作阶段。

肥厚型心肌病、主动脉瓣狭窄、冠脉微血管病等疾病本质上属于心肌工作负荷增加（心率与血压的乘积增大），室壁应力增加，局部心肌缺血，多引起稳定型心绞痛，不过其中 1/3 的患者也能发生不稳定型心绞痛，特别是合并冠状动脉粥样硬化病变时[9]。

和机体其他部位的组织缺血一样，不稳定型心绞痛和非 ST 段抬高型心肌梗死的心肌缺血是由于心肌氧需增加或氧气、葡萄糖和游离脂肪酸供应不足造成的。继发性不稳定型心绞痛与冠脉血管床病变无关，通常患者无冠状动脉粥样硬化所致冠脉管腔狭窄，发病原因多为氧需增加、冠状动脉血流量减少和心肌氧供减少（低氧血症、贫血等，表 4-3）。因此，如果患者既往无冠心病诊断，甚至冠脉造影未发

表 4-2	NSTEMI 和 UA 的发病机制
斑块破裂或侵蚀基础上形成的血栓或血栓栓塞
□ 闭塞性血栓，通常伴良好的侧支循环
□ 斑块表面血栓形成引起的次全闭塞
□ 斑块相关血栓引起远端微血管栓塞
斑块侵蚀引起的血栓栓塞
□ 非斑块相关性冠状动脉血栓栓塞
动力性阻塞：心外膜冠脉痉挛或微血管收缩
冠脉血流进行性机械性阻塞：PCI 术后再狭窄
冠状动脉炎症
继发性不稳定型心绞痛
冠状动脉夹层

表 4-3	常见继发性 NSTEMI 和 UA 诱因
心肌氧需增加
□ 发热
□ 快速型心律失常（心房扑动、心房颤动）
□ 恶性高血压
□ 甲状腺功能亢进症
□ 嗜铬细胞瘤
□ 药物滥用：可卡因、安非他命
□ 充血性心力衰竭
□ 高输出状态
□ 动脉 – 静脉分流
心肌氧供减少
□ 贫血
□ 低氧血症
□ 红细胞增多症
□ 低血压：外伤性出血、上消化道出血
□ 休克
□ 呼吸衰竭

现冠脉管腔狭窄，在上述的临床条件下出现的胸痛，不能截然排除心绞痛，特别是

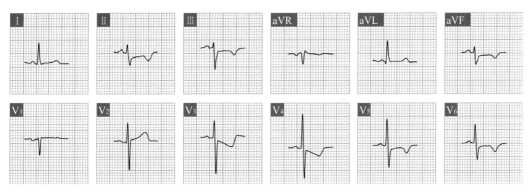

图 4-2 急性上消化道出血诱发的不稳定型心绞痛

女，69 岁。入院诊断急性上消化道出血。入院时血压 100/50mmHg，心率 105 次 / 分，收治入消化内科重症监护室。血常规示红细胞 2.5×10^{12}/L，血红蛋白 90g/L。夜间 22:00 时，患者再诉腹痛、腹胀，解黑大便，出冷汗，心电监护示心率增快至 130 次 / 分，血压 70/50mmHg，急查血常规示红细胞 1.0×10^{12}/L，血红蛋白 45g/L，立即给予补液、输血、生长抑素等治疗。患者突发胸痛，急诊床旁心电图示窦性心动过速(图例只截取一个心电波)，心率 130 次 / 分，Ⅱ、Ⅲ、aVF、$V_4 \sim V_6$ 导联 ST 段压低 ≥ 1mm 伴 T 波倒置，$V_3 \sim V_4$ 导联 ST 段呈下斜型压低，Ⅱ、Ⅲ、aVF、$V_5 \sim V_6$ 导联 ST 段呈水平型压低，急查肌钙蛋白阴性，考虑不稳定型心绞痛。急诊胃镜示胃十二指肠复合溃疡，给予内镜下止血治疗。患者胸痛含服硝酸甘油片无效，即刻输血 800ml 及补液治疗后，血压回升至 110/60mmHg，心率下降至 80 次 / 分，复查血常规示红细胞 2.0×10^{12}/L，血红蛋白 80g/L，复查心电图示窦性心律，ST 段恢复到等电位线伴 $V_3 \sim V_4$ 导联 T 波倒置，复查肌钙蛋白阴性。患者不稳定型心绞痛考虑系上消化道大出血引起失血性休克，氧运输减少，低血压所致冠脉灌注减少及反射性心率增快，心肌氧需增加等因素有关

心电图有明显的 ST-T 改变者（图 4-2）。

不稳定型心绞痛的类型见表 4-4 和表 4-5，静息性心绞痛、新发心绞痛和恶化性心绞痛是最常见的三类不稳定型心绞痛。不稳定型心绞痛实际是一种梗死前状态，心电图有急性缺血改变，结合临床，正确识别这些心电图异常的意义在于为患者赢得治疗的时间窗。梗死后心绞痛多提示急性心肌梗死患者的心肌再灌注治疗不充分，需强化管理。相比于不稳定型心绞痛，非 ST 段抬高型心肌梗死的胸痛程度更重及持续时间更长。接受冠脉介入治疗的患者 6 个月后心绞痛再发，提示出现新的活动性病变，需再次了解冠脉情况。

临床少见非冠状动脉粥样硬化所致急性冠脉综合征，但有时会给治疗带来意外的挑战，如主动脉夹层合并左冠口闭塞引起的急性左主干血流中断、亚急性感染性

表 4-4	临床主要的不稳定型心绞痛
静息性心绞痛	
□安静状态下发生的心绞痛，心绞痛发作时间长，通常 >20 分钟	
新发心绞痛	
□新发心绞痛，严重程度至少在加拿大心绞痛分级标准的 Ⅲ 级以上	
恶化性心绞痛	
□先前诊断的心绞痛发作次数更加频繁，发作持续时间更长或发作阈值较低（加拿大心绞痛分级标准至少增加 1 级以上且至少在 Ⅲ 级以上）	
梗死后心绞痛	
□心肌梗死后 24 小时～ 1 月内发生心绞痛	
变异型心绞痛	
□安静或轻微活动时发作的心绞痛，发作时心电图 ST 段抬高	

| 表4-5 | 加拿大心血管协会心绞痛严重程度分级 |

Ⅰ级

□日常的体力活动不会引起心绞痛，比如走路或爬楼梯

□工作或娱乐期间，剧烈、迅速、长时间的体力活动才能诱发心绞痛

Ⅱ级

□日常活动轻度受限

□心绞痛常在以下几种情况下发生：①快速步行、爬楼梯时；②走上坡路；③饭后散步或爬楼梯；④在寒冷、逆风中行走或情绪波动；⑤睡醒后的几个小时内

□正常步速行走超过2个街区或正常速度爬超过1层楼梯时发作心绞痛

Ⅲ级

□日常活动显著受限

□正常步速走1～2个街区或正常速度爬1层楼梯时发作心绞痛

Ⅳ级

□尽管身体无任何其他不适，但是不能进行体力活动

□安静时即可发作心绞痛

□先前诊断的心绞痛发作次数更加频繁，每次发作持续时间更长，或发作阈值较低（加拿大心绞痛分级标准至少增加1级且至少在Ⅲ级以上）

心内膜炎的细菌性栓子脱落堵塞冠状动脉等。这些少见病例的临床治疗策略有时会超出现有指南范围之外，需要医师针对患者的临床实际，结合所在医疗单位的条件，灵活处理。

4.2 心肌生化标志物

胸痛患者，急诊心电图提示ST-T改变，临床疑诊急性冠脉综合征，医师往往会检测心肌生化标志物，包括心肌酶谱（磷酸肌酸激酶CK和磷酸激酶同工酶CK-MB）和肌钙蛋白。如果心肌坏死标志物阴性，通常诊断为不稳定型心绞痛，一旦阳性则考虑心肌梗死，根据心电图区分究竟是ST段抬高型心肌梗死，还是非ST段抬高型心肌梗死。"心肌梗死的病情比心绞痛更严重"，这是很多临床医师

的观念，其实这是一种根深蒂固的错误。详细讨论这些心肌生化标志物并非本书的宗旨，在此仅概述肌钙蛋白。

■ 心肌的肌钙蛋白

心肌的肌钙蛋白有3个亚单位，分别是 T（TnT）、I（TnI）及 C（TnC）。T负责把整个肌钙蛋白结合在原肌球蛋白（tropomyosin）上，故名为"T"；C负责与钙离子（calcium）结合，故名为"C"；I负责在缺乏钙离子的情况下，阻断ATP酶的活性，抑制（inhibitory）肌动蛋白和肌球蛋白相互作用和横桥形成，故名为"I"[10]。TnC同时存在于心肌和骨骼肌中，而TnT和TnI是心脏（cardiac）特异性的，故称为cTnT和cTnI。

少数可溶性肌钙蛋白存在于胞质中，约占cTnI的3%和cTnT的6%，称为细

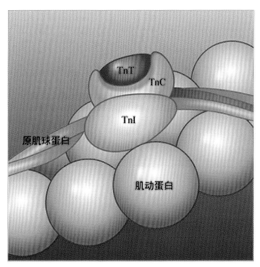

图 4-3 心脏肌钙蛋白的结构

心脏肌钙蛋白的三聚体结构，T 负责把 C 固定在原肌球蛋白上，I 抑制 ATP 酶活性，一旦抑制解除，启动心肌收缩程序

胞池；97% 以不溶性结构蛋白固定于原肌球蛋白上，称为结构池（图 4-3）[11]。心肌细胞坏死时，肌钙蛋白的早期升高来自细胞池，晚期升高来自结构池。胸痛发作后 2 ~ 4 小时内，血液中即可检测到肌钙蛋白，但肌钙蛋白水平的升高有时会延迟到 8 ~ 12 小时才出现[8]。肌钙蛋白升高的时间和 CK-MB 相近，但维持时间更长，长达 5 ~ 14 天（图 4-4）。

■ 比较 CK-MB 和肌钙蛋白

接近 30% 的静息性心绞痛患者，因其 CK-MB 检测呈阴性而被诊断为不稳定型心绞痛；实际上，他们的肌钙蛋白检测呈阳性，应诊断为非 ST 段抬高型心肌梗

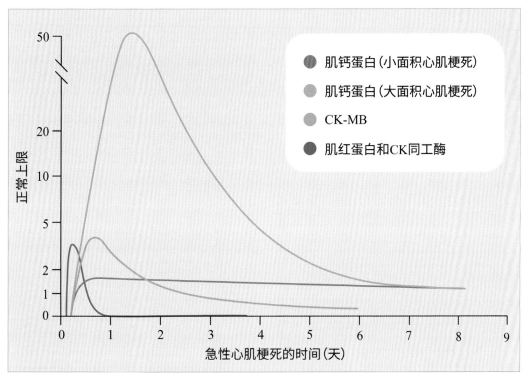

图 4-4 急性心肌梗死后心肌生化标志物释放时间

心肌梗死后，最早释放的是肌红蛋白和 CK 同工酶，肌红蛋白的特异性很低，骨骼肌损害时肌红蛋白水平亦增高，此外肌红蛋白水平会很快降为正常。随后 CK-MB 升高至正常高限值的 2 ~ 5 倍，2 ~ 3 天后恢复正常。非 ST 段抬高型心肌梗死等小面积心肌梗死时，肌钙蛋白轻度升高；ST 段抬高型心肌梗死等大面积心肌梗死时，肌钙蛋白可升高 20 ~ 50 倍。肌钙蛋白水平升高可以持续至 7 天以后

死[12]。相比于 CK-MB，社区医疗机构如将肌钙蛋白用于急性心肌梗死的诊断，正确率会提高 41%[13]。肌钙蛋白阳性提供的预后信息优于患者的临床特征、心电图改变和运动试验评估。此外，肌钙蛋白和死亡风险之间还存在一定的量化关系，肌钙蛋白水平越高，患者死亡风险越大。值得注意的是，肌钙蛋白并非唯一的风险标志物，肌钙蛋白阴性的患者也可能存在严重的不良后果风险。

尽管 CK 和 CK-MB 诊断急性心肌梗死的敏感度和特异度低于肌钙蛋白（如骨骼肌损害、胃肠道病变引起的 CK-MB 升高），但在一些特定的情况下仍然用于心肌损伤的检测和监测。首先，CK 和 CK-MB 半衰期短，如果峰值浓度再度升高，提示再梗死；其次，心肌酶是围手术期心肌梗死诊断、预后评估的常用指标；最后，心肌酶检测价格低廉，在我国很多基层医疗单位，迄今尚不能检测肌钙蛋白，心肌酶检测仍是首选的心肌生化标志物[12]。

■ 肌钙蛋白的心脏特异性

很多医师依据肌钙蛋白升高诊断患者为心肌梗死，这是一种错误认识。肌钙蛋白只具有心脏特异性，而不具有疾病特异性，其值升高只能说明心肌损伤。很多非缺血性心脏病和心外疾病同样能引起心肌损伤，导致肌钙蛋白升高，临床常见的例子如急性肺栓塞患者可以有胸痛、心电图 ST-T 改变和肌钙蛋白阳性，如果不仔细鉴别，极易误诊为心肌梗死（表 4-6）。除了心肌梗死外，心肌缺血、室壁张力增加、心肌直接损伤（病毒感染、外伤等）、儿茶酚胺对心肌的毒性作用（应激性心肌病）、肾功能不全等都能引起肌钙蛋白升

表 4-6	肌钙蛋白升高的常见临床原因
心脏疾病	
□ 心脏外伤：挫伤，射频消融，起搏器置入，置入型心律转复除颤器引发的除颤（包括心房除颤器），直流电复律，心内膜心肌活检，心脏手术，介入封堵先天性心脏病等所致医源性和非医源性心脏损伤	
□ 心力衰竭：急性和慢性	
□ 主动脉瓣疾病和肥厚型梗阻性心肌病伴显著左心室肥厚	
□ 高血压	
□ Takotsubo 心肌病	
□ 冠状动脉痉挛	
□ 炎性疾病，如心肌炎、细小病毒 B19 感染、川崎病、天花疫苗或细菌性心内膜炎波及心肌	
□ PCI 术后，即使患者无任何症状	
□ 低血压：通常伴心律失常	
非心脏疾病	
□ 重症患者，特别是伴糖尿病、肾功能衰竭	
□ 药物毒性：如阿霉素、5- 氟尿嘧啶、曲妥珠单抗、蛇毒	
□ 甲状腺功能减退症	
□ 肾衰竭	
□ 非心脏手术术后，即使患者情况良好	
□ 横纹肌溶解症合并心脏损伤	
□ 移植相关血管病变	
□ 肺栓塞伴严重肺动脉高压	
□ 脓毒血症	
□ 烧伤，特别是体表烧伤面积 > 30%	
□ 浸润性疾病，包括淀粉样变性、血色病、结节病、硬皮病	
□ 急性神经系统疾病，包括脑血管意外、蛛网膜下腔出血	
□ 临终	

高。肌钙蛋白阳性的急诊患者，20% 并非急性冠脉综合征所致[14]。

慢性肾衰竭患者常伴肌钙蛋白水平升高，具体原因尚不清楚，可能与心肌损伤、清除率下降、肾性高血压、生化代谢紊乱等有关。不过，慢性肾功能衰竭患者多数是肌钙蛋白 T 升高（cTnT，30% ~ 70%），肌钙蛋白 I（cTnI）升高的情况不足 5%，因此慢性肾衰竭患者如果疑诊急性冠脉综合征，肌钙蛋白监测应首选 cTnI[15]。肾功能损害引起的清除率下降并非此类患者肌钙蛋白抬高的主要原因。透析患者的肌钙蛋白升高同样以 cTnT 为主[16]。慢性肾衰竭患者的肌钙蛋白升高是死亡率增加的风险因子，独立于肾功能生化指标。

■ 心肌损伤和心肌梗死

既往各种急性冠脉综合征和心肌梗死指南并未区分肌钙蛋白阳性对缺血性和非缺血性心脏病诊断的作用，给临床医师带来的信息模棱两可。2018 年，欧洲心脏病协会（ESC）和美国心脏病学院（ACC）颁布的第四版《心肌梗死通用定义》首次详细定义了心肌损伤和心肌梗死[17]。

当至少有一种肌钙蛋白水平升高超过正常上限的第 99 百分位数即可诊断心肌损伤。第 99 百分位数是统计学名词，通俗点来说 100 个心肌损伤的患者，将有 99 个患者的肌钙蛋白升高超过此值，诊断试验的正确率很高。肌钙蛋白水平呈升高和下降的波动表现时，为急性心肌损伤，如心肌梗死；肌钙蛋白水平稳步上升时，为慢性心肌损伤，如肾功能不全。

超过 50% 的胸痛患者肌钙蛋白阳性，然而在其他临床症状和辅助检查不支持急性心肌梗死诊断时，这种肌钙蛋白升高通常只是反映了某种来源的心肌损伤[14]。区分心肌损伤和心肌梗死的关键是患者有无急性心肌缺血（图 4-5）。当急性心肌损伤患者伴有以下急性心肌缺血证据时，才进一步考虑急性心肌梗死：①心肌缺血症状；②新出现的缺血性心电图改变；③

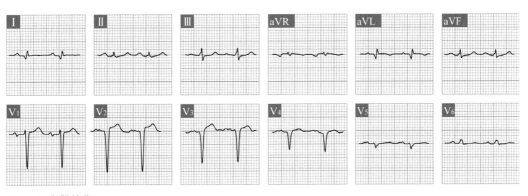

图 4-5 心肌挫伤

男，18 岁。因车祸受伤入院。心电图示窦性心动过速，心率 107 次 / 分，I、aVL 导联病理性 Q 波伴 T 波倒置，V_2 ~ V_4 胸导联呈 QS 形，R 波递增不良。心电图诊断：①窦性心动过速，②肢体导联低电压，③病理性 Q 波见于 I、aVL、V_2 ~ V_4 导联，请结合临床。肌钙蛋白阳性。心脏超声提示前壁局灶性搏动减弱，射血分数 50%，各腔室大小正常。患者临床无缺血性胸痛症状，尽管心电图、肌钙蛋白和心脏超声结果提示心肌损伤，但并非缺血性心脏病所致，系车祸时胸部遭受剧烈撞击引起的心肌钝挫伤。基于病史，患者在住院期间甚至没有进行冠脉影像学检查

新发病理性 Q 波；④影像学发现新的存活心肌丢失或局部室壁运动异常且病因系缺血性；⑤冠脉造影证实冠脉血栓形成，不包括 2 型和 3 型心肌梗死。2 型心肌梗死是氧需 – 氧供失衡所致，患者可无冠状动脉粥样硬化病变和血栓形成；3 型心肌梗死是指猝死患者有心肌缺血症状，肌钙蛋白水平升高之前出现新发缺血性心电图改变。

2012 年，ACCF/ACC 不稳定型心绞痛和非 ST 段抬高型心肌梗死管理指南中

建议，接诊胸痛患者时，根据病史、体格检查、12 导联心电图和初始心肌标志物检测将胸痛分为 4 类：非心源性胸痛、慢性稳定型心绞痛、疑诊急性冠脉综合征和确诊急性冠脉综合征（证据等级 C）[12]。对于初始 12 导联心电图和心肌标志物正常，但又疑诊或高度疑诊急性冠脉综合征的患者，应给予心脏监护（胸痛单元、急诊室观察、遥测监护等），在特定时间间隔里复查心电图（15 ~ 30 分钟）和心肌标志物（30 分钟 ~ 1 小时），至少连续

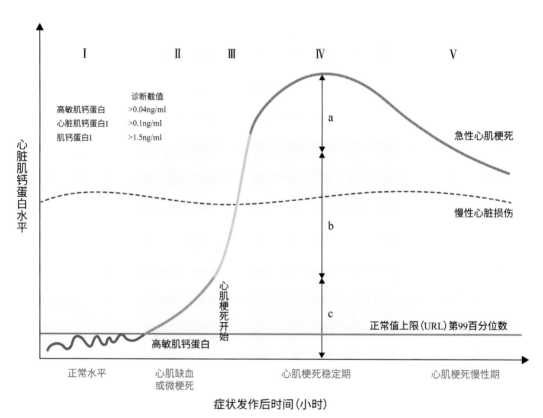

图 4-6 急性心肌损伤（包括急性心肌梗死）时肌钙蛋白释放动力学和不同肌钙蛋白检测范围

Ⅰ ~ Ⅴ是心肌梗死时的肌钙蛋白波动水平情况，从Ⅲ期后（相当于结构池肌钙蛋白释放入血），肌钙蛋白水平大幅度上升并在短期内维持稳定（Ⅳ期），而后缓慢下降（Ⅴ期）。在心肌梗死的最早期，细胞池的微量肌钙蛋白入血，此时能检测到的肌钙蛋白称为高敏肌钙蛋白。20 世纪 90 年代问世的第一代试剂盒只能检测较高水平的肌钙蛋白，需要在胸痛发作后 2 ~ 6 小时才能阳性，反映大量心肌坏死（a）；当前的肌钙蛋白试剂盒已能在胸痛早期（1 小时内）检测出少量心肌坏死（b）；高敏肌钙蛋白试剂盒已能检测微量心肌梗死（c）。急性心肌损伤时，肌钙蛋白呈明显的上升、下降波动趋势，而慢性心脏损伤时，肌钙蛋白水平波动范围不大（天灰色虚线），无明显的上升和下降变化趋势

监测至胸痛发作后 8 ~ 12 小时（证据等级 B）[12]。患者胸痛疑诊缺血性，随访 12 导联心电图和心肌标志物正常，临床高度疑诊急性冠脉综合征，如果运动或药物等激发试验诱发出心肌缺血，门诊患者应在急诊科、胸痛单元留观 72 小时，作为住院患者对待。激发试验阴性的患者继续门诊管理（证据等级 C）[12]。

■ 肌钙蛋白和急性心肌缺血

慢性心肌损伤时，升高的肌钙蛋白水平在长期随访过程中无上升和下降趋势，维持在相对平衡的水平；而急性心肌损伤时，肌钙蛋白在短期内有明显的上升和下降变化趋势（图 4-6）。肌钙蛋白也存在假阳性和假阴性效应，但并不常见，发生率 <0.5%，这些在高敏肌钙蛋白检测（hs-cTn）中更少见[18]。

hs-cTn 能够检测微量的肌钙蛋白（<0.1ng/ml），普通肌钙蛋白试剂盒在表面健康人群中检出肌钙蛋白的概率 <50%，而 hs-cTn 则高达 90%[18]。胸痛患者 hs-cTn 的检测流程和临床意义见图 4-7。临床医师应灵活运用这些建议，如果患者缺血性胸痛和心电图改变非常典型，心电图已能确诊急性心肌梗死，即使肌钙蛋白水平尚未升高，也应该尽早安排患者进行血运重建治疗；一些就诊很晚的患者，已经错过肌钙蛋白升高的高峰期，肌钙蛋白水平波动不足 20% 或甚至缓慢下降，不能据此排除心肌梗死。

肌钙蛋白除了诊断作用，还能用于危险分层和预后评估。5% ~ 6% 的不稳定心绞痛患者肌钙蛋白升高，随访测值波动 <20% 可与急性心肌梗死鉴别[19]。从临床实用角度看，急性心肌缺血时，无论不稳定型心绞痛或急性心肌梗死，只要肌钙

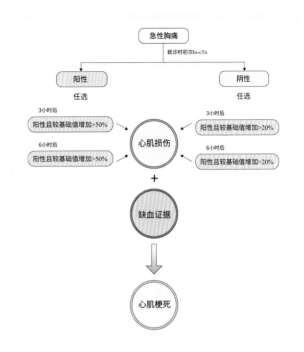

图 4-7 高敏肌钙蛋白诊断急性心肌梗死的流程

高敏肌钙蛋白（hs-cTn）诊断急性心肌梗死的流程。初次检测阳性后，第二次测值增加 >50% 有意义，提示测值增加；初次检测阴性后，第二次测值增加 >20% 有意义，提示测值增加，但也要结合患者的临床实际情况综合分析

蛋白阳性，预后信息是相同的，30 天内心肌梗死和死亡风险增加 20%，6 个月增加 25%[20]。新近的荟萃分析发现表面健康的人群中，hs-cTn 增高者，任何心血管疾病风险增加 43%，冠心病风险增加 59%，致命性心血管疾病风险增加 67%，卒中风险增加 35%[21]。简而言之，对于我国很多不具备血运重建的基层医疗机构，急性胸痛患者一旦肌钙蛋白阳性，应判读为高危患者，其院内死亡风险增加，长期预后不佳。肌钙蛋白检测能给医师的确诊提供证据，有利于医患沟通。

4.3 心电图

接诊医师应在胸痛患者抵达急诊室后

10 ～ 12 分钟内完善心电图检查，以评估心肌缺血和损伤，并依据 ST 段偏移分类急性冠脉综合征，制定临床治疗策略（表4-7）[17]。ST 段抬高型急性冠脉综合征包括 ST 段抬高型心肌梗死和变异型心绞痛，心电图改变是 ST 段抬高和 T 波直立；非 ST 段抬高型急性冠脉综合征包括非 ST 段抬高型心肌梗死和不稳定型心绞痛，心电图改变是 ST 段压低、T 波双相 / 倒置。

非 ST 段抬高型急性冠脉综合征，心电图除 aVR、V₁ 导联 ST 段对应性抬高外，其余导联 ST 段不应抬高，除非混杂有引起 ST 段抬高的其他原因，如早期复极、Brugada 综合征等。相反，ST 段抬高型急性冠脉综合征，心电图既可以出现显著的 ST 段抬高，亦可以出现显著的 ST 段压低，有时甚至 ST 段抬高程度和导联数不及 ST 段压低程度和导联数，只要发现 ST 段抬高的导联符合冠脉解剖分布特征（至少 ≥ 2 个相邻成组导联），应判读为 ST 段抬高型急性冠脉综合征，其 ST 段压低包括生理性和病理性电重构（图 4-8）。

心电图诊断急性心肌缺血的敏感度为75%，特异度为 88%，是一个中度可靠的诊断工具[22]。缺血性心电图的正确解读与阅读者的水平有关，急诊室的错误解读率接近 5%，两名急诊科医师的解释矛盾率为 13%，而心血管专科医师的解释矛盾率则上升至 25%，混淆缺血性和非缺血性 ST-T 改变是常见的错误解读原因，包括忽视细节和过度解读（图 4-9）[23]。

ST 段抬高型心肌梗死患者中仅有 2/3 的心电图有诊断价值，医师据此启动再灌注治疗[24]。24% ～ 30% 的 ST 段抬高型心肌梗死患者错失再灌注治疗时机，其中包括初诊时的临床原因和心电图原因（见表 4-7）[25][26]。即使所谓的"专家"，

表 4-7	STEMI 延误再灌注治疗的原因
临床原因	
□ 就诊时无症状	
□ 年龄偏大，未进一步评估患者	
□ 心绞痛间歇性发作且进行性加重	
□ 最近停用华法林，但 INR 未升高	
□ 疑诊腹主动脉瘤，而 CT 检查阴性	
□ 其他药物能缓解胸痛	
□ 胸痛持续 >10 小时	
心电图原因	
□ 存在其他导致 ST 段抬高的原因，如左心室肥厚、早期复极、完全性左束支阻滞、心室起搏节律、室壁瘤、心包炎等，干扰急性心肌梗死所致 ST 段抬高的判读	
□ 特殊部位的心肌梗死，位于常规 12 导联筛查范围外，如右室、后壁心肌梗死	
□ 梗死心肌解剖因素：梗死面积过小；相对的多部位心肌梗死，ST 段抬高相互抵消等致心电图正常或非特异性 ST-T 改变	
□ 陈旧性心肌梗死对心电图诊断的干扰	
□ 电极放置错误	
□ 后续随访心电图 ST 段抬高不显著	
□ 院前治疗后，心电图 ST 段较快恢复	

有时也很难解释心电图的 ST 段抬高，建议血运重建波动在 33% ～ 75%[27]。3% 的 ST 段抬高型心肌梗死患者经院前心电图诊断，给予处置措施后，20% 的缺血性心电图改变在抵达医院时恢复[28]。急性冠脉综合征在临床呈动态演变过程，随访系列心电图和肌钙蛋白检测能提高诊断的正确率，第二次 12 导联心电图能使接近 94% 的 ST 段抬高型心肌梗死得到正确诊断，第三次心电图检查则提高至100%[29]。

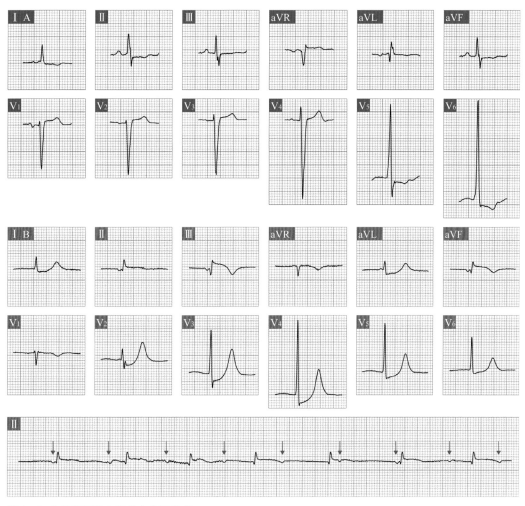

图 4-8 急性冠脉综合征的心电图分类

2 例胸痛患者入院时的心电图。A. 男，67 岁。胸痛 30 分钟。肌钙蛋白阴性。心电图示窦性心律，Ⅰ、Ⅱ、Ⅲ、aVF、V_5、V_6 导联 ST 段压低，V_5 导联 ST 段压低 2mm，V_6 导联 ST 段压低 2.5mm，V_5 导联 R 波振幅 28mm；V_1 导联 S 波振幅 16.5mm，$R_{V5}+S_{V1}=44.5mm$，满足左心室肥厚心电图诊断标准；aVR 导联 ST 段抬高 1mm，$V_1 \sim V_3$ 导联 ST 段抬高 1 ~ 1.2mm。心电图诊断：①窦性心律，②左心室肥厚，③ST-T 改变，请结合临床。患者冠脉造影提示左回旋支近段狭窄 80%，左前降支中段狭窄 75%，右冠状动脉未见明显病变。患者心电图既有 ST 段压低，又有 ST 段抬高，其 ST 段抬高位于 aVR、$V_1 \sim V_3$ 导联且抬高振幅位于正常范围，心电图分类为非 ST 段抬高型急性冠脉综合征。B. 男，52 岁。胸痛 6 小时入院。肌钙蛋白阳性。心电图示下位心房逸搏心律，Ⅱ、Ⅲ、aVF 导联 P 波倒置，aVR 导联 P 波直立，P 波频率 68 次 / 分；QRS 波群呈室上性，频率 56 次 / 分，PR 间期不固定且无相关性（长Ⅱ导联）；Ⅱ、Ⅲ、aVF 导联 ST 段抬高，Ⅲ导联 ST 段抬高振幅 > Ⅱ导联，Ⅲ导联 ST 段抬高振幅 2mm，Ⅰ、aVL、$V_2 \sim V_6$ 导联 ST 段压低，$V_3 \sim V_4$ 导联 ST 段压低 2.5mm，ST 段压低振幅甚至超过 ST 段抬高振幅，因其 ST 段抬高出现于下壁（Ⅱ、Ⅲ、aVF），满足冠脉解剖分布，有定位指示性，有缺血性胸痛症状且肌钙蛋白阳性，心电图初步考虑 ST 段抬高型急性冠脉综合征。心电图诊断：①窦性停搏，②加速的房性自主心律，③交界性逸搏心律，④三度房室阻滞，⑤ST 段抬高型下壁心肌梗死。冠脉造影示左前降支和左回旋支无明显狭窄，右冠状动脉中 - 远段闭塞。图 B 的 ST 段压低导联数超过抬高导联数且 ST 压低振幅亦超过抬高振幅，一些初学者可能会误判为非 ST 段抬高型急性冠脉综合征

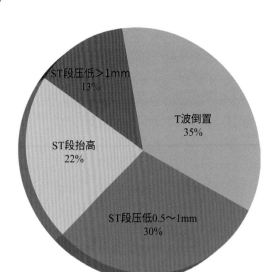

图 4-9　缺血性心电图常见解释不一致的原因

缺血性心电图常见解释不一致的原因是 T 波倒置，其次为轻微 ST 段压低，这两种情况见于很多非缺血性心脏病和其他系统疾病

急性心肌缺血的患者加做后壁（V7、V8 和 V9）和右室（V3R、V4R 和 V5R）导联采集 18 导联心电图，对后壁、右室心肌梗死的检出率能提高至接近 55%[30]。当前的各类急性冠脉综合征诊疗指南只强调对疑似后壁、右室受累的患者（多见于下壁心肌梗死），附加后壁和右室导联，

但经验欠缺的心电图阅读者有时无法从 12 导联心电图推断后壁、右室受累，因此，笔者建议对所有胸痛患者进行 18 导联心电图检查，以探查特殊部位的心肌缺血（图 4-10）。

急性冠脉综合征患者心电图最常见的缺血性改变是 ST 段压低（35%），其次为 ST 段抬高（28%）、T 波倒置（22%）和合并出现 ST 段抬高和压低（15%）[31]。单纯 T 波倒置者冠脉造影显示正常冠状动脉发生率最高为 19%，而 ST 段压低者则多见三支冠脉病变（36%）[31]。入院时 ST-T 改变不仅对急性心肌缺血有诊断价值，还能提供预后信息，有利于初诊医师筛查高危患者，如单纯 T 波倒置患者的 30 天死亡和心肌梗死风险最低为 5.5%，合并 ST 段抬高和压低者最高为 12.4%，ST 段压低为 10.5%，ST 段抬高为 9.4%[31]。心电图 ST 段压低 ≥ 2mm 的非 ST 段抬高型急性冠脉综合征患者，年死亡风险增加 10 倍；血运重建治疗对 ST 段压低 ≥ 1mm 的患者群体获益最大[32][33]。

ST 段压低伴或不伴 T 波倒置不仅是

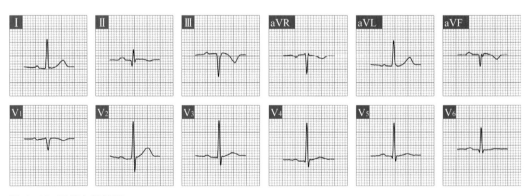

图 4-10　下壁心肌梗死

男，54 岁。因胸痛 3 天入院。心电图示窦性心律，Ⅱ、Ⅲ、aVF 导联抬高的 ST 段已经回落到等电位线，但有病理性 Q 波和 T 波倒置，急性心肌缺血已经进入再灌注期（Ⅱ期），从心电图能够肯定患者近期罹患下壁心肌梗死。注意到 V2、V3 导联的 R 波振幅增高，R/S 振幅比值 >1，V2~V3 导联 T 波振幅 >V5、V6 导联，这些异常提示患者可能并存后壁心肌梗死，需要进一步完善后壁导联。根据心电图改变间接推测特殊部位的急性心肌梗死对于有经验的心电图阅读者较为容易，但对于初学者而言存在难度

非 ST 段抬高型急性冠脉综合征的主要心电图改变，也是很多非缺血性心脏病和其他系统疾病的常见心电图改变，需要心电图阅读者具有一定的鉴别诊断能力。即使肌钙蛋白阳性，也只能提示心肌损伤的存在，不能贸然诊断为急性冠脉综合征。再次强调的是，急性冠脉综合征患者几乎都有缺血性胸痛或其等同症状（呼吸困难），是诊断急性冠脉综合征的重要线索之一。

随着冠脉造影、心脏影像学研究资料的积累，发现一些特殊模式的急性冠脉综合征心电图具有独特的病理生理经过，根据这些心电图模式能够大致推导患者冠状动脉病变的严重程度、评估患者院内短期风险和出院后长期风险。

因胸痛疑诊急性心肌梗死的患者中，14% 初始心电图正常，9% 为非特异性 ST-T 改变，其中前者 10% 在住院期间证实为心肌梗死，后者中有 8%。通常，急性心肌梗死伴心电图正常或非特异性改变的患者，心肌酶学峰值低于心电图显著异

常患者，代表了院内不良事件少、长期预后较好的亚组心肌梗死人群 [34]。对初始心电图无诊断价值的急性冠脉综合征患者进行连续心电图监护是合理的 [35]。

■ ST 段监护

当 12 导联心电图只有局部导联的 ST 段偏移时，应选择 ST 段偏移的导联进行 ST 段监护，即 ST 段指纹，否则将遗漏有意义的 ST 段偏移（图 4-11）。ST 段指纹是指有创冠脉造影期间，球囊扩张精确发出闭塞信号或急性心肌梗死早期自发性缺血时，指示性 ST 段改变导联 [36]。

ST 段监护包括常规动态心电图监测、遥测心电图监测及病房心电监护，不少有条件的医院已有 12 导联心电监护设备。无论对于疑诊或确诊的急性冠脉综合征患者，ST 段监护都是非常重要的。一方面可以监测无症状性心肌缺血、缺血进展、心律失常等；另一方面，对于接受再灌注治疗的患者，ST 段监护能够及时探查再

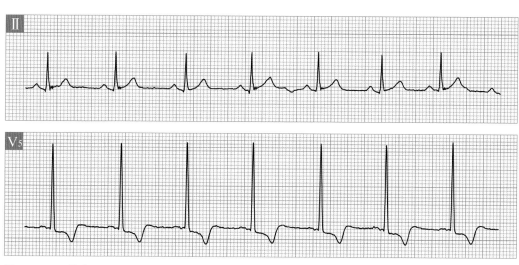

图 4-11 ST 指纹

男，62 岁。临床诊断不稳定型心绞痛。患者 12 导联心电图发现肢体导联 ST 段无偏移，但 $V_2 \sim V_6$ 胸导联 ST 段压低和 T 波倒置，故心电监护导联应选择胸导联，特别是 ST 段压低程度最大的导联。节选的 2 个导联中，应选择 V_5 导联，而不应选择 ST 段无偏移的 II 导联

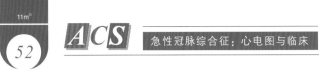

表 4-8	2017 年 AHA 急性冠脉综合征心电图监护建议	
患者人群 / 适应证	心律失常监护建议	连续 ST 段缺血监护建议
急性冠脉综合征早期（<24 小时）：针对中危～高危非 ST 段抬高型心肌梗死或 ST 段抬高型心肌梗死患者	立即开始监护，不间断监护 ≥ 24 ~ 48 小时（或直到排除诊断，生物标志物阴性） □ I 类建议：证据等级 B	立即开始监护，不间断监护 ≥ 24 ~ 48 小时（或直到排除诊断，生物标志物阴性，或成功再灌注 / 再血管化） □ II a 类建议：证据等级 B
急性心肌梗死，所有缺血性病变进行血运重建后	应在血运重建后立即开始，不间断监护 ≥ 12 ~ 24 小时。PCI 术后监护时间根据患者临床情况可适当延长或缩短，取决于血运重建速度、心肌标志物水平和临床状况 □ I 类建议：证据等级 B	应在血运重建后立即开始，不间断监护 ≥ 12 ~ 24 小时。PCI 术后监护时间根据患者临床情况可适当延长或缩短，取决于血运重建速度、心肌标志物水平和临床状况 □ II a 类建议：证据等级 B
急性心肌梗死，未进行血运重建或残留缺血损害	立即开始监护，不间断监护 ≥ 24 ~ 48 小时，直至证实缺血未再进展、血流动力学稳定和心电稳定 □ I 类建议：证据等级 C	立即开始监护，不间断监护 ≥ 24 ~ 48 小时，直至证实缺血未再进展、血流动力学稳定和心电稳定 □ II a 类建议：证据等级 C
冠脉痉挛（变异型心绞痛）	立即开始监护，不间断监护直至症状缓解 □ I 类建议：证据等级 C	对于患者而言，记录一过性 ST 段改变是有益的，直至临床综合征确诊并稳定 □ II a 类建议：证据等级 C
Takotsubo 心肌病	立即开始监护，不间断监护直至症状缓解 □ I 类建议：证据等级 C	对于患者而言，记录一过性 ST 段改变是有益的，直至临床综合征缓解 □ II a 类建议：证据等级 C
新诊断的左主干病变	立即开始监护，不间断监护直至血运重建 □ I 类建议：证据等级 C	立即开始监护，不间断监护直至血运重建 □ II a 类建议：证据等级 C
非急诊 PCI 伴术后并发症	立即开始监护，不间断监护 ≥ 24 小时或并发症缓解 □ III 类建议：证据等级 C	立即开始监护，不间断监护 ≥ 24 小时或并发症缓解 □ II a 类建议：证据等级 C
非急诊 PCI 且无术后并发症	拔出股动脉鞘管和送出导管室后，无须监护 □ III 类建议：证据等级 C	拔出股动脉鞘管和送出导管室后，无须监护 □ III 类建议：证据等级 C
常规诊断性冠脉造影	拔出股动脉鞘管和送出导管室后，无须监护 □ III 类建议：证据等级 C	拔出股动脉鞘管和送出导管室后，无须监护 □ III 类建议：证据等级 C
低危急性冠脉综合征患者和非心源性胸痛患者	如果心电图和心肌生化标志物正常，无须监护 □ III 类建议：证据等级 B	如果心电图和心肌生化标志物正常，无须监护 □ III 类建议：证据等级 B

灌注治疗效果、一过性心肌缺血、早期再梗死等，冠脉介入诊疗后常规心电监护还能及时发现操作相关迷走神经反射，如影响血流动力学的极度心动过缓[36]。

ST 段监护最好选用 12 导联心电图监测，但各医疗单位条件不一，很多单位迄今也只能进行 1 ~ 3 导联监测，究竟选用哪个导联监护最佳，目前尚无统一标准。如果患者同时有心肌缺血和心律失常，多个监护导联中应至少有 V_1 或 V_6 导联。2017 年，美国 AHA 颁布的《院内心电监护实践标准更新》指南中，有关急性冠脉综合征的心电图监护建议见表 4-8[38]。值得注意的是，急性冠脉综合征患者的病情每日都在变化，当按照预定计划停止ST 段监护后，如患者再次出现心脏不适，应重新评估患者，有必要继续对患者进行监护。此外，对于病情稳定的低危急性冠脉综合征患者，基于医疗费用和医疗资源的合理利用原则，也不建议对患者进行过度监护。

虽然缺少大型随机对照研究作为依据，连续 ST 段监护仍可能是急性冠脉综合征患者的早期危险分层工具。1999 年，在 100 例胸痛但心电图未能确诊的急性心肌梗死患者中，连续 ST 段监护发现15.9% 一过性 ST 段抬高或压低 ≥ 1mm，这是猝死和心肌梗死的独立危险因素[39]。急性冠脉综合征患者的连续 ST 监护有缺血表现者，死亡率是普通患者的 8.5 倍[40]。连续 ST 段监护发现的缺血事件预示患者30 天内的死亡率增加 25%[41]。

此外，急性冠脉综合征患者也是心律失常的高发人群，特别是发病后头几小时至数天时间内。急性缺血改变心肌细胞和组织的电学属性，引起心电不稳，容易出现各种心律失常，包括急性病态窦房综合征、房性快速型心律失常、房室阻滞、各种室性心律失常及 QT 延长等，连续心电监护有助于监护单元的医护人员第一时间发现并诊断心律失常，及时开展救生性治疗（图 4-12）。

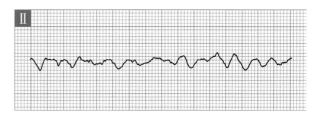

图 4-12　心室颤动

1 名 57 岁的 ST 段抬高型急性前壁心肌梗死患者，收治入CCU 病房。住院当晚心电监护发现心室颤动，立即给予直流电转复后恢复为窦性心律

参考文献

[1] Kumar A, Cannon CP.Acute coronary syndromes: diagnosis and management, part I.Mayo Clin Proc,2009,84(10):917-938.

[2] Rouan GW, Lee TH, Cook EF, et al.Clinical characteristics and outcome of acute myocardial infarction in patients with initially normal or nonspecific electrocardiograms (areport from the Multicenter Chest Pain Study).Am J Cardiol,1989,64(18):1087-1092.

[3] McCarthy BD, Wong JB, Selker HP.Detecting acute cardiac ischemia in the emergency department: a review of the literature.J Gen Intern Med,1990,5(4):365-373.

[4] Finnegan JR Jr, Meischke H, Zapka JG, et al.Patient delay in seeking care for heart attack symptoms: findings from focus groups conducted in five U.S. regions.Prev Med,2000,31(3):205-213.

[5] Kannel WB.Silent myocardial ischemia and infarction: insights from the Framingham Study.Cardiol Clin,1986,4(4):583-591.

[6] Canto JG, Shlipak MG, Rogers WJ, et al.Prevalence, clinical characteristics, and mortality among patients with myocardial infarction presenting without chest pain.JAMA,2000 ,283(24):3223-3229.

[7] Abidov A, Rozanski A, Hachamovitch R, et al.Prognostic significance of dyspnea in patients referred for cardiac stress testing.N Engl J Med,2005,353(18):1889-1898.

[8] Anderson JL, Adams CD, Antman EM, et al.ACC/AHA 2007 guidelines for the management of patients with unstable angina/non-ST-Elevation myocardial infarction: a report of the American College of Cardiology/American Heart Association Task Force on Practice Guidelines (Writing Committee to Revise the 2002 Guidelines for the Management of Patients With Unstable Angina/Non-ST-Elevation Myocardial Infarction) developed in collaboration with the American College of Emergency Physicians, the Society for Cardiovascular Angiography and Interventions, and the Society of Thoracic Surgeons endorsed by the American Association of Cardiovascular and Pulmonary Rehabilitation and the Society for Academic Emergency Medicine.J Am Coll Cardiol,2007,50(7):e1-e157.

[9] Kodama K, Shigematsu Y, Hamada M, et al.The effect of coronary vasospasm on the direction of ST-segment deviation in patients with both hypertrophic cardiomyopathy and vasospastic angina. Chest,2000,117(5):1300-1308.

[10] Park KC, Gaze DC, Collinson PO, et al.Cardiac troponins: from myocardial infarction to chronic disease.Cardiovasc Res,2017,113(14):1708-1718.

[11] Babuin L, Jaffe AS.Troponin: the biomarker of choice for the detection of cardiac injury.CMAJ,2005,173(10):1191-1202.

[12] Anderson JL, Adams CD, Antman EM, et al.2012 ACCF/AHA focused update incorporated into the ACCF/AHA 2007 guidelines for the management of patients with unstable angina/non-ST-elevation myocardial infarction: a report of the American College of Cardiology Foundation/American Heart Association Task Force on Practice Guidelines.J Am Coll Cardiol,2013,61(23):e179-347.

[13] Roger VL, Killian JM, Weston SA, et al.Redefinition of myocardial infarction: prospective evaluation in the community.Circulation,2006,114(8):790-797.

[14] Giannitsis E, Katus HA.Cardiac troponin level elevations not related to acute coronary syndromes.Nat Rev Cardiol,2013,10(11):623-634.

[15] De Zoysa JR.Cardiac troponins and renal disease. Nephrology (Carlton), 2004,9(2):83-88.

[16] van der Linden N, Cornelis T, Kimenai DM, et al.Origin of Cardiac Troponin T Elevations in Chronic Kidney Disease. Circulation,2017,136(11):1073-1075.

[17] Thygesen K, Alpert JS, Jaffe AS, et al.Fourth Universal Definition of Myocardial Infarction (2018).J Am Coll Cardiol,2018,72(18):2231-2264.

[18] Thygesen K, Mair J, Giannitsis E, Mueller C, et al.How to use high-sensitivity cardiac troponins in acute cardiac care.Eur Heart J,2012,33(18):2252-2257.

[19] Eggers KM, Jernberg T, Lindahl B.Unstable Angina in the Era of Cardiac Troponin Assays with Improved Sensitivity-A Clinical Dilemma.Am J Med,2017,130(12):1423-1430.e5.

[20] Lindahl B, Venge P, Wallentin L.Relation between troponin T and the risk of subsequent cardiac events in unstable coronary artery disease. The FRISC study group.Circulation,1996,93(9):1651-1657.

[21] Willeit P, Welsh P, Evans JDW, et al.High-Sensitivity Cardiac Troponin Concentration and Risk of First-Ever Cardiovascular Outcomes in 154,052 Participants.J Am Coll Cardiol,2017,70(5):558-568.

[22] Lau J, Ioannidis JP, Balk EM, et al.Diagnosing acute cardiac ischemia in the emergency department: a systematic review of the accuracy and clinical effect of current technologies.Ann Emerg Med,2001,37(5):453-460.

[23] Berger A, Meier JM, Stauffer JC, et al.ECG interpretation during the acute phase of coronary syndromes: in need of improvement?Swiss Med Wkly,2004,134(47-48):695-699.

[24] Tricomi AJ, Magid DJ, Rumsfeld JS, et al.Missed opportunities for reperfusion therapy for ST-segment elevation myocardial infarction: results of the Emergency Department Quality in Myocardial Infarction (EDQMI) study.Am Heart J,2008,155(3):471-477.

[25] Barron HV, Bowlby LJ, Breen T, et al.Use of reperfusion therapy for acute myocardial infarction in the United States: data from the National Registry of Myocardial Infarction 2.Circulation,1998,97(12):1150-1156.

[26] Fox KA, Goodman SG, Klein W, et al.Management of acute coronary syndromes. Variations in practice and outcome; findings from the Global Registry of Acute Coronary Events (GRACE).Eur Heart J,2002,23(15):1177-1189.

[27] Tran V, Huang HD, Diez JG, et al. Differentiating ST-elevation myocardial infarction from nonischemic ST-elevation in patients with chest pain. Am J Cardiol,2011,108(8):1096-1101.

[28] Boothroyd LJ, Segal E, Bogaty P, et al.Information on myocardial ischemia and arrhythmias added by prehospital electrocardiograms.Prehosp Emerg Care,2013,17(2):187-192.

[29] Verbeek PR, Ryan D, Turner L, et al.Serial prehospital 12-lead electrocardiograms increase identification of ST-segment elevation myocardial infarction.Prehosp Emerg Care,2012,16(1):109-114.

[30] Ashida T, Tani S, Nagao K, et al.Usefulness of synthesized 18-lead electrocardiography in the diagnosis of ST-elevation myocardial infarction: A pilot study.Am J Emerg Med,2017,35(3):448-457.

[31] Savonitto S, Ardissino D, Granger CB, et al.Prognostic value of the admission electrocardiogram in acute coronary syndromes.JAMA,1999,281(8):707-713.

[32] Kaul P, Fu Y, Chang WC, et al.Prognostic value of ST segment depression in acute coronary syndromes: insights from PARAGON-A applied to GUSTO-IIb. PARAGON-A and GUSTO IIb Investigators. Platelet IIb/IIIa Antagonism for the Reduction of Acute Global Organization Network.J Am Coll Cardiol,2001,38(1):64-71.

[33] Kaul P, Newby LK, Fu Y, et al.Relation between baseline risk and treatment decisions in non-ST elevation acute coronary syndromes: an examination of international practice patterns.Heart,2005,91(7):876-881.

[34] Slater DK, Hlatky MA, Mark DB, et al.Outcome in suspected acute myocardial infarction with normal or minimally abnormal admission electrocardiographic findings.Am J Cardiol,1987,60(10):766-770.

[35] Amsterdam EA, Wenger NK, Brindis RG, et al.2014 AHA/ACC Guideline for the Management of Patients with Non-ST-Elevation Acute Coronary Syndromes: a report of the American College of Cardiology/American Heart Association Task Force on Practice Guidelines.J Am Coll Cardiol,2014,64(24):e139-e228.

[36] Krucoff MW, Parente AR, Bottner RK, et al.Stability of multilead ST-segment "fingerprints" over time after percutaneous transluminal coronary angioplasty and its usefulness in detecting reocclusion.Am J Cardiol,1988,61(15):1232-1237.

[37] Drew BJ, Califf RM, Funk M, et al.Practice standards for electrocardiographic monitoring in hospital settings: an American Heart Association scientific statement from the Councils on Cardiovascular Nursing, Clinical Cardiology, and Cardiovascular Disease in the Young: endorsed by the International Society of Computerized Electrocardiology and the American Association of Critical-Care Nurses.Circulation,2004,110(17):2721-2746.

[38] Sandau KE, Funk M, Auerbach A, et al.Update to Practice Standards for Electrocardiographic Monitoring in Hospital Settings: A Scientific Statement From the American Heart Association.Circulation,2017,136(19):e273-e344.

[39] Jernberg T, Lindahl B, Wallentin L.ST-segment monitoring with continuous 12-lead ECG improves early risk stratification in patients with chest pain and ECG nondiagnostic of acute myocardial infarction.J Am Coll Cardiol,1999,34(5):1413-1419.

[40] Landesberg G, Vesselov Y, Einav S, et al.Myocardial ischemia, cardiac troponin, and long-term survival of high-cardiac risk critically ill intensive care unit patients.Crit Care Med,2005,33(6):1281-1287.

[41] Akkerhuis KM, Klootwijk PA, Lindeboom W, et al.Recurrent ischaemia during continuous multilead ST-segment monitoring identifies patients with acute coronary syndromes at high risk of adverse cardiac events; meta-analysis of three studies involving 995 patients.Eur Heart J,2001,22(21):1997-2006.

■刘 强 ■高智春

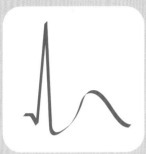

第5章

ST-T 改变的判读标准

急性心肌缺血和坏死引起的异常心电图主要发生于 QRS 波群、ST 段和 T 波，偶尔波及 P 波。

5.1 QRS-ST 交界部

心电图上，QRS-ST 交界部是心室除极向心室复极的转换部位，包含了心室除极和复极的信息，也是一些特殊波形发生的部位，如 epsilon 波、λ 波、晚电位、心室延迟除极波等。它们不仅能为疾病的诊断提供心电图支持依据，某些具有指示性作用的波形还能直接提供诊断依据。

QRS 终末部和 ST 段初始部的交界点称为 J 点，正常情况下，J 点位于等电位线上（图 5-1）。尽管传统心电图学教科书定义 QRS-ST 交界部为 J 点，但迄今尚无文献精确定义 QRS-ST 交界部形态和 J 点所在，有些 QRS 波群终末部和 ST 段初始部逐渐融合交汇，很难准确识别 J 点。如果 QRS 终末部是负向 S 波，J 点曾定义为 S 波升支的第一个拐点（图 5-2）[1]。QRS-ST 交界部形态的多样性，导致 J 点的细微差异会让不同的心电图阅读者采用经验性判读，很难达到一致性判读结果。

多数情况下，J 点以"点"的形式存在，

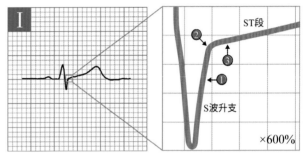

图 5-1 J 点

左侧是 1 例正常心电图的 I 导联波形，截取 QRS-ST 交界部放大 600%。① QRS 终末部；② J 点；③ ST 段。本例 J 点表现为 QRS 终末部和 ST 段初始段的交界点

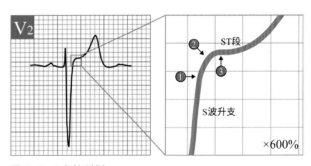

图 5-2 J 点的判别

负向 S 波的升支第一个拐点即为 J 点。有时 S 波升支和 ST 段起始部的交界处呈曲形连接，如右图放大 600% 局部。J 点的判断位置可能有三处：① S 波升支结束（曲形连接之前）；② 曲形连接中点；③ 水平 ST 段起始处（曲形连接之后）。这种细微的判别能够使 ST 段抬高振幅产生 ≥ 0.5mm 的误差，QRS 间期误差达 40ms。如果人工阅读，基于不同的阅读习惯、判别标准等很难控制阅读误差；如果是计算机软件的人工智能阅读，首先需要确定 J 点的判别位置，目前尚未统一，未来可能根据不同 QRS-ST 连接形态制定不同判定位点

但有时 J 点以 QRS 终末部切迹（J 波）和模糊的形式存在，是否属于 QRS 波群的一部分尚有争议。

■ QRS 终末部

QRS 终末部切迹是指 QRS 终末部的低

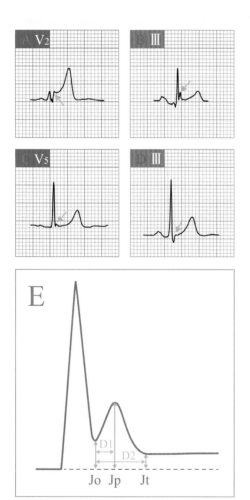

图 5-3 QRS 终末部切迹

A ~ D 所示为 QRS 终末部切迹，即低频曲折（绿色箭头）。QRS 终末部切迹可以很细微（A 和 D），甚至仅表现为紧跟 QRS 终末部的一个小钝锉，亦可以很突出（B 和 C）；E.QRS 终末部切迹的测量。Jo. 切迹起点；Jp. 切迹峰值；Jt. 切迹终末；D1. 切迹起始至峰值间期；D2. 整个切迹间期。黑色虚线为等电位线

频曲折。2016 年，美国 AHA 有关早期复极心电图的共识性文献中提议用 QRS 终末部切迹和模糊替代"J 波"这一术语（图 5-3）[2]。QRS 终末部切迹应位于 R 波降支 50%振幅以下；若高于 R 波降支 50% 振幅以上，则判读为碎裂 QRS 波（图 5-4）[3]。

QRS 终末部模糊是指 QRS 终末部最

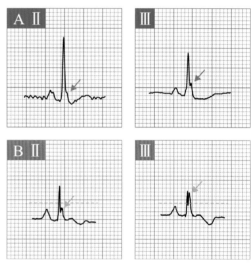

图 5-4 QRS 终末部切迹

A. II、III 导联 QRS 终末部曲折均低于 R 波降支振幅 50%，判别为 QRS 终末部切迹（红色箭头）。B. II 导联 QRS 终末部曲折低于 R 波降支振幅 50%（绿色箭头），貌似 QRS 终末部切迹，但 III 导联该曲折超出 R 波降支振幅 50%，判别为碎裂 QRS，故 II 导联相应曲折也为碎裂 QRS 波的组分

后斜率急剧改变的曲折部分（图 5-5）。QRS 终末部模糊特征是 R 波降支斜率的突然改变，不表现为具体波形（即使极其微小），模糊部分很小时容易被忽视；当模糊缓慢融于 ST 段时，不易界定终点。

详细定义 QRS 终末部形态有助于精细化识别 J 点抬高及其随后 ST 段偏移的判读，对于早期复极心电图的阅读、识别细微 ST 段抬高的心肌梗死及计算机人工智能识别软件的开发等非常重要。

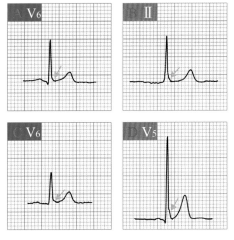

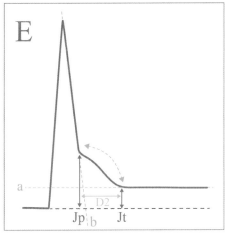

图 5-5 QRS 终末部模糊迹

A ~ D 所示为 QRS 终末部模糊 (绿色箭头)。A ~ C 的 QRS 模糊轻微，甚至不易辨析，但 R 波降支末端存在斜率的突然改变。D. 明显的 QRS 终末部模糊。E. 做 ST 段延长线 a (绿色虚线)，做 R 波降支延长线 b (绿色虚线)，两者如果不能垂直相交，则表明 R 波降支和 ST 段之间存在模糊心电波 (绿色双箭头曲线)。心电图上所谓的"模糊"术语并非"绝对看不清"，而是指激动缓慢的波形，这些波形可以肉眼难以察觉，可以很细微，亦可以很突出。QRS 终末部模糊时，只有三个测量参数，Jp. 模糊开始的峰值；Jt. 模糊结束；D2. 整个模糊间期。黑色虚线为等电位线。由于激动缓慢，有时很难界定模糊的起点和终点，无法确定 ST 段起始部，也影响 QRS 间期的判读，这导致不同阅读者之间会产生测量误差，这些误差也是经验医学的必然所在

■ ST 段

心电图上，ST 段是心室去极化结束至 3 相心室复极开始之间的曲线，换言之，是 QRS 波群终末部至 T 波起始部之间的心电图节段。生理学上，ST 段代表心肌收缩及心室排出血液的时期，对应于心室跨膜动作电位的平台期（2 相），该期心室肌跨膜电压改变缓慢，各层心室肌膜电位接近，无跨室壁复极电压梯度产生，ST 段平直且位于等电位线上，任何能引起电压梯度改变的因素都能导致心电图 ST 段偏移。

正常情况下，ST 段位于等电位线或轻度偏移。2009 年，AHA/ACC/HRS 颁布的心电图解析指南对 ST 段正常偏移的上限进行了定义[4][5]。通常，健康个体的 $V_2 \sim V_3$ 导联 ST 段抬高振幅最大且男性抬高振幅超过女性（表 5-1 和图 5-6）。值得注意的是，指南提供的正常值基于大样本医学统计，并不能涵盖全部人群，2% 的个体 ST 段正常抬高 >2 ~ 2.5mm，有些甚至能达到 3 ~ 4mm，特别见于 20 ~ 40

表 5-1	正常 ST 段偏移阈值
性别和年龄	正常 ST 段偏移阈值
≥ 40 岁男性	$V_2 \sim V_3$ 导联的 J 点抬高应 ≤ 2mm，其他导联应 ≤ 1mm
<40 岁男性	$V_2 \sim V_3$ 导联的 J 点抬高应 ≤ 2.5mm，其他导联应 ≤ 1mm
任何年龄女性	$V_2 \sim V_3$ 导联的 J 点抬高应 ≤ 1.5mm，其他导联应 ≤ 1mm
男性和女性	$V_{3R} \sim V_{4R}$ 导联的 J 点抬高应 ≤ 0.5mm，但年龄 <30 岁的男性，可以抬高 ≤ 1mm
男性和女性	$V_7 \sim V_9$ 导联的 J 点抬高应 ≤ 0.5mm
男性和女性	$V_2 \sim V_3$ 导联的 J 点压低应 ≤ 0.5mm，其他导联应 ≤ 1mm

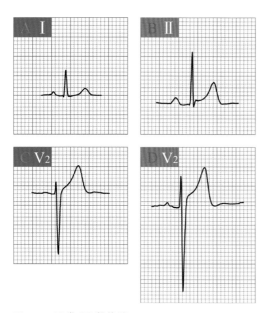

图 5-6 正常 ST 段偏移

A ~ D 心电图片段均来自健康者。A. I 导联 ST 段无偏移，位于等电位线上。B. II 导联 ST 段抬高 1mm。C.V₂ 导联 ST 段抬高 2mm。D.V₂ 导联 ST 段抬高 3.5mm

岁的男性，2% 的个体正常 ST 段压低会 >0.5mm，通常这些超过参考值范围之外的正常个体无缺血性胸痛症状[4]。

5.2 ST 段偏移的形态学

急性心肌缺血时，ST 段通常会发生不同程度的偏移，包括 ST 段抬高和 ST 段压低，是心脏缺血不同病理生理的心电图反映。少数急性心肌缺血，心电图 ST 段无偏移，如解剖上相对的两块心肌同时缺血，ST 段偏移向量在空间方向上相互抵消。

■ ST 段偏移的形态学判读

J 点位于等电位线上方且距离等电位线 ≥ 1mm 即为 J 点抬高。QRS 终末部切迹时，J 点抬高值为切迹峰值（见图 5-3E 中的 Jp 点）；QRS 终末部模糊时，J 点抬高值为模糊峰值（见图 5-5E 中的 Jp 点）。

ST 段偏移是指 QRS 终末部和 T 波起始部之间的心电图曲线偏离等电位线，形态学上，ST 段偏移分为水平形偏移和倾斜形偏移。ST 段为水平形偏移时，ST 段各部位偏移振幅一致；当 ST 段呈上斜形和下斜形偏移时，ST 段偏移振幅随时间变动而变化，直至融于 T 波前支。

QRS 终末部切迹或模糊时，应在 QRS 终末部切迹或模糊结束点（Jt）100ms 后观察 ST 段斜率，ST 段振幅高于 Jt 时为上斜形抬高，ST 段振幅等于 Jt 时则为水平形斜率，ST 段振幅低于 Jt 时则为下斜形斜率，当水平形斜率和下斜形斜率进一步低于等电位线时，为 ST 段压低（图 5-7）[3]。当测量点是 Jo、Jp 后 100ms 时，应特殊注明，如有时 ST 段非常短，采用 Jt 作为测量开始点，100ms 后可能已经进入 T 波升支起始部。

■ ST 段偏移的振幅测量点

目前尚无共识性文献定义倾斜形 ST 段偏移的测量点，临床研究中采用的测量点有 J 点，J 点后 20ms、40ms、60ms 和 80ms 等，不同的测量点将产生不同的测量结果[6]。ST 段呈上斜形抬高时，J 点处测值会低于 J 点后 60ms 测值；同理，ST 段呈下斜形压低时，J 点处压低振幅会低于 J 点后测值。换言之，测量点过早会降低诊断标准导致误诊，测量点过晚会提高诊断标准导致漏诊（图 5-8）。

一些溶栓和冠脉介入治疗的临床研究采用 J 点后 60 ~ 80ms 作为 ST 段偏移幅度的测量点[7][8][9]。运动平板试验和冠脉造影对照研究发现 J 点后 60ms 处的 ST 段偏移幅度对诊断心肌缺血的敏感度和准确

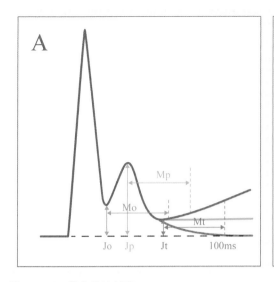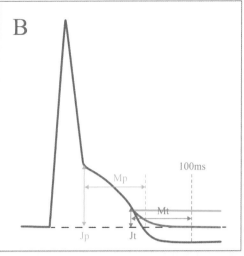

图 5-7 ST 段偏移的判读

A.QRS 终末部切迹结束点（Jt）后 100ms 处观察 ST 段振幅，判断 ST 偏移方向。ST 段振幅高于 Jt 时，ST 段呈上斜形抬高（天灰色曲线）；ST 段振幅等于 Jt 时，ST 段斜率为水平形（天蓝色曲线）；ST 段振幅低于 Jt 时，则为下斜形斜率（淡红色曲线），进一步低于等电位线则为 ST 段压低。B.QRS 终末部模糊结束点（Jt）后 100ms 处观察 ST 段振幅，判断 ST 偏移方向。ST 段振幅高于 Jt 时，ST 段呈上斜形抬高；ST 段振幅等于 Jt 时，ST 段斜率为水平形（天蓝色曲线）；ST 段振幅低于 Jt 时，则为下斜形斜率（淡红色曲线），进一步低于等电位线则为 ST 段压低（天蓝色曲线）。有时亦用 Jo、Jp 作为观察起始点，观察其后 100ms 处 ST 段振幅。QRS 终末部模糊有时缓慢融入 ST 段起始部，很难判断彼此界限

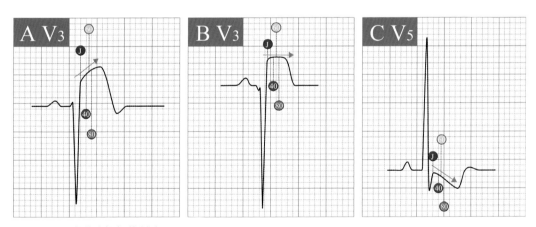

图 5-8 ST 段偏移振幅的判读

红色、紫色、绿色和蓝色圆圈分别代表 J 点、J 点后 40ms、J 点后 60ms 和 J 点后 80ms 测量点。A.1 例前壁心肌梗死的 ST 段呈上斜形抬高（淡红色箭头），ST 段抬高振幅在 J 点处为 5mm，J 点后 40ms 处为 6mm，J 点后 60ms 处为 6.4mm，J 点后 80ms 处为 6.6mm。B.1 例前壁心肌梗死的 ST 段呈水平形抬高（淡红色箭头），ST 段抬高振幅在 J 点处为 4.5mm，J 点后 40ms、60ms 和 80ms 处抬高振幅均为 5mm。C.1 例不稳定型心绞痛的 ST 段呈下斜形压低（淡红色箭头），ST 段压低振幅在 J 点处为 0.5mm，J 点后 40ms 处为 0.8mm，J 点后 60ms 处为 1mm，J 点后 80ms 处为 1.3mm。本例 J 点处压低 0.5mm，未达指南压低 1mm 标准，如果在此处判读，会认为"ST 段压低未达标"，造成漏诊；实际上该患者在 J 点后 60ms 处 ST 段压低 1mm，已达到指南诊断标准，应判读为"ST 段压低达标"

度最高，J 点处和 J 点后 20ms、40ms、60ms 和 80ms 处诊断心肌缺血的敏感度分别为 14%、39%、49%、66% 和 61%[10][11]。如无特殊说明，本书统一采用 J 点后 60ms 处作为 ST 段偏移振幅的测量点[4]。

■ ST 段偏移的判读基线

2009 年，AHA/ACC/HRS 心电图解析指南并未规定判读 ST 段偏移的参考基准线，一些文献建议用 P-R 段替代 T-P 段作为判读基线，以消除心房复极波（Ta）的影响[4][12][13]。P-R 段是指 P 波终末部至 QRS 波群起始部的心电图曲线，勿与 PR 间期混淆。

心房复极波是振幅低矮的负相波，振幅很少超过 2mm，时限 260 ~ 380ms，通常是 P 波间期的 2 ~ 3 倍，在 J 点后 180ms 结束，信号平均心电图测量的心房除极 - 复极总间期（PTa）为 390 ~ 500ms，平均 445ms（图 5-9）[14][15]。PR 间期为 160ms 时，PR 间期后 285ms 范围内都要受到心房复极波影响。

当用 P-R 段作为参考基线测量 ST 段偏移振幅时，ST 段抬高振幅应从基线上缘测量至 ST 段曲线上缘，ST 段压低振幅应从基线下缘测量至 ST 段下缘（图 5-10）。多数个体的 P-R 段和 T-P 段位于相同水平线上，无论采用何种判读基线都不受影响。

心房颤动和心房扑动等异位心房节律时，心电图等电位线消失，只能大致观察 ST 段偏移振幅，通常 ST 段压低 ≥ 1mm 或 ST 段抬高 ≥ 2mm 时要警惕心肌缺血可能。巨大心房扑动波、心房颤动波会严重干扰心电图基线，无法判读轻微 ST 段偏移。

此外，营养不良患者胸部皮肤菲薄导致胸导联电极安放不稳；急性左心衰竭、

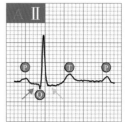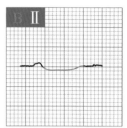
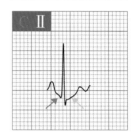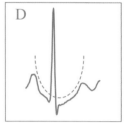

图 5-9　心房复极波对 ST 段的影响

A. 如果以 T-P 段作为 ST 段判读基线，该心电波的 ST 段压低约 1mm（绿色箭头），达到异常诊断标准。注意到该心电波的 P-Q 段压低，提示心房复极波明显，ST 段压低可能是负相心房复极波重叠的结果。如果以 P-Q 段作为 ST 段判读基线，其 ST 段压低 0.5mm 并未达到异常诊断标准。B. 消除 QRS 波后，显示负相心房复极波（红色曲线）。C. 运动平板试验时，心房复极波引起 ST 段压低。如果以 T-P 段作为判读基线，J 点后 60ms 处 ST 段至少压低 1.5mm（绿色箭头），运动试验阳性；注意该心电波 P-Q 段压低 1.2mm（红色箭头），如果以 P-Q 段作为判读基线，消除心房复极波影响后，ST 段压低不足 0.5mm，运动试验阴性。D. 心房复极波引起 ST 段压低时，P-Q 段、J 点、ST 段和 T 波前支近似在一个假想曲面上。ST 段呈上斜形压低模式时，需排除心房复极波对 ST 段压低的影响，通常见于心率偏快、运动平板试验等

急性呼吸衰竭等重症患者呼吸急骤和胸廓起伏波动大；重症监护病房的医疗电子设备对心电图机的干扰等都会引起心电图基线漂移，干扰 ST 段偏移的判读，这些情况下无法精准判读 ST 段偏移振幅，密切结合心肌生化标志物、床旁心脏超声检查等对患者进行综合评估，不能因为追求采集完美的心电图而延误患者抢救。

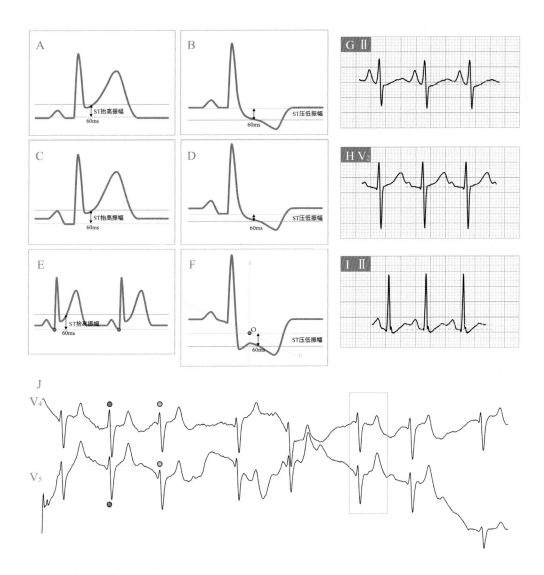

图 5-10 测量 ST 段偏移的振幅

图中 60ms 指 J 点后 60ms 处 ST 段，黑色双箭头为 ST 段偏移振幅。A 和 B 的 P-R 段和 T-P 段位于同一水平线上，C 和 D 的 P-R 段低于 T-P 段且呈水平形压低。P-R 段水平形时，A 和 C 所示 ST 段抬高，从 P-R 段上缘测量至 ST 段上缘作为 ST 段抬高振幅。B 和 D 所示 ST 段压低时，从 P-R 段下缘测量至 ST 段下缘作为 ST 段压低振幅。E.P-R 段下斜形压低时，简单测量可以借助 P-R 段和 QRS 波的交界点，即 Q 波或 R 波起始点作为判读基线。F.P-R 段下斜形压低时，复杂测量时先作 J 点垂线 a，然后作 P-R 段延长线 b，a 和 b 相交于 O 点，然后继续作 O 点的水平线（天蓝色实线）作为 ST 段压低的判读基线。G ～ I 是真实心电图。当用 P-R 段（天蓝色虚线）作为 ST 段偏移判读基线时，J 点后 60ms 处（图 G）和 QRS 终末部 100ms 处（图 I）的 ST 段实际并无偏移；若图 G 和图 I 以 T-P 段作为判读基线（绿色虚线），则 ST 段压低 1mm。图 H 是另一种常见临床情况，心率增快时，P 波重叠于 T 波降支之上，导致心电图 T-P 段消失，此时只能用 P-R 段作为 ST 段偏移判读基线。J.1 例重症监护室患者，心房颤动，呼吸困难，心电图基线严重漂移，无法准确测量 ST 段偏移振幅。纵览心电图片段，选择漂移程度较轻的波形，如红色圆圈、天蓝色圆圈和天蓝色方框所示波形，观察 J 点后 60ms 处 ST 段与基线相比有无严重压低（≥ 1mm）或抬高（≥ 2mm），通常相邻两个导联均无此改变，可以大致判断无急性心肌缺血 ST 段改变

P-R 段作为基线，测量 ST 段偏移振幅是不准确的[15]。64 导联心电图证实 PQ 段并非电静止，而是存在微弱电活动[16]。

5.3 T 波改变

ST 段改变时，可以伴或不伴 T 波改变；同理，T 波改变时，可以伴或不伴 ST 段改变，临床常见联合 ST-T 改变。T 波改变涉及 T 波形态、振幅和极性异常。

■ 持续性幼年 T 波模式

正常情况下，T 波方向与同导联 R 波方向一致。年龄 <1 个月的婴儿，右心室占优势，V_1 ~ V_3 导联 T 波通常倒置；12—20 岁的人群，aVF 和 V_2 导联 T 波轻度倒置；≥ 20 岁的成人，aVR 导联 T 波正常倒置，Ⅲ、aVL 和 V_1 导联 T 波可以直立，亦可以倒置，但 Ⅰ、Ⅱ、V_3 ~ V_6 导联 T 波应该直立[4]。

6% 的儿童、2.8% 的青年人（年龄 <35 岁）和 0.5% 的中年人的右胸导联 T 波持续倒置，称为持续幼年 T 波模式（persistent juvenile pattern）（图 5-11）[17][18][19]。持续幼年 T 波模式的 ST 段可以正常，亦可以抬高；17% 的成人在右胸导联 J 点处 ST 段抬高 1mm，儿童 ST 段抬高见于 QRS 波振幅增加时[19]。T 波倒置多数发生于 V_1 ~ V_3 导联，有时超过 V_4 导联，倒置振幅 2 ~ 4mm，少数个体能达到 5 ~ 10mm[19]。通常 V_1 ~ V_3 导联 T 波倒置振幅逐渐减轻、双相直至直立，有时 V_2、V_3 导联 T 波倒置幅度最大。

T 波倒置局限于 V_1 ~ V_3 导联者，临床随访未观察到器质性心脏病发生，而 T 波倒置超过 V_4 导联者心脏病和心律失常死

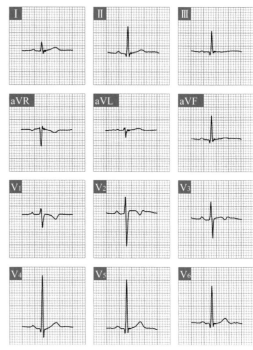

图 5-11 持续性幼年 T 波模式

男，35 岁。因消化性溃疡入院，无器质性心脏病。心电图示窦性心律，V_1 ~ V_3 导联 T 波倒置，注意 V_2 导联 ST 段抬高 1mm。心电图诊断：①窦性心律；②持续性幼年 T 波模式

亡风险增加两倍，暗示可能存在器质性心脏病[19]。诊断持续性幼年 T 波模式需要排除右室疾病，特别是致心律失常右室心肌病、累及右室的先天性心脏病和瓣膜病、急性肺栓塞等。随着年龄增长，持续性幼年 T 波模式逐渐消失，少数人持续存在。罕见情况下，持续性幼年 T 波模式呈动态变化，成年人右胸导联 T 波突然倒置，排除器质性疾病后，需要考虑这种情况[21]。

■ T 波低振幅

T 波振幅不应低于同导联 R 波振幅的 1/10。T 波低平是指 T 波振幅低于同导联 R 波振幅的 1/10。Ⅰ、Ⅱ、aVL、V_4 ~ V_6 导联的 R 波振幅 >3mm 时，T 波振幅位于 1 ~ -1mm 时，称为 T 波平坦[4]。

心电图上，ST 段轻度下移常和 T 波低平或 T 波平坦组成非特异性 ST-T 改变。顾名思义，非特异性 ST-T 改变是指细微的 ST-T 改变未达到病理改变诊断标准且无疾病诊断价值，包括以下：① Ⅰ、Ⅱ、aVL、$V_2 \sim V_6$ 任何导联 ST 段下斜形压低 <0.5mm；② Ⅰ、Ⅱ、aVL、$V_1 \sim V_6$ 任何导联的 ST 段在 J 点处上斜形压低 >1mm；③ Ⅰ、Ⅱ、aVL、$V_3 \sim V_6$ 任何导联 T 波平坦及 T 波倒置振幅 <1mm；④ Ⅰ、Ⅱ、aVL、$V_2 \sim V_6$ 任何导联的 T 波直立但振幅 <同导联 R 波振幅的 1/20（图 5-12）[22]。

非特异性 ST-T 改变是常见的心电图异常，即使在体检严格的空军人群中，其发生率也高达 11.5%，40—49 岁年龄组最多见 [23]。非特异性 ST-T 改变可见于健康个体、生理活动（进餐后、交感兴奋、运动后、呼吸急促等）、缺血性心脏病、非缺血性心脏病及非心源性疾病等。即使高度疑诊冠心病的个体，也不能因心电图出现非特异性 ST-T 改变贸然诊断"心肌缺血"，因为非特异性 ST-T 改变不具有诊断价值（图 5-13）。

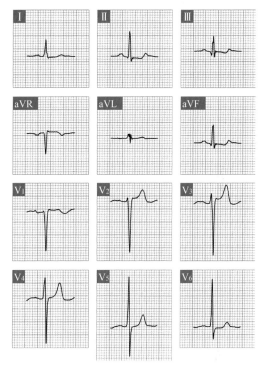

图 5-13 非特异性 ST-T 改变

女，46 岁。因心悸 1 月就诊。心电图示窦性心律，Ⅱ、V_6 导联 ST 段压低 0.5mm，aVF 导联 ST 段压低 0.3mm，Ⅱ、Ⅲ、aVF 导联 T 波负正双相。心电图诊断：①窦性心律；②非特异性 ST-T 改变，请结合临床

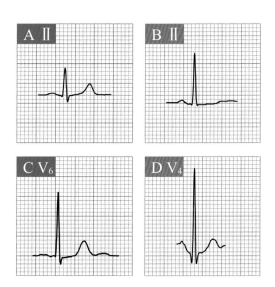

图 5-12 非特异性 ST-T 改变

A. 正常心电图，ST 段位于等电位线上。B. 本例心电波如果以 T-P 段作为判读基线，ST 段压低 0.3mm 伴 T 波低平；但其 P-R 段轻微下移，当以 P-R 段作为判读基线，ST 段压低不足 0.2mm，未达 ST 段压低诊断标准（1mm）。C.ST 段上斜形压低 0.2mm，未达 ST 段压低诊断标准。D.1 例运动平板试验的 J 点压低 2.2mm，消除 P-R 段偏移影响后，实际 ST 段并无压低

健康人群中，非特异性 ST-T 改变的发生率为 3% ~ 10%，T 波改变比 ST 段改变多见，女性比男性多见，T 波改变在女性和男性中的发生率分别为 7.6% 和 6.5%，ST 段改变分别为 2.6% 和 2.3%[24]。非特异性 ST-T 改变的临床意义目前尚无定论，男性 ≥ 3 个导联出现非特异性 ST-T 改变时，心肌梗死、冠心病和心血管疾病风险

比心电图正常人群高出 2 倍，暗示非特异性 ST-T 改变并非一种良性心电图改变[22]。

韩国健康人群的非特异性 ST-T 改变发生率为 1.5%，其中超声心动图发现左心室舒张功能异常和左心室肥厚的发生率分别为 48% 和 12%，而心电图无非特异性 ST-T 改变的健康者分别为 28% 和 2%，提示非特异性 ST-T 改变可能是早期心脏损害（心肌肥厚、间质纤维化等）的心电图征象[25]。此外，无心血管并发症的系统性红斑狼疮患者中非特异性 ST-T 改变的发生率高达 56%，可能与免疫复合物、炎性因子等引起心肌微损伤有关[26]。因此，即使患者无心血管病变的客观证据，非特异性 ST-T 改变也可能是亚临床心脏损害 / 疾病的极早期反映，而对于表面健康的人，这些隐匿性疾病有可能数年或数十年才出现明显的临床症状。

■ T 波倒置

正常情况下，Ⅰ、Ⅱ、V₂ ~ V₆ 导联的 T 波直立，aVR 导联 T 波倒置，Ⅲ、aVL、V₁ 导联的 T 波可以直立、低平、双相或倒置。T 波振幅位于心电图基线下方 1 ~ 5mm 时，称为 T 波倒置。2009 年，美国 AHA 心电图解析指南详细定义了各种程度的 T 波倒置：T 波倒置振幅位于 0 ~ 1mm 时，称为非特异性 T 波倒置；T 波倒置振幅位于 5 ~ 10mm 时，称为深 T 波倒置；振幅 ≥ 10mm 时，称为巨大 T 波倒置（图 5-14）[4]。

T 波倒置可以是完全性的，形态对称或不对称；T 波倒置亦可以是部分性的，前半部 T 波倒置、后半部 T 波直立构成负正双相 T 波，或前半部 T 波直立、后半部 T 波倒置构成正负双相 T 波。临床上，这些形态迥异的 T 波倒置发生的病理生理机

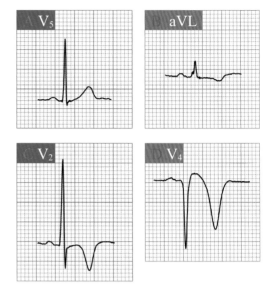

图 5-14 T 波倒置的形态学

A. 正常 T 波，方向与 QRS 主波方向一致，T 波不对称，升支缓慢，降支陡峭，振幅大于同导联 R 波振幅的 1/10。B. 非特异性 ST-T 改变。ST 段水平形压低 0.2mm 伴 T 波浅倒置，T 波倒置振幅 <1mm。非特异性 ST-T 改变对急性冠脉综合征无诊断价值，这种改变会长期存在于一小部分正常人的心电图中。临床上，很多心脏疾病和非心脏疾病都能引起非特异性 ST-T 改变。此类 ST-T 改变虽无诊断价值，但可能是某些疾病最早期的心脏损害征象。C.1 例非 ST 段抬高型心肌梗死，心电图除 ST 段压低 1mm 外，T 波对称倒置，这种 T 波模式俗称冠状 T 波，高度提示心肌缺血，但这种异常 T 波模式并非心肌缺血所特有。D.1 例 ST 段抬高型心肌梗死的巨大对称倒置 T 波。T 波倒置深度 >10mm 时称为巨大 T 波倒置，临床常见于心肌缺血 / 梗死、脑血管意外、主动脉瓣疾病、肥厚型心肌病、应激性心肌病等

制和蕴含的预后信息各不相同（图 5-15）。T 波完全倒置和负正双相倒置时，常伴 ST 段压低，ST 段呈水平形或下斜形融入 T 波前半部。

缺血性心脏病、非缺血性心脏病及非心源性疾病的 T 波倒置模式，在形态学上存在相互重叠，是临床心电图重要的鉴别诊断内容。不同疾病出现的 T 波倒置，形

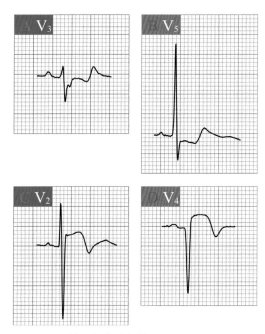

图 5-15 T 波双相的形态学

A.1 例非 ST 段抬高型心肌梗死。ST 段压低 0.5mm，ST 段和 T 波前半部融合，略呈弓窿形，T 波负正双相，患者肌钙蛋白阳性。B.1 例肥厚型心肌病，ST 段压低 1.5mm，T 波负正双相。左心室肥厚时常伴 ST-T 改变，这些患者可能并无心外膜冠状动脉疾病，心电图 ST-T 改变与肥厚心肌微循环障碍、室壁应力增大、肥厚心肌氧供 – 氧需失衡等引起的心内膜下心肌损伤、缺血有关。C.1 例不稳定型心绞痛，ST 段抬高并融于 T 波前支，导致 T 波前半部直立后半部倒置，这种正负双相 T 波见于 Wellens 综合征，是左前降支近段严重狭窄的心电图标志。D.1 例前壁心肌梗死的稳定进展期，ST 段呈凹面向下形抬高 3.4mm，T 波前半部跟随 ST 段抬高，后半部已经开始倒置并位于心电图基线下方。ST 段抬高型心肌梗死一旦 T 波开始出现倒置，即表明病程进入再灌注期。不同病理生理下的双相 T 波，临床意义不同

态可以相似，如非 ST 段抬高型心肌梗死和脑血管意外都可以出现对称深倒置 T 波，两种情况下的肌钙蛋白都可以阳性，有时临床鉴别颇为不易；相同疾病可以出现不同的 T 波倒置模式，如急性 ST 段抬高型心肌梗死再灌注期首先出现正负双相 T 波，后续 T 波完全倒置伴对称形态等，分别代表不同的临床意义。

运动平板试验中，深 T 波倒置的发生率很低（10%），一旦出现则高度提示左主干病变或三支冠脉严重病变，最大振幅 T 波倒置通常位于 V_4 ~ V_5 导联（表 5-2）[27]。运动试验时，深 T 波倒置在 ST 段压低 2 ~ 8mm 后 2 ~ 3 分钟的恢复期内出现，持续 2 ~ 10 分钟，此类受检者应尽早完善冠脉影像学诊断，包括冠状动脉 CT 检查和冠脉造影。

■ T 波的对称和不对称

电生理机制上，T 波与心室肌动作电位 3 相复极有关，3 相复极早期缓慢，离子动力学为 I_{Ks}；后期复极快速，离子动力学为 I_{Kr}，复极先慢后快，决定心电图 T 波前半部缓慢上升至 T 波顶峰，而后快速下降至基线，形成不对称的正常 T 波形态。病理生理条件下，3 相早期复极加速，如心肌缺血、高钾血症等，或后期复极减慢，如抗心律失常药物等，3 相早期和晚期的复极动力学速率趋向一致，心电图 T 波升支加速形成或降支延缓形成，T 波形态上

表 5-2	深 T 波倒置对左主干病变和三支冠脉病变的诊断价值		
T 波倒置深度（mm）	敏感度（%）	特异度（%）	阳性预测价值（%）
≥ 5	22	96	57
≥ 8	13	99	83
≥ 10	7	99	77

趋向对称。T波的对称和不对称有助于鉴别诊断，如前述的持续性幼年T波模式多数是不对称的T波倒置。

值得注意的是，这种T波对称只是相对性的，很难绝对对称（试想各种生理和病理生理条件下很难确保复极离子流保持匀速），即使经典教科书中定义的"对称性冠状T波"，实际也是不对称的（图5-16）。不同心电图阅读者，对心电图波

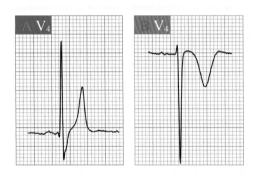

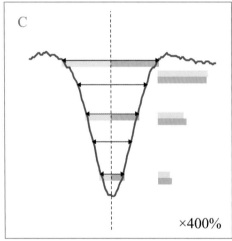

图 5-16 T波对称的形态学

A.1例高钾血症患者的高尖T波，T波升支和降支形态对称。B.1例非ST段抬高型心肌梗死患者的深T波倒置，T波降支和升支形态对称。C.当把B的T波放大400%后，从T波谷底做心电图基线的垂线，把T波分为前、后两部分，分别测量各部位T波至中垂线的距离，观察到不同部位的T波宽度差距并非为零，说明冠状T波的对称是相对性的

形的直观印象存在视觉差异或个人经验，有些人可能觉得一些波形对称，而另一些人则认为不对称，这也是很多文献对T波形态描述存在差异的原因。例如，对于超急性T波、高钾T波等，有些文献认为形态对称，有些文献则认为形态不对称，读者应了解这些描述不同的原因，建立自己的阅读习惯。相对于正常T波明显的不对称，只要发现T波前支有加速形成或后支有减慢形成现象，就有可能出现相对对称的T波。未来如何定义T波形态学的对称性和不对称性，需要进一步研究。

T波直立时，对称T波多见于高钾血症、急性心肌缺血早期、迷走神经张力增高等；T波倒置时，多见于心肌缺血、严重心肌肥厚和应激性心肌病等，其中心肌缺血相关的对称T波倒置称为冠状T波，见于不稳定型心绞痛再灌注期（Ⅱ型Wellens综合征）、非ST段抬高型心肌梗死和ST段抬高型心肌梗死的再灌注期，通常伴QT间期延长。

■ T波高耸

年龄、种族、性别等都能影响T波振幅，正常情况下，T波振幅低于同导联R波振幅，但不应低于R波振幅的1/10，肢体导联中Ⅱ导联T波振幅最高，胸导联中V_4导联最高，不过仍有相当多数的个体V_2、V_3导联T波振幅最高[28]。男性比女性T波振幅高出25%，随年龄增长T波振幅逐渐降低，60—79岁老年人群的T波振幅比18—39岁青年人群低25%[28]。通常V_2和V_3导联T波直立，18—29岁的男性振幅正常上限可达16mm，其余年龄段男性正常上限为10～14mm，女性振幅正常上限7～10mm[4]。

T 波直立且振幅 >10mm 或同导联 >R 波振幅的 75% 时，称为 T 波高耸[29]。短期内心电图 R 波振幅的影响因素是左心室与胸壁的距离，而 T 波振幅主要受左心室腔室大小影响，左心室腔增大时 T 波振幅增高，本质是心内膜和心外膜动作电位变化的反映，心室扩张时心内膜表面积增加超过心外膜表面积，心内膜与心外膜的复极电势差异增大，T 波振幅增高[30]。这可以解释为何一些罹患心瓣膜病或先天性心脏病的患者，左心室血流动力学异常，尽管无左心室肥厚，心电图仍出现 T 波高耸。

生理条件下，迷走神经张力增强、早期复极等，有时可使 T 波振幅达到 10 ～ 20mm。临床上，病理生理条件下的 T 波高耸多见于高钾血症、超急性 T 波、宽 QRS 波继发性复极改变、左心室舒张期负荷增加等（图 5-17）。急诊科最常见的三种高耸 T 波鉴别原因分别是急性心肌梗死、高钾血症和早期复极[31]。

高钾血症时复极加速，T 波高耸的特点是尖（T 波顶峰）、窄（T 波基底部），平均 T 波宽度为 160ms，而左心室肥厚、心肌梗死等 T 波高耸平均宽度为 240 ～ 260ms；高钾血症的 ST 段可位于等电位线或轻微抬高（合并早期复极），合并低钙血症时出现 ST 段延长，而心肌缺血的 T 波高耸常伴 ST 段抬高 ≥ 2mm[30]。早期复极的 QRS 终末部切迹或模糊，伴或不伴 ST 段抬高，如有 ST 段抬高，多表现为凹面向上形抬高。急诊鉴别困难时，可随访心肌生化标志物，早期复极的肌钙蛋白检测阴性，而急性心肌梗死的肌钙蛋白检测呈阳性且有逐渐升高趋势。

▉ V₁ 导联 T 波直立

胸导联的心电波是左、右心室前壁和

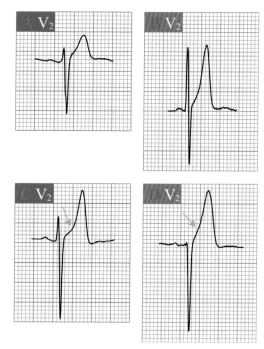

图 5-17 T 波高耸的形态学

A.1 例健康人的 V₂ 导联，T 波直立，振幅 <10mm。B.1 例健康人的 V₂ 导联，T 波直立，振幅 >10mm，形态不对称，注意 V₂ 导联 R 波振幅 16.5mm，超声心动图未发现心室肥厚，R 波高振幅可能与体型消瘦、正常变异等有关。R 波振幅增高时常伴 T 波振幅增高。C.1 例高钾血症的高耸 T 波，形态不对称。D.1 例前壁心肌梗死的超急性 T 波，T 波高耸，形态不对称，特征是 ST-T 交界部的凹面几近消失（绿色箭头所示，读者请对比 C 的凹面体会），ST-T 交界部骤然"开阔"，T 波基底部增宽。正常变异和异常 T 波高耸的形态学存在不少重叠，如高钾血症的 T 波特征是高尖，主要是指 T 波顶峰较窄，但本例中正常 B 的变异比 C 的高钾血症的 T 波顶峰更尖窄。心电图图形模棱两可时，借助病史、辅助检查通常能为大部分异常心电图改变给出合理解释。本例 A 的 ST-T 交界部也较为陡直、凹面近乎消失，但受检者描记心电图时无胸痛症状，图 D 描记心电图时不仅有胸痛症状，注意 V₂ 导联 r 波振幅极低，提示 R 波丢失（R 波递增不良），这些都倾向于考虑急性心肌缺血，相反 A 的 V₂ 导联 R 波振幅正常

后壁电活动的综合反映，左心室间隔部、部分右心室前壁和左心室后壁的电活动都

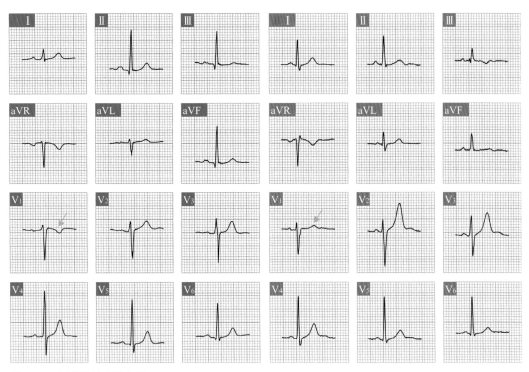

图 5-18 正常 T 波的形态学

2 例正常心电图，节律均为窦性心律。A.V₁ 导联 T 波倒置（绿色箭头），肢体导联中 II 导联 T 波振幅最高，胸导联中 V₄ 导联 T 波振幅最高；B.V₁ 导联 T 波直立（绿色箭头），肢体导联中 II 导联 T 波振幅最高，胸导联中 V₂ 导联 T 波振幅最高，V₁ 导联 T 波振幅 <V₆ 导联 T 波振幅

能影响 V_1 导联心电波。正常情况下，V_1 导联 T 波可以倒置、双相、低平或直立。V_1 导联 T 波直立的判读标准是 T 波正相且振幅 ≥1.5mm，正常情况下，V_1 导联的直立 T 波振幅不应超过 V_5、V_6 导联的直立 T 波振幅（图 5-18）。9%·20% 的健康人 V_1 导联 T 波直立，其余见于左心室肥厚、左心室高电压、后壁心肌梗死、后壁缺血、完全性左束支阻滞和电极安放错误等[32][33]。

左心室后壁心肌缺血时，后壁导联 T 波低平、倒置，伴或不伴 ST 段偏移，V_1 导联 T 波振幅对应性增加，相当于后壁对前壁复极的对抗电势丢失，前壁复极电势增大，V_1 导联 T 波直立或振幅增大。V_1 导联 T 波直立（振幅 ≥1.5mm）时，冠脉造影研究发现 9% 无冠脉病变，20% 有单

支冠脉病变，27% 有两支冠脉病变，35% 有三支冠脉病变，单支冠脉病变时左回旋支病变比左前降支病变多见；两支冠脉病变时，右冠状动脉和左回旋支联合病变率为 69%，高于其他两支联合病变率，如左前降支和右冠状动脉联合病变率为 17%，左前降支和左回旋支联合病变率为 7%，因此疑诊冠心病时，V_1 导联 T 波直立高度提示左回旋支病变[32]。

正常情况下，V_1 导联直立 T 波振幅 <V_6 导联 T 波振幅，当 V_1 导联 T 波振幅 >V_6 导联 T 波振幅时，称为 T_{V1}>T_{V6}。1959 年，法国学者 Mayer 等首次指出 T_{V1}>T_{V6} 改变是高血压患者出现左心室肥厚的心电图指标，随后文献陆续报道在左心室肥厚、心肌缺血患者中见到 T_{V1}>T_{V6} 现象，明确指出这是一种异常心电图改变，经典心

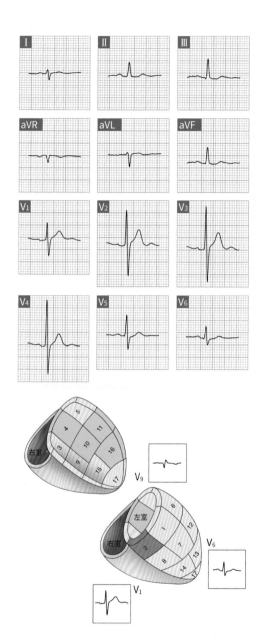

T_{V1}>T_{V6} 改变在住院人群中的发生率为 1%，冠心病（25%）和高血压（24%）是 2 个最常见的原因，其次为综合临床情况（贫血、电解质紊乱等，23%），肺部疾病 11%，健康者占 17%[35]。

健康人群中，心电图 T_{V1}>T_{V6} 的发生率男性（16%）高于女性（2%），主要见于青中年男性，故男性心电图 T_{V1}>T_{V6} 改变的诊断特异度较低[36]。T_{V1}>T_{V6} 心电图改变诊断心脏疾病的敏感度为 60%，特异度为 78%，是一个较弱的诊断工具；另一方面，T_{V1}>T_{V6} 改变在心肌梗死、心绞痛和高血压患者中的发生率分别为 63.3%、61% 和 47.3%，确实也是一种心脏病患者的高发心电图改变，对疑诊心脏疾病的受检者而言，是进一步诊断心脏疾病的心电图线索[36]。

后壁心肌缺血或梗死后，T_{V1}>T_{V6} 改变可以持续数年或终生（图 5-19）。T_{V1}>T_{V6} 改变有时是左回旋支次全闭塞的唯一心电图改变[37]。简而言之，无论是单独的 V_1 导联 T 波振幅增高，还是 T_{V1}>T_{V6} 改变，部分健康者和心脏疾病者存在重叠，不能据此贸然认为患者无心脏疾病，亦不能贸然断定患者有冠心病或左心室肥厚，但可作为一个疑诊的心电图线索，需要更多的客观证据明确或排除心脏疾病。

图 5-19 T_{V1}>T_{V6}

上．男，68 岁。既往有心肌梗死病史，门诊随访。12 导联心电图示窦性心律，电轴右偏 +96°，未见病理性 Q 波、ST 段偏移和 T 波倒置。注意到 T_{V1}>T_{V6} 改变，V_2、V_3 导联 R 波振幅增高，提示后壁心肌缺血或陈旧性梗死可能。下．心脏解剖节段示意 V_1 导联面向的高位前间隔心肌是后壁（V_9）、侧壁（V_6）导联的对应性导联（镜像导联），完善后壁导联记录发现 V_7 ~ V_9 导联病理性 Q 波形成（图中仅示 V_9 导联）和 T 波倒置，V_1 ~ V_3 导联的 R 波、T 波振幅增加系后壁电势丢失的对应性改变

参考文献

[1] Carley SD, Gamon R, Driscoll PA, et al.What's the point of ST elevation?Emerg Med J,2002,19(2):126-128.

[2] Patton KK, Ellinor PT, Ezekowitz M, et al.Electrocardiographic Early Repolarization: A Scientific Statement From the American Heart Association.Circulation,2016,133(15):1520-1529.

[3] Macfarlane PW, Antzelevitch C, Haissaguerre M, et al.The Early Repolarization Pattern: A Consensus Paper.J Am Coll Cardiol,2015,66(4):470-477.

[4] Rautaharju PM, Surawicz B, Gettes LS, et al.AHA/ACCF/HRS recommendations for the standardization and interpretation of the electrocardiogram: part IV: the ST segment, T and U waves, and the QT interval: a

scientific statement from the American Heart Association Electrocardiography and Arrhythmias Committee, Council on Clinical Cardiology; the American College of Cardiology Foundation; and the Heart Rhythm Society: endorsed by the International Society for Computerized Electrocardiology.Circulation,2009,119(10):e241-250.

[5] Wagner GS, Macfarlane P, Wellens H, et al.AHA/ACCF/HRS recommendations for the standardization and interpretation of the electrocardiogram: part VI: acute ischemia/infarction: a scientific statement from the American Heart Association Electrocardiography and Arrhythmias Committee, Council on Clinical Cardiology; the American College of Cardiology Foundation; and the Heart Rhythm Society: endorsed by the International Society for Computerized Electrocardiology.Circulation,2009,119(10):e262-270.

[6] Smith SW.ST segment elevation differs depending on the method of measurement.Acad Emerg Med,2006,13(4):406-412.

[7] Willems JL, Willems RJ, Willems GM, et al.Significance of initial ST segment elevation and depression for the management of thrombolytic therapy in acute myocardial infarction. European Cooperative Study Group for Recombinant Tissue-Type Plasminogen Activator.Circulation,1990,82(4):1147-1158.

[8] Bush HS, Ferguson JJ 3rd, Angelini P, et al.Twelve-lead electrocardiographic evaluation of ischemia during percutaneous transluminal coronary angioplasty and its correlation with acute reocclusion.Am Heart J,1991,121(6 Pt 1):1591-1599.

[9] Tamura A, Mikuriya Y, Kataoka H, et al.Emergent coronary angiographic findings of patients with ST depression in the inferior or lateral leads, or both, during anterior wall acute myocardial infarction.Am J Cardiol, 1995,76(7):516-517.

[10] Okin PM, Bergman G, Kligfield P.Effect of ST segment measurement point on performance of standard and heart rate-adjusted ST segment criteria for the identification of coronary artery disease.Circulation,1991,84(1):57-66.

[11] Detry JM, Robert A, Luwaert RJ, et al.Diagnostic value of computerized exercise testing in men without previous myocardial infarction. A multivariate, compartmental and probabilistic approach.Eur Heart J,1985,6(3):227-238.

[12] Smith SW, Whitwam W.Acute coronary syndromes.Emerg Med Clin North Am,2006,24(1):53-89.

[13] Brownfield J, Herbert M.EKG Criteria for Fibrinolysis: What's Up with the J Point?West J Emerg Med,2008,9(1):40-42.

[14] Sprague HB, White PD.Clinical observations on the T wave of the auricle appearing in the human electrocardiogram. J Clin Invest,1925,1(4):389-402.

[15] Holmqvist F, Carlson J, Platonov PG.Detailed ECG analysis of atrial repolarization in humans.Ann Noninvasive Electrocardiol,2009,14(1):13-18.

[16] Ihara Z, van Oosterom A, Hoekema R.Atrial repolarization as observable during the PQ interval.J Electrocardiol,2006,39(3):290-297.

[17] Littmann D. Persistence of the juvenile pattern in the precordial leads of healthy adult negroes, with report of electrocardiographic survey on three hundred negro and two hundred white subjects. Am Heart J,1946,32(3):370–382.

[18] Basu J, Malhotra A, Styliandis V, et al. 71 Prevalence and progression of the juvenile pattern in the electrocardiogram of adolescents. Heart,2018,104:A63.

[19] Aro AL, Anttonen O, Tikkanen JT, et al.Prevalence and prognostic significance of T-wave inversions in right precordial leads of a 12-lead electrocardiogram in the middle-aged subjects.Circulation,2012,125(21):2572-2577.

[20] Blackman NS, Kuskin L. Inverted T waves in the precordial electrocardiogram of normal adolescents. Am Heart J ,1964,67: 304–312.

[21] Walsh BM, Smith SW."Persistent Juvenile" T-Wave Pattern May Not Be Persistent: Case Series and Literature Review.J Emerg Med,2015,49(6):e165-172.

[22] Daviglus ML, Liao Y, Greenland P, et al.Association of nonspecific minor ST-T abnormalities with cardiovascular mortality: the Chicago Western Electric Study. JAMA,1999,281(6):530-536.

[23] Hiss RG, Lamb LE.Electrocardiographic findings in 122.043 individuals.Circulation,1962,25(6):947-961.

[24] De Bacquer D, De Backer G, Kornitzer M.Prevalences of ECG findings in large population based samples of men and women.Heart,2000,84(6):625-633.

[25] Kang JG, Chang Y2.Sung KC,et al.Association of isolated minor nonspecific ST-T abnormalities with left ventricular hypertrophy and diastolic dysfunction.Sci Rep,2018,8(1):8791.

[26] Geraldino-Pardilla L, Gartshteyn Y, Piña P, et al.ECG non-specific ST-T and QTc abnormalities in patients with systemic lupus erythematosus compared with rheumatoid arthritis.Lupus Sci Med,2016,3(1):e000168.

[27] Chikamori T, Doi YL, Furuno T, et al.Diagnostic significance of deep T-wave inversion induced by exercise testing in patients with suspected coronary artery disease.Am J Cardiol,1992,70(3):403-406.

[28] Gambill CL, Wilkins ML, Haisty WK Jr, et al.T wave amplitudes in normal populations. Variation with ECG lead, sex, and age.J Electrocardiol,1995,28(3):191-197.

[29] Pinto IJ, Nanda NC, Biswas AK, et al.Tall upright T waves in the precordial leads.Circulation. 1967;36(5):708-716.

[30] Feldman T, Childers RW, Borow KM, et al.Change in ventricular cavity size: differential effects on QRS and T wave amplitude.Circulation,1985,72(3):495-501.

[31] Somers MP, Brady WJ, Perron AD, et al.The prominent T wave: electrocardiographic differential diagnosis.Am J Emerg Med,2002,20(3):243-251.

[32] Manno BV, Hakki AH, Iskandrian AS, et al.Significance of the upright T wave in precordial lead V1 in adults with coronary artery disease.J Am Coll Cardiol,1983,1(5):1213-1215.

[33] Perloff JD. The recognition of strictly posterior myocardial infarction by conventional scalar electrocardiography. Circulation,1964(5),30:706-718.

[34] Myer, P, Herr R.L' interete du syndrome electrocardiographique $T_{V1} > T_{V6}$, pour le d'epistage precoce de troubles de la repolarization ventriculaire gauche. Arch mal coeur,1959,52: 753.

[35] Weyn AS, Marriott HJ.The T-V_1 taller than T-V_6 pattern. Its potential value in the early recognition of myocardial disease.Am J Cardiol,1962,10.764-766.

[36] Okamoto N, Simonson E, Blackburn H.The T-V_1 >T-V_6 pattern for electrocardiographic diagnosis of left ventricular hypertrophyand ischemia.Circulation, 1965,31(3):719-729.

[37] Glancy DL.TV1 Taller than TV6.Am J Cardiol,2015,116(7):1153-1154.

■钟远慎 ■廖礼君

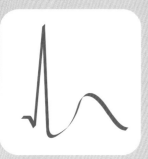

第 6 章

缺血性 ST-T 改变

诊断典型缺血性ST-T改变并不困难，难点是不典型的缺血性ST-T改变及混杂缺血性和非缺血性的ST-T改变。

6.1 解剖相邻的心电图导联

心电图是疑诊急性心肌缺血患者的首要诊断工具，也是患者院前急救、门诊就诊接触的第一个心脏疾病诊断工具，能够在数分钟里完成检查并给出解释。现有ST段抬高型心肌梗死诊疗指南、急性冠脉综合征诊疗指南等强调胸痛患者应在抵达医院后的10分钟内完成心电图检查[1]。

心电图诊断急性心肌缺血强调两个相邻解剖导联出现缺血性ST-T改变（ST段压低或抬高、T波倒置或高耸），$V_1 \sim V_6$ 导联是从右前逐渐过渡到左侧的胸前导联，Ⅰ、aVL导联探查高侧壁，Ⅱ、Ⅲ、aVF导联探查下壁心肌，一些健康个体心电图可以出现aVL、Ⅲ导联ST段轻度压低、T波倒置，属于正常心电图改变，但它们是两个不相邻的边缘导联（图6-1）。

12导联心电图上，V_1 或 V_6 导联出现孤立的ST-T改变需要加做右室和后壁导联，因为这两个边缘导联出现ST-T改变可能暗示右室或后壁缺血，而右室和后壁

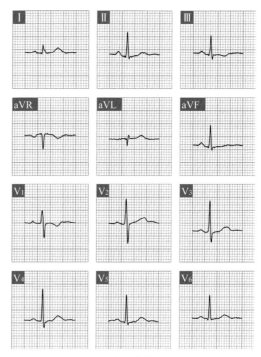

图 6-1 孤立的 Ⅲ 导联 T 波倒置

女，43 岁。肺动脉瓣狭窄球囊扩张术后 3 个月，门诊随访。心电图示窦性心律，Ⅲ 导联 ST 段压低 0.75mm 伴 T 波倒置 1mm，aVF 导联 T 波平坦，其余导联 ST-T 未见异常。正常情况下，Ⅲ 导联 T 波倒置时，aVF 导联 T 波可以浅倒、平坦或直立，但 Ⅱ 导联 T 波应直立

并不在常规 12 导联心电图探查范围内。下壁心肌梗死常合并右室、后壁心肌梗死，因此 12 导联心电图证实下壁心肌梗死的患者需要完善 18 导联心电图，右室心肌

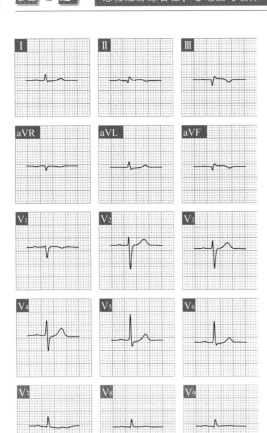

图 6-2 ST 段抬高型下壁和右室心肌梗死

男，46 岁。胸痛 1 天入院。心电图示窦性心律，Ⅱ、Ⅲ、aVF 导联病理性 Q 波形成、ST 段轻微弓背向上形抬高和 T 波倒置；患者从胸痛发作到就诊的时间间期较长，急性心肌梗死病程已经自发性进入到再灌注期（心电图标志是 T 波倒置）；入院时尽管 ST 段抬高轻微，但缺血性 ST-T 改变出现于三个相邻心电图导联，高度提示近期发生了急性心肌缺血事件，入院后肌钙蛋白阳性也证实心肌坏死。如果只采集 12 导联心电图，只能诊断为下壁心肌梗死；当完善 18 导联心电图时，记录右室和后壁导联心电图后，发现右胸（V₃ᵣ ～ V₅ᵣ）病理性 Q 波形成、ST 段轻度抬高和 T 波倒置，患者合并右室心肌梗死。心电图诊断：①窦性心律；②ST 段抬高型下壁和右室心肌梗死；③肢体导联低电压，请随访心电图

梗死往往伴有低血压，胸痛患者盲目使用硝酸甘油等扩血管药物缓解胸痛，有可能引起致命性低血压。尽管当前各种急性冠脉综合征诊疗指南并未推荐 18 导联心电图，但为了全面探查心肌缺血，笔者建议接诊胸痛患者初次采集 18 导联心电图（图 6-2）。

6.2 缺血性 ST 段改变

ST-T 改变是急性心肌缺血时主要的心电图异常，包括 ST 段抬高、ST 段压低、超急性 T 波、再灌注 T 波、冠状 T 波，其他复极异常还有 U 波改变、QT 间期延长等。2018 年颁布的第四版《心肌梗死通用定义》指出在无左心室肥厚和左束支阻滞情况下，急性心肌缺血的心电图征象见表 6-1[1]。

表 6-1	急性心肌缺血的心电图改变
ST 段抬高	两个相邻心电图导联，新发 J 点处 ST 段抬高的临界值：V₂ ～ V₃ 导联在 40 岁以上男性 ≥ 2mm，40 岁以下男性 ≥ 2.5mm，女性 ≥ 1.5mm，其余导联抬高 ≥ 1mm
ST 段压低和 T 波改变	两个相邻导联出现 ST 段水平形或下斜形压低 ≥ 0.5mm 伴或不伴在以 R 波为主波或 R/S 振幅比值 >1 的两个相邻导联出现 T 波倒置 ≥ 1mm

指南不再强调病理性 Q 波对急性心肌缺血 / 梗死的诊断作用，这是因为心肌缺血 / 梗死的分类已经从 20 世纪中叶的 Q 波和非 Q 波梗死（心内膜下心肌梗死）发展到 21 世纪的 ST 段抬高和非 ST 段抬高型急性冠脉综合征，后一种分类能更好地与

病理生理、临床病理和治疗策略等联系起来[2]。不过，心电图上的病理性 Q 波仍具有重要的临床意义，但并非早期重点关注的心电图指标，如急性心肌缺血的院前诊断和早期血运重建策略的制订等。

ST 段抬高的形态学

ST 段抬高在形态上分为上斜形、下斜形、凹面向上形（凸面向下形或弓背向下形）和凹面向下形（凸面向上形或弓背向上形），既往曾认为只有凹面向下形才能指示急性心肌梗死，随后临床发现心肌梗死也能表现为上斜形和凹面向上形抬高，左前降支闭塞引起的 ST 段抬高型心肌梗死中，30%～40% 的 ST 段抬高属于凹面向上形（图 6-3）[3][4]。

ST 段抬高型心肌梗死中，急性期上斜形 ST 段抬高占 32%，凹面向下形抬高占 24%[3]。上斜形和凹面向下形 ST 段抬高诊断心肌梗死的敏感度为 77%，特异度为 97%[5]。冠脉造影证实，凹面向上形 ST 段抬高诊断急性心肌梗死的敏感度最低，仅为 24%[3]。

值得注意的是，接近 25% 的急性心肌梗死患者 ST-T 形态学改变轻微，或 ST 段抬高处于临界状态，具有这些形态表现的心电图无直接诊断价值[3]。ST 段抬高型急性心肌梗死的主要鉴别诊断见表 6-2。鉴别诊断要结合患者的临床特征和辅助检查有的放矢地进行。

急性心肌梗死的 ST 段抬高形态学不仅有诊断作用，还含有预后信息（表 6-3）[3][4]。同一患者的不同导联 ST 段抬高的形态学可能不同，凹面向下形抬高伴 QRS 终

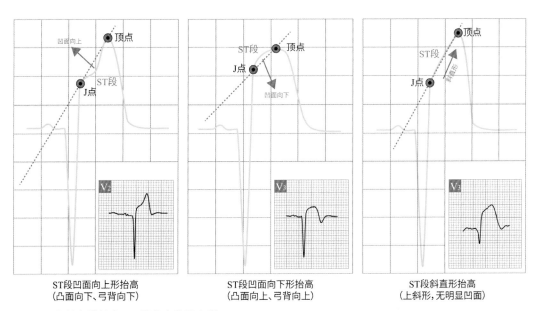

图 6-3 急性心肌缺血 ST 段抬高的形态学

ST 段抬高的形态学判别方法如下：选取 J 点和 ST-T 融合的顶峰作为参考点，沿两点做连接线（红色虚线），观察 ST 段和连接线的位置关系。左图 .ST 段位于连接线下方，判别为凹面向上形抬高，或弓背向下形抬高、凸面向下形抬高。中图 .ST 段位于连接线上方，判别为凹面向下形抬高，或弓背向上形抬高、凸面向上形抬高。右图 .ST 段位于连接线上或略微偏移，无明显凹面形成，判别为上斜形或斜直形抬高。各图下方为真实心电图举例

表6-2	急性胸痛患者 ST 段抬高的原因
常见原因	构成比
急性心肌梗死	58.8%
左心室肥厚	26.9%
早期复极	12.3%
完全性左束支阻滞	11.7%
急性心包炎	3.5%
左心室室壁瘤	3.5%
起搏节律	3.5%
其他	5.8%

末部变形的导联比凹面向上形抬高的导联更偏向位于缺血中心区域。急性透壁心肌缺血引起 ST 段抬高的机制是心外膜和心内膜动作电位缩短程度不同，产生 2 相复极电压梯度，体表心电图 ST 段抬高。心外膜动作电位显著缩短是 ST-T 形态学改变的主要原因，当缺血程度较轻时，心外膜动作电位缩短不明显，整个动作电位曲线变化不大，凹面形 ST 段抬高残留正常 ST-T 交界部形态，这可能是 ST 段抬高形态蕴含预后信息的原因之一[4]。

正常情况下，$V_1 \sim V_2$ 导联 QRS 波群呈 rS 形，$V_3 \sim V_4$ 导联呈 RS 形。急性心肌缺血时，胸导联 S 波消失，称为 QRS 终末部变形，这是严重心肌缺血的标志，并提示该导联位于缺血中心区域（详见第 9 章三级心肌缺血）[6]。ST 段呈凹面向下形或斜直形抬高和 QRS 终末部变形是急性心肌梗死具有诊断价值的图形，称为诊断图形，两者联合出现时几乎能根据心电图直接诊断为心肌梗死（图 6-4）。左前降支闭塞引起的前壁心肌梗死，心肌梗死的诊断图形出现率为 68%[3]。

ST 段呈下斜形抬高是急性心肌缺血少见的图形，此类图形系急性心肌缺血引起心外膜动作电位极度缩短，QRS-ST-T 高度融合近似三角形，既往称为 λ 波，新近此类图形统称为三角形 QRS-ST-T，见于 1.4% ~ 4.1% 的急性心肌梗死患者，多提示患者缺乏侧支循环（缺血保护），80% 的患者院内发作心室颤动和心源性休克，死亡率接近 40%，是急性心肌梗死预后不佳的心电图图形之一（图 6-5）[7][8]。

2018 年颁布的第四版《心肌梗死通用定义》及其他急性冠脉综合征诊疗指南，

表6-3	急性心肌梗死 ST 段抬高形态学的临床信息		
临床信息	凹面向上形	上斜形	凹面向下形
胸痛到采集心电图时间（发病时间）	最短	居中	最长
心绞痛病史（缺血预适应）	最多见（75%）	居中（61%）	最少见（42%）
ST 段抬高振幅之和	最低	居中	最高
新发 Q 波导联数	最少（平均2个）	居中（平均2.3个）	最多（平均4个）
QRS 终末部变形	少见	居中	多见
峰值 CK-MB	最低	居中	最高
入院时左心室射血分数	最高（58%）	居中（48%）	最低（41%）
节段性室壁动度异常	最少	居中	最多
侧支循环	多见	居中	少见

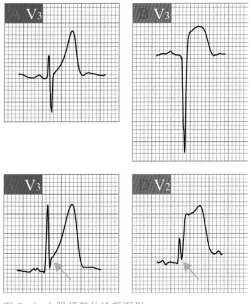

图 6-4 心肌梗死的诊断图形

A.1 例正常 V₃ 导联 QRS 波群，呈 RS 形，S 波显著。
B.1 例急性前壁心肌梗死充分进展期，QRS 波群
呈 QS 形，ST 段凹面向下形抬高，这种图形是急
性心肌梗死的直接诊断图形。C.1 例急性前壁心肌
梗死超急性期，T 波宽大、高耸，ST 段上斜形抬高，
凹面略向上，绿色箭头所示 V₃ 导联正常 S 波消失，
即 QRS 终末部变形。此类图形不仅能直接诊断急
性心肌梗死，还间接提示心肌严重缺血且该导联位
于缺血中心。D.V₂ 导联 ST 段抬高呈凹面向上形，
S 波丢失（绿色箭头），是急性心肌梗死的诊断图
形，临床意义与图 C 相同

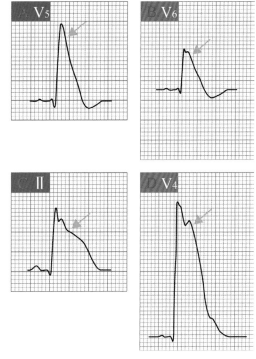

图 6-5 急性心肌梗死的下斜形 ST 段抬高

急性心肌梗死的下斜形 ST 段抬高是一种特殊模式
的心肌梗死图形，QRS 波、ST 段和 T 波融合呈三
角形，ST 段前半部和达到顶峰的 R 波融合，后半
部快速融于 T 波前支，两者快速下行（绿色箭头）。
这种模式的心电图是预后不佳的急性心肌梗死图
形，提示梗死区域心肌缺乏侧支循环等缺血保护，
心外膜动作电位极度缩短，导致整个心电图波形近
似心外膜动作电位曲线（参见图 3-2 和图 3-11）

强调心电图诊断急性心肌梗死必须满足
≥ 2 个相邻解剖导联新发 ST 段抬高（前
间隔区域 ST 段抬高 ≥ 2mm，其他导联 ST
段抬高 ≥ 1mm），这是基于心电图的优化
诊断原则提出的标准，诊断急性心肌梗死
的敏感度为 55.8%，特异度为 94%，当强
调 ≥ 3 个导联 ST 段抬高才能诊断急性心
肌梗死时，敏感度迅速下降至 31.3%[9]。
严格定义急性心肌梗死的心电图诊断标准
有助于初始诊断心肌梗死，利用 ST 段演
变情况能够评估治疗效果和预后；此外，
在大型随机化临床研究中，还有利于统一
制订入选标准，避免病例选择性偏倚[10]。

根据产生的原因，心电图的 ST 段抬
高分为损伤电流相关和非损伤电流相关两
种情况。损伤电流相关性 ST 段抬高强调
后天获得性疾病损害心肌，引起心内膜和
心外膜动作电位改变，2 相产生显著的跨
室壁复极电压梯度，心电图 ST 段抬高，
如急性心肌缺血、急性心肌炎、急性心包
炎、室壁瘤、射频消融、心外科手术切口、
心脏外伤等；非损伤电流相关性 ST 段抬
高主要是先天性心外膜和心内膜的离子通
道分布差异、继发性复极动力改变等，2
相产生显著的跨室壁复极电压梯度，心电

图ST段抬高，如早期复极、Brugada综合征、宽QRS波继发性ST-T改变等，心内膜和心外膜并无病理性损害。

■ ST段压低的形态学

ST段压低的形态学有水平形、下斜形、上斜形、J点压低、鱼钩样改变、凸面下斜等多种形态，指示缺血性ST段压低的主要是水平形、下斜形压低和J点压低，这三种类型的ST段压低对冠心病有诊断价值，这些信息主要来自运动平板试验、心肌核素灌注显像和冠脉造影的对照研究（图6-6）。

运动平板试验时，ST段水平形或下斜形压低≥1mm诊断冠心病的敏感度为67%，特异度为72%[11]。值得注意的是，ST段压低≥1mm是运动试验阳性征，受

试者应停止试验，避免心肌缺血诱发意外。ST段压低≥2.5mm提示严重心肌缺血，多见于左主干病变患者（30%），其次为三支冠脉病变患者（22%）[12]。

ST段呈下斜形和水平形压低时，ST段结束点肯定位于等电位线下方，随后T波起始部从等电位线下方开始，T波前半部倒置而后半部高出等电位线，形成负正双相的T波，有时T波完全倒置，但肯定不会出现正负双相的T波。

运动平板试验和冠脉造影对照研究证实，下斜形ST段压低对探查心肌缺血的敏感度最高（67%），水平形ST段压低其次（61%），上斜形ST段压低最低（54%）[13]。当冠状动脉管腔狭窄>50%时，下斜形、水平形和上斜形ST段压低对探查心肌缺血的敏感度依次为85%、78%和75%，因此，就诊断心肌缺血的价值而言，下斜

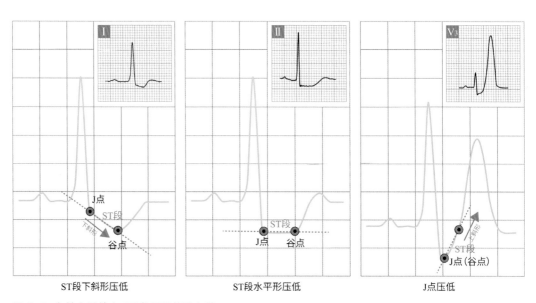

图6-6 急性心肌缺血ST段压低的形态学

ST段压低的形态学判别方法如下：选取J点和ST-T融合的谷底作为参考点，沿两点做连接线（红色虚线），观察J点和谷底之间的ST段斜率。左图.J点高于谷点时，ST段呈下斜形压低。中图.J点和谷点位于水平线或近似水平形时，ST段斜率为0，呈水平形压低。右图.J点和谷点位置相同，J点后ST段呈上斜形压低并快速融于T波前支，ST段极短，貌似QRS波后紧随高耸T波，这种模式的ST段压低主要见于胸导联。各图上方为真实心电图举例

形 ST 段压低最高，水平形其次，上斜形最低[9][13]。下斜形和水平形 ST 段压低诊断心肌缺血总的敏感度为 56%，特异度为 94%[13]。放射性核素心肌灌注成像研究发现运动试验时，下斜形 ST 段压低多见于大面积心肌缺血患者，水平形 ST 段压低多见于中等面积缺血患者，上斜形 ST 段压低多见于中等面积缺血患者和无缺血的受检者，间接提示心肌缺血严重情况是 ST 段压低形态学的决定因素之一（图 6-7）[14]。冠脉造影证实 8% 的下斜形 ST 段压低者并无明显的冠状动脉疾病[15]。

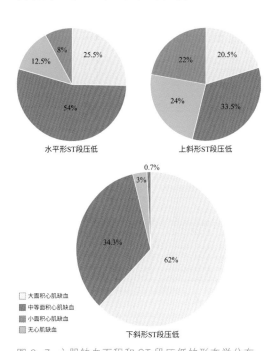

图 6-7 心肌缺血面积和 ST 段压低的形态学分布

不同缺血面积的 ST 段压低形态学分布。下斜形 ST 段压低最多见于大面积心肌缺血，水平形 ST 段压低最多见于中等面积心肌缺血，上斜形 ST 段压低最多见于中等面积心肌缺血，其次是无心肌缺血受检者

临床上，急性心肌缺血患者往往存在影响 ST 段形态的其他因素，如左心室肥厚、洋地黄类药物、电解质紊乱、宽 QRS 波群等，水平形和下斜形 ST 段压低存在一些

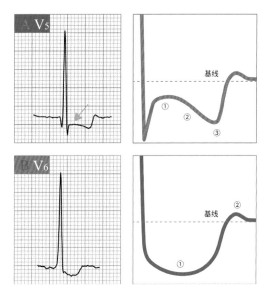

图 6-8 ST 段压低的形态学

A. 左图示 ST 段下斜形或水平形压低时，ST 段初始部微凸，呈凸面向上形压低，常见于心室肥厚。右图为左心室肥厚的 ST 段压低形态特点：① ST 段初始部微凸；② ST 段下斜形融于 T 波降支；③ T 波不对称倒置，这种模式的 ST 段压低并不能指示冠心病或心肌缺血。B. 左图示洋地黄类药物对心电图 ST-T 的影响，ST 段完全曲线化。右图①曲线化的 ST 段；② T 波终末部略高于基线，ST-T 形态酷似鱼钩，俗称鱼钩样 ST-T 改变

变体（图 6-8）。通过分析这些 ST 段压低形态学的亚型，可能会发现患者存在的一些其他临床情况；此外，一些 ST 段形态学改变仅见于某些特殊情况，经验丰富的医师能够给出恰当的解释，这种阅读能力对于接诊急诊、重症患者大有裨益。不过，即使再高明的心电图阅读者，有时也不能完全解释 ST 段形态学改变的原因，当正好采集到演变期的 ST 段时，形态介于两种典型情况之间，诊断模棱两可，遇到这种情形，只能通过随访心电图及结合其他临床资料进一步明确原因。

同一患者的一份心电图上，可以出现多种 ST 段压低模式；同一患者的不同临床情况下，ST 段压低形态学可以发生变化，

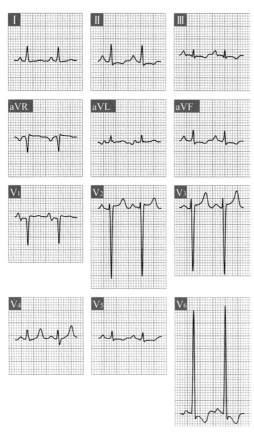

图 6-9 ST 段压低

女，29 岁。临床诊断扩张型心肌病。心电图示窦性心动过速，心率 120 次 / 分；Ⅱ、Ⅲ、aVF、V₅导联 ST 段水平形压低 0.2 ~ 0.5mm，ST 段轻微凸面向上；V₆ 导联 R 波振幅 40mm，ST 段下斜形压低 1mm 伴凸面向上。心电图诊断：①窦性心动过速；②左心室肥厚；③ R 波递增不良；④ ST-T 改变，请结合临床

解释这些 ST 段压低应该与临床背景紧密联系起来，如无症状的左心室肥厚患者，心电图的 ST-T 改变并非指示急性心肌缺血，当患者出现缺血性胸痛症状且 ST-T 形态与之前的心电图对比发生改变时，要考虑急性冠脉综合征可能（图 6-9）。

上斜形 ST 段压低包括非缺血性和缺血性两种情况，前者主要是心率过快，心房复极波引起 J 点、ST 段偏移，精准判读 ST 段压低振幅时，必须消除心房复极

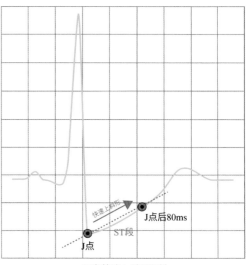

ST段快速上斜形压低

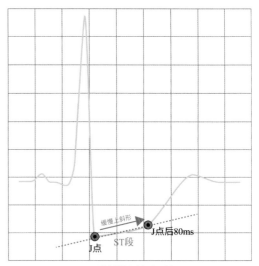

ST段缓慢上斜形压低

图 6-10 上斜形 ST 段压低的亚型

上斜形 ST 段压低的形态学根据 J 点和 J 点后 80ms 处两点判别。上图 J 点压低 2mm，J 点后 80ms 处 ST 段压低仅 1mm，沿两点作延长线（红色虚线），ST 段上升斜率较快。下图 J 点压低 2mm，J 点后 80ms 处 ST 段仍压低 1.5mm，沿两点做延长线，ST 段上升斜率较为平缓

波对 ST 段压低的影响。形态学上，上斜形 ST 段压低包括三种情况，ST 段快速上斜形、ST 段缓慢上斜形和单纯 J 点压低（图 6-10）。ST 段快速上斜形压低是指 J 点后 80ms 处 ST 段压低 1 ~ 1.5mm；缓

慢上斜形压低是指 J 点后 80ms 处 ST 段压低 ≥ 1.5 ~ 2mm[13][16]。强调的是,上斜形 ST 段压低对心肌缺血的诊断价值最低并非等同于上斜形 ST 段压低不能提示心肌缺血。运动平板试验阳性的患者中,15% 只出现上斜形 ST 段压低,核素心肌灌注成像发现仍有 25% 的快速上斜形 ST 段压低和 40% 的缓慢上斜形 ST 段压低的患者出现心肌缺血,冠脉造影证实 70% 的患者存在 2 支或 3 支冠状动脉狭窄 >50%[13][16]。早年曾认为缓慢上斜形 ST 段压低诊断心肌缺血的价值优于快速上斜形 ST 段压低,但目前认为并无这种差异[16]。

J 点压低是上斜形 ST 段压低的特例,特指急性冠脉综合征患者的 J 点压低,ST 段缩短、消失或呈上斜形快速融于 T 波前支,T 波直立(有时 QRS 波后紧随直立 T 波),是左前降支近段严重狭窄的心电图模式,一旦出现高度提示左心室前壁心肌缺血,患者如未能得到及时再灌注治疗,短期内可进展为 ST 段抬高型心肌梗死,此类 J 点压低发生于胸导联,这部分内容详见本书第 11 章 "Dressler – de Winter 征 T 波",此处不再赘述。

与 ST 段抬高型心肌梗死诊断标准一样,2018 年颁布的第四版《心肌梗死通用定义》强调非 ST 段抬高型心肌梗死的心电图诊断至少 ≥ 2 个相邻解剖导联的 ST 段压低,压低阈值 ≥ 0.5mm,≥ 2 个导联 ST 段压低诊断非 ST 段抬高型心肌梗死的敏感度为 80%,特异度为 24.7%;一旦标准定为 ≥ 3 个导联 ST 段压低,敏感度迅速下降至 55.6%,特异度则上升为 60%;≥ 6 个导联 ST 段压低的敏感度仅有 13.3%,但特异度高达 96.5%,在急性冠脉综合征中,这种广泛性 ST 段压低主要见于左主干闭塞和三支冠脉严重病变的患

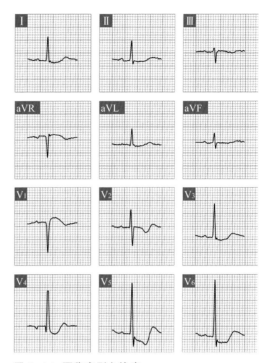

图 6-11 不稳定型心绞痛

女,78 岁。胸痛 30 分钟入院。心电图示窦性心律,广泛性 ST 段压低,I 导联 ST 段水平形压低 0.5mm,V₃ 导联 ST 段水平形压低 1mm,V₄ ~ V₅ 导联 ST 段下斜形压低 2.5 ~ 3mm,V₆ 导联 ST 段水平形压低 2mm。心电图诊断:①窦性心律;②ST-T 改变,请结合临床。入院时肌钙蛋白阴性,1 小时、2 小时后复查肌钙蛋白均为阴性,临床诊断为不稳定型心绞痛

者(图 6-11)[6][9]。心肌生化标志物能帮助鉴别非 ST 段抬高型心肌梗死和不稳定型心绞痛。

6.3 缺血性 T 波改变

急性心肌缺血时,T 波形态可以直立、双相、低平、平坦或倒置,T 波的低平和平坦通常纳入非特异性 ST-T 改变范畴,对心肌缺血并无指示性。急性心肌缺血具有诊断指示性的四种 T 波分别是超急性 T 波、再灌注 T 波、Wellens 正负双相 T 波

和冠状 T 波。这些缺血性 T 波会在后文有关章节中详细介绍，这里仅概述一般特征。

■ 急性心肌缺血的直立 T 波

急性心肌缺血的直立 T 波见于变异型心绞痛、ST 段抬高型心肌梗死极早期、Dressler – de Winter 征 T 波和三角形 QRS-ST-T 波模式、部分非 ST 段抬高型急性冠脉综合征等。

急性心肌缺血时，细胞外钾离子浓度增高，局部心肌间质出现高钾状态，T 波

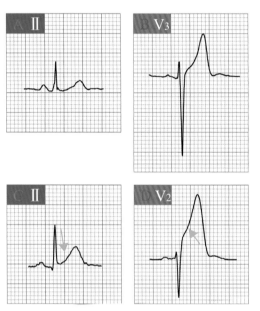

图 6-12 超急性 T 波

A 和 B 均为正常 T 波，T 波振幅低于同导联 R 波振幅或 RS 振幅，QRS 波群和 T 波的曲线下面积协调。C. 一例下壁心肌梗死的超急性 T 波，T 波振幅虽不高，但 ST 段终末部 -T 波起始部的交界处斜率更加陡直，正常凹面消失，T 波基底部突然"开放"，整个 T 波显得宽阔。D. 一例前壁心肌梗死的超急性 T 波，ST 段终末部 -T 波起始部的交界处斜率更加陡直，正常凹面近乎消失，T 波基底部突然"开放"，T 波显得宽阔；此外，r 波振幅丢失仅为 2mm，T 波振幅 16mm，QRS 波和 T 波曲线下面积极不协调，呈现超急性 T 波典型的"小r 波大 T 波模式"

振幅增高、基底部增宽，此时 R 波振幅降低或递增不良，呈一种特殊的"小 r 波大 T 波模式"，有时即使 T 波振幅不高，但与 QRS 波相比，仍呈现一种不协调的"大 T 波模式"，即超急性 T 波，受检者如有胸痛，高度疑诊急性心肌缺血事件（图 6-12）。急性心肌缺血所致局部心肌间质性高钾并非全身性高钾血症，两种类型的 T 波形态是不一致的。超急性 T 波是 ST 段抬高型心肌梗死的极早期阶段，及时的再灌注治疗可以阻断急性心肌梗死病程，极大地挽救心肌，保存心功能。

急性心肌缺血的高耸 T 波多提示透壁心肌缺血，心外膜受累。心外膜动作电位显著缩短时，QRS-ST-T 或 ST-T 心电波高度融合，呈现一些非常特殊的急性心肌缺血波形，ST 段抬高达到顶峰后，快速融于 T 波前支，紧随 T 波后支，有时 T 波前支和后支融合共同形成心电图表观的"T 波降支"（图 6-13）。心肌严重缺血引起的透壁激动扩布延缓；心外膜延迟激动和延迟复极；心内膜先复极形成 T 波前支，心外膜后复极形成 T 波后支（参见图 3-13B）等是这些高度融合 QRS-ST-T 或 ST-T 心电波的形成原因[17]。高度融合心电波往往与梗死面积过大、缺血心肌无保护、住院期间并发症高发（心源性休克、心室颤动等）和预后不良等有关。

■ 急性心肌缺血的双相 T 波

一部分未经治疗的急性 ST 段抬高型心肌梗死患者，抵达医院后首诊心电图在 ST 段抬高的导联能发现正负双相 T 波，一旦 T 波开始倒置（倒置振幅 ≥ 0.5mm），即提示再灌注期的到来（图 6-14）。

未经医学治疗的患者出现再灌注 T 波的原因是部分血栓自溶，称为自发性再灌

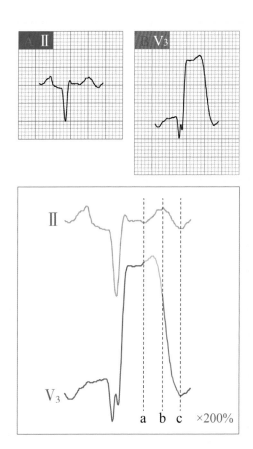

图 6-13　急性心肌缺血的直立 T 波形态学

上图．一例 ST 段抬高型广泛前壁心肌梗死的心电图 II 导联（A）和 V₃ 导联（B）。V₃ 导联 ST 段抬高振幅非常显著，ST 段在顶峰呈水平形快速融于 T 波前支，紧随 T 波快速下降的后支。下图．分别以 200% 的比例放大 II（鹅黄色）和 V₃（天灰色）导联心电波，左侧对齐心电波，因 II 导联存在正常 T 波模式，选取其 ST 段 -T 波交界点（a）、T 波顶峰（b）和 T 波结束（c）等三处向 V₃ 导联心电波作垂线。对照 II 导联 T 波，观察 V₃ 导联 T 波各组分形态，可见 ST 段快速融于 T 波前支后（蓝色曲线部分），T 波前支亦快速融于 T 波后支（红色曲线部分），心电图表现的"T 波降支"实际包含 T 波前支和后支两部分，而不像正常 T 波的前支和后支截然分开并分别形成 T 波升支和降支

注。20 世纪 80 年代，冠脉造影发现胸痛发作 4 小时的急性心肌梗死患者，冠脉造影证实 12.7% 的罪犯血管处于开通状态[18]。随后文献报道的自发性再灌注发生率

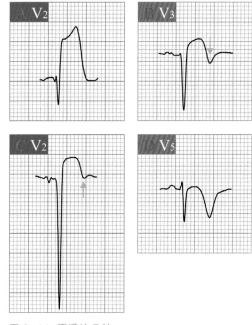

图 6-14　再灌注 T 波

A.ST 段抬高型心肌梗死的急性期，ST 段抬高伴 T 波高耸直立。B ~ D 均为再灌注 T 波。B 和 C 注意它们的 T 波终末部出现负相 T 波（绿色箭头），C 的再灌注 T 波振幅尽管只有 1mm，亦提示进入再灌注期。双相 T 波提示再灌注不完全。D. 完全再灌注 T 波，ST 段回落至基线，T 波完全倒置

为 4% ~ 57%[19][20]。自发性再灌注可以完全或部分开通罪犯血管，即使部分自溶，有时也能避免坏死性 Q 波的形成。自发性再灌注的确切机制尚未阐明，梗死前反复发生心绞痛，缺血预适应的心肌能更耐受缺血；此外，自发性再灌注与缺血 / 再灌注心肌释放内源性腺苷、内源性纤溶系统激活物、组织型纤溶酶原激活物、罪犯血管血栓大小和侧支循环等因素有关[21][22]。自发性再灌注的患者，心肌坏死面积少（CK-MB 峰值低），非 Q 波梗死和左心衰竭发生率低，30 天死亡率低（1%，相比于无再灌注的 13%），是一种对患者有益的病理生理过程[19]。

　　心电图上，ST 段抬高型心肌梗死的 T 波后半部开始倒置标志着自发性再灌注的

开始，ST 段抬高振幅回落 ≥ 70% 伴 T 波完全倒置标志完全再灌注，冠脉造影定义的自发性再灌注标准是 TIMI 血流达到 3 级[21]。冠脉造影证实 T 波倒置可以在胸痛发作 1 小时后出现，罪犯血管完全开通率在 T 波完全倒置、T 波正负双相和 T 波直立的发生率分别为 64.3%、31.2% 和 19%，T 波完全倒置高度提示罪犯血管自发性开通[23]。相比于溶栓治疗和冠脉介入治疗，自发性再灌注容易复发心肌缺血（35%，相比于冠脉介入治疗的 12%），后期仍需要进一步的血运重建治疗[19]。

急性冠脉综合征中，正负双相 T 波还见于 I 型 Wellens 综合征，是左前降支近段严重狭窄的心电图标志，好发于 V₂ ~ V₄ 导联，如不及时进行血运重建，患者将在短期内进展为 ST 段抬高型心肌梗死[24]。值得注意的是，正负双相 T 波并非急性冠脉综合征所特有，还见于左心室肥厚、心肌病、应激性心肌病、脑血管意外、电解质紊乱等临床情况（图 6-15）。有时心电图表现的正负双相 T 波，负相部分实际是巨大倒置 U 波，需要仔细鉴别。儿童和部分正常成人的 V₁-V₂ 导联 T 波倒置，V₅-V₆ 导联 T 波直立，作为过渡的 V₃-V₄ 导联 T 波可以正负双相，不要误诊为病理性心电图改变。心电图正负双相 T 波伴胸痛症状，高度提示缺血。

■ 急性心肌缺血的倒置 T 波

缺血性 T 波倒置常见于不稳定型心绞痛、非 ST 段抬高型心肌梗死、ST 段抬高型心肌梗死的再灌注期。T 波倒置包括完全性 T 波倒置和部分性 T 波倒置，即负正双相 T 波。负正双相 T 波的 T 波前支位于心电图基线以下，常伴 ST 段下斜形和水平形压低，这与 I 型 Wellens 综合征不同，

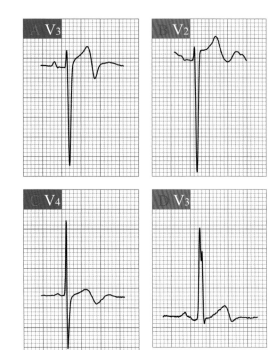

图 6-15　正负双相 T 波

A. 男，59 岁。临床反复发作胸痛。无胸痛期间的心电图记录到 V₂ ~ V₃ 导联正负双相 T 波，冠脉造影证实左前降支近段狭窄 90%。B. 一例左心室肥厚患者的 V₂ 导联"正负双相 T 波"，倒置的"负相 T 波"实际是巨大倒置 U 波。C. 一例正常儿童的 V₄ 导联正负双相，其 V₁-V₃ 导联 T 波倒置，V₅-V₆ 导联 T 波直立，实际为过渡 T 波图形。D. 一例心尖肥厚型心肌病患者的 V₃ 导联 T 波正负双相

后者 ST 段位于心电图基线以上，T 波倒置呈正负双相（图 6-16）。

ST 段抬高型心肌梗死的 T 波倒置发生于 ST 段抬高的导联，而非 ST 段抬高型急性冠脉综合征的 T 波倒置可以发生于有限的相邻几个导联，亦可以广泛性 T 波倒置（≥ 6 个导联），临床往往通过检测心肌生化标志物区分不稳定型心绞痛和非 ST 段抬高型心肌梗死的 T 波倒置。

临床上局部或广泛性 T 波倒置尚见于肥厚型心肌病、应激性心肌病、脑血管意外、心室肥厚、急性肺栓塞等，应结合患

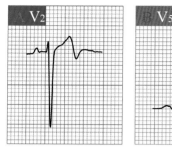

图 6-16 缺血性双相 T 波

A. I 型 Wellens 综合征的正负双相 T 波，无 ST 段压低，系左前降支近段严重狭窄的心电图标志。患者反复发作不稳定型心绞痛，易进展为 ST 段抬高型心肌梗死。B. 非 ST 段抬高型心肌梗死的负正双相 T 波，终末正相部分（绿色箭头）略高于等电位线，ST 段压低 3.5mm，系心内膜下心肌严重缺血的心电图标志。两种类型的双相 T 波分别代表不同的心肌缺血病理生理

者的临床背景合理解释这些 T 波倒置，切忌不问缘由一律诊断为心肌缺血。

参考文献

[1] Thygesen K, Alpert JS, Jaffe AS, et al.Fourth Universal Definition of Myocardial Infarction (2018).J Am Coll Cardiol,2018,72(18):2231-2264.

[2] Spodick DH.Q-wave infarction versus S-T infarction. Nonspecificity of electrocardiographic criteria for differentiating transmural and nontransmural lesions. Am J Cardiol,1983,51(5):913-915.

[3] Smith SW.Upwardly concave ST segment morphology is common in acute left anterior descending coronary occlusion.J Emerg Med,2006,31(1):69-77.

[4] Kosuge M, Kimura K, Ishikawa T, et al.Value of ST-segment elevation pattern in predicting infarct size and left ventricular function at discharge in patients with reperfused acute anterior myocardial infarction. Am Heart J,1999,137(3):522-527.

[5] Brady WJ, Syverud SA, Beagle C, et al.Electrocardiographic ST-segment elevation: the diagnosis of acute myocardial infarction by morphologic analysis of the ST segment.Acad Emerg Med,2001,8(10):961-967.

[6] Birnbaum Y, Kloner RA, Sclarovsky S, et al.Distortion of the terminal portion of the QRS on the admission electrocardiogram in acute myocardial infarction and correlation with infarct size and long-term prognosis (Thrombolysis in Myocardial Infarction 4 Trial).Am J Cardiol,1996,78(4):396-403.

[7] Cipriani A, D'Amico G, Brunello G, et al.The electrocardiographic "triangular QRS-ST-T waveform" pattern in patients with ST-segment elevation myocardial infarction: Incidence, pathophysiology and clinical implications.J Electrocardiol,2018,51(1):8-14.

[8] Aizawa Y, Jastrzebski M, Ozawa T, et al.Characteristics

[9] Menown IB, Mackenzie G, Adgey AA.Optimizing the initial 12-lead electrocardiographic diagnosis of acute myocardial infarction.Eur Heart J,2000,21(4):275-283.

[10] Cannon CP.Defining acute myocardial infarction by ST segment deviation.Eur Heart J,2000,21(4):266-267.

[11] Gibbons RJ, Balady GJ, Beasley JW, et al.ACC/AHA Guidelines for Exercise Testing. A report of the American College of Cardiology/American Heart Association Task Force on Practice Guidelines (Committee on Exercise Testing).J Am Coll Cardiol,1997,30(1):260-311.

[12] Bartel AG, Behar VS, Peter RH, et al.Graded exercise stress tests in angiographically documented coronary artery disease.Circulation, 1974,49(2):348-356.

[13] Rijneke RD, Ascoop CA, Talmon JL.Clinical significance of upsloping ST segments in exercise electrocardiography.Circulation,1980,61(4):671-678.

[14] Polizos G, Ellestad MH.The value of upsloping ST depression in diagnosing myocardial ischemia.Ann Noninvasive Electrocardiol,2006,11(3):237-240.

[15] Chikamori T, Doi YL, Furuno T, et al.Diagnostic significance of deep T-wave inversion induced by exercise testing in patients with suspected coronary artery disease.Am J Cardiol,1992,70(3):403-406.

[16] Desai MY, Crugnale S, Mondeau J, et al.Slow upsloping ST-segment depression during exercise: does it really signify a positive stress test?Am Heart J,2002,143(3):482-427.

[17] Di Diego JM, Antzelevitch C.Cellular basis for ST-segment changes observed during ischemia.J Electrocardiol,2003,36 Suppl:1-5.

[18] DeWood MA, Spores J, Notske R, et al.Prevalence of total coronary occlusion during the early hours of transmural myocardial infarction.N Engl J Med,1980,303(16):897-902.

[19] Rimar D, Crystal E, Battler A, et al.Improved prognosis of patients presenting with clinical markers of spontaneous reperfusion during acute myocardial infarction.Heart, 2002,88(4):352-356.

[20] Christian TF, Milavetz JJ, Miller TD, et al.Prevalence of spontaneous reperfusion and associated myocardial salvage in patients with acute myocardial infarction. Am Heart J,1998,135(3):421-427.

[21] Hata K, Whittaker P, Kloner RA, et al.Brief myocardial ischemia attenuates platelet thrombosis in remote, damaged, and stenotic carotid arteries.Circulation,1999,100(8):843-848.

[22] Bainey KR, Fu Y, Wagner GS, et al.Spontaneous reperfusion in ST-elevation myocardial infarction: comparison of angiographic and electrocardiographic assessments.Am Heart J,2008,156(2):248-255.

[23] Alsaab A, Hira RS, Alam M, et al.Usefulness of T wave inversion in leads with ST elevation on the presenting electrocardiogram to predict spontaneous reperfusion in patients with anterior ST elevation acute myocardial infarction.Am J Cardiol,2014,113(2):270-274.

[24] de Zwaan C1, Bär FW, Janssen JH, et al.Angiographic and clinical characteristics of patients with unstable angina showing an ECG pattern indicating critical narrowing of the proximal LAD coronary artery.Am Heart J,1989,117(3):657-665.

■钱德慧　■潘文旭

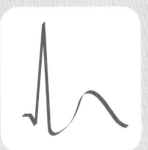

第 7 章

急性心肌梗死：从 Q 波到 ST 段

心电图诊断缺血性心脏病已有百年历史，从 1918 年英国医师 Bousfield 首次报道人类心绞痛发作的心电图改变，到 2018 年 Cipriani 等总结急性心肌梗死的三角形波形，每年有关缺血性心脏病心电图的基础和临床研究文献层出不穷（表 7-1）[1][2][3]。通过一百年来研究资料的积累，心电图对缺血性心脏病早已跨越了最早的诊断作用，已经能为治疗决策的制订、院内风险的评估、长期预后的判断、流行病学的调查等提供丰富信息。

在 20 世纪 20 年代，心脏病医师只能利用标准肢体导联（Ⅰ、Ⅱ和Ⅲ）诊断心肌梗死，从现代的观点看，这些导联只能探查高侧壁和下壁心肌梗死。随着 20 世纪 30 年代胸导联（$V_1 \sim V_6$）的问世，尸检病理研究结合心电图病理性 Q 波、ST 段抬高和 T 波倒置出现的导联，将前壁心肌梗死细分为前间隔、前部心尖和前侧壁梗死，这种分类不仅武断，而且带来很多临床错误。因为胸导联的安放位置可以固定，但个体心脏在胸腔中的解剖位置并不恒定[4]。20 世纪 40 年代，加压单极肢体导联（aVR、aVL 和 aVF）开发完毕，心脏病医师迎来了标准 12 导联心电图时代，丰富了心电图的内涵[5]。

表 7-1	心电图诊断缺血性心脏病的简史
☐ 1917 年英国首次报道人类心绞痛心电图
☐ 1918 年美国通过动物模型观察急性心肌梗死的心电图变化
☐ 1920 年美国首次报道人类心肌梗死心电图
☐ 1928 年英国提出损伤电流概念
☐ 1930 年美国首次报道右室心肌梗死
☐ 1931 年美国首次报道运动试验诱发心绞痛
☐ 1939 年美国首次报道心肌缺血引起 U 波倒置
☐ 1939 年美国首次报道心电图诊断心房梗死
☐ 1959 年美国首次报道变异型心绞痛
☐ 1963 年美国提出运动试验的 Bruce 方案
☐ 1968 年美国运用 V_1 导联监护冠心病患者
☐ 1976 年瑞典提出右胸导联诊断右室梗死
☐ 1982 年荷兰首次报道 Wellens 综合征
☐ 1988 年以色列提出Ⅲ级心肌缺血的概念
☐ 1993 年美国提出 15 导联心电图（V_{4R}、V_8、V_9）探查心肌缺血 / 梗死
☐ 1997 年以色列提出利用心电图判别下壁心肌梗死的罪犯血管
☐ 1999 年荷兰首次使用心电图定位左前降支闭塞部位
☐ 2000 年美国首次提出根据 ST 段偏移分类急性冠脉综合征
☐ 2005 年丹麦首次使用无线传输 ECG 诊断心肌梗死
☐ 2008 年荷兰报道 Dressler-de Winter 征 T 波

7.1 细胞和整体的心肌缺血

急性透壁心肌缺血时，心外膜和心内膜动作电位缩短程度不一致，心外膜动作电位 2 相平台期显著缩短或丢失，心内膜 2 相平台期保留，于是心外膜和心内膜动作电位的 2 相之间产生显著的跨室壁复极梯度，复极电势从心内膜（平台期保留的心肌）朝向心外膜（平台期丢失的心肌），心电图 ST 段抬高[6]。ST 段抬高的细胞学说机制来自离体灌注的楔形心肌标本，研究结果扩展运用到整体心脏，如心外膜冠状动脉突然闭塞引起的急性心肌缺血时，类似实验研究中的楔形心肌标本，心外膜和心内膜动作电位同时改变，心外膜动作电位显著缩短，2 相平台期缩短或丢失，心电图 ST 段抬高（图 7-1）。

心外膜和心内膜离子通道分布种类和数量的差异是急性缺血时动作电位形态不一致的基础。急性缺血一旦波及心外膜，出现 ST 段抬高，这种类型临床上最多见于透壁心肌缺血；缺血如果只局限于心内膜下心肌，则表现为 ST 段压低，这种类型临床上不仅见于冠心病患者，还见于任何影响到心内膜下心肌血供的疾病和病理生理，如左心室肥厚、主动脉瓣狭窄、左心室扩大等。实际上，在体心电图波形的产生机制要复杂很多，除了电学因素能够影响心电图外，机械因素、生化因素、全身因素等诸多条件都能影响心电图波形。

Q 波和非 Q 波心肌梗死

在 20 世纪 30 年代里，逐渐健全了急性心肌梗死的心电图描述，包括病理性 Q 波、ST 段抬高和 T 波倒置，完成了心电图的尸检病理研究，发现一部分心肌梗死患

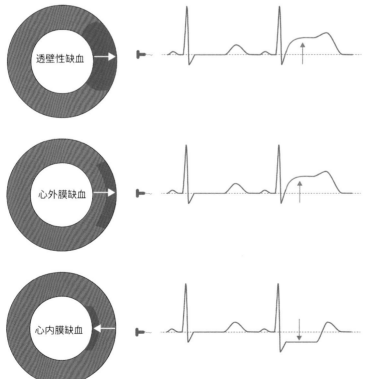

图 7-1 经典心肌缺血模型和心电图 ST 段偏移关系

所有心电图的 ST 段均用淡红色标注。透壁心肌缺血时，2 相跨室壁复极电压梯度产生的复极电势从心内膜指向心外膜（白色箭头，即经典心电图学教科书中所指的 ST 向量），心电图 ST 段抬高（淡红色箭头）。单纯心外膜下心肌缺血时，心外膜动作电位改变最显著，2 相复极电势同样从心内膜指向心外膜，心电图 ST 段抬高。单纯心内膜下心肌缺血时，复极电势反转，心内膜动作电位改变最显著，2 相平台期缩短或丢失，动作电位缩短，2 相跨室壁复极电压梯度引起的复极电势从心外膜朝向心内膜，背离体表探查电极，心电图 ST 段压低

者心电图的病理性 Q 波能够对应病理发现的坏死灶，如心电图 V_1 ~ V_2 导联出现病理性 Q 波伴 ST 段抬高，总是与广泛的间隔心肌坏死有关（图 7-2）[7]。

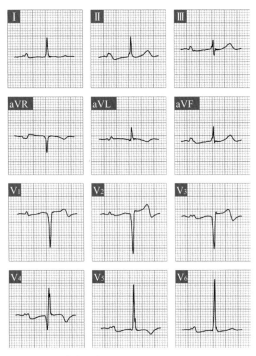

图 7-2 Q 波心肌梗死

男，57 岁。1 年前曾有心肌梗死病史。注意 V_1 ~ V_4 导联病理性 Q 波形成，V_1 ~ V_3 导联 QRS 波群呈 QS 形，V_4 导联呈 QR 形，典型的病理性 Q 波。心电图诊断：①窦性心律；②左心房异常；③一度房室阻滞；④陈旧性前间隔、前壁心肌梗死；⑤ST-T 改变，请结合临床。患者心肌梗死 1 年后，V_2 ~ V_4 导联 ST 段持续轻度抬高 0.5 ~ 1mm，尽管未达室壁瘤心电图诊断标准，仍需行超声心动图检查排查室壁瘤形成

心肌梗死实验动物模型发现，冠状动脉闭塞 12 ~ 15 分钟后，心肌细胞之间开始发生电学失耦联，并迅速在 30 ~ 40 分钟内完成，可能与酸中毒（H^+ 蓄积）、细胞内钙离子浓度增加、脂质代谢产物蓄积、缝隙连接破坏等有关[8]。一旦储备能源耗竭，不能维持高能磷酸化合物的合成，心肌细胞将启动缺血坏死进程。电学解耦联一方面会引起缺血心肌 – 非缺血心肌之间电学属性的不均一性，促进早期恶性心律失常的发生；另一方面能将濒临坏死的心肌与非缺血心肌分割开来，防止有害的代谢产物向正常心肌蔓延。

20 世纪 30—40 年代，心肌梗死根据心电图是否出现病理性 Q 波，分为 Q 波和非 Q 波心肌梗死。1944 年，Wilson 等在研究胸导联心电图时，最早提出心内膜下心肌梗死的病理性 Q 波问题："心内膜下层的心肌一旦梗死，不会再对电冲动作出任何反应，而外层心肌相对正常，形成略高于心电图基线的胚胎样 r 波……QRS 波群最终由病理性 Q 波、小 r 波和 S 波组成"[9]。在众多的临床研究中，非 Q 波心肌梗死是指心电图改变仅限于 ST 段偏移（抬高或压低）和 T 波改变（直立或倒置）的心肌梗死，无 QRS 波群改变，心肌酶学升高，病理解剖有心肌坏死的客观证据（图 7-3）。

1954 年，美国加州大学医学院的 Prinzmetal 等利用针刺电极穿透不同深度的心室壁，观察心内膜下心肌梗死的心电图 QRS 波形态。他们通过结扎 7 条犬的冠状动脉引起心内膜下心肌梗死和直流电损伤 12 条犬的心内膜下心肌，认为心内膜下梗死区域的心肌电学静止，心外膜正常除极形成 R 波，心电图无 Q 波形成，非 Q 波心肌梗死是非透壁性梗死的心电图标志（图 7-4）[10]。Prinzmetal 并未比较与 Wilson 等研究结果的差异，因为后者认为心内膜下心肌梗死的心电图可以产生病理性 Q 波。5 年后，Prinzmetal 因首次报道变异型心绞痛而享誉世界，遗憾的是，他认为"心内膜下心肌梗死致心电图无 Q 波形成"的理论是错误的，实验的设计存在

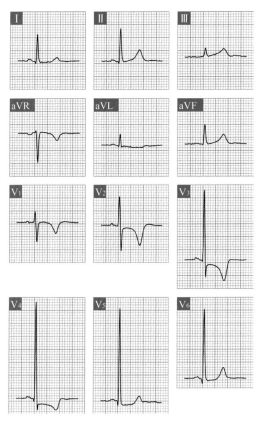

图 7-3 非 Q 波心肌梗死

女，68 岁。胸痛 30 分钟入院。心电图示窦性心律，$V_2 \sim V_4$ 导联 ST 段压低 0.5 ~ 2mm 伴 T 波倒置，V_3 导联高振幅 R 波且 R/S 振幅比值 >1，R_{V5} 振幅 35.5mm。心电图诊断：①窦性心律；②左心室肥厚；③逆钟向转位；④ST-T 改变，请结合临床。入院时肌钙蛋白阳性，临床诊断为非 ST 段抬高型心肌梗死。该例心肌梗死患者的心电图无 Q 波发生，亦即既往文献提及的非 Q 波心肌梗死

缺陷，后续研究证实梗死的心内膜下心肌仍有电活动，影响体表心电图波形的产生[11]。但是此后"Q 波是透壁性心肌梗死的心电图标志，非 Q 波心肌梗死代表心内膜下心肌梗死"这一错误观念在心血管病医学界流行了接近 20 余年。

■ Q 波不能等同透壁性梗死

值得注意的是，不同研究定义的透壁

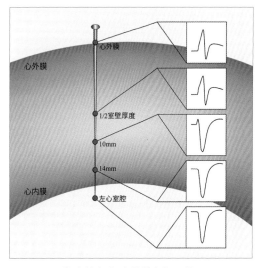

图 7-4 正常犬的心室壁针刺电极记录

正常犬的左心室针刺电极记录图形，左心室全层厚度 18mm。心内膜下的 14mm 处记录点图形与心腔内记录点图形相同，呈 QS 形；中层心肌处记录点出现小 r 波，呈 rS 图形；更靠外层和心外膜记录点图形出现明显的 R 波，呈 RS 形

和非透壁性心肌梗死的标准不同，如非透壁性心肌梗死定义的标准有内层 1/2 或内层 1/2 ~ 3/4 的室壁厚度受累，透壁心肌梗死定义的标准有全层或超过 1/2 的室壁厚度受累；如果受累的室壁厚度更少，只涉及内层 1/4 ~ 2/3 的室壁厚度，既往又称为心内膜下心肌梗死[12]。心内膜下心肌梗死往往波及中层心肌。迄今为止，透壁性、非透壁性和心内膜下心肌梗死的定义和标准仍未得到统一，为了叙述方便，本文中的透壁心肌缺血特指心内膜至心外膜的全层心肌缺血，心内膜下心肌缺血特指内层 1/3 ~ 1/2 心肌缺血（图 7-5）。

20 世纪 60—70 年代，一些心肌梗死的病理研究结果逐渐使研究人员对 Prinzmetal 等的观点产生了怀疑。心肌梗死的尸检病理发现透壁性心肌梗死占 50% ~ 60%，心外膜下心肌梗死占 20%，心内膜下心肌梗死占 20%（图 7-6）[13][14]。

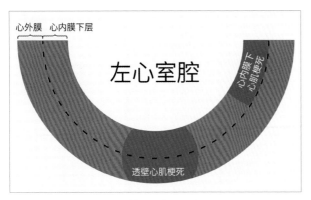

图 7-5 透壁性和非透壁性心肌梗死示意图

左心室腔和左心室壁（红色区域）。左心室大致分为外层（心外膜或心外膜下层）和内层（心内膜或心内膜下层）。冠状动脉从心外膜向心内膜心肌穿行并发出终末支，有些分布于心外膜下 1/2 ～ 3/4，并不抵达心内膜下层心肌，有些则抵达心内膜下心肌。左心室收缩时，挤压左心室壁内的冠状动脉，冠脉血流量锐减。心内膜下心肌的挤压力最大，接近或超过左心室腔内压力，结果导致心室收缩期冠脉无血流进入心内膜下心肌，而心外膜下心肌持续得到灌注。此外，心室收缩呈向心性收缩，心内膜下的心肌应力大于心外膜，耗氧更多。心肌缺血和心肌梗死通常首先发生在心内膜下层心肌，严重时累及心外膜心肌，形成透壁性缺血 / 梗死。因此，临床上心肌梗死可以单独发生在心内膜下层或透壁，但极少出现单独发生于心外膜下层的心肌梗死

无论透壁性或非透壁性心肌梗死，均可以引起心电图出现病理性 Q 波，其中心内膜下心肌梗死的 Q 波发生率为 10%，心外膜下心肌梗死为 20%，混合性心肌梗死为80%，透壁性心肌梗死为 87%，30% 的非透壁性心肌梗死心电图伴新发 Q 波[12]。病理研究还发现梗死直径 1cm、累及 <1/4室壁厚度的心内膜下心肌梗死也能导致心电图出现病理性 Q 波[15][16]。此外，心肌梗死的病理性 Q 波是否出现还与侧支循环分布、多部位梗死、特殊部位梗死等因素有关，是一个受多变量影响的因素[17]。无论透壁性或非透壁性心肌梗死都能产生病理性 Q 波，病理性 Q 波不能准确预测梗死的透壁性。科学是发展的，我们不能用目前的观点，简单武断地为过时淘汰的观点

贴上"对"与"错"的标签。

■ 不同病理生理的心肌坏死

20 世纪 80 年代初，随着急性心肌梗死心电图和临床病理对照研究结果的积累，大量客观证据表明根据心电图 Q 波分类临床心肌梗死，在病理学、病理生理学和实验研究之间缺少必然联系[18]。1979年，芬兰研究者报道在入院 48 小时内采集心电图的急性心肌梗死患者中，尸检证实 53% 的心内膜下心肌梗死心电图出现病理性 Q 波，35% 的透壁性心肌梗死无病理性 Q 波出现，不能依据心电图的病理性 Q 波区分透壁性心肌梗死[19]。接近80% 的心肌梗死受累范围小于左心室质量的 40%，小面积心肌梗死（<10%）约占30%[14]。无论透壁性（63%）和非透壁性（60%）心肌梗死，前壁心肌梗死均为最多见的梗死部位，两种心肌梗死在梗死面积上并无显著性差异（透壁性 22%，非透壁性 18%）[12]。

虽然不能根据心电图的病理性 Q 波区分透壁性和非透壁性心肌梗死，但临床上Q 波和非 Q 波心肌梗死确实存在差异，如非 Q 波心肌梗死面积较小、院内短期死亡率低于 Q 波心肌梗死（但两者长期死亡率并无显著性差异）、后期容易再发心绞痛和再梗死等，这些现象说明两者的病理生理机制不同[20]。

病理研究发现透壁性心肌梗死时，冠状动脉内血栓形成的发生率最高为 55%（其中 80% 为闭塞性血栓），心外膜下心肌梗死的冠脉内血栓发生率为 30%，心内膜下心肌梗死仅有 0 ～ 27%[13][14]。冠脉造影发现症状出现 6 小时后的心肌梗死患者中，Q 波心肌梗死中 84% 的罪犯血管内有血栓形成，而非 Q 波心肌梗死冠脉内血栓

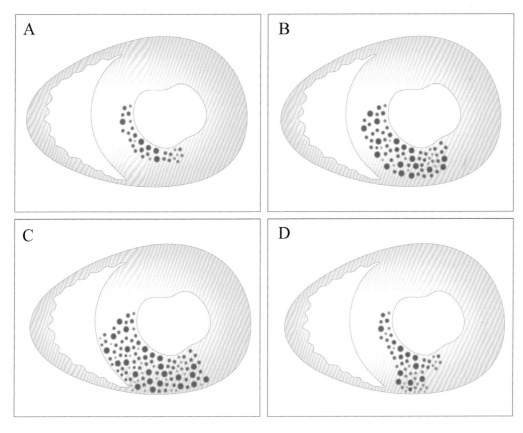

图 7-6 急性心肌梗死的病理模型

A. 心内膜下心肌梗死，心肌坏死局限于心内膜下 1/3 ~ 1/2 层。B. 心外膜下心肌梗死，梗死并未透壁，但超过 1/3 ~ 1/2 层心肌。C. 透壁性心肌梗死，梗死波及多处全层心肌。D. 混合性心肌梗死，主要是非透壁心肌梗死伴部分心肌透壁梗死

发生率仅为 43%，完全闭塞性血栓几乎仅见于 Q 波心肌梗死（占 91%）[21]。组织病理学上，57% 的非透壁性心肌梗死出现大量收缩带坏死（收缩带坏死率 >30%），透壁性心肌梗死仅有 32%[12]。

心肌收缩带坏死是 1959 年美国病理学家 Caulfield 等提出的概念，心肌短时间里遭遇不可逆性损伤后，心肌细胞过度收缩，肌膜破裂，收缩单位损坏，细胞肿胀，细胞核溶解，这些变化不仅是心肌细胞早期死亡的标志，也是缺血再灌注损伤特有的一种特殊肌纤维坏死类型（图 7-7）[22]。心肌梗死患者的心肌坏死形态学分析发现，急性血栓形成引起冠脉管腔闭塞所致的心肌梗死，36% 出现收缩带坏死，而冠脉管腔无急性闭塞的心肌梗死患者，60% 出现收缩带坏死，说明闭塞性或非闭塞性血栓所致的心肌梗死，从缺血早期到最终心肌坏死的病理生理进程迥异[23]。

无论透壁性和非透壁性心肌梗死，Q 波和非 Q 波心肌梗死，都能发生在严重动脉粥样硬化斑块的冠状动脉节段。冠状动脉粥样硬化斑块破裂时，暴露于血液中的各种组织和生化物质激活凝血机制，引起急性血栓形成，下游心肌血供中断，如果长时间不能开通闭塞的冠状动脉（闭塞后

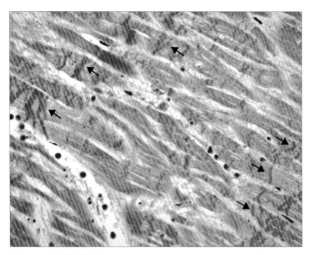

图 7-7　收缩带坏死

心肌收缩带坏死。光学显微镜下肌纤维断裂，呈波浪状变性，横纹消失，收缩带形态多样，可呈交错状、螺旋状、斜条状和扭曲状等。收缩带坏死在 H.E. 染色下呈强嗜酸性染色带（黑色箭头），细胞肿胀，细胞核溶解，单核细胞浸润。收缩带坏死是缺血再灌注损伤引起细胞内钙离子增多（钙超载）及缺氧，刺激心肌过度收缩所致

3 ~ 6 小时），血栓闭塞处的下游心肌将逐渐发生坏死，病理学上主要为凝固性坏死。这种类型的坏死好发于心脏、肾、脾等实体器官。缺血缺氧产生的酸中毒使细胞的结构蛋白和酶蛋白变性，蛋白质凝固，封闭其溶解过程，坏死细胞常保留轮廓残影，肌纤维装置仍然可见，坏死周围有充血、出血和炎性反应带[23][24]。

缺血再灌注损伤

当闭塞性血栓形成后早期开通罪犯血管（60 ~ 90 分钟里溶栓或冠脉介入治疗）、闭塞性血栓早期自溶伴冠脉管腔部分开通（次全闭塞）或完全开通、闭塞性血栓伴丰富的侧支循环、冠状动脉严重痉挛而后缓解、心脏氧需突然减少等情况时，短时间里心肌经历缺血和再灌注两种遭遇。

缺血阶段早期，有氧代谢转向无氧酵解、高能磷酸化合物耗竭、心肌收缩力急

剧下降等，如果能在 15 分钟里恢复血流，心肌细胞的电学和机械能力可以完全恢复，这一阶段称为可逆性心肌细胞损伤[25]。如果缺血持续，一些受影响的心肌细胞将逐渐发生坏死，即使恢复血流，这些死亡的细胞也不能复活，称为不可逆性损伤。

再灌注阶段能够挽救一些濒临死亡的心肌，但再灌注也加重另一部分心肌的损伤，细胞内钙离子增多，心肌细胞过度收缩（收缩带坏死），内皮细胞肿胀，粒细胞堵塞毛细血管，尽管宏观冠状动脉持续供血，但微观小动脉和毛细血管并无血流（无复流现象），细胞膜结构破坏，心肌损伤朝不可逆方向推进[24][25]。

缺血再灌注损伤发生于急性缺血事件的早期，从可逆性损伤到不可逆性损伤的转变并非同时发生于所有缺血心肌，而是首先发生于心内膜下区域（缺血 20 分钟内开始），然后向心外膜方向推进。再灌注能够在 3 小时内限制心肌梗死面积，少数情况下可超过 3 小时（3 ~ 6 小时）；如果缺血持续不缓解，大面积心肌细胞终将发生实质性死亡，产生透壁性心肌梗死（图 7-8）[24]。

心肌能够耐受接近 20 分钟的无氧酵解，除了闭塞性血栓引起心肌坏死外，非闭塞性血栓引起的冠脉内低血流量（正常状态的 10% ~ 20%）可在 40 ~ 60 分钟里引起心肌坏死，梗死首先发生于心内膜下心肌，这就是为何次全闭塞的血栓、完全闭塞性血栓伴侧支循环等多见心内膜下心肌梗死的病理生理机制[26]。

7.2 再灌注治疗时代的 Q 波心肌梗死

20 世纪 80—90 年代，随着冠脉造影

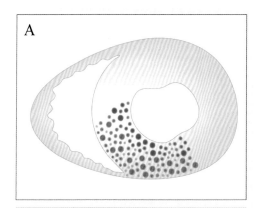

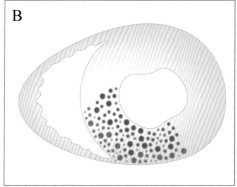

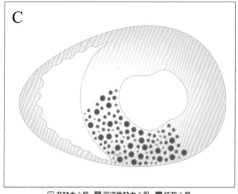

☐非缺血心肌 ▨可逆性缺血心肌 ■坏死心肌

图 7-8 心肌梗死进程的推进

冠脉内急性血栓形成，管腔血流中断后，心肌遭遇缺血，梗死从心内膜下心肌向心外膜推进。及时开通罪犯血管能挽救濒死心肌，但不能挽救早期死亡的心内膜下心肌，因为缺血 20 分钟后心内膜下心肌即启动死亡程序，40 分钟后发生不可逆性损伤

资料的积累，逐渐认识到既往心电图分类的 Q 波和非 Q 波心肌梗死、病理解剖分类的透壁性和非透壁性心肌梗死与冠脉内

血栓急性完全性或不完全性闭塞有关。心电图的 Q 波尽管不能区分心肌梗死是否透壁，但种种证据表明非 Q 波心肌梗死的面积少于 Q 波心肌梗死，如非 Q 波心肌梗死的 CK-MB 峰值浓度水平较低；超声心动图证实非 Q 波心肌梗死的节段性室壁运动异常发生率低于 Q 波心肌梗死且后期室壁动度容易恢复；Q 波心肌梗死患者核素心肌灌注成像均有 ≥ 1 个固定灌注缺损，非 Q 波心肌梗死患者中只有 50% 出现固定灌注缺损等 [27][28][29]。

冠脉造影发现完全闭塞性血栓形成在非透壁性心肌梗死中的发生率较低，仅有 13% ~ 51%，而在透壁性心肌梗死中的发生率 >90% [12][30]。与此类似的是，完全闭塞性血栓在 Q 波心肌梗死患者（接近75% ~ 90%）中的发生率高于非 Q 波心肌梗死患者（接近 40%，且这些患者的侧支循环发生率高）[21][27]。此外，冠脉造影发现非 Q 波心肌梗死中有功能的侧支循环发生率（47%）高于 Q 波心肌梗死（3%）[31]。这些研究提示非 Q 波心肌梗死的罪犯血管里残留部分灌注或侧支循环持续供血限制梗死范围，完全闭塞性血栓的自溶、冠脉痉挛后缓解、再灌注损伤和侧支循环是非Q 波心肌梗死产生的限制性因素，一旦这些限制性因素丢失，心肌梗死持续进展，直至最终形成透壁性心肌梗死。Q 波并非这种病理生理最好的心电图指标，因为 Q波一旦产生，往往提示心肌已经发生不可逆性损伤。

除了病理性 Q 波以外，ST 段改变是急性心肌梗死最常见的心电图改变。接近80% 的 Q 波和 50% 的非 Q 波心肌梗死的心电图 ST 段抬高 [27]。10% ~ 25% 的新鲜血栓所致急性心肌梗死的患者，心电图仅有 ST-T 改变 [32][33]。20 世纪 70 年代，完成了 ST 段抬高型心肌梗死的临床分析，发现此类心肌梗死的死亡率为 10% ~ 25%，容易并发心律失常、心源性休克和心力衰竭[34][35]。20 世纪 80 年代初期，美国马萨诸塞大学医学系的 David 教授认为 ST 梗死的心电图、病理生理和临床之间的相互联系更为紧密，建议用 ST 梗死替代 Q 波梗

死（表 7-2）[36]。强调的是，David 最初提及的 ST 梗死特指现今指南里的非 ST 段抬高型心肌梗死。

■ 再灌注时代的 Q 波心肌梗死

再灌注治疗时代以前，荟萃 22 个心肌梗死的临床研究，非 Q 波心肌梗死的发生率为 27%（31 55/11 647，6% ~ 44%）[37]。Q 波和非 Q 波心肌梗死的发生比率为 3 : 1 ~ 5 : 1[38]。

心血管病学界曾长期争论心肌梗死和血栓形成的"鸡与蛋"问题，一些观点认为急性血栓形成导致心肌梗死，另一些观点则认为血栓形成是心肌梗死后继发的病理现象。20 世纪 70—80 年代早期，基础研究进一步阐明了动脉粥样硬化斑块和血栓形成的关系，病理研究证实冠脉内新鲜血栓仅出现于心肌梗死相关供血冠脉节段，冠脉造影发现 Q 波和非 Q 波心肌梗死患者中完全闭塞性血栓的发生率不同，80% 的致命性心肌梗死与完全闭塞性血栓有关，这些证据肯定了冠脉内短期血栓形成是急性心肌梗死发病的基石[39]。

20 世纪 70 年代以前，临床急性心肌梗死的治疗重点是对症处理，例如缓解胸痛、稳定循环、纠正心力衰竭、肝素抗凝预防血栓形成等[40]。80 年代后期，溶栓治疗开始进入临床，这是第一个针对急性心肌梗死病因的治疗策略。在 1986 年发表的首个随机化溶栓治疗的临床研究（GISSI 研究）中，急性心肌梗死患者胸痛 3 小时内给予链激酶溶栓治疗后，死亡率下降 23%，12 小时内开始溶栓者，死亡率下降 18%[41]。两年后，GISSI II 研究报道链激酶溶栓联合阿司匹林抗栓治疗比单独使用阿司匹林或链激酶治疗急性心肌梗死，在降低心血管病死亡率方面效应更强

表 7-2	Q 波梗死和 ST 梗死的异同点	
不同点	Q 波梗死	ST 梗死
新鲜血栓	多见	少见
侧支循环	较少	较多
心肌酶谱	较高	较低
核素显像	均一分布	不均一
左室室壁异常	多见	少见
梗死扩展	多见	少见
前驱症状	少见	多见
呕吐	多见	少见
传导紊乱	多见	少见
心力衰竭	多见	少见
早期死亡	较高	较低
梗死复发	少见	多见
相同点	Q 波梗死	ST 梗死
□ 既可以是透壁性，亦可以是非透壁性		
□ 多支血管病变		
□ 冠状动脉闭塞程度		
□ 射血分数		
□ 低血压		
□ 室性心律失常		
□ 晚期死亡率（>2 年）		

（图 7-9）[42]。这些里程碑式的研究肯定了尽早开通急性心肌梗死的罪犯血管对预后影响的重要性。

20 世纪 90 年代，西欧国家约 70% 的急性心肌梗死患者接受了溶栓治疗，同期美国的治疗率仅有 40%[43][44]。在溶栓时代里，临床发现急性心肌梗死患者在成功溶栓后，非 Q 波心肌梗死的发生率直线上升（接近 50%），治疗前分类的 Q 波或非 Q 波心肌梗死与临床和预后的关联并不大；相反，溶栓后发生 Q 波提示梗死面积较大及较低的溶栓成功率[45][46]。冠脉造影证实非 Q 波心肌梗死患者（77%）接受溶栓治疗后的冠状动脉完全开通率高于 Q 波心肌梗死患者（65%），前者的整体和局部左心室功能优于后者，院内、30 天、1 年和 2 年死亡率均低于后者[47]。

溶栓治疗最重要的特点是能够开通被血栓闭塞的冠状动脉，理想的溶栓药物应能够在数分钟里 100% 开通罪犯血管，TIMI 3 级血流患者（95%）的长期生存率优于 TIMI 0 ~ 2 级血流患者（84%），入院时 TIMI 2 级血流患者的死亡率与 TIMI 0 ~ 1 级血流患者相近（图 7-10）[48]。荟萃 20 世纪 80—90 年代五个最大规模的随机化溶栓治疗研究，溶栓治疗能显著增加非 Q 波心肌梗死的发生率（17.8%，安慰剂组为 3.1%），同时患者住院期间（3.8%）和 1 年死亡率（6.4%）下降，非 Q 波心肌梗死患者的预后优于 Q 波心肌梗死[49]。

■ 从 Q 波到尽早开通罪犯血管

冠脉造影发现 Q 波心肌梗死的患者，症状发作 4 小时后梗死相关冠脉（罪犯血管）完全闭塞的发生率为 87%，12 ~ 25 小时后完全闭塞率 65%；相反，非 Q 波心肌梗死患者在发病后 24 小时内、24 ~ 72

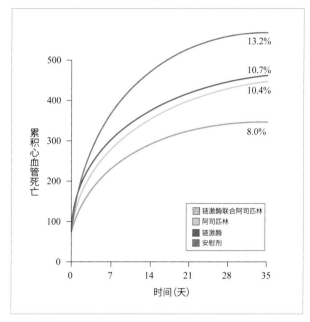

图 7-9 GISSI Ⅱ 研究链激酶和阿司匹林联合治疗对急性心肌梗死患者心血管死亡率的影响

链激酶和阿司匹林联合治疗的效果优于单独使用链激酶或阿司匹林治疗。无论是否联合阿司匹林，接受链激酶溶栓治疗的患者死亡率都低于安慰剂组

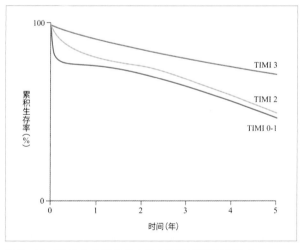

图 7-10 TIMI 血流对急性心肌梗死患者预后的影响

急性心肌梗死患者出院时，不同的 TIMI 灌注等级与长期预后的关系，图中可见 TIMI 3 级灌注血流患者的长期预后最好，TIMI 2 级和 0 ~ 1 级的长期预后无显著性差异。因此，对于急性心肌梗死患者而言，长期预后的决定因素并非心电图是否出现病理性 Q 波，而是需要尽早开通闭塞的冠状动脉，挽救濒死的心肌，有利于后期左心室功能恢复并改善预后

小时和 72 小时 ~ 7 天时间里，罪犯血管完全闭塞的发生率分别为 26%、37% 和 42%，侧支循环发生率分别为 27%、34% 和 42%，次全闭塞（血栓引起冠脉管腔狭窄率 ≥ 90%）的发生率分别为 34%、25.5% 和 18%，相比于 Q 波心肌梗死，非 Q 波心肌梗死的完全闭塞性血栓发生率低，次全闭塞的低灌注和侧支循环尽管能提供边缘血供，限制梗死范围，但心肌氧需和氧供之间的关系已被破坏，从而引起组织坏死[50][51]。Q 波心肌梗死的冠脉造影特点是罪犯血管高发完全闭塞性血栓，侧支循环少，如果早期进行干预，开通罪犯血管，能把病程阻断在非 Q 波心肌梗死阶段，挽救濒死的心肌，改善患者预后[52]。

即使在当前的介入治疗时代，心肌灌注成像证实急性心肌梗死早期（<12 小时）开通罪犯血管的患者，比 12 ~ 72 小时晚期开通患者的左心室射血分数高（53% vs. 48%），存活心肌数量多（69% vs. 53%）[53]。急性心肌梗死患者在发病 24 小时后（3 ~ 28 天），67% 心电图出现病理性 Q 波，延迟开通罪犯血管（冠脉支架治疗）组相比于药物治疗组，虽然后期心绞痛发作减少，但再发梗死、NYHA 心功能 IV 级和死亡等终点事件并无改善（图 7-11）[54]。晚期开通罪犯血管的急性心肌梗死患者，长期预后并不优于药物治疗组，一旦发生再梗死，死亡风险是未发生再梗死患者的 4.15 倍[55]。荟萃分析认为晚期开通罪犯血管（症状发作 >12 小时）有望改善左心室收缩功能和重构，但这种效益尚未在临床研究中体现[56]。

简而言之，心电图的 Q 波不能反映急性心肌梗死的病理生理，对治疗决策的制订无帮助。来自溶栓治疗的临床研究结果给心血管病学界带来了全新的视野，利用心电图的 Q 波去区分透壁或透壁性心肌梗死并无实践意义，对急性心肌梗死患者而言，最重要的治疗策略是早期开通闭塞的冠状动脉，防止 Q 波心肌梗死的发生[57]。

7.3 从 Q 波到 ST 段

20 世纪 80—90 年代开启的溶栓治疗，不仅肯定了早期开通罪犯血管对急性心肌梗死患者长期预后的有益影响，同期的临床研究也比较了溶栓治疗对不稳定型心绞痛和非 Q 波心肌梗死的治疗价值。遗憾的是并未发现溶栓治疗能改善不稳定型心绞痛和非 Q 波心肌梗死的长期预后，主要是次全闭塞性血栓和 Q 波心肌梗死的完全闭塞性血栓的成分不同，前者系富含血小板的白色血栓，需要阿司匹林、肝素等抗凝、抗栓治疗减少白色血栓的生成，后者系富含红细胞和纤维蛋白的红色血栓，适合溶栓[41][42][58]。溶栓药物的作用是溶解纤维蛋白，促进血栓解体，而不是溶解红细胞。

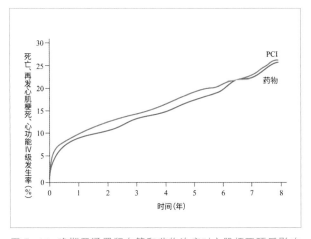

图 7-11 晚期开通罪犯血管和药物治疗对心肌梗死预后影响
急性心肌梗死患者晚期开通罪犯血管（PCI）和药物治疗组相比，除心绞痛发作次数和频率减少外，在主要终点事件方面并未显示晚期 PCI 对长期预后影响的优越性

溶栓药物的药理机制是双相的，一方面能溶解血凝块，另一方面能促进凝血。溶栓药物能直接激活血小板，暴露纤维蛋白结合的凝血酶后还可以再度刺激凝血的发生，实际上处于一种溶栓和促栓的平衡状态[58]。此外，不稳定型心绞痛和非 Q 波心肌梗死患者的罪犯血管不完全性闭塞、侧支循环能够持续不断地提供具有促凝作用的溶栓药物，外加白色血栓比红色血栓更能耐受溶栓药物，血栓继续生成[59]。溶栓药物的溶栓和促栓平衡存在个体差异性且难以预料，当 1 例不稳定型心绞痛患者接受溶栓治疗后，体内的促凝作用占强，导致血栓不仅未能溶解反而加重。

不稳定型心绞痛、非 Q 波心肌梗死和 Q 波心肌梗死在病理生理上是延续的。当动脉粥样斑块破裂或侵蚀时，暴露脂质和

组织因子，启动凝血级联系统，最初的血栓是活化的血小板，生成同时不断受到血流冲刷消减，随着时间的推移，凝血酶活化，纤维蛋白生成、沉积并网织红细胞，直至引起整个冠脉管腔闭塞[60]。形成的纤维蛋白能增强血小板聚集，有利于流动性阻塞，近端凝血增强，远端管腔闭塞。

扫描电镜研究发现急性心肌梗死发病 3 小时后，冠脉内血栓固形成分比例分别是纤维蛋白（56%）、血小板（17%）、红细胞（12%）、胆固醇结晶（5%）和白细胞（1%）（图 7-12）。随着缺血时间的延长，纤维蛋白成分比例从 50%（<3 小时）上升至 67%（>6 小时），血小板比例从 25%（<3 小时）下降至 9%（>6 小时）。这种来自真实人体急性心肌梗死的血栓成分研究具有重要的临床意义，溶栓治

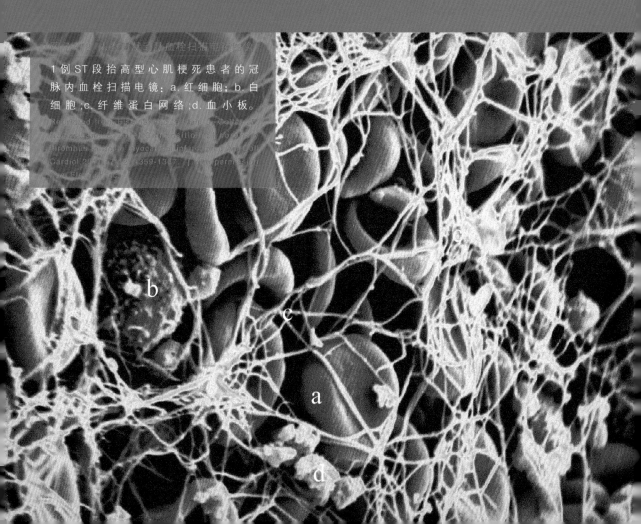

1 例 ST 段抬高型心肌梗死患者的冠脉内血栓扫描电镜；a.红细胞；b.白细胞；c.纤维蛋白网络；d.血小板。

疗的最佳时间窗是发病后 2 小时内，此期纤维蛋白聚集数量少且较为松散，溶栓药物容易和血栓接触并发挥最大的溶栓效果，随着时间的延长，纤维蛋白稳定因子（FXIII，第十三因子）加速纤维蛋白的聚集并促进纤维蛋白相互交联，血栓硬度增加，对溶栓药物的反应速度下降[61][62]。

　　光学显微镜下，血栓分为新鲜血栓和陈旧血栓两大类。新鲜血栓是指形成时间 <1 天的血栓，主要成分有纤维蛋白、血小板、红细胞和粒细胞等。陈旧血栓是指形成时间 >1 天的血栓，包括溶解血栓和机化血栓：溶解血栓发生于 1 ~ 5 天时间里，血栓液化坏死和白细胞核破裂；机化血栓发生于 5 天后，病理学特点是平滑肌细胞、新生结缔组织和毛细血管向血栓内部生长[63]。ST 段抬高型心肌梗死患者中，60% 系新鲜血栓，40% 系陈旧血栓，陈旧血栓的出现提示这部分患者的急性冠脉闭塞是数天至数周里非闭塞性动脉血栓形成事件的最后阶段[64]。陈旧血栓可反复发生部分自溶和血栓再形成，引起更广泛的栓塞和微血管阻塞。此外，陈旧血栓患者接受冠脉介入治疗后的 4 年全因死亡率高出新鲜血栓患者 16%，反映出不同的血栓病理生理对急性心肌梗死患者的预后有一定影响作用[64]。

▓ 临床指南与再灌注治疗

　　由于 ST 段抬高型心肌梗死、不稳定型心绞痛和非 ST 段抬高型心肌梗死

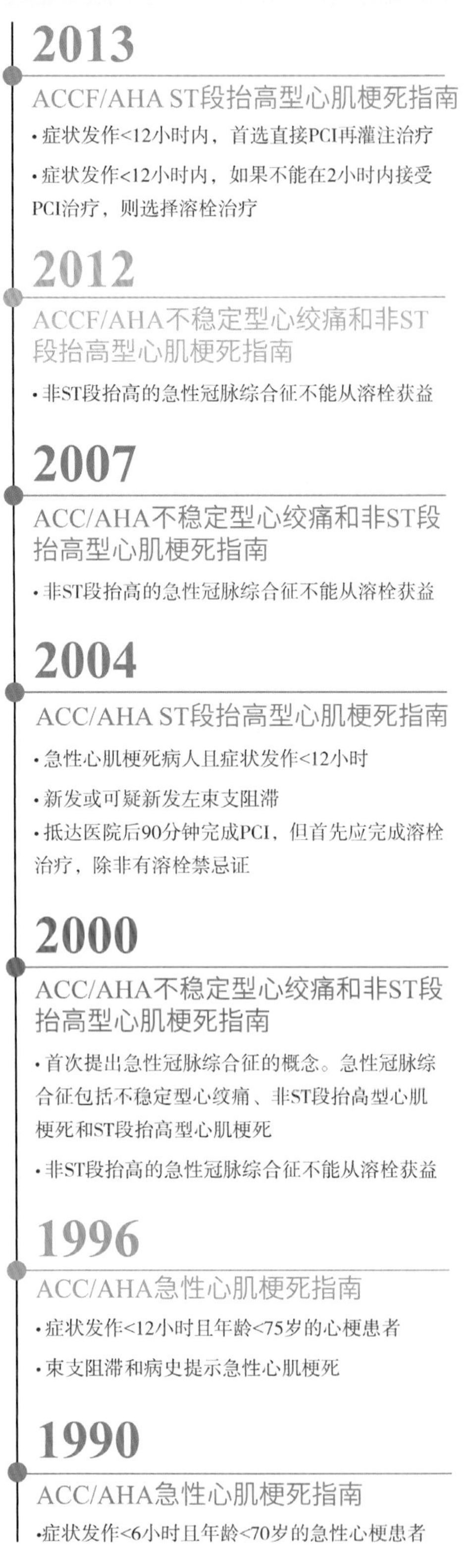

图 7-13　急性心肌梗死指南溶栓治疗的变迁
美国 20 世纪 90 年代至今主要急性心肌梗死指南中溶栓治疗的变迁

2013

ACCF/AHA ST段抬高型心肌梗死指南

· 症状发作<12小时内，首选直接PCI再灌注治疗

· 症状发作<12小时内，如果不能在2小时内接受PCI治疗，则选择溶栓治疗

2012

ACCF/AHA不稳定型心绞痛和非ST段抬高型心肌梗死指南

· 非ST段抬高的急性冠脉综合征不能从溶栓获益

2007

ACC/AHA不稳定型心绞痛和非ST段抬高型心肌梗死指南

· 非ST段抬高的急性冠脉综合征不能从溶栓获益

2004

ACC/AHA ST段抬高型心肌梗死指南

· 急性心肌梗死病人且症状发作<12小时

· 新发或可疑新发左束支阻滞

· 抵达医院后90分钟完成PCI，但首先应完成溶栓治疗，除非有溶栓禁忌证

2000

ACC/AHA不稳定型心绞痛和非ST段抬高型心肌梗死指南

· 首次提出急性冠脉综合征的概念。急性冠脉综合征包括不稳定型心绞痛、非ST段抬高型心肌梗死和ST段抬高型心肌梗死

· 非ST段抬高的急性冠脉综合征不能从溶栓获益

1996

ACC/AHA急性心肌梗死指南

· 症状发作<12小时且年龄<75岁的心梗患者

· 束支阻滞和病史提示急性心肌梗死

1990

ACC/AHA急性心肌梗死指南

· 症状发作<6小时且年龄<70岁的急性心梗患者

表 7-3	STEMI 溶栓治疗的禁忌证
绝对禁忌证	
□ 既往有颅内出血病史	
□ 确诊的结构性脑血管病变（如动静脉畸形）	
□ 确诊的恶性颅内肿瘤（原发性或转移性）	
□ 3 个月内罹患缺血性卒中 4.5 小时内的急性缺血性卒中除外	
□ 疑诊主动脉夹层	
□ 活动性出血或出血素质（不包括月经）	
□ 3 个月内有严重的闭合性头部或面部创伤	
□ 2 个月内进行过颅内或脊柱内手术	
□ 严重未控制的高血压（对急诊治疗无反应）	
□ 若用链激酶：6 个月前接受过链激酶治疗者	
相对禁忌证	
□ 慢性、严重、控制不佳的高血压患者	
□ 入院时显著高血压（SBP>180mmHg 或 DBP>110mmHg）	
□ 缺血性卒中病史 >3 个月	
□ 老年性痴呆症	
□ 确诊的不包括在绝对禁忌证中的其他颅内疾病	
□ 外伤	
□ 长时间（>10 分钟）心肺复苏术	
□ 3 周内接受过大手术	
□ 2 ~ 4 周内发生过内出血	
□ 不能按压的血管穿刺	
□ 妊娠	
□ 活动性消化性溃疡	
□ 口服抗凝治疗	

对溶栓治疗的不同反应和临床结局，急性心肌缺血患者初始心电图记录的 ST 段偏移能够用于治疗决策的制订。临床医学探索人类心肌梗死接近 100 年后，在 21 世纪到来之际，急性心肌梗死的心电图分类已从 Q 波和非 Q 波心肌梗死转变为 ST 段抬高型和非 ST 段抬高型心肌梗死。

从 20 世纪 90 年代后半期，冠脉介入治疗逐渐进入临床，球囊扩张被血栓完全闭塞或部分闭塞的冠状动脉，然后置入冠脉内支架也是一种开通罪犯血管的再灌注治疗。荟萃分析显示直接 PCI 治疗优于溶栓治疗，总死亡率（7% ：9%）、非致命性再梗死发生率（3% ：7%）和卒中发生率（1% ：2%）均较低[65]。详细介绍这些治疗的适应证和异同点并非本书宗旨，建议感兴趣的读者阅读最新的急性冠脉综合征指南。

1990 年，美国 ACC/AHA 颁布了第一份急性心肌梗死临床诊疗指南，溶栓限定在年龄 <70 岁且症状发作 <6 小时的患者；而在 2013 年颁布的 ST 段抬高型心肌梗死的临床诊疗指南中，只要无溶栓禁忌证，年龄不再是限定因素且症状发作 <12 小时的患者都可以尝试溶栓，从指南的变迁中可以看出溶栓治疗的时间窗和适应证在不断放宽，凸显了 ST 段抬高型心肌梗死患者早期再灌注治疗的重要性（图 7-13 和表 7-3）[66][67][68][69][70][71][72]。

对于 ST 段抬高型心肌梗死患者而言，药物溶栓能使接近 60% 的罪犯血管开通，冠脉介入治疗能使开通率进一步提高到 >90%[73]。理想情况下，ST 段抬高型心肌梗死患者应在症状出现后 2 小时内接受冠脉介入治疗；然而现实情况中，受很多客观条件的限制，例如患者延迟就诊、初诊医疗单位因不具备冠脉介入诊疗条件需要花费数小时转运患者、具备冠脉介入诊疗条件的医院未开通 24 小时医护人员值守等，大部分心肌梗死患者难以在 2 小时内接受冠脉介入治疗，即使在交通便利、医疗技术先进的西方发达国家，也只有 4.2% 的急性心肌梗死患者能在发病后 90 分钟里接受冠脉介入治疗（图 7-14）[74]。为此，2013 年美国 ST 段抬高型心肌梗死诊疗指南和 2017 年欧洲指南都建议确诊的 ST 段抬高型心肌梗死患者，若不能在 2 小时内接受冠脉介入治疗，应先给予溶栓治疗[75]。

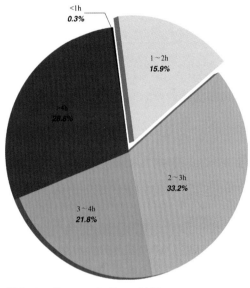

图 7-14 Door to Balloon 时间

美国 ST 段抬高型心肌梗死患者抵达医院（door）至球囊开通罪犯血管（balloon）的时间，仅有 15.9% 的患者能在 2 小时内开通罪犯血管

当前，冠脉介入诊疗已经在我国普及，但仍要注意到我国的基层医疗机构数量远远超过大型医疗中心和教学附属医院。在这些基层医疗机构里，如不具备介入诊疗的条件，接诊 ST 段抬高型心肌梗死患者的首选再灌注治疗仍是药物溶栓，"时间就是心肌，心肌就是未来"，药物再灌注优于不灌注，因此不考虑实际情况，一味将患者转诊至有介入诊疗条件的医院也是不足取的。

GUSTO-IIB 研究（the global use of st rategies to open occluded coronary arteries, 闭塞冠状动脉开通的全球性策略研究）首次将急性冠脉综合征患者分为 ST 段抬高组和非 ST 段抬高组进行观察，此后非 ST 段抬高型急性冠脉综合征作为一个单独的临床实体进入大型临床研究和报道，研究结果直接纳入更新的诊疗指南[76]。

从图 7-13 可以看出，2000 年美国 ACC/AHA 推出的急性冠脉综合征诊疗指南已开始采用 ST 段偏移分类急性心肌缺血，此后颁布的一系列急性冠脉综合征诊疗指南包括两大类别，即 ST 段抬高型和非 ST 段抬高型急性冠脉综合征[68]。

参考文献

[1] Bousfield G. Angina pectoris: changes in electrocardiogram during paroxysm. Lancet,1918,192(4962):457-458.

[2] Cipriani A, D'Amico G, Brunello G, et al.The electrocardiographic "triangular QRS-ST-T waveform" pattern in patients with ST-segment elevation myocardial infarction: Incidence, pathophysiology and clinical implications.J Electrocardiol,2018,51(1):8-14.

[3] https://ecglibrary.com/ecghist.html.

[4] Wolferth CC, Wood F. The electrocardiographic diagnosis of coronary occlusion by the use of chest leads. Am J Med Sci,1932,183(1):30-35.

[5] Goldberger E. A simple, indifferent, electrocardiographic electrode of zero potential and a technique of obtaining augmented, unipolar, extremity leads. Am Heart J,1942,23(4): 483-492.

[6] Yan GX, Lankipalli RS, Burke JF, et al.Ventricular repolarization components on the electrocardiogram: cellular basis and clinical significance.J Am Coll Cardiol,2003,42(3):401-409.

[7] Myers GB, Klein HA, Stofer BE.Correlation of electrocardiographic and pathologic findings in anteroseptal infarction.Am Heart J,1948,36(4):535-575.

[8] Kléber AG, Riegger CB, Janse MJ.Electrical uncoupling and increase of extracellular resistance after induction of ischemia in isolated, arterially perfused rabbit papillary muscle.Circ Res,1987,61(2):271-279.

[9] Wilson FN, Johnson FD. Rosenbaum FF. et al. The precordial electrocardiogram.Am Heart J,1944,27(1):19-36.

[10] Prinzmetal M. Shaw CM, Maxwell MH et al. Studies on the mechanism of ventricular activity. VI The depolarization complex in pure subendocardial infarction: role of the subendocardial region in the normal electrocardiogram. Am J Med,1954,17(5):610-613.

[11] Prpbergcr H. Schwartz L. Massumi RA. et al. Studies on the mechanism of ventncular activity XXI The ongm of the depolarization complex With clinical apphcanons.Am Heart J,1957.54(4):511-529.

[12] Freifeld AG, Schuster EH, Bulkley BH.Nontransmural versus

transmural myocardial infarction. A morphologic study.Am J Med,1983,75(3):423-432.

[13] Roberts WC, Buja LM.The frequency and significance of coronary arterial thrombi and other observations in fatal acute myocardial infarction: a study of 107 necropsy patients.Am J Med,1972,52(4):425-443.

[14] Silver MD, Baroldi G, Mariani F.The relationship between acute occlusive coronary thrombi and myocardial infarction studied in 100 consecutive patients. Circulation,1980,61(2):219-227.

[15] Durrer D. Vanher AAW. Buller J. Epicardial and intramural excitation in chronic myocardial infarction. Am Heart J,1983,68(6): 765-775.

[16] Wilkinson RS, Schaefer A, Abildskov JA. Electrocardiographic and pathologic features of myocardial mfarctron m man. Am J Cardiol,1963,11(1): 11:24-35.

[17] Stimmel B, Katz AM, Donoso E.Q-wave development in acute subendocardial infarction.Arch Intern Med,1973,131(5):676-678.

[18] Phibbs B."Transmural" versus "subendocardial" myocardial infarction: an electrocardiographic myth.J Am Coll Cardiol,1983,1(2 Pt 1):561-564.

[19] Raunio H, Rissanen V, Romppanen T, et al.Changes in the QRS complex and ST segment in transmural and subendocardial myocardial infarctions. A clinicopathologic study.Am Heart J,1979,98(2):176-184.

[20] Klein LW, Helfant RH.The Q-wave and non-Q wave myocardial infarction: differences and similarities.Prog Cardiovasc Dis,1986,29(3):205-220.

[21] Keen WD, Savage MP, Fischman DL, et al.Comparison of coronary angiographic findings during the first six hours of non-Q-wave and Q-wave myocardial infarction.Am J Cardiol,1994,74(4):324-328.

[22] Caulfield J, Klionsky B.Myocardial ischemia and early infarction: an electron microscopic study.Am J Pathol,1959,35(3):489-523.

[23] Baroldi G.Different types of myocardial necrosis in coronary heart disease: a pathophysiologic review of their functional significance.Am Heart J,1975,89(6):742-752.

[24] Jennings RB, Reimer KA.Factors involved in salvaging ischemic myocardium: effect of reperfusion of arterial blood.Circulation,. 1983.68(2 Pt 2):I25-136.

[25] Jennings RB, Reimer KA.Lethal myocardial ischemic injury. Am J Pathol,1981,102(2):241-255.

[26] Jennings RB, Sommers HM, Herdson PB, et a. Ischemic injury of myocardium: II. Cardiopathies and factors influencing myocardial degeneration. Ann NY Acad Sci,1969,156(1):61-78.

[27] Gibson RS, Beller GA, Gheorghiade M, et al.The prevalence and clinical significance of residual myocardial ischemia 2 weeks after uncomplicated non-Q wave infarction: a prospective natural history study.Circula tion,1986,73(6):1186-1198.

[28] Mahias-Narvarte H, Adams KF, Willis PW.Evolution of regional left ventricular wall motion abnormalities in acute Q and non-Q wave myocardial infarction.Am Heart J,1987,113(6):1369-1375.

[29] Wahl JM, Hakki AH, Iskandrian AS, et al.Scintigraphic characterization of Q wave and non-Q-wave acute myocardial infarction.Am Heart J,1985,109(4):769-775.

[30] Davies MJ, Woolf N, Robertson WB.Pathology of acute myocardial infarction with particular reference to occlusive coronary thrombi.Br Heart J,1976,38(7):659-664.

[31] Dacanay S, Kennedy HL, Uretz E, et al.Morphological and quantitative angiographic analyses of progression of coronary stenoses. A comparison of Q-wave and non-Q-wave myocardial infarction.Circulation,. 1994,90(4):1739-1746.

[32] Isomäki H, Takala J, Räsänen O.Influence of the site of myocardial infarction on mortality rate.Acta Med Scand,1969,185(3):227-230.

[33] Pruitt RD, Klaker CH, Charpin LE.Certain clinical states and pathologic changes associated with deeply inverted T waves in the precordial electrocardiogram. Circulation,1955,11(4):517-530.

[34] Swan HJ, Forrester JS, Danzig R, et al.Power failure in acute myocardial infarction.Prog Cardiovasc Dis,1970,12(6):568-600.

[35] Nielsen BL.ST-segment elevation in acute myocardial infarction. Prognostic importance. Circulation,1973,48(2):338-345.

[36] Spodick DH.Q-wave infarction versus S-T infarction. Nonspecificity of electrocardiographic criteria for differentiating transmural and nontransmural lesions.Am J Cardiol,1983,51(5):913-915.

[37] André-Fouet X, Pillot M, Leizorovicz A, et al."Non-Q wave," alias "nontransmural," myocardial infarction: a specific entity.Am Heart J,1989,117(4):892-902.

[38] Montague TJ, MacKenzie BR, Henderson MA, et al.Acute non-Q-wave myocardial infarction: a distinct clinical entity of increasing importance.CMAJ,1988,139(6):487-493.

[39] Roberts W.Editorial: Coronary thrombosis and fatal myocardial ischemia.Circulation,1974,49(1):1-3.

[40] Wright IS.The modern treatment of coronary thrombosis with myocardial infarction.Circulation,1950,2(6):927-936.

[41] [No authors listed].Effectiveness of intravenous thrombolytic treatment in acute myocardial infarction. Gruppo Italiano per lo Studio della Streptochinasi nell'Infarto Miocardico (GISSI).Lancet,1986,1(8478):397-402.

[42] [No authors listed].Randomised trial of intravenous streptokinase, oral aspirin, both, or neither among 17,187 cases of suspected acute myocardial infarction: ISIS-2. ISIS-2 (Second International Study of Infarct Survival) Collaborative Group.Lancet,1988,2(8607):349-360.

[43] Collins R, Julian D.British Heart Foundation surveys (1987 and 1989) of United Kingdom treatment policies for acute myocardial infarction.Br Heart J,1991,66(3):250-255.

[44] Pfeffer MA, Moyé LA, Braunwald E, et al.Selection bias in the use of thrombolytic therapy in acute myocardial infarction. The SAVE Investigators.JAMA,1991,266(4):528-532.

[45] Yarzebski J, Col N, Pagley P, et al.Gender differences and factors associated with the receipt of thrombolytic therapy in patients with acute myocardial infarction: a community-wide perspective.Am Heart J,1996,131(1):43-50.

[46] Matetzky S, Barabash GI, Rabinowitz B, et al.Q wave and Non-Q wave myocardial infarction after thrombolysis.J Am Coll Cardiol,1995,26(6):1445-1451.

[47] Goodman SG, Langer A, Ross AM, et al.Non-Q-wave versus Q-wave myocardial infarction after thrombolytic therapy: angiographic and prognostic insights from the global utilization of streptokinase and tissue plasminogen activator for occluded coronary arteries-I angiographic substudy. GUSTO-I Angiographic Investigators. Circulation,1998,97(5):444-450.

[48] Lenderink T, Simoons ML, Van Es GA, et al.Benefit of thrombolytic therapy is sustained throughout five years and is related to TIMI perfusion grade 3 but not grade 2 flow at discharge. The European Cooperative Study Group.Circul ation,1995,92(5):1110-1116.

[49] Goodman SG, Barr A, Langer A, et al.Development and prognosis of non-Q-wave myocardial infarction in the thrombolytic era.Am Heart J,2002,144(2):243-250.

[50] DeWood MA, Spores J, Notske R, et al.Prevalence of total coronary occlusion during the early hours of transmural myocardial infarction.N Engl J Med, 1980,303(16):897-902.

[51] DeWood MA, Stifter WF, Simpson CS, et al.Coronary

arteriographic findings soon after non-Q-wave myocardial infarction.N Engl J Med,1986.315(7):417-423.

[52] DeWood MA.Clinical implications of coronary arteriographic findings soon after non-Q-wave acute myocardial infarction.Am J Cardiol.1988,61(12):36F-40F.

[53] Busk M, Kaltoft A, Nielsen SS, et al.Infarct size and myocardial salvage after primary angioplasty in patients presenting with symptoms for <12 h vs. 12-72 h.Eur Heart J,2009.30(11):1322-1330.

[54] Hochman JS, Reynolds HR, Dzavik V, et al.Long-term effects of percutaneous coronary intervention of the totally occluded infarct-related artery in the subacute phase after myocardial infarction.Circulation,2011,124(21):2320-2328.

[55] Adlbrecht C, Huber K, Reynolds HR, et al.Effects of timing, location and definition of reinfarction on mortality in patients with totally occluded infarct related arteries late after myocardial infarction.Int J Cardiol,2014,174(1):90-95.

[56] Appleton DL, Abbate A, Biondi-Zoccai GG.Late percutaneous coronary intervention for the totally occluded infarct-related artery: a meta-analysis of the effects on cardiac function and remodeling.Catheter Cardiovasc Interv,2008,71(6):772-781.

[57] Phibbs B, Marcus F, Marriott HJ, et al.Q-wave versus non-Q wave myocardial infarction: a meaningless distinction.J Am Coll Cardiol,1999,33(2):576-582.

[58] [No authors listed].Effects of tissue plasminogen activator and a comparison of early invasive and conservative strategies in unstable angina and non-Q-wave myocardial infarction. Results of the TIMI IIIB Trial. Thrombolysis in Myocardial Ischemia.Circulation,1994,;89(4):1545-1556.

[59] Fumiyuki Otsuka, Satoshi Yasuda, Teruo Noguchi, et al.Pathology of coronary atherosclerosis and thrombosis. Cardiovasc Diagn Ther,2016.6(4): 396-408.

[60] Silvain J, Collet JP, Nagaswami C, et al.Composition of coronary thrombus in acute myocardial infarction.J Am Coll Cardiol,2011,57(12):1359-1367.

[61] Steg PG, Bonnefoy E, Chabaud S, et al.Impact of time to treatment on mortality after prehospital fibrinolysis or primary angioplasty: data from the CAPTIM randomized clinical trial.Circulation,2003,108(23):2851-2856.

[62] Ariëns RA, Lai TS, Weisel JW, et al.Role of factor XIII in fibrin clot formation and effects of genetic polymorphisms. Blood,2002,100(3):743-754.

[63] Rittersma SZ, van der Wal AC, Koch KT, et al.Plaque instability frequently occurs days or weeks before occlusive coronary thrombosis: a pathological thrombectomy study in primary percutaneous coronary intervention.Circulation,2005,111(9):1160-1165.

[64] Kramer MC, van der Wal AC, Koch KT, et al.Presence of older thrombus is an independent predictor of long-term mortality in patients with ST-elevation myocardial infarction treated with thrombus aspiration during primary percutaneous coronary intervention.Circulation,2008,118(18):1810-1816.

[65] Keeley EC, Boura JA, Grines CL.Primary angioplasty versus intravenous thrombolytic therapy for acute myocardial infarction: a quantitative review of 23 randomised trials. Lancet, 2003,361(9351):13-20.

[66] Gunnar RM, Passamani ER, Bourdillon PD, et al.Guidelines for the early management of patients with acute myocardial infarction. A report of the American College of Cardiology/American Heart Association Task Force on Assessment of Diagnostic and Therapeutic Cardiovascular Procedures (Subcommittee to Develop Guidelines for the Early Management of Patients with Acute Myocardial Infarction).J Am Coll Cardiol,1990,16(2):249-292.

[67] Ryan TJ, Anderson JL, Antman EM, et al.ACC/AHA guidelines for the management of patients with acute myocardial infarction. A report of the American College of Cardiology/American Heart Association Task Force on

Practice Guidelines (Committee on Management of Acute Myocardial Infarction).J Am Coll Cardiol, 1996.28(5):1328-1428.

[68] Braunwald E, Antman EM, Beasley JW, et al.ACC/AHA guidelines for the management of patients with unstable angina and non-ST-segment elevation myocardial infarction. A report of the American College of Cardiology/American Heart Association Task Force on Practice Guidelines (Committee on the Management of Patients With Unstable Angina).J Am Coll Cardiol,2000,36(3):970-1062.

[69] Antman EM, Anbe DT, Armstrong PW, et al.ACC/AHA guidelines for the management of patients with ST-elevation myocardial infarction; A report of the American College of Cardiology/American Heart Association Task Force on Practice Guidelines (Committee to Revise the 1999 Guidelines for the Management of patients with acute myocardial infarction).J Am Coll Cardiol,2004,44(3):E1-E211.

[70] Anderson JL, Adams CD, Antman EM, et al.ACC/AHA 2007 guidelines for the management of patients with unstable angina/non-ST-Elevation myocardial infarction: a report of the American College of Cardiology/American Heart Association Task Force on Practice Guidelines (Writing Committee to Revise the 2002 Guidelines for the Management of Patients With Unstable Angina/Non-ST-Elevation Myocardial Infarction) developed in collaboration with the American College of Emergency Physicians, the Society for Cardiovascular Angiography and Interventions, and the Society of Thoracic Surgeons endorsed by the American Association of Cardiovascular and Pulmonary Rehabilitation and the Society for Academic Emergency Medicine.J Am Coll Cardiol,2007,50(7):e1-e157.

[71] Anderson JL, Adams CD, Antman EM, et al.2012 ACCF/AHA focused update incorporated into the ACCF/AHA 2007 guidelines for the management of patients with unstable angina/non-ST-elevation myocardial infarction: a report of the American College of Cardiology Foundation/American Heart Association Task Force on Practice Guidelines.J Am Coll Cardiol,2013,61(23):e179-347.

[72] American College of Emergency Physicians; Society for Cardiovascular Angiography and Interventions, O'Gara PT, Kushner FG, et al.2013 ACCF/AHA guideline for the management of ST-elevation myocardial infarction: a report of the American College of Cardiology Foundation/American Heart Association Task Force on Practice Guidelines.J Am Coll Cardiol.2013,61(4):e78-140.

[73] Armstrong PW, Gershlick AH, Goldstein P, et al.Fibrinolysis or primary PCI in ST-segment elevation myocardial infarction. N Engl J Med.2013.368(15):1379-1387.

[74] Nallamothu BK, Bates ER, Herrin J, et al.Times to treatment in transfer patients undergoing primary percutaneous coronary intervention in the United States: National Registry of Myocardial Infarction (NRMI)-3/4 analysis.Circulation.2005,111(6):761-767.

[75] Ibanez B, James S, Agewall S, et al.2017 ESC Guidelines for the management of acute myocardial infarction in patients presenting with ST-segment elevation: The Task Force for the management of acute myocardial infarction in patients presenting with ST-segment elevation of the European Society of Cardiology (ESC).Eur Heart J,2018,39(2):119-177.

[76] Armstrong PW, Fu Y, Chang WC, Topol EJ, et al.Acute coronary syndromes in the GUSTO-IIb trial: prognostic insights and impact of recurrent ischemia. The GUSTO-IIb Investigators.Circulation,1998,98(18):1860-1868.

■董志锋 ■李建平

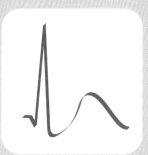

第 *8* 章

不稳定型心绞痛：心电图与临床

2000 年，美国 ACC/AHA 颁布的不稳定型心绞痛和非 ST 段抬高型心肌梗死诊疗指南中，首次把急性心肌缺血相关的临床症状定义为急性冠脉综合征，包括不稳定型心绞痛、非 ST 段抬高型心肌梗死和 ST 段抬高型心肌梗死。术语"急性冠脉综合征"强调了两个方面的问题：①患者都有症状；②患者的症状都是急性心肌缺血引起的[1]。

心肌氧供 - 氧需失衡是心绞痛发生的根本原因（见表 4-2 ~ 表 4-4）。最常见的机制是心肌在固有的氧供受限条件下（如冠状动脉粥样硬化），心肌氧需增加，氧供 - 氧需突然失衡引起心绞痛。冠状动脉粥样硬化斑块伴次全闭塞性血栓形成是不稳定型心绞痛发生的最常见病理生理，其次为完全闭塞性血栓形成伴侧支循环。冠状动脉内皮功能紊乱引起的冠脉痉挛主要涉及心外膜冠状动脉，心电图 ST 段抬高，将在变异型心绞痛章节里专题介绍。

在一些极端的临床条件下，即使没有基础严重的冠脉病变，心肌氧需猛然增加，也能诱发不稳定型心绞痛，如失血、贫血、休克、发热、甲状腺功能亢进症等，纠正诱因后心绞痛能够缓解或消失，临床又称为继发性不稳定型心绞痛。

8.1 U 波和不稳定型心绞痛

U 波是跟随在 T 波之后的低振幅小波，通常振幅不超过 1mm，V_2 ~ V_4 导联最为显著（图 8-1）。U 波振幅超过 1.5mm 时称为 U 波增大。心率 50 ~ 100 次 / 分时，

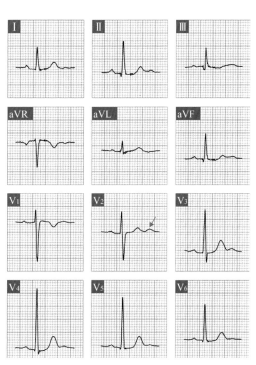

图 8-1　正常 U 波

女，47 岁。因肾结石术前检查。心电图示窦性心律，正常心电图。心电图可见明显的 U 波，最大振幅 1mm（红色箭头）

U 波间期 160 ～ 230ms。正常情况下，U 波极性与 T 波相同，胸导联直立，I、aVL 导联低平，aVR 导联倒置[2]。U 波的发生机制至今未明，经典心电图学教科书中认为系浦肯野纤维舒张期延迟复极产生，但两栖类动物的心脏缺乏浦肯野网络，心电图同样出现 U 波[3]。利用心肌分层技术，新近的研究发现 U 波是各层心肌动作电位终末部的小电势差所致，形态上 T-U 波是连续的（图 8-2）[4]。

心电图可识别的 U 波与心率有关。心率增快时，U 波可与 T 波和 P 波重叠，难以识别；心率减慢时识别率增加，如心率 <65 次 / 分时，超过 90% 的心电图有可识别的 U 波；心率 65 ～ 80 次 / 分时，心电图 U 波的识别率下降至 70%；心率 80 ～ 95 次 / 分时，心电图 U 波的识别率仅有 25%[2]。

U 波倒置是最常见的 U 波异常（表 8-1），一旦出现高度提示患者存在器质性心脏病[5]。1939 年，美国康涅狄格州的 Nahum 医师等首次报道冠心病患者的心电图 U 波倒置[6]。冠心病是 U 波倒置的第二大常见原因，不稳定型心绞痛患者 U 波倒置的发生率接近 46%[7]。冠脉造影证实，不稳定型心绞痛伴心电图 U 波倒置和 U 波直立患者，三支冠脉病变的发生率分别为 45% 和 13.3%，进一步分析前者左前降支近段 >90% 的狭窄发生率 100%，后者仅有 57.6%，因此，心电图 U 波倒置的不稳定型心绞痛患者高度提示左前降支近段严重狭窄的三支冠脉病变（图 8-3）[7]。临床病例报道 U 波倒置甚至是严重左主干狭窄所致不稳定型心绞痛患者唯一的心电图改变[8]。

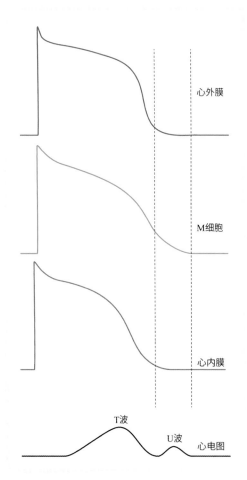

图 8-2 U 波产生的机制

U 波是各层心肌动作电位终末部的小电势差形成的，也是一种跨室壁复极梯度所致心电波。注意这种小电势差并非后电位，后电位是动作电位后期再极化部分，后电位增大诱发室性心律失常，但正常人微乎其微

表 8-1	临床常见 U 波倒置的原因	
原因	比例
高血压	39.5%
冠心病	33.2%
瓣膜性心脏病	15.4%
无器质性心脏病	7.2%
先天性心脏病	2.5%
甲状腺功能亢进症	1.4%
心肌病	0.8%

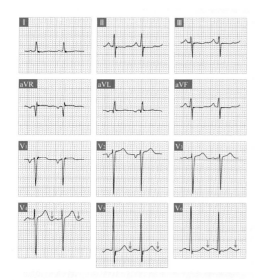

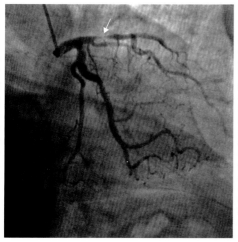

图 8-3 U 波倒置

男，69 岁。因反复胸痛 3 月就诊。胸痛发作与活动无关，每次发作持续 10 ~ 30 分钟，含服硝酸甘油可缓解胸痛。上图．门诊心电图示窦性心律，ST 段无偏移，Ⅱ、Ⅲ、aVF 导联 T 波平坦，整体呈非特异性 ST-T 改变，不支持心肌缺血 ST-T 改变。V₁ 导联 P 波终末电势增大，振幅 2mm，时限 80ms，计算 2×0.08=0.16mm·s。仔细分析心电图，发现 V₃ ~ V₆ 导联 U 波倒置（红色箭头），结合患者临床有胸痛症状，高度怀疑冠心病，建议患者尽早完善冠脉检查。心电图诊断：①窦性心律；②左心房异常；③非特异性 ST-T 改变；④U 波倒置，请结合临床。下图．冠脉造影发现左前降支近段次全闭塞（白色箭头），左回旋支和右冠状动脉未见明显狭窄

在一项心电图和冠脉造影对照的回顾性研究中，静息心电图 U 波倒置者，89% 冠脉造影证实左前降支近段或左主干病变[9]。即使患者有高血压和心脏超声证实的左心室肥厚，也不能截然认定心电图的 U 波倒置仅与左心室肥厚有关。

15% 的运动平板试验受试者在运动后出现 U 波倒置，冠脉造影证实这组人群中 91% 存在左前降支近段或左主干 >75% 以上的狭窄[10][11]。值得注意的是，运动后心电图 U 波倒置的患者中，4.8% 并无缺血性 ST-T 改变，甚至静息心电图完全正常[10]。运动试验中，不伴 ST-T 改变的孤立性 U 波倒置诊断左前降支近段或左主干严重病变的敏感度为 23%，特异度为 93%[10]。缺血性 U 波倒置的发生机制尚不明确，可能与心肌缺血引起的局部室壁动度不协调、左心室舒张功能下降、心内膜下心肌张力增加等因素有关[9]。

分析冠心病患者的心电图 U 波发现，心绞痛发作期间，U 波倒置最常出现在 V₄- V₆ 导联，几乎不出现于 V₂ 或 V₃ 导联；如果波及 V₂ 或 V₃ 导联，从 V₆-V₂ 导联的 U 波倒置振幅逐渐降低，通常 V₆-V₄ 导联 U 波倒置，V₄-V₂ 导联 U 波双相[11]。体型瘦高、肺气肿等受检者的心脏在胸腔中的位置较为垂位，U 波倒置在心电图的Ⅲ和 aVF 导联较为明显。缺血性 U 波倒置好发于 ST 段压低期间。

冠脉球囊扩张试验证实了早年的一些观察结果。单支左前降支和单支右冠状动脉病变的患者，静息心电图 U 波倒置的发生率分别为 22% 和 17%；球囊扩张进一步闭塞冠脉时，左前降支病变组 U 波倒置发生率上升至 76%，右冠状动脉病变组上升至 67%，累计 90% 的受试者出现 U 波倒置，证实 U 波倒置确属急性心肌缺血的心

电图标志之一[13]。左前降支闭塞时，U 波倒置通常发生于 ST 段抬高之前（50%），而右冠状动脉闭塞时，U 波倒置通常和 ST 段抬高同步发生（40%）[13]。

U 波倒置出现的导联和罪犯血管有关。左前降支病变患者，球囊扩张时新发 U 波倒置最常见于 V4 导联，一旦 V3 导联 U 波倒置，高度提示左前降支病变（敏感度为 80%，特异度为 100%），而 V5 导联 U 波倒置诊断左前降支病变的特异度仅有 80%，另有 20% 系右冠状动脉病变者[13]。换言之，疑诊冠心病的患者中，心电图 V3 导联 U 波倒置，高度提示左前降支病变，

而 V5 导联 U 波倒置尚有一部分属于右冠状动脉病变。右冠状动脉病变患者，球囊扩张时新发 U 波倒置最常见的是 III 导联，其次为 aVF 和 II 导联，III 导联 U 波倒置诊断右冠状动脉病变的敏感度为 90%，特异度为 80%[13]。

正常情况下，U 波极性和同导联 T 波极性一致，均为正向波（aVR 和 V1 导联除外）。T-U 波异常时，当 T 波倒置伴 U 波直立时，称为 I 型 T-U 波极性不协调；T 波直立伴 U 波倒置时，称为 II 型 T-U 波极性不协调；第三种是 T 波和 U 波同时倒置。T-U 波同时倒置时，冠心病发生率为 88%，T-U 波 I 型不协调时为 64%，II 型不协调时为 46%（图 8-4）[14]。

研究者认为有临床意义的 U 波异常多伴随 T 波改变，不能脱离 T 波改变去分析 U 波。这种观点是片面的，临床上孤立性 U 波倒置的发生率为 0.52%，儿童孤立性 U 波倒置的发生率为 0.2%[15]。此外，接近 7% 的 U 波倒置者无器质性心脏病，因此重要的是结合患者的临床情况，综合分析，查找 U 波异常原因，如果患者有胸痛发作或运动平板试验出现 U 波倒置，要警惕左前降支近段或左主干病变，尽早完成冠状动脉检查。总之，U 波倒置不仅是心肌缺血的心电图标志，还暗示心肌缺血面积较为广泛，冠脉病变较重。

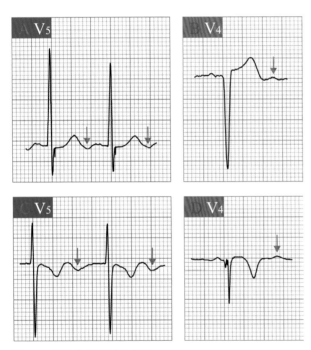

图 8-4 T 波和 U 波的协调性

U 波均用淡红色箭头标示。A. 男，69 岁。临床诊断冠心病。V5 导联 T 波直立伴 U 波倒置，II 型 T-U 波极性不协调。B. 男，73 岁。临床诊断急性 ST 段抬高型下壁心肌梗死，陈旧性前壁心肌梗死。V4 导联 T 波和 U 波均直立，T-U 波极性协调。C. 女，73 岁。临床诊断二尖瓣狭窄伴关闭不全。V5 导联 T 波和 U 波均倒置，T-U 波极性协调。D. 男，71 岁。临床诊断急性 ST 段抬高型前壁心肌梗死。V4 导联 T 波倒置伴 U 波直立，I 型 T-U 波极性不协调

8.2 ST-T 改变和不稳定型心绞痛

非 ST 段抬高型急性冠脉综合征常见的心电图改变是 ST 段压低和 T 波倒置。2009 年，美国 ACC/AHA 心电图解析指南界定的 ST 段压低阈值为 V2 ～ V3 导联 0.5mm，其余导联 1mm，2018 年第四版《心

肌梗死通用定义》界定的阈值为 1mm[16][17]。简而言之，ST 段压低 ≥ 1mm 要考虑心肌缺血可能，特别当患者有胸痛症状时；ST 段压低 0.5 ~ 1mm 要鉴别其他心血管或非心血管疾病病因；ST 段压低 <0.5mm 为非特异性 ST 段压低；缺血性 T 波倒置可以单独出现，但通常伴随 ST 段压低出现。

■ 稳定型和不稳定型心绞痛

急性冠脉综合征是心脏急性缺血事件，病理生理机制为不稳定的冠状动脉粥样硬化斑块破裂或侵蚀，继发非闭塞性或闭塞性血栓形成，氧供 – 氧需失衡，这一过程中患者不一定用力或活动，氧供不足即可诱发静息性心绞痛发作，当然临床更多情况是氧供不足和氧需增加同时发生。

慢性稳定型心绞痛的病理生理机制是稳定的动脉粥样硬化斑块引起管腔严重而固定的狭窄，当心肌氧需增加时，氧供不足而诱发心绞痛发作，这种情况下氧需增加和氧供不足一定同时存在，患者常在一定的活动强度下诱发心绞痛。性质稳定的动脉粥样硬化斑块，一旦遭遇急性或亚急性病理改变，如斑块破裂、斑块内出血等，即转变为不稳定型斑块，临床上患者从稳定型心绞痛进展到不稳定型心绞痛（表8-2）。

稳定型心绞痛是 50% 冠心病患者的首发症状；此外，50% 的急性冠脉综合征患者病程进展前有稳定型心绞痛发作[18]。2012 年，美国 ACCF/AHA 等联合制订的稳定型缺血性心脏病诊疗指南指出，此类患者的心电图可有持续性 ST-T 改变，即经典心电图学教科书中所谓的慢性冠状动脉供血不足[19]。

一些观点认为不存在慢性冠状动脉供血不足心电图改变，理由是氧供 – 氧需失衡引起的心肌缺血是一种动态过程，慢性

表 8-2	比较稳定型和不稳定型心绞痛	
特征	稳定型心绞痛	不稳定型心绞痛
发作条件	体力活动或情绪激动时发作	安静、休息及睡眠状态下发作
发病时间	>1 个月	<1 个月
发作特点	诱发条件、持续时间、频率等保持稳定	诱发条件和胸痛发作特点多变
胸痛时间	2 ~ 5 分钟	>10 分钟
病理生理	稳定型斑块，管腔固定狭窄	易损斑块，破裂、侵蚀、出血等伴闭塞性或非闭塞性血栓形成
预测	可预测发作	不能预测发作
治疗	休息，抗心肌缺血，控制危险因素	休息，抗凝，抗血小板，抗心肌缺血，控制危险因素
心肌梗死	短期较少进展	短期易进展
运动平板试验	推荐	禁忌
冠脉造影	择期完成	尽早完成
心电图	正常或持续性 ST-T 改变；心绞痛发作前后呈动态性 ST-T 改变	正常或持续性 ST-T 改变；心绞痛发作前后呈动态性 ST-T 改变

稳定型心绞痛的持续性 ST-T 改变是缺血性心肌病的心电图改变，患者描记心电图时通常无心绞痛发作，不存在氧供－氧需失衡。这种认识欠妥，混淆了有胸痛症状的临床急性氧供－氧需失衡和无胸痛症状的亚临床慢性氧供－氧需失衡的概念。

慢性乏氧状态下，心肌代谢适应性降低，心肌离子通道数量和功能改变，间质纤维化，心肌力学改变，室壁运动不协调等，这种心肌在长期乏氧状态下发生的电学和力学适应性改变，称为心肌冬眠[20][21][22]。打一个比方，一个心肌细胞正常情况下每秒需要 100 个氧分子进行有氧代谢才能维持正常功能，当左前降支近段严重狭窄时，心肌氧供下降，一个心肌细胞每秒只能获得 50 个氧分子，虽然仍能维持最低存活需求，但细胞活动和整体器官功能已经处于"能量饥渴"的非正常状态，

是一种慢性的氧供－氧需失衡（图 8-5）。血运重建后，受损程度较轻的心肌功能将会在 3 个月内逐渐改善，严重受损的心肌功能会延迟在 >1 年恢复[23]。

在当前，缺血性心肌病的临床谱包含了心肌顿抑、心肌冬眠和心肌瘢痕等[24]。心肌顿抑是短暂或复发性缺血后，血流恢复而心肌持续出现收缩力下降，主要病理生理机制是 ATP 耗竭、钙敏感性降低和氧自由基产生，引起肌浆网功能异常[25]。临床上，心肌顿抑见于不稳定型心绞痛、变异型心绞痛、急性心肌梗死后再灌注早期、运动平板试验诱发的心肌缺血发作、冠脉介入治疗时球囊扩张闭塞冠脉瞬间、心脏外科术后等[26]。因此，不能只肯定这些耳熟能详的引起心肌顿抑的急性心肌缺血事件，而否定引起心肌冬眠的慢性缺血事件。心肌顿抑时，冠脉血流量正常或

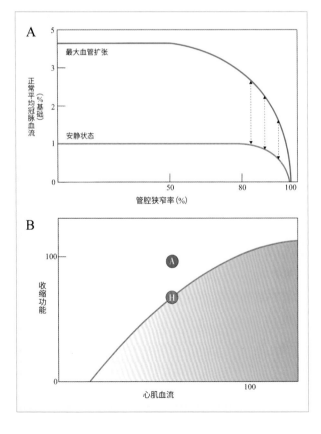

图 8-5 心肌冬眠的血流动力学变化

A. 不同程度的冠状动脉管腔狭窄时，安静状态下和最大血管扩张期的血流量比较。冠状动脉管腔狭窄在 <40% 管腔横截面积，最大冠脉血流量无改变，冠状动脉血流储备能力正常。冠状动脉管腔狭窄 40% ~ 80% 时，最大冠脉血流量开始下降，心肌氧需量突然增加时，由于供血不足而引起心肌顿抑。冠状动脉管腔狭窄 >80% 时，安静状态下的心肌血流量下降，为了匹配低灌注，心肌收缩功能相应下降。黑色双箭头虚线所示随着冠脉管腔狭窄程度的加重，冠脉血流储备能力下降。B. 心肌血流量和收缩功能的关系。心肌血流量长时间下降时，如数周或数月，心肌血流量－心功能曲线斜率变得陡峭，在曲线下方（H 点以下），随着冠脉血流量的下降，心功能相应下降。当心肌氧需突然增加时（位于曲线上方，如 A 点），心肌氧供不足，将诱发劳力型心绞痛。心功能下降是为了适应心肌低灌注，心肌细胞并未坏死；血运重建后，射血分数能从 <30% 提升到接近 50%

接近正常，而心肌冬眠时，冠脉血流量下降，人体内鉴别这两种现象，需要测量心肌血流量。

细胞电生理研究证实冬眠心肌相比与正常心肌，动作电位延长，L- 钙流下降，两种心肌之间的复极离散梯度增大，缝隙连接蛋白 Cx43 下调，传导减慢，电生理标测发现冬眠心肌区域呈低电压区和碎裂电位增多，这些电学重构不仅是室性心律失常和猝死的电学基质，也是心电图非特异性 ST-T 改变的电学基础 [27][28][29]。

■ 动态性 ST 段压低

无论稳定型或不稳定型心绞痛发作，都属于急性心肌缺血事件，发作时最典型的心电图特征是动态性 ST 段压低，即心绞痛发作期间 ST 段压低或比未发作时压低振幅增加，发作后 ST 段恢复正常或压低振幅降低，呈一种动态性 ST 段压低（图 8-6）。与此同时，心绞痛发作时，原本直立的 T 波因为 ST 段压低变成负正双相或完全倒置，发作后 T 波恢复正常，T 波改变亦常呈一种动态过程。相反，持续而恒定的 ST-T 改变通常属于慢性心肌缺血范畴，不属于急性缺血事件。

临床研究文献报道不稳定型心绞痛的各种缺血性心电图改变发生率分别为 ST 段压低 20% ～ 50%，孤立性 T 波倒置 10% ～ 30%，20% 同时有 ST 段压低和 T 波倒置，无缺血性 ST-T 改变占 20% ～ 40%[30][31][32][33]。无论如何，ST 段压低和 T 波倒置是不稳定型心绞痛最常见的两种心电图改变。值得注意的是，由于 2000 年以后颁布的各种急性心肌缺血诊疗指南才开始区分 ST 段抬高型和非 ST 段抬高型急性冠脉综合征，这些文献纳入的真实病例群体不尽相同。20 世纪 70—90 年

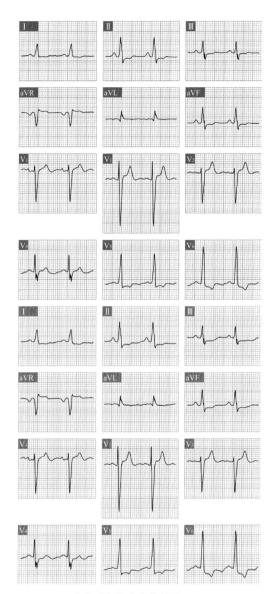

图 8-6 不稳定型心绞痛发作前后

女，66 岁。因反复胸痛 1 年入院，胸痛发作与活动无关。A. 入院时心电图，窦性心律，Ⅱ、Ⅲ、aVF、V_5 ～ V_6 导联 ST 段压低 0.5 ～ 1.5mm 伴 T 波负正双相和倒置，V_5、V_6 导联可见 U 波倒置。B. 入院当晚 2:30 时，患者夜间突发胸痛，心电图示窦性心律，原有 ST 段压低导联进一步压低 0.5 ～ 1mm，新增 V_4 导联 ST 段压低 1mm 伴 U 波倒置，Ⅰ、aVL 导联 ST 段压低 1mm，给予抗心肌缺血治疗后患者胸痛缓解，30 分钟和 1 小时后复查肌钙蛋白均为阴性，临床诊断不稳定型心绞痛发作。患者胸痛伴 U 波倒置、动态性 ST-T 改变，冠脉造影发现左前降支近段狭窄 90%

代的文献有些不稳定型心绞痛包括 ST 段抬高的变异型心绞痛，有些仅入选 ST 段压低的不稳定型心绞痛；2000 年以后的大型临床研究通常把不稳定型心绞痛和非 ST 段抬高型心肌梗死当作一个临床实体纳入，但有些是笼统的急性冠脉综合征，还包括心肌梗死和变异型心绞痛。不同种类的急性冠脉综合征势必会影响异常心电图的分布，如 ST 段抬高型心肌梗死再灌注治疗后，无疑会增加 T 波倒置的发生率。

不过从临床实用方面看，不稳定型心绞痛发作期间的心电图阅读重点是通过蕴含的心电图信息，筛选高危者。ST 段压低是不稳定型心绞痛最常见的心电图改变之一，而很多非缺血性心脏病或其他系统疾病波及心脏亦可以出现 ST 段压低，急性心肌缺血所致 ST 段压低的重要特征见表 8-3。

表 8-3 急性心肌缺血的 ST 段压低特点
临床特点
□ 患者有冠心病危险因素
□ 患者多有胸痛或心绞痛等同症状，例如呼吸困难等
□ 肌钙蛋白阴性或弱阳性，弱阳性提示心肌损伤，前后随访值波动不超过 20%
心电图特点
□ 与平素心电图比较，ST 段压低振幅增加
□ 心肌缺血纠正后，ST 段偏移可恢复正常或压低程度减低
□ ST 段压低多呈水平形和下斜形压低模式
□ 动态心电图、心电监护可发现无症状性、动态性 ST 段压低，即无症状性心肌缺血

■ 缺血性 T 波倒置

40% 的不稳定型心绞痛发作时，心电图出现新发 T 波倒置，这些不稳定型心绞痛患者可以是新发心绞痛、恶化性心绞痛和梗死后心绞痛[34]。胸导联新发 T 波倒置比下壁导联多见，新发 T 波倒置如果出现于胸前导联，高度提示左前降支近段狭窄（敏感度为 69%，特异度为 89%），而下壁导联新发 T 波倒置可能系右冠状动脉或左回旋支发出的后降支病变，但这种联系较弱，敏感度仅有 10%（图 8-7）[34]。因此，对于孤立的下壁导联 T 波倒置，临床需要排除其他器质性心脏病，特别是各种浸润下壁心肌的疾病，例如恶性肿瘤、结节病、肥厚型心肌病等，超声心动图有

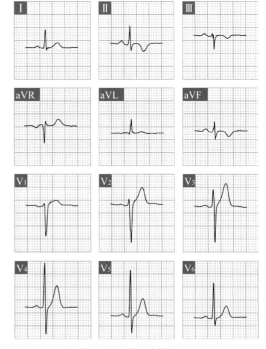

图 8-7 孤立的下壁导联 T 波倒置

男，63 岁。反复胸痛 2 年就诊。胸痛与活动无关，静息状态下可发作，每次发作持续 10 ~ 15 分钟。有高血脂病史 20 年，未正规治疗。心电图示窦性心律，胸前导联 QRS 波递增正常、ST 段无偏移和 T 波直立，孤立的 II、III、aVF 导联 T 波倒置。心电图诊断：①窦性心律；② T 波改变，请结合临床。64 排冠脉 CTA 提示右冠优势型分布，后降支中部狭窄 80%，其余冠状动脉无异常

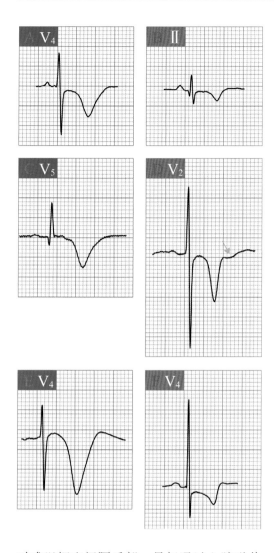

图 8-8 形形色色的冠状 T 波

A. 男，67 岁。1 年前罹患急性下壁心肌梗死，长期心电图随访胸前导联 T 波倒置，T 波前支和后支近乎对称，但无"尖窄"特点。B. 女，76 岁。急性 ST 段抬高型下壁心肌梗死再灌注期的冠状 T 波，尽管 T 波倒置振幅不足 5mm，但前支和后支近乎对称，判读为冠状 T 波。C. 男，79 岁。临床诊断脑出血、Takotsubo 心肌病。QT 间期 600ms，虽无"尖窄"特点，但 T 波前支和后支近乎对称，判读为冠状 T 波。D. 男，45 岁。临床诊断不稳定型心绞痛。QT 间期 400ms，T 波倒置振幅 12mm，因 QT 间期不延长，T 波基底部较窄，整个 T 波呈"尖窄"形态且前支和后支近乎对称，判读为冠状 T 波。绿色箭头所示为 U 波倒置。E. 男，86 岁。急性 ST 段抬高型前间隔心肌梗死再灌注期出现的巨大 T 波倒置，QT 间期延长接近 600ms，T 波倒置振幅 14mm，QT 间期延长所致 T 波基底部增宽，整个倒置 T 波形态不像图 D 那样"尖窄"。F. 男，42 岁。慢性冠心病患者。心电图长期出现 ST 段压低和 T 波倒置，T 波倒置的前支和后支明显不对称，不能判读为冠状 T 波。T 波倒置伴 ST 段压低是 T 波不对称倒置的原因之一。冠状 T 波是否呈现"尖窄"特点主要取决于 QT 间期和倒置 T 波振幅两个参数：QT 间期延长时，需要 T 波倒置振幅更深才能组合呈现尖窄特点；QT 间期不延长时，T 波倒置振幅 8 ~ 10mm 即可呈现尖窄特点；当 QT 间期不延长且 T 波倒置振幅不深时，倒置 T 波呈浅对称冠状 T 波

时难以探查间隔后部，最好通过心脏磁共振检查了解心肌组织形态。

缺血性 T 波倒置最特征的图形是冠状 T 波，倒置振幅 5 ~ 10mm（T 波深倒置）或 ≥ 10mm（巨大 T 波倒置）。早年的文献强调冠状 T 波的特点是窄、尖、深，实际上"窄"和"尖"都是相对的，如果倒置的 T 波深度不足或合并 QT 间期延长，T 波基底部增宽，"窄"的特征将不明显；除此，冠状 T 波最重要的特点是 T 波倒置且 T 波前支和后支对称性增加（注意并非绝对对称），这是判别冠状 T 波的关键（图 8-8）[35]。

V$_1$ ~ V$_4$ 导联出现的孤立、对称性 T 波倒置（特别是 T 波倒置深度 ≥ 2mm），属于 II 型 Wellens 综合征心电图模式，是左前降支近段严重狭窄的心电图标志（图 8-9）。尽管在心电图图形定义上，这些患者属于非 ST 段抬高型急性冠脉综合征，但 ST-T 变化轨迹遵循 ST 段抬高型心肌梗死患者的血栓自溶或再灌注治疗，通常伴有左室前壁低动度，属于猝死、再梗死的高风险患者，药物干预能力有限，需要更积极的血运重建治疗。成功再血管化治疗后，室壁动度异常和 T 波倒置能够逆转。

在缺血性心脏病临床谱中，冠状 T 波

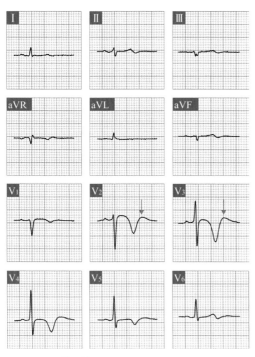

图 8-9 冠状 T 波

男，44 岁。反复胸痛 1 年就诊。胸痛与活动无关。入院后夜间发作心绞痛，经治疗胸痛缓解后采集的心电图示窦性心律，肢体导联 QRS 波振幅均 <5mm，除 V_2 导联 ST 段抬高 2mm，V_3 导联 ST 段抬高 1mm 外，其余导联 ST 段无抬高。心电图最显著的特点是 T 波改变，$V_2 \sim V_5$ 导联 T 波倒置，Ⅱ、Ⅲ、aVF、V_6 导联 T 波正负双相。胸导联还可见 Ⅰ 型 T-U 波极性不协调，V_2-V_3 导联 T 波倒置伴 U 波直立（淡红色箭头）胸痛发作 30 分钟和 2 小时后肌钙蛋白均为阴性。心电图诊断：①窦性心律；②肢体导联低电压；③ T 波改变，请结合临床。冠脉造影所见三支冠脉病变，左前降支近段狭窄 85%，左前降支回绕心尖供血部分下壁，左回旋支远段狭窄 80%，右冠状动脉近段狭窄 60%

可见于不稳定型心绞痛、非 ST 段抬高型心肌梗死、ST 段抬高型心肌梗死和变异型心绞痛的再灌注期等多种情况；在非缺血性心脏病所致冠状 T 波多见于应激性心肌病、心肌肥厚、心脏记忆等多种生理性和病理性情况，临床意义迥异。因此，缺血性心脏病只是冠状 T 波产生的一个主要原因，并非唯一原因。

■ T 波假性正常化

20 世纪 70—80 年代，临床观察到一些患者在发生心肌梗死后，心电图持续 T 波倒置伴或不伴 ST 段压低，当再次遭遇心绞痛发作时，倒置的 T 波恢复直立，貌似正常；另一些患者在运动平板试验前，基础心电图 T 波倒置，运动后 T 波转位直立，貌似正常（图 8-10）[36][37]。心肌遭遇第一次心肌缺血事件引起 T 波倒置，经过充分治疗后，在恢复期 T 波保持持续倒置，当遭遇第二次心肌缺血事件时，T 波突然直立，貌似 T 波正常化，并非心肌缺血改善，而是新发缺血，称为 T 波假性正常化。临床上 T 波假性正常化分为自发性和非自发性两类，前者见于心绞痛发作、再梗死、动态心电图记录等，后者见于运动平板试验、心脏超声负荷试验、冠脉造影等。

75% 的患者在倒置 T 波转为直立 T 波时有心绞痛发作，直立 T 波通常呈一过性，持续数小时至 3 天后重新转为倒置 T 波，25% 的患者在其后 14 天里发生急性心脏事件（心室颤动和心肌梗死）[36]。无症状的 T 波假性正常化多见于动态心电图记录中。值得注意的是，T 波假性正常化并非缺血性心脏病所特有，还见于非缺血性心脏病，运动试验发现无论缺血性或非缺血性 T 波假性正常化，V_4 导联 T 波发生率最高，Ⅲ 导联发生率最低，胸导联 T 波假性正常化的发生率高于肢体导联[37]。

铊-201 心肌灌注显像发现 T 波假性正常化时，心肌局部血流降低 23% ~ 56%：$V_1 \sim V_4$ 导联 T 波假性正常化者，灌注缺损位于前间隔，冠脉造影证实左前降支病变为主；而 Ⅱ、Ⅲ 和 aVF 导联 T 波假性正常化者，灌注缺损位于下壁和后壁，冠脉造影证实右冠状动脉或左回旋支病变为主

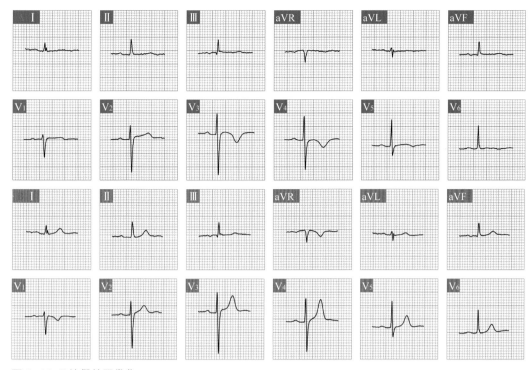

图 8-10 T 波假性正常化

男，63 岁。因发作性胸闷 2 年就诊。A. 窦性心律，Ⅰ、Ⅱ、Ⅲ、aVL、aVF 导联 T 波平坦，V₃-V₄ 导联 T 波倒置，倒置振幅均 <5mm 但形态近乎对称，V₅-V₆ 导联 T 波浅倒置（T 波倒置深度不足 2mm），ST 段无偏移（V₁-V₂ 导联 ST 段抬高 1mm，属于正常范围内 ST 段抬高）。心电图诊断：①窦性心律；② T 波改变，请结合临床；B. 门诊医师安排患者进行运动平板试验，运动中患者心率增快至 130 次 / 分时，感胸闷不适，出冷汗，心电图示窦性心动过速（本图只截取了 1 个心电波），ST 段无偏移，但Ⅰ、Ⅱ、aVL、aVF 导联 T 波振幅明显增加，V₃-V₆ 导联 T 波直立，考虑为 T 波假性正常化。立即停止运动试验，嘱患者含服硝酸甘油 1 片后，胸痛逐渐缓解。入院后冠脉造影显示左前降支近段狭窄 90%，左回旋支和右冠状动脉未见明显狭窄

[38]。T 波假性正常化者多伴有心肌血流均匀下降（透壁性下降），而 ST 段压低者多伴不均匀性血流下降（心内膜下心肌缺血重于心外膜下心肌）。

前壁心肌梗死后静息心电图 T 波持续倒置的患者，运动平板试验中出现 T 波假性正常化，冠脉造影发现与运动后 T 波持续倒置者相比，TIMI 血流分级、罪犯血管残留狭窄、多支病变率等无明显差异，但 T 波假性正常化患者的侧支循环发生率显著增加（90%：25%）[39]。这提示 T 波假性正常化发生的原因可能与侧支循环持续

为缺血心肌供血有关，这种供血量远远低于生理需求，但心外膜和心内膜的血流分配比例足以决定 T 波极性。心肌梗死后 T 波假性正常化的患者，心肌对运动的应激能力优于 T 波持续倒置者，如异常室壁动度的改善、射血分数提高等[40][41]。

相反，另一些研究并未观察到侧支循环与 T 波假性正常化、运动时心功能改善的关系[41][42]。应该谨慎解释临床研究中存在的这些差异，遭遇第一次心肌缺血打击后（心绞痛发作、心肌梗死），不同患者发生的心肌顿抑存在个体化差异，恢复

时间和对外界刺激的反应不同，针对具体患者的结论应建立在其自身的客观证据之上，不能盲目照搬这些研究结论。

T波假性正常化有重要的临床意义，医师若不能认识这种情况，心绞痛发作患者采集到T波假性正常化，如果不对照既往心电图分析，可能认为患者发作的胸痛属于非缺血性胸痛。

8.3 临床诊疗指南与心电图

当前的临床实践强调遵循指南，指南建议大多建立在循证医学的基础之上，通过随机化临床研究获得某项诊断和治疗对患者的利弊信息。任何诊疗指南都不是完美的：一方面不可能面面俱到，临床上始终有一部分患者游离在指南建议之外，需要医师联系患者的实际情况和指南建议综合解决问题；另一方面，基础和临床医学在不断发展，新发现、新理念、新技术层出不穷，医学在不断进步，现有指南只能代表当前阶段医学研究的成果，并非绝对"圣经"。

虽然经验在临床实践中仍占有重要地位，但完全抛开指南建议是不足取的，如CCU病房的医师同时接诊2例急性冠脉综合征患者，有可能初始症状最重的患者反而治疗效果最好，而症状轻微的患者反而在治疗中出现各种意外，这是经验难以防范的。充分利用指南建议，充分评估患者，做到言之有理和行之有道，在当代临床实践中，有助于医师提高诊疗水平。

每年，我国和西方发达国家都要针对心血管疾病的各种指南推出更新、增补。遗憾的是，很多指南厚达百页以上，有些甚至数百页，不要说专科医师难以记住全

表 8-4 心绞痛危险分层的心电图指标

高危：年死亡风险或急性心肌梗死风险 >3%

□ 运动心电图在低运动量级别时，心电图 ST 段压低 ≥ 2mm 并持续至恢复

□ 运动诱发 ST 段抬高

□ 运动诱发室性心动过速和心室颤动

中危：年死亡风险或急性心肌梗死风险 1% ~ 3%

□ 劳累症状出现时，ST 段压低 ≥ 1mm

低危：年死亡风险或急性心肌梗死风险 <1%

□ 运动试验能完成最大运动量

□ 运动试验未能诱发 ST 段改变

□ 运动试验未能诱发胸痛症状

□ 低风险运动平板积分（ ≥ 5 分）

部指南建议，就是一些指南研究专家有时也会面对不同指南建议相互矛盾的局面。这些都需要医师根据自己的实际环境，灵活地学习、运用指南建议。

急性冠脉综合征危险分层的心电图指标见表 8-4[43]。2014 年，AHA/ACC《非ST 段抬高型急性冠脉综合征患者管理指南》有关心电图应用的建议见表 8-5[44]。

心电图检查只是急性冠脉综合征诊疗过程中的一个环节，但从这些指南建议中能够看出，心电图检查贯穿急性冠脉综合征患者的院前急救、急诊分诊、危险分层、初治方案、院内随访、长期门诊随访等过程，是不可缺少的辅助检查，每一个诊疗环节都需要参考心电图提供的依据。即使当前我国不少医疗单位已经广泛开展了冠脉介入诊疗，每位抵达急诊室的胸痛患者，都是先完成初始心电图和心肌生化标志物检查，而不是立即进行心导管检查。

阅读急性心肌缺血心电图时要注意分析有无危险信息。

表 8-5	2014 年《非 ST 段抬高型急性冠脉综合征患者管理指南》心电图应用建议

初始评估和管理；预后；早期危险分层；Ⅰ类建议	证据等级
□胸痛或其他症状提示急性冠脉综合征的患者，建议在抵达急诊室 10 分钟内完成 12 导联心电图检查及评估缺血性改变	C
□如果初次心电图无诊断价值，但患者症状持续且临床高度疑诊急性冠脉综合征，应在抵达急诊室的第 1 个小时内，每隔 15 分钟或 30 分钟完成系列心电图随访，以探查心电图缺血性改变	C
□系列肌钙蛋白水平测试阴性而心电图改变和（或）临床表现中度或高度疑诊急性冠脉综合征时，应在症状发作后 6 小时再次检测肌钙蛋白	A

初始评估和管理；预后；早期危险分层；Ⅱa 类建议	证据等级
□如果初次心电图无诊断价值且处于中危～高危风险的急性冠脉综合征患者，应加做 $V_7 \sim V_9$ 导联心电图	B

初始评估和管理；预后；早期危险分层；Ⅱb 类建议	证据等级
□如果初次心电图无诊断价值且处于中危～高危风险的急性冠脉综合征患者，进行 12 导联心电图连续监测是一种合理的选择	B

初始评估和管理；生物标志物；诊断；Ⅰ类建议	证据等级
□系列肌钙蛋白水平测试阴性而心电图改变和（或）临床表现中度或高度疑诊急性冠脉综合征时，应在症状发作后 6 小时再次检测肌钙蛋白	A

初始评估和管理；即刻管理；Ⅱa 类建议	证据等级
□症状持续而心肌缺血客观证据缺乏（如初次心电图呈非缺血性改变和肌钙蛋白检测阴性）的急性冠脉综合征患者，应在胸痛单位或遥测单元每隔 3 小时或 6 小时进行系列心电图和肌钙蛋白检查	B
□疑诊急性冠脉综合征但系列心电图和肌钙蛋白检测正常的患者，在出院前或出院后 72 小时内，完成运动平板心电图检查、负荷心肌灌注成像或负荷超声心动图检查	A～B
□疑诊急性冠脉综合征且心电图、肌钙蛋白正常，既往无冠心病病史的患者，最初阶段无须进行系列心电图检查和肌钙蛋白检测，直接完成冠状动脉 CT 血管造影评估冠状动脉解剖或用锝 –99m 放射性药物静息灌注成像排除心肌缺血	B

院内早期管理；缺血指导策略的非 ST 段抬高型急性冠脉综合征患者出院前缺血指导的危险分层；Ⅰ类建议	证据等级
□至少于 12～24 小时后，休息或低水平活动时无缺血症状的低危和中危患者应接受无创负荷检查	B
□休息时患者若无影响心电图 ST 段改变解释的干扰因素存在，建议完成平板运动试验	C
□休息时患者若存在影响 ST 段改变解释的干扰因素，建议使用成像负荷试验。在接受低水平运动试验的患者，成像试验还能增加预后信息	B

治疗；Ⅰ类建议	证据等级
□PR 间期 >240ms 及未安装起搏器的二度、三度房室阻滞的患者禁用 β 受体阻滞剂	A

■ 无诊断价值的初诊心电图

不稳定型心绞痛和非 ST 段抬高型心肌梗死患者的心电图可以完全正常，或仅有非特异性 ST-T 改变、T 波低平或平坦等无诊断价值的心电图改变，发生率高达 60%[45][46]。应该从两方面看待这个问题：一方面心电图正常或改变轻微的不稳定型心绞痛或非 ST 段抬高型心肌梗死患者代表了预后最好的亚组患者，至少在心电图层面属于低危人群，院内死亡或心肌梗死发生率为 5%（ST 段压低 ≥ 1mm 组为 7%），6 个月随访期间死亡或心肌梗死发生率为 10%（ST 段压低 ≥ 1mm 组为 16%）；另一方面心电图正常或非特异性改变给急性心肌缺血的诊断带来了困难，不能依据心电图诊断急性缺血，甚至多份心电图随访亦无诊断价值（图 8-11）[46]。

心电图正常或接近正常的不稳定型心绞痛，当心肌酶学或肌钙蛋白检测阴性时，这组患者接受诊断性冠状动脉检查的比例最少，容易诊断为非缺血性胸痛。55% 的 ST 段压低患者在 6 个月内接受了诊断性冠脉造影，孤立性 T 波倒置组仅有 44%，心电图无 ST-T 改变组仅为 35%[30]。冠脉造影证实心电图正常或接近正常的不稳定型心绞痛患者，冠脉解剖相对较好，无临床意义（管腔狭窄率 <50%）的三支冠脉病变率（16% ~ 20%）高于 ST 段压低组（7% ~ 10%），三支冠脉或左主干病变率（22% ~ 37%）则低于 ST 段压低组（45% ~ 54%）[30][46]。冠脉造影结果提示心电图正常的不稳定型心绞痛患者缺血程度较轻，多数为局限的区域性心内膜下心肌缺血、非常短暂的一过性心肌缺血以及迅速缓解的冠脉痉挛等。

应该谨慎看待这组患者，心电图正常或接近正常的低危急性冠脉综合征患者仍

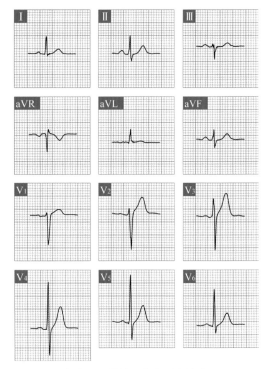

图 8-11 心电图正常的不稳定型心绞痛

男，63 岁。反复胸痛 20 天就诊。胸痛与活动无关。有吸烟史 40 年，近 20 年来每日吸烟 40 支。有高血压病史 15 年，未经正规治疗。患者入院后次日晨起突发胸痛，床旁心电图示窦性心律，正常心电图。30 分钟和 2 小时检测肌钙蛋白均为阴性。患者有多个冠心病危险因素，冠脉造影示左前降支远段狭窄 80%，左回旋支狭窄 50%，右冠状动脉未见明显狭窄

然存在心脏事件风险，只是这种风险低于中危和高危急性冠脉综合征患者，1 年死亡或心肌梗死风险约 10%[47]。2010 年，葡萄牙报道的一组心电图正常的急性冠脉综合征患者，住院期间和年死亡率分别为 1.9% 和 14.8%，而心电图异常组分别为 4.6% 和 18.9%[48]。

当患者存在多个冠心病危险因素，如年龄、男性、冠心病家族史、吸烟、高脂血症、高血压、糖尿病、慢性肾功能不全、外周动脉疾病、既往心肌梗死病史和血运重建病史等，中度或高度疑诊急性冠脉综

合征而心电图正常时，可以安排患者进行心脏负荷试验（运动平板试验或超声负荷试验）进一步了解有无急性心肌缺血发作，或向患者告知存在的风险及利弊，合理地安排冠脉解剖检查（冠状动脉 CT 血管造影或冠脉造影）[43]。当然，这种缺乏急性心肌缺血诊断价值的心电图，临床尚需排除其他非缺血性胸痛发作。

■ 急诊室心电图的 ST 段压低

因胸痛就诊的急诊患者，心电图 ST 段压低者仅有 26% 属于急性冠脉综合征，故相当多数的胸痛患者，心电图 ST 段压低并非急性心肌缺血所致（图 8–12）[49]。急性冠脉综合征的胸痛可以很典型，也可以仅有胸闷、心前区不适等轻微症状；相反，非缺血性胸痛有时酷似心肌缺血，因此医师常会犯漏诊和误诊两种错误，这是临床实践的必然，即使有经验的"专家"

也难免判断错误，应该允许临床医师在诊疗过程中"犯错"，只要这种"错误"在医师不断获得更多的诊断证据后修正，直至最后正确诊断。

参考文献

[1] Braunwald E, Antman EM, Beasley JW, et al.ACC/AHA guidelines for the management of patients with unstable angina and non-ST-segment elevation myocardial infarction. A report of the American College of Cardiology/American Heart Association Task Force on Practice Guidelines (Committee on the Management of Patients With Unstable Angina).J Am Coll Cardiol,2000,36(3):970-1062.

[2] Surawicz B.U wave: facts, hypotheses, misconceptions, and misnomers.J Cardiovasc Electrophysiol,1998,9(10):1117-1128.

[3] Conrath CE, Opthof T.The patient U wave.Cardiovasc Res,2005,67(2):184-186.

[4] Ritsema van Eck HJ, Kors JA, van Herpen G.The U wave in the electrocardiogram: a solution for a 100-year-old riddle. Cardiovasc Res,2005,67(2):256-262.

[5] Kishida H, Cole JS, Surawicz B.Negative U wave: a highly specific but poorly understood sign of heart disease.Am J Cardiol,1982,49(8):2030-2036.

[6] Nahum LH, Hoff HE.The interpretation of the U wave of the electrocardiogram.Am Heart J,1939,17(5):585-598.

[7] Gürlek A, Oral D, Pamir G, et al.Significance of resting U wave polarity in patients with atherosclerotic heart disease.J Electrocardiol, 1994,27(2):157-161.

[8] Chia BL, Ee B, Tan A, Tan L.U wave inversion in unstable angina due to left main coronary artery stenosis. Cardiology,1987;74(2):151-155.

[9] Gerson MC, McHenry PL.Resting U wave inversion as a marker of stenosis of the left anterior descending coronary artery.Am J Med,1980,69(4):545-550.

[10] Gerson MC, Phillips JF, Morris SN, et al.Exercise-induced U-wave inversion as a marker of stenosis of the left anterior descending coronary artery.Circulation,1979,60(5):1014-1020.

[11] Costantini M, Capone S, Tondo A, et al.Is exercise-induced U-wave inversion predictive of proximal left anterior descending coronary artery disease?J Electrocardiol,2008,41(2):99-101.

[12] Papp C.U wave in coronary disease. Circulation,1957,15(1):105-110.

[13] Yano H, Hiasa Y, Aihara T, et al.Negative U wave during percutaneous transluminal coronary angioplasty.Clin Cardiol,1991,14(3):232-236.

[14] Reinig MG, Harizi R, Spodick DH.Electrocardiographic T- and U-wave discordance.Ann Noninvasive Electrocardiol,2005,10(1):41-46.

[15] Pakmer JH.Isolated U wave negativity. Circulation,1953,7(2):205-210.

[16] Wagner GS, Macfarlane P, Wellens H, et al.AHA/ACCF/HRS recommendations for the standardization and interpretation of the electrocardiogram: part VI: acute ischemia/infarction: a scientific statement from the American Heart Association Electrocardiography and Arrhythmias Committee, Council on Clinical Cardiology; the American College of Cardiology Foundation; and the Heart Rhythm Society: endorsed by the International Society for Computerized Electrocardiology.Circulation,2009,119(10):e262-270.

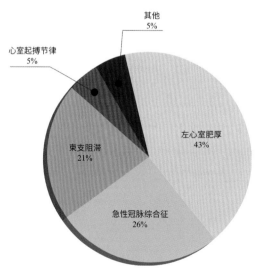

图 8–12 急诊室常见心电图 ST 段压低原因

左心室肥厚和束支阻滞是急诊室常见非缺血性 ST 段压低原因，其他原因还有洋地黄效应、心动过速相关 ST 段压低、代谢性疾病、非缺血性心肌损伤（如心肌挫伤、心肌炎等）

[17] Thygesen K, Alpert JS, Jaffe AS, et al.Fourth Universal Definition of Myocardial Infarction (2018).J Am Coll Cardiol,2018,72(18):2231-2264.

[18] Lloyd-Jones D, Adams RJ, Brown TM, et al.Heart disease and stroke statistics—2010 update: a report from the American Heart Association.Circulation,2010,121(7):e46 -e215.

[19] Fihn SD, Gardin JM, Abrams J, et al.2012 ACCF/AHA/ ACP/AATS/PCNA/SCAI/STS Guideline for the diagnosis and management of patients with stable ischemic heart disease: a report of the American College of Cardiology Foundation/American Heart Association Task Force on Practice Guidelines, and the American College of Physicians, American Association for Thoracic Surgery, Preventive Cardiovascular Nurses Association, Society for Cardiovascular Angiography and Interventions, and Society of Thoracic Surgeons.J Am Coll Cardiol,2012,60(24):e44-e164.

[20] Heusch G, Schulz R.The biology of myocardial hibernation. Trends Cardiovasc Med,2000,10(3):108-114.

[21] Elefteriades JA, Tolis G Jr, Levi E, et al.Coronary artery bypass grafting in severe left ventricular dysfunction: excellent survival with improved ejection fraction and functional state.J Am Coll Cardiol,1993,22(5):1411-1417.

[22] Camici PG, Prasad SK, Rimoldi OE.Stunning, hibernation, and assessment of myocardial viability.Circulati on,2008,117(1):103-114.

[23] Schinkel AF, Bax JJ, Poldermans D.Clinical assessment of myocardial hibernation.Heart,2005,91(1):111-117.

[24] Briceno N, Schuster A, Lumley M, et al. Ischaemic cardiomyopathy: pathophysiology, assessment and the role of revascularisation.Heart,2016,102(5):397-406.

[25] Poole-Wilson PA, Holmberg SR, Williams AJ.A possible molecular mechanism for 'stunning' of the myocardium.Eur Heart J,1991,12 Suppl F:25-29.

[26] Bolli R.Myocardial 'stunning' in man.Circulati on,1992,86(6):1671-1691.

[27] Bito V, Heinzel FR, Weidemann F, et al.Cellular mechanisms of contractile dysfunction in hibernating myocardium.Circ Res,2004,94(6):794-801.

[28] Kaprielian RR, Gunning M, Dupont E, et al.Downregulation of immunodetectable connexin43 and decreased gap junction size in the pathogenesis of chronic hibernation in the human left ventricle.Circulation, 1998,97(7):651-660.

[29] Hussein AA, Niekoop M, Dilsizian V, et al.Hibernating substrate of ventricular tachycardia: a three-dimensional metabolic and electro-anatomic assessment.J Interv Card Electrophysiol,2017,48(3):247-254.

[30] Diderholm E, Andrén B, Frostfeldt G, et al.ST depression in ECG at entry indicates severe coronary lesions and large benefits of an early invasive treatment strategy in unstable coronary artery disease; the FRISC II ECG substudy. The Fast Revascularisation during InStability in Coronary artery disease.Eur Heart J,2002,23(1):41-49.

[31] Patel DJ, Knight CJ, Holdright DR, et al.Long-term prognosis in unstable angina. The importance of early risk stratification using continuous ST segment monitoring.Eur Heart J. 1998;19(2):240-249.

[32] Tan NS, Goodman SG, Yan RT, et al.Comparative prognostic value of T-wave inversion and ST-segment depression on the admission electrocardiogram in non-ST-segment elevation acute coronary syndromes.Am Heart J,2013,166(2):290-297.

[33] Bazzino O, Diaz R, Tajer C, et al.Clinical predictors of in-hospital prognosis in unstable angina: ECLA 3. The ECLA Collaborative Group.Am Heart J,1999,137(2):322-331.

[34] Haines DE, Raabe DS, Gundel WD, et al.Anatomic and prognostic significance of new T-wave inversion in unstable angina.Am J Cardiol,1983,52(1):14-18.

[35] Wood, F. C., and Wolferth, C. C. Huge T waves in precordial leads in cardiac infarction. Am Heart J,1934,9(6):706-721.

[36] Haïat R, Halphen C, Derrida JP, et al.Pseudo normalization of the repolarization during transient episodes of myocardial ischemia.Am Heart J, 1977,94(3):390-391.

[37] Aravindakshan V, Surawicz B, Allen RD.Electrocardiographic exercise test in patients with abnormal T waves at rest.Am Heart J, 1977,93(6):706-714.

[38] Parodi O, Uthurralt N, Severi S, et al.Transient reduction of regional myocardial perfusion during angina at rest with ST-segment depression or normalization of negative T waves. Circulation,1981,63(6):1238-1247.

[39] Pizzetti G, Montorfano M, Belotti G, et al.Exercise-induced T-wave normalization predicts recovery of regional contractile function after anterior myocardial infarction.Eur Heart J, 1998,19(3):420-428.

[40] Schneider CA, Helmig AK, Baer FM, et al.Significance of exercise-induced ST-segment elevation and T-wave pseudonormalization for improvement of function in healed Q-wave myocardial infarction.Am J Cardiol,1998,82(2):148-153.

[41] Ulucan C, Yavuzgil O, Kayikçioğlu M, et al.Pseudonormalization: clinical, electrocardiographic, echocardiographic, and angiographic characteristics. Anadolu Kardiyol Derg,2007,7 Suppl 1:175-177.

[42] Lavie CJ, Oh JK, Mankin HT, et al.Significance of T-wave pseudonormalization during exercise. A radionuclide angiographic study.Chest,1988,94(3):512-516.

[43] Fihn SD, Gardin JM, Abrams J, et al.2012 ACCF/AHA/ ACP/AATS/PCNA/SCAI/STS Guideline for the diagnosis and management of patients with stable ischemic heart disease: a report of the American College of Cardiology Foundation/American Heart Association Task Force on Practice Guidelines, and the American College of Physicians, American Association for Thoracic Surgery, Preventive Cardiovascular Nurses Association, Society for Cardiovascular Angiography and Interventions, and Society of Thoracic Surgeons.J Am Coll Cardiol,2012,60(24):e44-e164.

[44] Amsterdam EA, Wenger NK, Brindis RG, et al.2014 AHA/ ACC Guideline for the Management of Patients with Non-ST-Elevation Acute Coronary Syndromes: a report of the American College of Cardiology/American Heart Association Task Force on Practice Guidelines.J Am Coll Cardiol, 2014,64(24):e139-e228.

[45] Kaul P, Fu Y, Chang WC, et al.Prognostic value of ST segment depression in acute coronary syndromes: insights from PARAGON-A applied to GUSTO-IIb. PARAGON-A and GUSTO IIb Investigators. Platelet IIb/IIIa Antagonism for the Reduction of Acute Global Organization Network.J Am Coll Cardiol, 2001,38(1):64-71.

[46] Mueller C, Neumann FJ, Perach W, et al.Prognostic value of the admission electrocardiogram in patients with unstable angina/non-ST-segment elevation myocardial infarction treated with very early revascularization.Am J Med,2004,117(3):145-150.

[47] Hyde TA, French JK, Wong CK, et al.Four-year survival of patients with acute coronary syndromes without ST-segment elevation and prognostic significance of 0.5-mm ST-segment depression.Am J Cardiol,1999,84(4):379-385.

[48] Teixeira R, Lourenço C, António N, et al.The importance of a normal ECG in non-ST elevation acute coronary syndromes.Arq Bras Cardiol,2010,94(1):25-33.

[49] Brady WJ.ST segment and T wave abnormalities not caused by acute coronary syndromes.Emerg Med Clin North Am,2006,24(1):91-111.

■杨 峰 ■成小凤

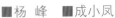

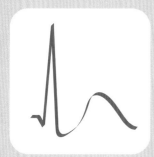

第9章
心肌梗死的不同缺血模式

2018年第四版《心肌梗死通用定义》更新了心肌梗死的很多概念，强调一些心肌梗死与冠状动脉粥样硬化斑块有关，一些则无关，需要临床进行区分，根据不同的发病机制采取恰当的治疗策略（图9-1）[1]。既往根据肌钙蛋白阳性诊断心肌梗死，新版心肌梗死通用定义强调了肌钙蛋白只是心肌损伤的标志，患者必须有缺血的证据才能诊断心肌梗死，这些证据见表9-1。

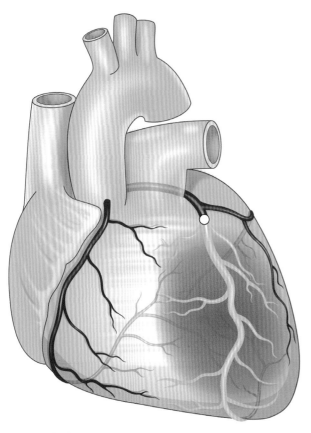

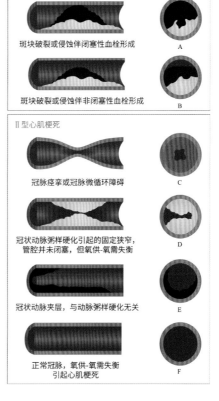

图 9-1 急性心肌梗死的病理生理机制

一些心肌梗死的发生与冠状动脉粥样硬化斑块有关，一些心肌梗死则与冠状动脉粥样硬化斑块无关

表9-1	急性心肌缺血的证据
□心肌缺血症状	
□新发缺血性心电图改变	
□心电图出现病理性 Q 波	
□新发存活心肌丢失的影像学证据	
□新发室壁动度异常的影像学证据且这种动度异常模式符合缺血性病因	
□冠脉造影或尸检证实冠脉内血栓形成	

9.1 急性心肌梗死的分类

心肌梗死最根本的病理生理机制是心肌氧供 – 氧需失衡，长时间缺血导致心肌细胞死亡。病理学上，透壁性心肌梗死从心内膜向心外膜推进，这一过程可以持续数小时，时间长短取决于缺血 – 缺血保护之间的平衡。缺血即闭塞性血栓形成时间，缺血保护指侧支循环、心肌氧耗量、缺血预适应、血栓间歇性自溶再通和自发性再

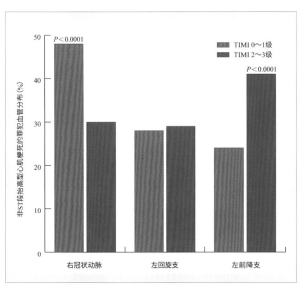

图 9-2 非 ST 段抬高型心肌梗死的罪犯血管分布

无论冠状动脉是否闭塞，都可以引起 ST 段抬高型心肌梗死和非 ST 段抬高型心肌梗死。非 ST 段抬高型心肌梗死也有相当比例的完全闭塞性血栓形成

灌注等，这些保护机制持续为缺血心肌提供灌注，理想情况下，甚至可以将梗死限制在心内膜下心肌，原本表现为透壁心肌梗死的患者最终为心内膜下心肌梗死。

■ 一个常见的错误认识

斑块破裂和斑块侵蚀是急性冠脉综合征的发病机制，75% 的致命性心肌梗死归因于斑块破裂，25% 归因于斑块表面内皮侵蚀[2]。无论斑块破裂或内皮侵蚀，都会在血流中暴露内皮下基质，活化血小板，继发血栓形成。在高血流剪切应力作用下，初期形成富含血小板的白色血栓，导致部分管腔闭塞，在此基础上形成红色血栓，直至管腔完全闭塞。因此，不稳定型心绞痛、非 ST 段抬高型心肌梗死和 ST 段抬高型心肌梗死在病理生理机制上是延续的。

临床上通常认为冠脉内血栓形成导致管腔完全闭塞引起的心肌梗死，均为 ST 段抬高型心肌梗死，而次全闭塞引起非 ST 段抬高型心肌梗死和不稳定型心绞痛，这是一种错误认识。2015 年，分析了 ACUITY 试验数据库的 13 819 例非 ST 段抬高型心肌梗死患者资料，排除多支血管病变、冠状动脉旁路手术、未接受冠脉造影和 PCI 的患者后，最终将 1319 例非 ST 段抬高型心肌梗死患者纳入分析，20% 单支冠脉完全闭塞，其中右冠状动脉占 48%，左回旋支占 28%，左前降支占 24%，即每 5 例非 ST 段抬高型心肌梗死患者中就有 1 例属于罪犯血管完全闭塞（图 9-2）[3]。

急性冠脉综合征患者无论心电图是否正常、ST 段抬高或压低，每种亚组患者均有一定比例完全闭塞性血栓形成，其中 ST 段抬高组发生率为 75%，ST 段压低或 T 波倒置组发生率为 73%，心电图 ST 段无改

变组发生率为 63%[4]。这些研究说明了当前根据 ST 段抬高和压低分类心肌梗死的局限性，因为临床医师会依据 ST 段偏移方向决定治疗策略。

比伐芦定是由 20 个氨基酸组成的水蛭素类似物，能够短暂抑制凝血酶的活性位点，是一种直接凝血酶抑制剂。无论血液循环中的游离态凝血酶，或与血栓包裹的结合态凝血酶都能被比伐芦定抑制。临床试验 ACUITY 研究（acute catheterization and urgent intervention triage strategy，急性导管术和急诊介入治疗筛选策略研究）由 17 个国家 450 家医疗中心联合完成，研究开始于 2004 年，入选 13 819 例中高危的非 ST 段抬高型急性冠脉综合征患者，随机分为 3 个非盲治疗组，单用比伐芦定治疗组，比伐芦定联合 Ⅱb/Ⅲa 受体抑制剂治疗组，普通肝素或低分子肝素联合 Ⅱb/Ⅲa 受体抑制剂治疗组，了解比伐芦定治疗的安全性和有效性。第一份研究结果 2007 年发表于 *Lancet* 杂志，与联合用药相比，单用比伐芦定组出血事件减少 47%[5]。2012 年，ACCF/AHA 更新的《不稳定型心绞痛 / 非 ST 段抬高型心肌梗死管理指南》已把比伐芦定纳为治疗药物[6]。

■ 心电图二分类心肌梗死的局限

心肌梗死的心电图分类从 Q 波梗死和非 Q 波梗死发展到 ST 段抬高型和非 ST 段抬高型心肌梗死这一阶段早期，又形成了一种片面的固化观念，即完全闭塞性血栓导致 ST 段抬高型心肌梗死，血栓主要成分是纤维蛋白和红细胞，适合溶栓治疗，而非闭塞性血栓引起非 ST 段抬高型心肌梗死，血栓主要成分是血小板，不适合溶栓治疗。2000 年以后的各种缺血性心脏病

诊疗指南开始用 ST 段抬高和非 ST 段抬高分类急性冠脉综合征，但随着近 20 年来对冠脉内血栓成分、形成机制、冠脉造影和心电图的深入研究，逐渐发现利用 ST 段抬高或不抬高二分类心肌梗死也存在很多缺陷。

首先，一些特殊部位的梗死，如后壁心肌梗死在 12 导联心电图常表现为非 ST 段抬高，除非直接记录到后壁导联的 ST 段抬高，否则容易误诊为非 ST 段抬高型心肌梗死（图 9-3）。遗憾的是，现有欧美急性冠脉综合征诊疗指南均未强调普及 18 导联心电图，只是建议在怀疑后壁梗死时加作后壁导联，笔者认为本着提高一

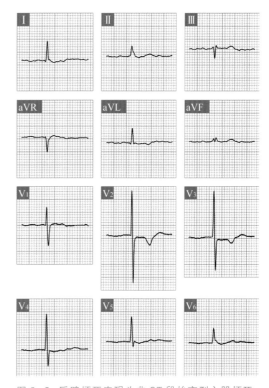

图 9-3　后壁梗死表现为非 ST 段抬高型心肌梗死

1 例后壁 ST 段抬高型心肌梗死的 12 导联心电图表现为非 ST 段抬高型心肌梗死，如果不完善后壁导联，会导致心电图诊断错误。因此，笔者建议胸痛患者应普及 18 导联心电图，一次性采集后壁、右室等特殊部位，弥补 12 导联心电图的不足

表 9-2 | 12 导联心电图 ST 段抬高型心肌梗死等同症

后壁心肌梗死（90% 右冠状动脉，10% 左回旋支）

□ 右胸导联 ST 段压低（水平形压低比下斜形压低多见）

□ 右胸导联 R 波振幅增高（V_1 导联 R 波振幅 ≥ S 波振幅，V_2 导联 R 波振幅 >S 波振幅）伴 R 波间期增宽（>30ms）

□ 右胸导联 T 波振幅增高

□ 后壁导联 ST 段抬高伴 T 波倒置（稳定期后直立高耸）

急性左主干闭塞

□ ≥ 6 个导联 ST 段压低（广泛性 ST 段压低）

□ aVR 导联 ST 段抬高 ≥ 1mm

□ aVR 导联 ST 段抬高振幅 ≥ V_1 导联

□ 通常 V_4 ~ V_5 导联 ST 段压低振幅最大

Dressler – de Winter 征 T 波（左前降支近段闭塞）

□ 胸导联 J 点压低

□ 胸导联 ST 段缩短或呈上斜形压低

□ 胸导联 T 波高耸，形态近似对称

□ 大部分患者 aVR 导联 ST 段轻度抬高

□ 可有病理性 Q 波

□ 可有胸导联 R 波递增不良

Sgarbossa 标准（用于在完全性左束支阻滞和心室起搏节律下诊断心肌梗死）

最初标准 ≥ 3 分诊断心肌梗死的可能性 98%

□ QRS 波群主波向上伴同导联 ST 段抬高 ≥ 1mm，5 分

□ V_1 ~ V_3 导联 ST 段压低 ≥ 1mm，3 分

□ QRS 波群主波向下伴同导联 ST 段抬高 ≥ 5mm，2 分

修订标准

□ R 波为主的导联，ST 段压低振幅 /R 波振幅 ≥ 0.25

□ S 波为主的导联，ST 段抬高振幅 /S 波振幅 ≥ 0.25

Wellens 综合征

□ V_2 ~ V_3 导联 T 波近似对称倒置或正负双相 T 波

□ ST 段无偏移或轻微抬高（<1mm）

□ 胸导联 R 波递增正常，无病理性 Q 波发生

ST 段丢失的前壁心肌梗死

□ 可有病理性 Q 波

□ ST 段无偏移伴 T 波正常或高耸

□ ST 段压低伴 T 波倒置或双相

□ 短期内进展为 ST 段抬高型心肌梗死

次性心电图采集诊断急性心肌梗死的正确率，避免遗漏后壁、右室心肌梗死，普及18 导联心电图是合理的，特别对于基层医疗机构，通过一些间接心电图指标推测后壁心肌梗死，不如采集后壁心肌梗死的直接心电图证据。

其次，一些急性冠脉综合征的缺血受到钳制，导致血栓形成机制和心电图 ST 段偏移方向分离，如左前降支闭塞性血栓所致透壁性心肌梗死既可以表现为 ST 段抬高型，也可以表现为非 ST 段抬高型心肌梗死，即使后者仍以纤维蛋白和红细胞血栓为主；此外，40% ~ 60% 的左回旋支闭塞性血栓表现为非 ST 段抬高型心肌梗死等[7][8]。这部分心电图分类的非 ST 段抬高型心肌梗死的血栓形成机制实际遵循 ST 段抬高型心肌梗死模式，目前称为 ST 段抬高型心肌梗死等同症（表 9-2），早期溶栓可能获益更大，但由于现有心肌梗死心电图二分类和指南建议的局限性，医师可能先在 ST 段压低阶段给予抗凝、抗血小板治疗，导致延迟溶栓或不溶栓[9]。

ST 段抬高型心肌梗死等同症占非 ST 段抬高型心肌梗死的 10% ~ 25%，需要尽早开通罪犯血管，是否溶栓受限于当前指南的局限性[10]。值得注意的是，必须要认识到非 ST 段抬高型和 ST 段抬高型心肌梗死并不是绝对的，两者能够相互转化和演变，临床医师应了解这些转变蕴含的病理生理机制及其意义，及时调整治疗策略。随着对这些特殊亚组患者的深入研究，特别是血栓病理生理、心肌缺血模式、临床随机对照治疗等，一些新的研究结果可能会导致现有指南定义和建议的重大更新。

非 ST 段抬高和 ST 段抬高型两种类型的心肌梗死，病理生理机制上存在一定联系，但又有各自鲜明的特点，治疗策略、

表 9-3 比较非 ST 段抬高型和 ST 段抬高型心肌梗死

特征	非 ST 段抬高型心肌梗死	ST 段抬高型心肌梗死
患者年龄	年龄较大，多伴有其他系统疾病	年龄较轻，部分伴其他系统疾病
冠脉病变	多支冠脉病变	单支冠脉病变
血栓形态	多为非闭塞性血栓	多为闭塞性血栓
血栓组成	血小板	纤维蛋白和红细胞
心肌损害范围	较小，局限于心内膜下心肌	较大，透壁性坏死
节段性室壁动度异常	不常见	常见，位于坏死心肌节段
二尖瓣功能	通常受损	除非梗死波及乳头肌，一般不受影响
心肌生化标志物	升高↑	显著升高↑↑↑
院内常见死亡原因	左心衰竭	恶性心律失常
心电图特征	ST 段压低	ST 段抬高
病理性 Q 波	多数不出现	多数出现
早期再灌注治疗	不需要	需要，包括直接 PCI 和溶栓
后期血运重建	大部分需要 PCI	部分需要 PCI

临床表现和院内经过不同（表 9-3）。在当前介入治疗时代，非 ST 段抬高型和 ST 段抬高型心肌梗死的院内死亡率（4.3%：4.6%）和 1 年长期死亡率（9%：11.6%）相近[11]。非 ST 段抬高型心肌梗死患者的发病年龄通常较大，多合并其他心血管疾病和系统疾病，一旦发生心肌梗死，"最后一根稻草"损害，迅速恶化原本已经超负荷运作的心脏，即使心肌梗死面积本身不及 ST 段抬高型心肌梗死，也会导致住院时间的延长。

■ 心肌梗死的临床分类

2018 年第四版《心肌梗死通用定义》根据急性心肌梗死的发病机制，分为 5 型：

1 型心肌梗死的发病机制是冠状动脉粥样硬化，斑块破坏（破裂或侵蚀）伴后续血栓形成，冠状动脉血流严重下降或中断，长时间缺血引起心肌梗死（见图 9-1A

和 B）。

2 型心肌梗死的发病机制是氧供 – 氧需失衡，动脉粥样硬化斑块破坏并非其原因，患者甚至可无冠状动脉粥样硬化。氧需增加常见于体力活动、急性应激、心动过速发作等，氧供下降常见于冠状动脉痉挛、冠状动脉夹层形成、失血、血压下降、冠状动脉栓塞等。有无急性血栓形成是鉴别 1 型和 2 型心肌梗死的关键（见图 9-1C-F）。2 型心肌梗死（62.2%）的全因死亡率高于 1 型心肌梗死（31.7%）[12]。心肌缺血阈值因人而异，如年龄，是否合并其他心血管疾病、糖尿病及其他系统的器官衰竭等。

3 型心肌梗死主要指急性心肌缺血所致猝死，死因多为心室颤动。患者在生化标志物可检测之前死亡，仅能通过缺血症状、缺血性心电图改变等推测。尸检可证实梗死相关冠状动脉内有新鲜血栓形成。

占整个心肌梗死患者的 3% ~ 4%[13]。

4 型心肌梗死是经皮冠状动脉介入治疗相关心肌梗死，患者术后肌钙蛋白测值较术前增加 5 倍且有心肌缺血证据。如果只出现病理性 Q 波，则为 4a 型心肌梗死，支架内急性血栓形成为 4b 型心肌梗死，支架再狭窄为 4c 型心肌梗死。

5 型心肌梗死是冠状动脉旁路手术后相关心肌梗死，患者术后肌钙蛋白测值较术前增加 10 倍且有心肌缺血证据。4 型和 5 型心肌梗死都是与冠状动脉介入或外科等医疗操作有关的心肌梗死。详细介绍这些类型的心肌梗死并非本书宗旨，但建议读者进一步阅读第四版《心肌梗死通用定义》。无论哪种类型的心肌梗死，心电图均可表现为非 ST 段抬高型心肌梗死和 ST 段抬高型心肌梗死两种类型。

9.2 心内膜下心肌缺血

左主干、左前降支、左回旋支和右冠状动脉这些大冠状动脉走行于心脏表面，它们发出分支穿行进入心肌间，这些分支继续发出二级分支、三级分支等，形成丰富的动脉树，部分直行穿行于心肌间，部分不断发出更多的细小动脉相互吻合成丛，供血中层和心内膜下心肌（图 9-4）。

■ 心内膜下心肌血供特点

左心室收缩时向主动脉内泵血，为全身的组织和器官供血。相反，心肌本身的供血主要发生在舒张期，这是因为左心室收缩时，心肌挤压壁内的血管丛，心内膜下和中层心肌的血管由于高压而被挤压关闭，这种挤压带来的压缩甚至会导致冠状动脉的血流瞬时逆行，即向后退回主动脉

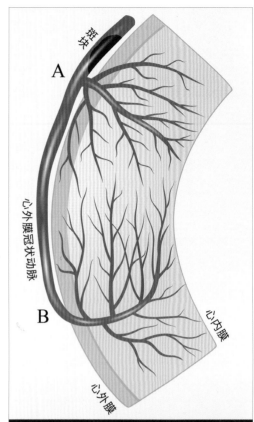

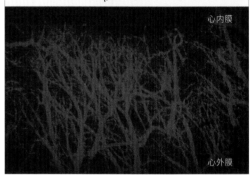

图 9-4 心肌壁内血管构建模型

上图．心外膜冠状动脉向心肌壁内发出的分支主要有两种形态：A 为直形分支，分布于心室壁全层，抵达心内膜下心肌；B 为弯形分支，有些不抵达心内膜下心肌，只分布于心外膜下 3/4 ~ 4/5 区域。距离心内膜 2 ~ 3mm 的血管丛即可为心内膜下心肌供血。下图．人类左心室心肌真实动脉丛，心外膜冠状动脉从心外膜至心内膜发出丰富的小动脉分支，吻合成丛。Reprinted from BMJ Publishing Group Ltd.[Farrer-Brown G.Nornal and diseased vascular pattern of myocardium of human heart. I. Normal pattern in the left ventricular free wall.Br Heart J,1968,30(4):527-536.] with permission from BMJ Publishing Group Ltd.

内，进一步限制了心室收缩期间心肌本身的灌注，此时心外膜冠状动脉保持开放，心外膜心肌供血不受影响。因此，对于全层心肌而言，心外膜心肌在心脏收缩期和舒张期都能维持血供，而心内膜下心肌在收缩期血流停止。简而言之，心内膜下心肌比心外膜下心肌更容易发生低灌注。

当心内膜下氧供不能满足氧需时，即可产生心内膜下心肌缺血和梗死，这可以见于很多情况，包括冠状动脉粥样硬化性心脏病和非冠状动脉粥样硬化性心脏病，

如高血压引起的左心室肥厚、肥厚型心肌病、主动脉瓣狭窄、心肌水肿、贫血、正性肌力刺激等。心肌梗死从心内膜下心肌向心外膜推进，心内膜下心肌、中层心肌和心外膜下心肌的血流钳制因素不同，最终形成多样化的缺血模式。尽管心外膜冠状动脉的严重狭窄能够影响心内膜下心肌血流的灌注，但心内膜下心肌对缺血的易损性与心外膜冠脉狭窄程度关联较少，而与心肌的机械力学和整体血流动力学等因素关联较多（图 9-5）[14]。

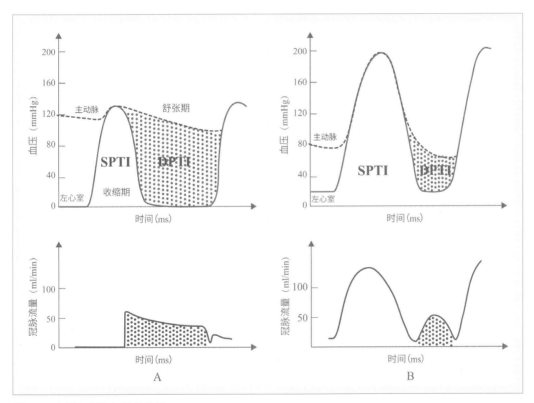

图 9-5 心肌氧供和氧需的关系

A. 正常心脏收缩和舒张时，左心室舒张期冠脉血流量最大。舒张期主动脉和左心室压之间的面积（红色圆点区域）代表最大冠状动脉舒张时的心内膜下心肌血流量，即心肌氧供，用舒张压时间指数（DPTI，diastolic pressure time index）表示。收缩期主动脉和左心室压之间的面积代表心肌氧需，用收缩压时间指数（SPTI，systolic pressure time index）表示。DPTI : SPTI 比值代表透壁心肌血供分布情况，比值越大，透壁血供分布越好；比值越小，心内膜下心肌血供减少；比值 <0.45 即可发生心内膜下心肌缺血。B. 主动脉瓣狭窄时，前负荷不足，后负荷增加，心室舒张期缩短，冠脉血流量显著降低，DPTI : SPTI 比值下降。这可以解释为何主动脉瓣严重狭窄的患者，即使是儿童，也会出现广泛的心内膜下心肌缺血，甚至梗死

左心室呈向心性收缩，心内膜下心肌在收缩期内的机械应力大于心外膜下心肌，在舒张期它理应分配到更多的血流满足能量消耗。正常均质流体情况下，舒张期心内膜下每克心肌每分钟灌注量是心外膜下心肌的 1 ~ 1.2 倍，这是因为内层心肌开放的毛细血管密度高于外层心肌[15][16]。生理性或病理生理性适应都具有两面性：一方面这种跨室壁的血流分配有利于心内膜下心肌的能量需求；另一方面过多的毛细血管开放会使心内膜下心肌的毛细血管储备低于心外膜下心肌，当然在生理条件下并不造成任何影响，一旦心脏环境改变，如收缩力增加、左心室压力增加、主动脉灌注压下降等，心内膜下心肌首先遭遇缺血。在人体内，DPTI：SPTI 比值 <0.8 时，心内膜下心肌血供下降；只要 DPTI：SPTI 比值维持 >0.45，心电图无 ST 段压低；一旦 DPTI：SPTI 比值 <0.45，开始出现心内膜下心肌缺血心电图改变，即 ST 段压低[17]。

心脏是耗氧大户，正常情况下左心室每 100 克心肌需氧量是全身的 20 倍，即使在极限运动时，左心室心肌需氧量也是全身的 5 倍[18]。心内膜下心肌比心外膜下心肌更容易遭遇缺血损害。正常情况下，心内膜下心肌比心外膜下心肌的氧耗高出20%，相比而言，氧供下降或氧需增加，心内膜心肌先于心外膜心肌受到影响。其次，心内膜下心肌的能量储备低于心外膜下心肌，如毛细血管储备量低、氧张力和氧饱和度低等[19]。最后，冠状动脉低灌注是心内膜下缺血的关键原因。当低血压、冠脉管腔严重狭窄引起冠脉内压降低时，各层心肌毛细血管相继开放，心内膜下心肌的毛细血管储备低于心外膜，此时心肌各层不能维持均质流体，心外膜下心肌血流量反转超过心内膜下心肌。冠脉内压低

于 70mmHg，血流动力学和心肌变力效应能进一步影响冠脉内压，此时心内膜下血管扩张已经达到最大程度，心脏通过牺牲心内膜下心肌保护心外膜心肌，心肌梗死开始从心内膜下心肌向心外膜下心肌推进[20]。

冠状动脉的这种供血生理可以解释为何临床多见心内膜下心肌损伤和缺血。心内膜下心肌梗死时，心电图 ST 段压低，而 ST 段抬高是透壁缺血的心电图标志。跨壁冠脉血流量的分布差异能影响心电图 ST 段的偏移：心内膜下心肌梗死时，心电图 ST 段压低代表心外膜心肌血流量正常，深层心肌血流量显著降低；当缺血 / 梗死从心内膜向心外膜不断推进，最终变成透壁缺血时，心内膜 – 心外膜之间缺乏正常心肌，心电图 ST 段抬高[20]。

■ 侧支循环与透壁缺血保护

心肌力学与心内膜下心肌灌注理论在冠脉完全闭塞且侧支循环发育较差、透壁心肌梗死的患者（早期文献代表 ST 段抬高型心肌梗死）中并非主要因素，但在次全闭塞或完全闭塞伴丰富侧支循环的患者中，却是影响心电图 ST 段偏移的关键因素，因为冠脉侧支循环是限制心肌坏死范围最重要的因素，梗死周围心肌可因侧支循环保护而免于坏死（图 9-6）[20]。

冠脉造影只能显现直径 >500μm 的冠状动脉，侧支循环吻合多见于直径 200μm 的冠状动脉，较少见于 >300μm 的冠状动脉[21]。心肌梗死时，侧支循环发挥缺血保护作用，缩小梗死范围，减少室壁瘤的形成，改善心功能，减少未来心血管事件，提高患者预后。冠状动脉侧支循环的生理功能仍存在争议，很大程度是现有方法无法准确测量侧支循环。在没有狭窄的情况

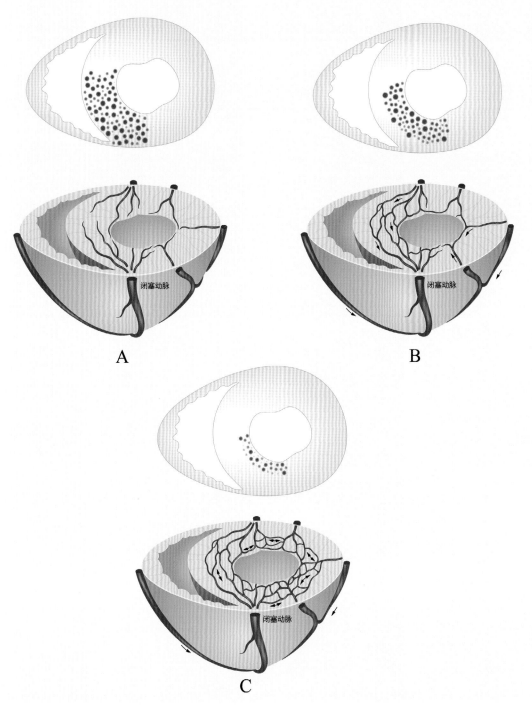

图 9-6 心肌缺血损害和侧支循环的关系

A. 侧支循环发育较差。冠状动脉闭塞后，其解剖分布区域的心肌出现大面积心肌梗死，引起透壁性心肌梗死，临床多表现为 ST 段抬高型心肌梗死。B. 侧支循环部分发育。冠状动脉闭塞后，侧支循环持续供血闭塞动脉分布的邻近心肌，梗死面积缩小，心肌梗死不透壁，临床既可以表现为 ST 段抬高型心肌梗死，也可以表现为非 ST 段抬高型心肌梗死。C. 侧支循环发育丰富，冠状动脉闭塞后，侧支循环继续为梗死区域的心肌提供血液，将心肌梗死限制于心内膜下心肌，临床多表现为非 ST 段抬高型心肌梗死。因此，心肌缺血 / 梗死时，心电图 ST 段偏移的方向取决于多因素的综合效应，包括心外膜冠状动脉狭窄严重程度、缺血是否透壁、心内膜下心肌的机械力学和整体血流动力学及侧支循环等

下，传统上认为冠状动脉是功能性终末端动脉，而在冠心病患者中，通过侧支循环增强为缺血心肌继续提供血液，保护心肌功能。侧支循环增强通过侧支吻合和侧支生成两种情况完成[22]。

在人体，冠状动脉的狭窄进行性加重是诱导侧支循环生长的关键因素。冠脉管腔狭窄 <80% 时，血管造影很少能见侧支循环，而狭窄 ≥ 95% 时总能见到充盈的侧支循环[22]。严重的冠状动脉狭窄一方面引起心肌缺血，同时缺血心肌释放血管内皮生长因子（vascular endothelial growth factor，VEGF），促进侧支循环生成。不过，侧支循环也见于 20% ~ 25% 的无冠脉狭窄的正常人群中[23]。

侧支循环能够满足冠心病患者休息状态下心肌氧需 – 氧供平衡，但不能满足运动期间的心肌氧需 – 氧供平衡。为了防止急性血管闭塞引起的心肌缺血，通常认为侧支循环能够提供 20% ~ 25% 的血流量就能满足患者休息状态的需求[24]。荟萃分析显示，急性心肌梗死时，侧支循环丰富的患者死亡率降低 35%[25]。

■ 心内膜下心肌缺血的两种模式

病理解剖上，心内膜下心肌缺血有两种情况：一种是环心内膜下心肌缺血，整个左心室的心内膜下心肌均存在缺血损伤，心电图特征是广泛性 ST 段压低和 T 波倒置，即表现为左主干急性闭塞或三支冠脉严重狭窄的 6+1 模式（见后文第 15 章）；另一种是局部心内膜下心肌缺血，缺血心肌周围有正常心肌或心外膜心肌保护，心电图特征是广泛性或局限性 ST 段压低伴 T 波直立，T 波直立通常见于 V₃ ~ V₄ 导联，即表现为 Dressler – de Winter 征 T 波模式，主要是左前降支次全

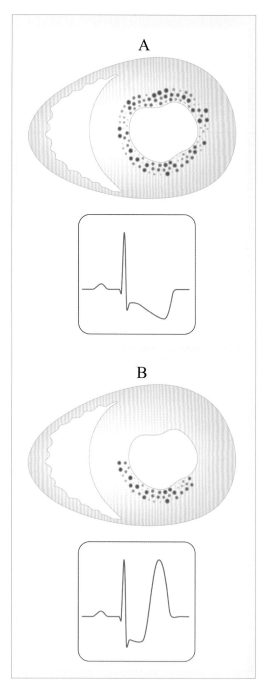

图 9-7 心内膜下心肌缺血模式和临床心电图特征

A. 环心内膜下心肌缺血，心电图心肌缺血模式是 ST 段压低伴 T 波倒置，多见于三支冠脉严重病变、左前降支开口急性闭塞和左主干急性闭塞等患者。

B. 局部心内膜下心肌缺血，心电图心肌缺血模式是 J 点、ST 段压低伴 T 波直立，主要见于左前降支次全闭塞或第 1 对角支完全闭塞的患者

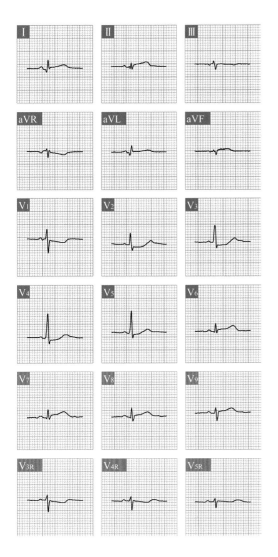

图 9-8 ST 段抬高型后壁心肌梗死

男，75 岁。胸痛 3 小时入院。常规 12 导联心电图示窦性心律，肢体导联 QRS 波振幅均 <5mm，I、aVL 导联病理性 Q 波形成，ST 段抬高 1mm；II 导联 ST 段抬高 1mm，aVF 导联 ST 段抬高 0.5mm；V_6 导联 R 波振幅降低，ST 段抬高 1mm；V_1 ~ V_5 导联 ST 段压低，V_1 ~ V_3 导联 ST 段压低最显著，V_1 导联 ST 段下斜形压低 0.5mm 伴 T 波倒置，V_2 ~ V_3 导联 ST 段水平形压低 1mm 伴 T 波负正双相；V_1 和 V_2 导联的 QRS 波群均为 rs 型，V_1 导联 r/s 振幅比值 <1，而 V_2 导联 r/s 振幅比值 >1，胸导联 QRS 波群移行区出现于 V_2 导联，不符合常规，除逆钟向转位外，结合 I、aVL、V_6 导联（侧壁导联）ST 段抬高和 V_1 ~ V_3 导联 ST 段压低和 T 波倒置，要考虑 V_1 ~ V_3 导联的 ST 段压低和 T 波倒置并非原发性心肌缺血改变，而是后壁心肌梗死的对应性改变。完善后壁（V_7 ~ V_9 导联）和右胸（V_{3R} ~ V_{5R} 导联）心电图，可见 V_7 ~ V_9 导联 ST 段抬高 1mm，考虑 ST 段抬高型后侧壁心肌梗死。心电图诊断：①窦性心律；② ST 段抬高型下壁和后侧壁心肌梗死；③肢体导联低电压。后壁发生 ST 段抬高型心肌梗死时，后壁 V_7 ~ V_9 导联病理性 Q 波形成、ST 段抬高和 T 波高耸，V_1 ~ V_3 导联作为后壁梗死的镜像导联，相应出现 R 波振幅增高、ST 段压低和 T 波倒置。后壁心肌梗死时，如果仅采集 12 导联心电图，有经验的医师可能会识别出后壁心肌梗死的间接图形，但初学者容易漏诊或错误诊断为非 ST 段抬高型心肌梗死、不稳定型心绞痛、ST-T 改变等。左心室侧壁发生 ST 段抬高型心肌梗死时，有时也能记录到 V_1 ~ V_3 导联的 ST 段镜像型压低。因此，接诊胸痛患者推荐采集 18 导联心电图，以免遗漏后壁、右室 ST 段抬高型心肌梗死

闭塞或第 1 对角支完全闭塞所致（见第 11 章，图 9-7）。

局部心内膜下心肌缺血的心电图模式主要出现于胸导联，需要与一些胸前导联 ST 段压低的其他临床情况鉴别。对于整体心脏而言，体表心电图记录的是探查电极所在区域的心电活动。探查电极所在区域的心肌发作急性缺血时，能够直接记录到 QRS-ST-T 波改变，这些缺血的心电图变化，称为直接缺血图形或指示性图形，根据这些图形，心电图能够直接做出急性心肌缺血的判断。由于心脏是一个三维的中空器官，记录的心电图波形实际是整体心脏电活动的综合，急性心肌缺血时，探查电极背侧心肌所在区域，会记录到相反的图形变化，称为间接缺血图形或对应性变化（经典心电图学教科书中称为镜像型改变）。心电图学上，V_1 ~ V_3 导联所在区域代表部分右心室和左心室前壁心肌，当对侧的心肌发生心肌缺血时，如后壁、左心室侧壁，V_1 ~ V_3 导联的 QRS-ST-T 波形会产生对应性改变，需要与 V_1 ~ V_3 导联的原发性心电图改变鉴别（图 9-8）。

心外膜冠状动脉急性血栓形成，管腔突然闭塞后，预期发生透壁心肌缺血，即 ST 段抬高型心肌梗死。在这种危急的情况

下，心外膜下心肌如果受到侧支循环、缺血预适应等缺血保护，最后不会发生坏死；而心内膜下心肌的氧储备低于心外膜下心肌且氧耗比心外膜下心肌高出 20%，心内膜下心肌保护不足，发生缺血性损伤，临床最终出现非 ST 段抬高型心肌梗死[26]。

9.3 心动过速的 ST 段压低

心动过速时，正常人和冠心病患者的冠脉血流动力学是不同的。心率 × 血压乘积是用于心脏病学和运动生理学的术语，测量心脏的工作负荷和氧耗。起搏诱导的心动过速时，正常人的心率 × 血压乘积增加后，冠脉血流量相应增加，但在单支冠脉病变患者中，这种效应的相关性丢失，意味着冠心病患者在心率增快时，心肌血流量下降，强调的是这种下降不仅见于狭窄冠脉供血心肌，还见于狭窄冠脉对侧心肌，这可能与缺血引起的左心室功能不全、代谢需求增加、异常的微循环反应等机制有关[27]。

■ 右心室窃血现象

无论正常人或冠心病患者，心动过速会产生以下两种生理变化：①心内膜下心肌的血供主要在舒张期完成，快速的心室率缩短舒张期时间，导致心内膜下心肌

的血液供应减少，而心外膜的血液供应不受影响；②右心室从左心室的"窃血效应"。心动过速时，心脏通过降低内层心肌的血流量优先保证外层心肌的供血。猪是一种心脏没有侧支循环的动物，对猪进行的心室起搏试验中，心率从 127 次 / 分降至 87 次 / 分后，心肌局部功能障碍改善（左心室收缩期室壁增厚率从 8% 提升至 27%），心内膜下心肌血流灌注量显著增加，心外膜灌注量无变化（表 9-4）[28]。

血管阻力改变能影响流量限制的血管床灌注，产生心肌血流量的重新分配。血管阻力降低时，该区域的心肌灌注压下降，血流量从血管阻力相对固定的区域流向阻力降低的区域，即所谓的"窃血现象"，这种现象可在人类的锁骨下动脉、主动脉 – 髂动脉、肠系膜动脉和冠状动脉血管床观察到。

左前降支供血左心室前壁、室间隔前部和部分右心室，当左前降支的血流阻力增加时（如动脉粥样硬化斑块引起冠脉内管腔狭窄、室壁张力增加、痉挛等），右心室血管床阻力下降，左、右心室的血流量再分配，右心室血流量增加，左心室血流量下降，即"右心室窃血"现象[28]。

■ 室上速和心肌缺血

包括房室结折返性心动过速和房室折返性心动过速在内的阵发性室上性心动过

表 9-4 起搏心率对左心室缺血心肌不同区域冠脉灌注量的影响		
心肌（每克心肌）	心率 127 次 / 分	心率 87 次 / 分
心内膜（ml/min）	0.31	0.55
中层心肌（ml/min）	0.39	0.49
心外膜（ml/min）	0.52	0.58
心内膜 / 心外膜比值	0.55	0.92

速发作时，有时心电图出现明显的 ST 段压低。如果心动过速发作期间，患者仅有与心率增快的不适感、呼吸急促和非缺血性胸痛，此类 ST 段压低与冠心病、心肌缺血无关，即使 ST 段显著压低（图 9-9）；另一方面，稳定型心绞痛患者可以在心动过速时诱发心绞痛（心率增快，心肌氧耗增加）或急性心肌缺血（如心肌梗死）患者并发心动过速，这些患者心电图的 ST-T 改变包含缺血因素在内，缺血性胸痛明显，甚至心肌标志物阳性（图 9-10）。64% 的阵发性室上性心动过速患者在发作时伴有胸痛症状，临床应仔细区分缺血性和非缺血性胸痛[29]。

心动过速时，整个心动周期均缩短，心肌各节段都会响应增快的心率，对于心内膜下心肌而言是一种整体效应，即环心内膜下心肌供血下降模式。理论上，除非心率 > 300 次 / 分，室上性心动过速发作不会引起心内膜下心肌缺血；如果患者有贫血、冠心病、主动脉瓣疾病和左心室肥厚等，中等频率（150 ~ 180 次 / 分）的心动过速即可引起心内膜下心肌缺血[14]。

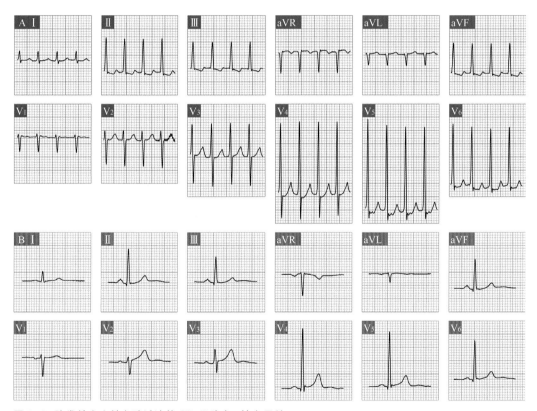

图 9-9 阵发性室上性心动过速伴 ST-T 改变：缺血无关

男，63 岁。A.患者突发心悸，心电图提示窄 QRS 波心动过速，心率 200 次 / 分，Ⅱ、Ⅲ、aVF、V₄ ~ V₆ 导联 ST 段压低，V₅ 导联 ST 段压低 2mm，患者除心悸、呼吸急促外，无胸痛发作。B.患者心动过速终止即刻采集的窦性心律心电图，未见 ST-T 改变。假设患者心动过速发作时的 ST-T 改变系心肌缺血所致，心动过速终止后的心电图不会即刻恢复正常，因为心肌缺血发作后，心肌缺血是逐渐缓解的（包括力学和电学改变）；相反，非缺血所致的 ST 段压低在心动过速终止后数秒至 1 分钟时间里，心电图 ST 段恢复正常。同理，如果能记录到心动过速发作起始时的心电图，有时心动过速第 2 个心搏即出现 ST 段压低，即使心动过速引起心肌缺血，也不会在心动过速发作的 1 个至数个心搏出现，而是数分钟后出现

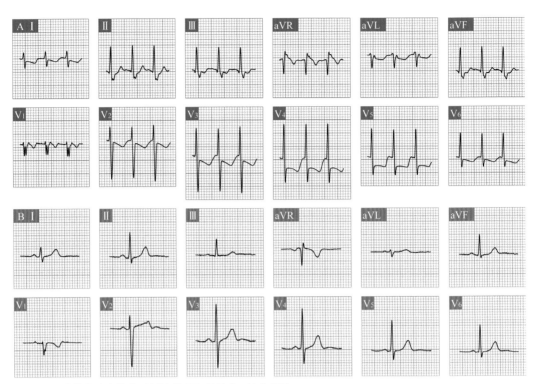

图 9-10 阵发性室上性心动过速伴 ST-T 改变：缺血相关

女，70 岁。临床有阵发性心动过速发作病史，近半年来心动过速发作时常伴胸痛发作。A. 患者发作室上性心动过速，临床有呼吸急促、出冷汗、胸痛等症状，心电图提示窄 QRS 波心动过速，心率快速 176 次 / 分，对比发作后心电图，V_1 导联 QRS 波群有假性 r' 波，Ⅱ、Ⅲ、aVF 导联有假性 s 波，心电图初步诊断为房室结折返性心动过速；心动过速发作时，Ⅰ、aVL、$V_2 \sim V_6$ 导联 ST 段压低伴 T 波倒置，其中 V_4-V_5 导联 ST 段压低程度最为明显。B. 患者心动过速发作后描记的心电图（非心动过速终止后即刻），窦性心律，心电图无 ST 段压低和 T 波倒置，胸痛缓解。冠脉造影证实左前降支中段狭窄 85%

心动过速相关环心内膜下缺血的心电图特点：① ST 段压低导联更多，通常 ≥ 6 个导联；②胸导联最大 ST 段压低见于 V_4-V_5 导联伴 T 波倒置；③心率 >100 次 /分；④胸痛持续时间长；⑤罕见进展为心肌梗死；⑥心率减慢时，胸痛症状消失，心电图 ST 段逐渐恢复到等电位线。临床上，此类患者多见于服用了硝酸制剂和钙通道阻滞剂等反射性心率增快、阵发性室上性心动过速合并冠心病等[30]。目前尚不能根据心电图参数可靠地鉴别出哪些阵发性室上性心动过速患者合并冠心病，但结合患者是否存在冠心病危险因素，可做出一些预估。

值得注意的是，约有 30% 阵发性室上性心动过速患者的肌钙蛋白阳性，肌钙蛋白阳性与心动过速持续时间无关，但与心率相关，多见于心率 > 190 次 / 分的患者，冠脉造影证实肌钙蛋白抬高与严重冠脉病变无关[31]。心肌灌注成像发现仅有 <10% 的患者存在心肌缺血征象，这部分患者肌钙蛋白阳性率较高。单纯阵发性室上性心动过速患者出现的肌钙蛋白升高，确切原因尚不清楚，可能与心动过速期间心肌氧耗量增加和氧供减少，心肌收缩力增强，室壁应力增大等因素有关，并非心外膜冠

脉病变的缘故。这种情况下的肌钙蛋白升高属于心肌损伤范畴，是否增加患者的心脏事件风险尚需大规模临床病例研究。

■ 单纯室上速 ST 段压低机制

阵发性室上性心动过速发作不伴心肌缺血时，ST 段压低的发生率为 33.3%，其中 90% 的 ST 段压低 ≥ 1mm，26% 的 ST 段显著压低 ≥ 4mm，压低振幅通常在 1 ~ 8mm[29][32][33]。ST 段压低可出现于 1 ~ 9 个导联，甚至更多导联，Ⅱ、Ⅲ、aVF、V_4 ~ V_6 导联 ST 段压低的幅度通常大于其他导联，这一现象和左心室肥厚相似，因为两者都存在左心室舒张功能障碍[29][33]。电生理研究证实阵发性室上性心动过速只有适合的室 – 房逆传时间（100ms）引起的逆行 P 波出现于 ST 段上时，心电图才伴有 ST 段压低；室 – 房逆传时间较短时（<60ms），逆行 P 波重叠或隐藏于 QRS 波群中；相反，室 – 房逆传时间较长时（>100ms），逆行 P 波重叠或隐藏于 T 波中，导致正负双相 T 波而无 ST 段压低（图 9-11）。这可以解释为何顺向型房室折返性心动过速患者心电图 ST 段压低的发生率（58%）略高于房室结折返性心动过速（47%）且 ST 段压低振幅通常前者大于后者[33][34]。

阵发性室上性心动过速在心动过速发作即刻，心电图出现 ST 段压低并贯穿心动过速全程；发作终止即刻，数秒至 1 分钟时间里，心电图 ST 段恢复正常，这种骤然改变的现象不符合心肌缺血心电图改变，真实心肌缺血的心电图应是逐渐恢复的。一个典型的例子是患者发作心绞痛时，心电图伴有显著的 ST 段压低，含服硝酸甘油后，心电图会在数分钟内逐渐恢复正常，而非即刻恢复[35]。

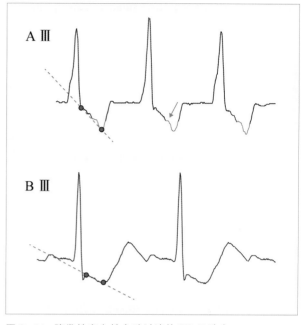

图 9-11　阵发性室上性心动过速的 ST-T 改变

阵发性室上性心动过速和真实心肌缺血的 ST-T 改变比较，心电波形放大 200%。A.1 例顺向型房室折返性心动过速伴 ST-T 改变，ST 段显著压低，倒置 T 波的波谷尖锐，下斜形压低的 ST 段和 T 波波谷交界处常出现切迹，此为逆行 P 波（红色箭头）重叠于心电图 ST-T 上所致。取 QRS 终末部和 T 波波谷（如果 T 波直立则取波峰）两点，连接两点作延长线（蓝色虚线），如果有心电曲线位于 QRS 终末部和 T 波谷底（或波峰）连接线的上方或下方，表示存在逆行 P 波。B.1 例左主干闭塞患者的心电图，窦性心律，ST 段呈下斜形压低伴 T 波负正双相，倒置的 T 波形态宽阔，ST 段斜形下降直至 T 波波谷，做 QRS 终末部和 T 波谷底的延长线，QRS 终末部和 T 波谷底之间的心电波曲线全部位于连接线上

阵发性室上性心动过速发作时，心率增快，心室舒张期缩短，心室充盈受限，前向心泵血量下降，导致一部分患者心输出量下降，动脉血压下降，特别是心率 >180 次 / 分时。室上性心动过速发作后 10 分钟，动脉血压下降 10%，由于心率过快，心率 × 血压乘积仍显著增高，心肌氧耗增加。血流动力学监测发现，阵发性室上性心动过速发作时，心电图 ST 段压低也是血流动力学效应在心率增快时的反映，ST 段压低发生在动脉血压降低的同时，冠

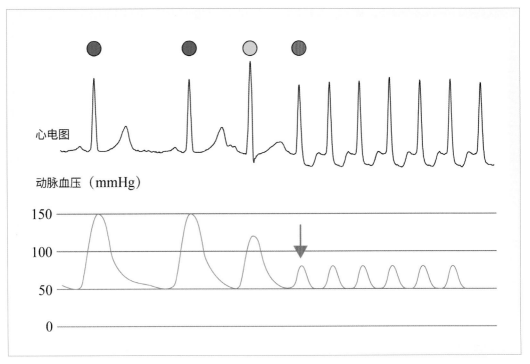

图 9-12 阵发性室上性心动过速的 ST-T 改变

最上排为心电图，第 1 ～ 2 个心搏是窦性心搏（蓝色圆圈），收缩压最高为 150mmHg，随后到来一个房性期前收缩（绿色圆圈），动脉血压较前下降。该房性期前收缩诱发室折返性心动过速，心电图 ST 段压低，动脉血压骤然下降到 66mmHg。阵发性室上性心动过速时，心电图的 ST 段压低也是动脉血压降低的标志。不过，该研究只是现象观察，并非机制解释

脉内灌注压下降，本质是 DPTI ：SPTI 比值 <0.45 伴随的心电图现象（图 9-12）[34]。

　　要针对患者的具体临床情况看待这种 ST 段压低：如果患者无基础冠脉疾病，这种 ST 段压低只是心内膜下心肌低灌注的表现，并非心外膜冠脉病变引起的心肌缺血，通常能够很好地耐受；如果患者有基础冠脉疾病或甚至正在发作急性心肌缺血，这种 ST 段压低不仅包含了电学机制，还有真实的心肌缺血因素在内。临床研究发现，室上性心动过速发作时，心电图 ST 段压低与心肌乳酸水平无关，说明 ST 段压低与心肌缺血无关，即使患者心动过速发作时有胸痛症状（强调的是，这种情况只能说明部分患者）[29]。总之，阵发性室上性心动过速伴随的心电图 ST 段压低，

大部分机制是生理和电学现象，不要误诊为"心肌缺血"；对确实合并冠心病的部分患者，应结合临床情况，进一步评估。

参考文献

[1] Thygesen K, Alpert JS, Jaffe AS, et al.Fourth Universal Definition of Myocardial Infarction (2018).J Am Coll Cardiol,2018,72(18):2231-2264.

[2] Tanaka A, Shimada K, Sano T, et al.Multiple plaque rupture and C-reactive protein in acute myocardial infarction.J Am Coll Cardiol, 2005, 45(10):1594-1599.

[3] Warren J, Mehran R, Yu J, et al.Incidence and impact of totally occluded culprit coronary arteries in patients presenting with non-ST-segment elevation myocardial infarction.Am J Cardiol,2015,115(4):428-433.

[4] Apps A, Malhotra A, Tarkin J, et al.High incidence of acute coronary occlusion in patients without protocol positive ST segment elevation referred to an open access primary angioplasty programme.Postgrad Med J,2013,89(1053):376-381.

[5] Stone GW, White HD, Ohman EM, et al.Bivalirudin in patients with acute coronary syndromes undergoing percutaneous coronary intervention: a subgroup analysis from the Acute Catheterization and Urgent Intervention Triage strategy (ACUITY) trial.Lancet, 2007,369(9565):907-919.

[6] Anderson JL, Adams CD, Antman EM, et al.2012 ACCF/AHA focused update incorporated into the ACCF/AHA 2007 guidelines for the management of patients with unstable angina/non-ST-elevation myocardial infarction: a report of the American College of Cardiology Foundation/American Heart Association Task Force on Practice Guidelines.J Am Coll Cardiol, 2013,61(23):e179-347.

[7] Berry C, Zalewski A, Kovach R, et al.Surface electrocardiogram in the detection of transmural myocardial ischemia during coronary artery occlusion.Am J Cardiol, 1989,63(1):21-26.

[8] Huey BL, Beller GA, Kaiser DL, et al.A comprehensive analysis of myocardial infarction due to left circumflex artery occlusion: comparison with infarction due to right coronary artery and left anterior descending artery occlusion.J Am Coll Cardiol,1988,12(5):1156-1166.

[9] Nikus K, Pahlm O, Wagner G, et al.Electrocardiographic classification of acute coronary syndromes: a review by a committee of the International Society for Holter and Non-Invasive Electrocardiology.J Electrocardi ol,2010,43(2):91-103.

[10] Wall J, White LD, Lee A.Novel ECG changes in acute coronary syndromes. Would improvement in the recognition of 'STEMI-equivalents' affect time until reperfusion?Intern Emerg Med,2018,13(2):243-249.

[11] Montalescot G, Dallongeville J, Van Belle E, et al.STEMI and NSTEMI: are they so different? 1 year outcomes in acute myocardial infarction as defined by the ESC/ACC definition (the OPERA registry).Eur Heart J,2007,28(12):1409-1417.

[12] Lambrecht , Sarkisian L, Saaby L, et al.Different Causes of Death in Patients with Myocardial Infarction Type 1, Type 2, and Myocardial Injury.Am J Med,2018,131(5):548-554.

[13] Jangaard N, Sarkisian L, Saaby L, et al.Incidence, Frequency, and Clinical Characteristics of Type 3 Myocardial Infarction in Clinical Practice.Am J Med,2017,130(7):862.e9-862.e14.

[14] Hoffman JI, Buckberg GD.Pathophysiology of subendocardial ischaemia.Br Med J, 1975,1(5949):76-79.

[15] Feigl EO.Coronary physiology.Physiol Rev,1983,63(1):1-205.

[16] Weiss HR, Winbury MM.Nitroglycerin and chromonar on small-vessel blood content of the ventricular walls.Am J Physiol,1974,226(4):838-843.

[17] Hoffman JI, Buckberg GD.The myocardial oxygen supply:demand index revisited.J Am Heart Assoc,2014,3(1):e000285.

[18] Kitamura K, Jorgensen CR, Gobel FL, et al.Hemodynamic correlates of myocardial oxygen consumption during upright exercise.J Appl Physio, 1972,32(4):516-522.

[19] Hoffman JI.Determinants and prediction of transmural myocardial perfusion.Circulation, 1978,58(3 Pt 1):381-391.

[20] Guyton RA, McClenathan JH, Newman GE, et.Significance of subendocardial S-T segment elevation caused by coronary stenosis in the dog. Epicardial S-T segment depression, local ischemia and subsequent necrosis.Am J Cardiol,1977,40(3):373-380.

[21] Fulton WF.Anastomotic enlargement and ischemic myocardial damage.Br Heart J, 1964,26(1):1-15.

[22] Fujita M1 Tambara K.Recent insights into human coronary collateral development.Heart,2004,90(3):246-250.

[23] Wustmann K, Zbinden S, Windecker S, et al.Is there functional collateral flow during vascular occlusion in angiographically normal coronary arteries?Circulati on,2003,107(17):2213-2220.

[24] de Marchi SF, Streuli S, Haefeli P, et al.Determinants of prognostically relevant intracoronary electrocardiogram ST-segment shift during coronary balloon occlusion.Am J Cardiol, 2012,110(9):1234-1239.

[25] Meier P, Hemingway H, Lansky AJ, et al.The impact of the coronary collateral circulation on mortality: a meta-analysis.Eur Heart J,2012,33(5):614-621.

[26] Loisance DY, Owens G.A new device for recording pO2 , pCO2 and blood flow in focal areas of the myocardium. Am J Surg,1973,125(4):496-500.

[27] Sambuceti G, Marzullo P, Giorgetti A, et al.Global alteration in perfusion response to increasing oxygen consumption in patients with single-vessel coronary artery disease.Circulation,1994,90(4):1696-1705.

[28] Indolfi C, Guth BD, Miyazaki S, et al.Heart rate reduction improves myocardial ischemia in swine: role of interventricular blood flow redistribution.Am J Physiol,1991,261(3 Pt 2):H910-917.

[29] Nelson SD, Kou WH, Annesley T, et al.Significance of ST segment depression during paroxysmal supraventricular tachycardia.J Am Coll Cardiol,1988,12(2):383-387.

[30] Güleç S, Ertaş F, Karaoõuz R, et al.Value of ST-segment depression during paroxysmal supraventricular tachycardia in the diagnosis of coronary artery disease. Am J Cardiol, 1999,83(3):458-460.

[31] Ben Yedder N, Roux JF, Paredes FA.Troponin elevation in supraventricular tachycardia: primary dependence on heart rate.Can J Cardiol,2011,27(1):105-109.

[32] Rivera S, De La Paz Ricapito M, Conde D, et al.The retrograde P-wave theory: explaining ST segment depression in supraventricular tachycardia by retrograde AV node conduction.Pacing Clin Electrophysi ol,2014,37(9):1100-1105.

[33] Kim YN, Sousa J, el-Atassi R, et al.Magnitude of ST segment depression during paroxysmal supraventricular tachycardia.Am Heart J,1991,122(5):1486-1487.

[34] Lin YJ, Tai CT, Chiang CE, et al.Mechanism of repolarization change during initiation of supraventricular tachycardia.J Cardiovasc Electrophysiol,2004,15(11):1233-1237.

[35] Takayanagi K, Hoshi H, Shimizu M, et al.Pronounced ST-segment depression during paroxysmal supraventricular tachycardia.Jpn Heart J, 1993,34(3):269-278.

■张 文 ■张运芳

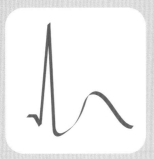

第 10 章
Wellens 综合征

Henrick Joan Joost (Hein) Wellens（海因·韦伦斯）1935 年 11 月 13 日出生于荷兰海牙，是一位享誉全球的心脏病学专家，也是当代心脏电生理学的创始人之一[1]。Wellens 长期在荷兰马斯特里赫特的林堡大学医学院工作，被誉为"马斯特里赫特巨人"。除了在预激综合征、心房扑动、房室结折返性心动过速等心律失常领域建树颇丰外，Wellens 还对缺血性心脏病进行了大量研究，最为人熟知的就是Wellens 综合征。

10.1 历史

1982 年 Wellens 和 de Zwaan 等报道了 145 例不稳定型心绞痛患者，26 例患者入院时或入院后 24 小时心电图 V_2-V_3 导联呈现特殊 ST-T 模式（不伴 QRS 改变，图 10-1 和图 10-2），12 例最终进展为急性心肌梗死，10 例接受了冠脉造影检查，左前降支近段几乎都有严重病变（狭窄 >90%）[2]。Wellens 认为具有这种特殊模式心电图改变的不稳定型心绞痛患者，高度提示左前降支近段严重病变，极易进展为急性心肌梗死，需要引起临床警惕。

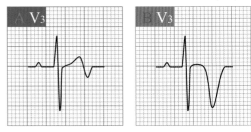

图 10-1 Wellens 综合征心电图模式

Wellens 最早报道的左前降支近段严重狭窄的心电图模式分为两型。A 型 .T 波呈正负双相模式。B 型 .T 波呈近似对称倒置模式。这两种模式的心电图主要出现于 V_2-V_4 导联

1983 年，美国佛蒙特大学医学院的 Haines 等报道了 118 例不稳定型心绞痛患者，29 例前壁导联有新发 T 波倒置（≥ 2 个导联），其中 26 例（86%）冠脉造影证实左前降支狭窄 ≥ 70%；相反，无前壁导联 T 波倒置的患者，左前降支病变率只有 26%（11/42），胸导联 T 波倒置预测左前降支病变的敏感度为 69%，特异度为 89%，阳性预测值为 86%[3]。

1989 年，Wellens 和 de Zwaan 等再次详细研究了具有此种心电图改变的不稳定型心绞痛患者。与初期报道不同的是，这次深入研究集中选择 180 例心电图前壁导联 ST-T 形态呈现这种特殊模式的患者，冠脉造影证实所有患者的左前降支近段均

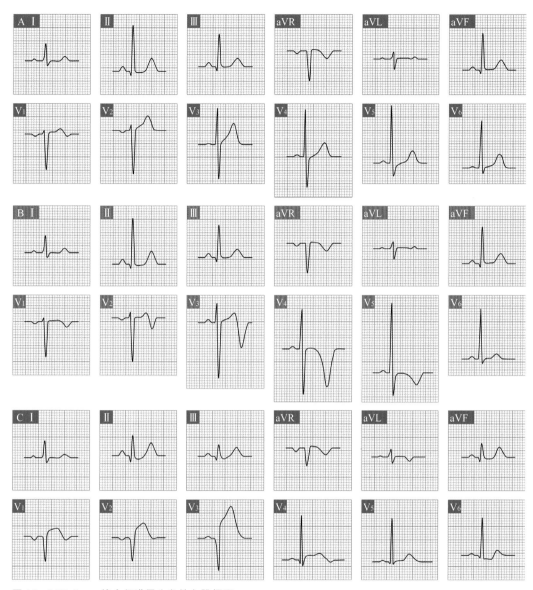

图 10-2 Wellens 综合征进展为急性心肌梗死

男，45 岁，因胸痛发作 2 小时入院。A. 入院初期心电图，窦性心律，ST 段无明显偏移，肢体导联 T 波对称。心电图诊断：①窦性心律，②心电图大致正常。B. 入院后 23 小时记录的心电图，患者无胸痛发作，因心电监护发现 ST-T 形态改变复查心电图。12 导联心电图显示 V_4、V_5 导联 T 波倒置，V_2、V_3 导联 T 波呈特殊的正负双相模式。心电图诊断：①窦性心律，②ST-T 改变，请结合临床。C. 患者入院后第 9 天突发胸痛，心电图示 V_1 ~ V_3 导联 ST 段弓背样抬高伴 T 波直立，V_1 ~ V_3 导联病理性 Q 波形成，原有 rS 波转变为 QS 波。心电图诊断：①窦性心律，②ST 段抬高型前间壁心肌梗死。患者 12 小时后死于泵衰竭

有≥ 50% 的狭窄，33 例（18.3%）完全闭塞。这些患者临床经过不佳，后期随访中极易发生心脏事件（猝死和心肌梗死）[4]。

随后文献把 Wellens 等报道的 T 波模式，称为冠状动脉左前降支 T 波综合征（left anterior descending coronary T-wave syndrome），是左前降支近端严重病变的心电图标志，后来直接命名为 Wellens（韦

伦斯）综合征[5]。

隔支与第 2 间隔支之间左前降支节段，左心室低动度节段发生率分别为心尖 > 前侧壁 > 前间隔[2]。

10.2 Wellens 综合征的罪犯血管

Wellens 综合征是一种具有罪犯血管指示性的缺血性心电图改变。de Zwaan 和 Wellens 等于 1982 年首次报道的 26 例患者中，13 例接受了冠脉造影检查，其中 12 例（92%）证实左前降支近段严重狭窄（≥ 90%），部分甚至完全闭塞，罪犯血管位于左前降支第 1 间隔支近段及第 1 间

1989 年，de Zwaan 和 Wellens 等继续报道了 180 例 Wellens 综合征患者的冠脉造影结果，全部患者的左前降支均有病变，罪犯血管 54% 位于第 1 间隔支与第 2 间隔支之间，29% 位于左前降支第 1 间隔支近段，约 20% 的患者左前降支近段完全闭塞，余下 80% 的患者左前降支近段狭窄 >85%（图 10-3）[4]。接近 50% 的患者左前降支钙化明显[4]。

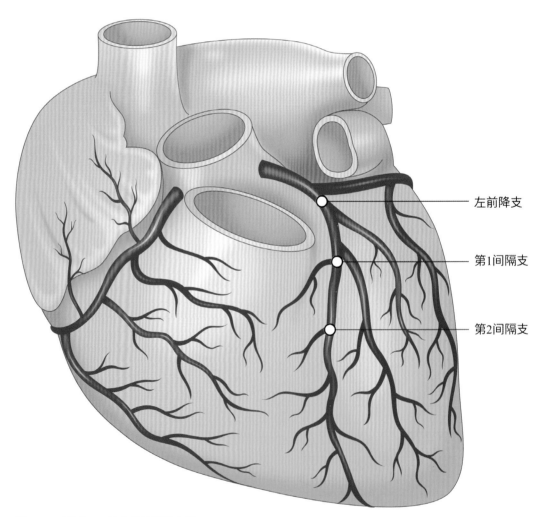

左前降支

第1间隔支

第2间隔支

图 10-3 Wellens 综合征的罪犯血管

Wellens 综合征的罪犯血管是左前降支第 1 间隔支近段及第 1 间隔支 – 第 2 间隔支之间

约 40% 的 Wellens 综合征患者冠脉造影发现存在持续向病变左前降支供血的侧支循环，左前降支完全闭塞者均有侧支循环，45% 的次全闭塞者有侧支循环，狭窄 80% ~ 90% 的患者中 15% 有侧支循环[4]。Wellens 综合征患者的侧支循环发育少，保护作用小，左前降支近段一旦闭塞势必引起大面积左心室前壁坏死和严重左心室功能障碍，患者迅速死于泵衰竭。侧支循环发育较少的 Wellens 综合征患者后期易进展为 ST 段抬高型心肌梗死。

Wellens 综合征患者中，单支、两支和三支冠脉病变的发生率分别约为 40%、40% 和 20%，是一个高度提示罪犯血管为左前降支近段严重狭窄的心电图指标，部分患者左前降支甚至完全闭塞[4]。

10.3 Wellens 综合征的心电图特点

不稳定型心绞痛患者中有 14% ~ 18% 呈现 Wellens 综合征心电图模式[2][4]。Wellens 综合征心电图模式重点是 T 波改变，包括两种类型：A 型（Ⅰ型）V_2-V_3 或 V_4 导联 T 波双相，B 型（Ⅱ型）V_2-V_3 或 V_4 导联 T 波近似对称深倒置（冠状 T 波，图 10-4）。

值得注意的是，在 de Zwaan 和 Wellens 等最早的报道中，他们根据心电图 T 波正负双相和 T 波近似对称深倒置把

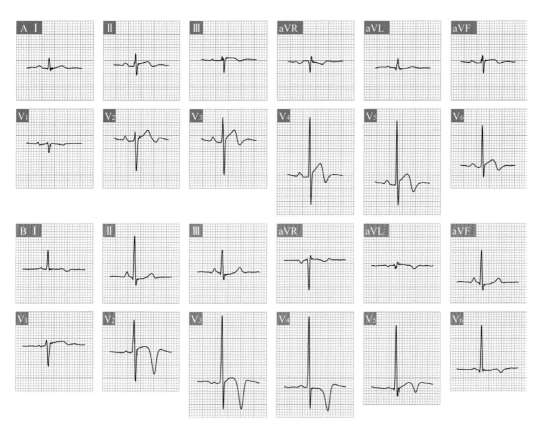

图 10-4 Wellens 综合征心电图分型

A.A 型（Ⅰ型）．注意胸导联 V_3 ~ V_6 导联的 T 波呈正负双相模式。B.B 型（Ⅱ型）．注意胸导联 V_2 ~ V_4 的 T 波呈近似对称倒置模式

患者分为 A 组和 B 组，相应的心电图模式后期文献称为 A 型（Ⅰ型）和 B 型（Ⅱ型）Wellens 心电图模式，但我们在文献复习中发现不少英文文献标注的Ⅰ型和Ⅱ型图形与 Wellens 早期报道的 A 型和 B 型图形正好相反，带来了极大的混乱，读者在阅读原始文献时要注意这种文献传播中出现的错误。笔者推测这些英文作者可能并未阅读 de Zwaan 和 Wellens 等的原始研究论文，二次引用他人错误分类时继续以讹传讹。我们这里参照 de Zwaan 和 Wellens 等最早的报道进行心电图分型。

▌ QRS 波

Wellens 综合征是一种心肌梗死前状态，临床表现为不稳定型心绞痛，因此 QRS 波群正常，本身不出现病理性 Q 波，除非既往有心肌梗死病史，这是 Wellens 综合征和心肌梗死伴胸导联广泛 T 波倒置（包括再灌注期和慢性稳定期）的心电图鉴别要点之一（图 10-5）。

左前降支除了供血左心室心肌外，还要供血左束支和右束支等传导系统。不稳定型心绞痛发作时，心肌急性缺血，有时会伴随一过性室内传导障碍，包括束支阻滞和分支阻滞，心电图出现常见的典型束支阻滞图形和不常见的左间隔支阻滞（表10-1）[6]。此外，急性缺血可能引起一过性 Q 波的出现，缺血纠正后 Q 波消失，动态性 Q 波亦有助于鉴别急性心肌缺血和心肌梗死。检索文献发现，已有关于 Wellens 综合征患者发作胸痛时，一过性左间隔支阻滞的病例报道，但尚未发现一过性病理性 Q 波的报道（图 10-6）[7]。

急性心肌缺血可引起心室延迟除极或传导延缓，心电图出现一过性 QRS 波间期增宽、R 波振幅增高，但无 R 波丢失，R

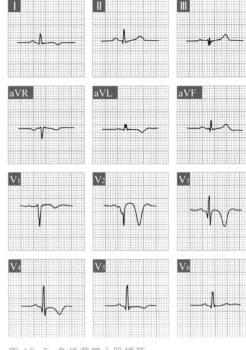

图 10-5 急性前壁心肌梗死

男，62 岁。临床诊断急性 ST 段抬高型前壁心肌梗死，再灌注治疗后心电图示窦性心律，$V_2 \sim V_4$ 导联 T 波近似对称倒置（冠状 T 波）。注意：V_2 导联 QRS 波群呈 QS 形，V_3 导联呈 QRS 形，病理性 Q 波形成，患者冠状动脉病变已经进展到心肌梗死阶段，不属于 Wellens 综合征诊断范畴

表10-1 左间隔支阻滞的心电图诊断标准
☐ V_1 导联 R 波振幅增高 ≥ 5mm
☐ V_2 导联 R 波振幅增高 >15mm
☐ V_2 导联 S 波振幅 <5mm
☐ V_2 导联 R/S 振幅比值 >2
☐ V_1 和 V_2 导联 R 峰时间延长
☐ $V_1 \sim V_3$ 导联可能出现间隔小 q 波
☐左胸导联 Ⅰ、V_5、V_6 导联无间隔小 q 波
☐ QRS 间期正常或轻度延长 110ms
☐额面导联 QRS 波群正常
☐ V_2 和 V_3 导联呈 RS 或 Rs 模式（V_1 导联常见 rS 模式）；R 波振幅从 $V_1 \sim V_3$ 导联递增，然后从 $V_5 \sim V_6$ 导联再递减

波递增正常。

QT 间期

Wellens 综合征出现 T 波倒置时，通常伴 QT 间期延长，倒置的 U 波融于 T 波，心电图的 QT 间期实际包括 QT-U 间期。

ST-T 改变

值得注意的是，90% 的 Wellens 综合征的 ST-T 改变是一种动态性 ST-T 改变，即使未经治疗，也能恢复正常，接近 10% 的 Wellens 综合征心电图模式长期保持稳定[4]。40% 的患者在入院时心电图无典型 ST-T 改变，其中 78% 在入院后 24 小时出现 Wellens 综合征心电图改变，14% 在住院后第 2 天发生，7% 在住院后第 3 天发生，1% 在住院后第 5 天发生[4]。左心室造影证实 Wellens 综合征患者心电图出现 ST-T 改变期间，左心室室壁动度显著异常；心电图 ST-T 改变消失后，左心室室壁动度改善，间接提示心电图 ST-T 改变也是心脏力学的反映。

特殊模式的 ST-T 改变是 Wellens 综合征的心电图标志，最重要的是 T 波改变，包括两种类型：

Ⅰ 型 ST 段位于等电位线或轻微抬高（≤ 1mm），然后呈弓背向上形或倾斜陡直地融于 T 波直立的前半部，随即 T 波以接近 135° 迅速倒置，形成负相部分，多数发生于右胸 V₂-V₃ 导联，少数波及 V₁、V₄ 以及左胸 V₅-V₆ 导联。

Ⅱ 型 ST 段位于等电位线或等电位线以下，然后呈弓背向上形以 120° 融于 T 波前支，T 波近似对称深倒置（冠状 T 波），弓背向上形的 ST 段可呈穹窿形态且略高于等电位线。

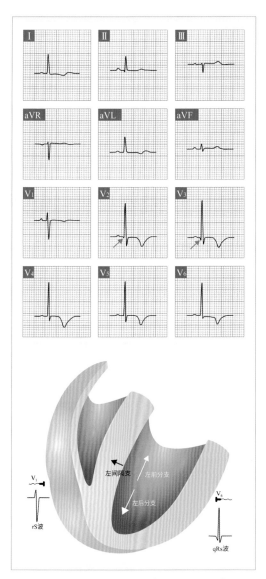

图 10-6 Wellens 综合征合并左间隔支阻滞

上图．女，76 岁。胸痛发作期间在急诊室采集的心电图示窦性心律，V₂ ~ V₆ 导联 T 波近似对称倒置，V₂ 导联 R/S 振幅比值 > 1，V₂-V₃ 导联有小 q 波，V₅、V₆ 导联正常间隔 q 波消失，系左间隔支阻滞所致。心电图诊断：①窦性心律；②左间隔支阻滞；③T 波倒置，请结合临床。下图．根据左束支三分支系统理论，正常左心室除极时，左前分支和左后分支向量抵消，间隔支从左向右除极间隔，背离左胸导联，左胸导联记录到小 q 波，V₁ 导联记录到小 r 波；间隔支阻滞后，左前分支和左后分支除极完毕，才由其余左心室激动左侧室间隔，QRS 中 - 晚期除极向量偏向前方，V₅ ~ V₆ 导联间隔 q 波消失，右胸导联可出现或不出现 q 波

Wellens 综合征的 ST 段一般正常，如有抬高主要见于右胸导联，但抬高程度在生理变异范围内。Wellens 综合征的 ST 段除了弓背向上形抬高以外，有时还能见到弓背向下形抬高（图 10-7）。

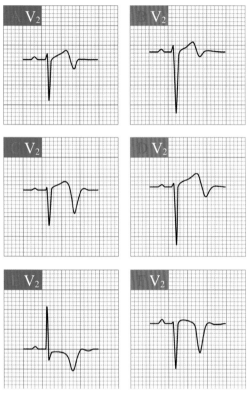

图 10-7 Wellens 综合征的 T 波倒置

A-D. Ⅰ 型 Wellens 综合征波形，特征是 T 波正负双相倒置。ST 段位于等电位线或略微抬高（≤1mm），然后呈弓背形或斜直形融入 T 波前支（正相部分），随后 T 波陡直下降形成负相部分；E-F.T 波近似对称深倒置。ST 段可以位于等电位线上、轻微压低或轻微抬高。Wellens 综合征的 ST 段和 T 波融合处，可呈弓背向上形（F），斜直形（C）和弓背向下形（A、B、D）。QRS 波群呈 rS 波形时，无论 r 波如何微小，无病理性 Q 波，除非既往有心肌梗死病史

Wellens 综合征的 T 波改变主要波及 V_2-V_4 导联，Ⅰ 型多见于 V_2-V_3 导联，Ⅱ 型多见于 V_3-V_4 导联，66.7% 波及 V_1 导联，75% 波及 V_4 导联，少数波及左胸 V_5-V_6 导联。通常 V_4 导联 T 波异常者，V_5-V_6 导联可见相同类型的 T 波改变[8]。

临床上，Ⅰ 型 Wellens 综合征少见（25%），Ⅱ 型多见（75%）[4]。有时，1 例患者的 12 导联心电图同时出现 Ⅰ 型和 Ⅱ 型 T 波改变，通常 V_2-V_3 导联呈 Ⅰ 型改变，V_4 及其以后导联呈 Ⅱ 型改变，相当于 T 波从正负双相过渡至 T 波倒置。这种混合波形应纳入 Ⅱ 型中，即只要出现 T 波近似对称倒置即为 Ⅱ 型 Wellens 综合征。

尽管 V_2-V_3 导联是 Wellens 综合征的特征性 T 波改变的诊断性导联，但 T 波倒置亦可以出现于其他胸导联，第 1 和第 2 间隔支之间的严重狭窄通常引起 V_2-V_3 导联 T 波倒置；如果狭窄病变更靠上或更靠近左前降支开口，受影响的心肌范围更为广泛，有时可出现 V_1-V_6 导联广泛性 T 波倒置。此外，部分左前降支回绕心尖供血下壁心肌，除了胸导联 T 波改变外，Ⅱ、Ⅲ、aVF 导联也能出现正负双相 T 波或 T 波近似对称倒置（图 10-8）。

医师在分析急性冠脉综合征患者的心电图时，应该有意识地把心电图改变、冠脉解剖、心肌解剖和缺血病理生理整合起来，这样才能全面评估患者的缺血风险。初步的心电图评估如果在后期得到冠脉造影证实，患者院内临床经过和预后遵循预测轨迹，不啻是心电图在临床实践中的正确运用；即使出现偏差，只要能结合后期临床资料结果，分析出现偏差的原因，日积月累，就能熟练掌握心肌缺血性心电图的临床应用技能。

■ 心肌水肿和 T 波倒置

Wellens 综合征的 T 波改变，特别是正负双相 T 波的心电图机制尚未阐明。新

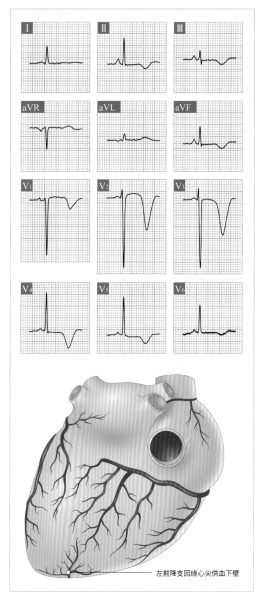

图 10-8 Wellens 综合征伴广泛 T 波倒置

上图. 男，74 岁。临床诊断不稳定型心绞痛。胸痛缓解期间采集的心电图示窦性心律，广泛性 T 波倒置，V_2-V_3 导联 T 波近似对称深倒置。除胸导联广泛性 T 波倒置外，Ⅱ、Ⅲ、aVF 导联亦出现 T 波倒置，提示心肌缺血水肿的范围更广。心电图表现为典型的 Ⅱ 型 Wellens 综合征。冠脉造影提示左前降支第 1 间隔支以上狭窄 90%，左回旋支狭窄 80%，右冠状动脉无狭窄，左前降支回绕心尖供血部分下壁。下图. 左前降支回绕心尖供血下壁的冠状动脉解剖示意图，这也是前壁和下壁合并缺血或梗死的解剖机制

近，心脏磁共振病例研究发现 Wellens 综合征患者的室间隔前部中下段心肌水肿，心尖、下部节段低动度，随访期间，当心电图 ST-T 恢复正常以后，磁共振证实室间隔前部中下段心肌水肿消失，正负双相 T 波可能与缺血所致局部心肌顿抑和心肌复极异常共同产生的缘故，即机电综合原因[9]。当前的心脏磁共振研究和早年 de Zwaan 和 Wellens 等观察到 Wellens 综合征患者存在的左心室室壁动度异常吻合。

既往长期认为急性心肌缺血相关的 T 波倒置是再灌注的心电图指标，但其发生的原因一直未明。心脏磁共振研究证实左心室心肌水肿引起的左心室跨室壁复极梯度改变是心电图 T 波倒置的原因之一。Tako-Tsubo 心肌病是一种应激性心肌病，患者可以出现一过性胸前导联 T 波广泛倒置，酷似 Ⅱ 型 Wellens 综合征心电图模式，磁共振研究发现此类患者左心室心尖、中段心肌水肿较基底部严重，存在心尖-基底部的心肌复极梯度逆转。

当代心脏细胞电生理学理论认为复极从心外膜向心内膜推进，这是因为心内膜动作电位时程长于心外膜，同时心外膜富含启动复极的 I_{to} 通道，复极电压梯度从心内膜指向心外膜，朝向体表心电图探查电极，产生直立 T 波，这种理论是建立在局部灌注的楔形心肌标本模型基础之上的。然而，在整体心脏中，左心室基底部的动作电位时程长于心尖部，左心室复极还存在从基底部朝向心尖部的空间复极电压梯度，朝向体表探查电极，心电图产生直立 T 波。缺血或非缺血原因导致心尖部心肌水肿时，心尖部动作电位时程延长超过基底部，整体心脏的空间复极电压梯度改为从心尖部向基底部推进，与正常复极方向相反，于是体表心电图记录到 T 波倒置（图

10-9）[10][11][12]。

Wellens 综合征的心电图模式可见于不稳定型心绞痛患者，也见于平素无任何症状的但因其他原因接受心电图检查的冠心病患者，对于门诊医师、心电图医师、急诊科医师以及 CCU 病房医师，正确识别 Wellens 综合征心电图能够及时检出高风险冠心病患者。需要强调的是，接近半数的 Wellens 综合征心电图模式见于患者胸痛缓解期间，胸痛发作时心电图反而正常（假性正常化）或 ST 段抬高（进展为急性前壁心肌梗死）[4]。

认识这种心电图分布模式具有如下重要的临床意义：①患者发作胸痛时，即使心电图正常，也不要轻易排除缺血性胸痛；②患者胸痛发作后，即使肌钙蛋白阴性，也要随访心电图，了解有无后续 ST-T 改变，如果发现典型 Wellens 综合征心电图改变，建议患者尽早完善冠状动脉检查；③ Wellens 综合征心电图并非缺血性心脏病所特有，其他一些临床情况也可引起类似心电图改变（例如应激性心肌病、心肌桥等），称为假性 Wellens 综合征。Wellensns 综合征心电图改变只有当病因确系缺血性心脏病时，才是真正的 Wellens 综合征，需要综合患者的临床情况，选择适当的冠状动脉检查方法，例如罹患冠心病可能性较低的患者可以选择冠脉 CT 检查，可能性较高的患者选择冠脉造影（图 10-10）[13]。

10.4　Wellens 综合征的临床概要

Wellens 综合征是高危冠心病患者的心电图标志，所谓"高危"暗示患者重要的冠状动脉存在严重病变，容易发生急性

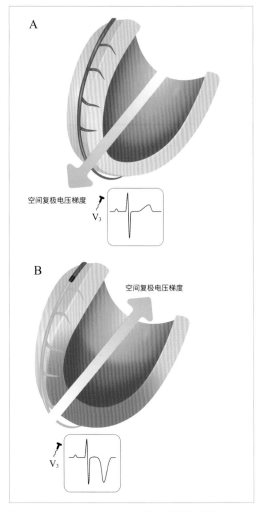

图 10-9　左心室心尖部 - 基底部复极梯度对 T 波形成的影响

A. 正常情况下，左心室基底部动作电位时程长于心尖部，复极方向从心尖部向基底部推进，空间复极电压梯度从基底部朝向心尖部，指向体表探查电极，记录到直立 T 波。B. 心肌缺血时，例如左前降支严重狭窄引起心尖部、中段心肌水肿，前壁心肌梗死引起心肌顿抑等情况下，心尖部动作电位时程延长超过基底部，整体心肌复极从基底部向心尖部推进，空间复极电压梯度从心尖部指向基底部，背离体表探查电极，记录到倒置 T 波

心脏事件（包括心肌梗死和猝死）。冠脉造影证实 Wellens 综合征患者几乎均有左前降支近段严重狭窄（平均狭窄 85%），心绞痛严重程度分级多数为 Ⅲ～Ⅳ 级，少

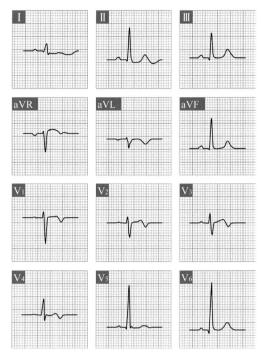

图 10-10 急性胆囊炎所致假性 Wellens 综合征

男，54 岁。因右下腹疼痛入院。患者抵达急诊室后，诊断为急性胆囊炎。心电图示窦性心律，胸 V₂-V₄ 导联 T 波正负双相，拟诊 Wellens 综合征。住院 4 天后，患者因胆囊手术需要，冠脉造影未发现冠脉狭窄，心电图为急性胆囊炎发作所致的假性 Wellens 综合征。后期随访，心电图恢复正常。急性胆囊炎所致心电图胸导联 T 波双相的机制尚不明确，推测与患者全身炎症波及心肌有关。无论如何，基于 Wellens 综合征心电图模式的临床重要性，外科手术前排查冠状动脉疾病是非常必要的

数不稳定型心绞痛发作期间，心肌标志物轻度升高。平均住院 8.5 天（1～23 天）进展为心肌梗死[2]。

Wellens 综合征患者多数存在左心室局部室壁动度异常，76% 有左心室收缩功能不全，85% 有舒张功能不全，这可能与缺血所致心肌顿抑和冬眠有关[4]。新近认为，心肌水肿也是舒张功能不全的重要原因，舒张功能不全持续时间较久，甚至在血运重建以及收缩功能恢复正常后，仍残留舒张功能不全。

由于 Wellens 综合征高度指示罪犯血管为严重狭窄的左前降支近段（第 1 间隔支或第 1 间隔支与第 2 间隔支之间），闭塞后将引起大面积前壁心肌梗死和左心室功能受损。一旦发现此类患者，需要更积极的血运重建治疗（图 10-11）。75% 的药物治疗者会在 1 周内进展为前壁心肌梗死[2]。当患者拒绝接受冠脉介入诊疗或心外科搭桥手术时，应向患者和家属告知潜在的心脏事件风险，家属最好接受心肺复苏和家庭 120 急救培训。基于安全考虑，未经血运重建的 Wellens 综合征患者，医护人员应告知患者不要到远离缺少急诊救治的地区旅行，例如山区、草原、林地等，日常生活中随身携带抗心绞痛药物及病情介绍卡，出现剧烈胸痛时应及时呼叫 120 急救。

■ 鉴别诊断

Wellens 综合征心电图模式高度提示缺血性心脏病，且患者属于高风险心脏事件人群，但其他一些临床情况能出现相似图形，需要鉴别诊断（表 10-2 和表 10-3）。

Wellens 综合征典型的 T 波模式是 V₂-V₃ 导联的正负双相 T 波和近似对称深倒置 T 波，需要和临床其他情况所致 T 波

表 10-2 Wellens 综合征诊断要点
□ V₂-V₃ 导联出现正负双相 T 波
□ V₂-V₃ 导联出现近似对称深 T 波倒置，偶尔出现于 V₁、V₄、V₅ 和 V₆ 导联
□ ST 段位于等电位线上或抬高 < 1mm
□ 胸前导联无病理性 Q 波
□ 有心绞痛病史
□ 心电图模式多见于胸痛缓解期间
□ 心肌标志物正常或轻度升高

表 10-3	Wellens 综合征的鉴别诊断
□正常变异	
持续性幼年 T 波模式	
儿童心电图	
□心肌炎症	
急性心包炎	
急性心肌炎	
□急性心肌梗死	
□肥厚型心肌病	
□中枢神经系统损伤	
□洋地黄效应	
□某些药物和毒品	
□继发性 ST-T 改变	
束支阻滞	
预激综合征	
左心室肥厚	

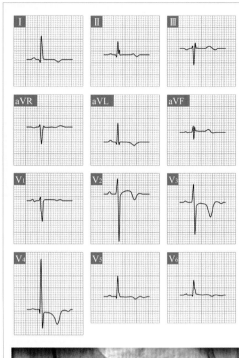

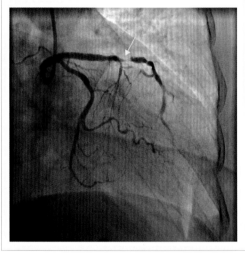

图 10-11 Ⅱ型 Wellens 综合征

上图．女，72 岁。临床诊断不稳定型心绞痛。入院后心电图示窦性心律，胸导联 V_2-V_4 显著倒置，注意 V_5-V_6 以及肢体导联均有 T 波倒置，整个心电图呈现广泛性 T 波倒置，心电图符合 Ⅱ型 Wellens 综合征模式并间接提示左前降支病变的位置较高。V_2 导联 ST 段轻度弓背型抬高 1mm。肌钙蛋白阴性。下图．向患者及家属告知风险后，患者接受了冠脉介入诊疗，冠脉造影见左前降支中段次全闭塞（淡黄色箭头，管腔狭窄 > 90% 即为次全闭塞），随后接受了冠脉支架治疗

倒置鉴别，甚至包括非 Wellens 综合征的缺血性 T 波倒置（例如缺血再灌注 T 波等，图 10-12）。典型 T 波改变偏离 V_2-V_3 导联是鉴别其他临床情况的线索。

正负双相 T 波还可以见于非 Wellens 综合征缺血，例如急性 ST 段抬高型心肌梗死的再灌注期（2 期心肌缺血）、急性肺栓塞、心室肥厚等。通常，Wellens 综合征的 V_2-V_3 导联的 T 波倒置振幅最大且形态近似对称，如果是其他导联 T 波倒置程度最深，例如 V_1-V_2 或 V_4-V_5 导联，则需要排查其他临床情况（图 10-13）。如果医师未能识别 Wellens 心电图或低估其风险，依据心电图 ST-T 改变安排患者完成运动平板试验，有诱发急性前壁心肌梗死的风险。因此，正确识别高危无痛性 ST-T 改变患者对急诊或门诊医师具有现实的重要性。

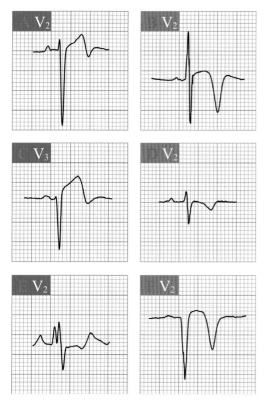

图 10-12 T 波倒置的鉴别诊断

A. I 型 Wellens 综合征，T 波正负双相。B. II 型 Wellens 综合征，T 波深倒置，近似对称。C.1 例急性前壁心肌梗死的正负双相 T 波，注意 ST 段显著抬高接近 3.5mm，而 Wellens 综合征的 ST 段抬高轻微，通常 ≤ 1mm。当 Wellens 综合征演变为 ST 段抬高型心肌梗死时，ST 段形态在过渡期间可能模棱两可。D.1 例持续性幼年 T 波模式的 V₂ 导联 T 波浅倒置，形态不对称。E.1 例肺动脉狭窄患者的 V₂ 导联 ST 段压低伴 T 波正负双相，Wellens 综合征的双相 T 波应是正负双相。F.1 例前壁心肌梗死的再灌注 T 波，注意 QRS 波群呈 QS 形，病理性 Q 波形成，T 波形态近似对称

持续性幼年 T 波模式的受检者通常相对年轻（年龄 <40 岁），T 波倒置主要发生于右胸 V₁-V₃ 导联，有时波及左胸导联；ST 段通常正常，有时伴 ST 段轻度偏移（抬高或压低），但多数在正常生理变异范围内；T 波可以突然倒置或呈前支缓慢下降、升支陡峭上升的不对称倒置模式，倒置幅

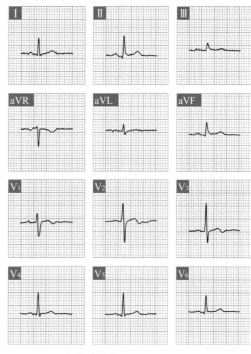

图 10-13 急性肺栓塞

男，65 岁。临床诊断右下肢深静脉血栓形成，急性肺栓塞。住院第 1 天采集的心电图示窦性心律，V₁-V₃ 导联 T 波倒置和正负双相，酷似 I 型 Wellens 综合征。肺血管 CT 扫描证实右下肺动脉栓塞，冠脉 CT 未见冠脉狭窄性病变

度通常较浅 < 5mm（图 10-14）[14]。此外，儿童正常心电图出现右胸导联 T 波倒置时，从右胸导联的完全性 T 波倒置过渡到左胸导联的完全性 T 波直立时，可以在 V₃ 或 V₄ 导联出现正负双相 T 波，也是一种正常心电图现象。持续性幼年 T 波模式的青年或中年受检者，如果临床无冠心病危险因素，无心绞痛发作病史，通常不难和 Wellens 综合征鉴别。其余内容参见第 5 章第 3 节内容 "持续性幼年 T 波模式"。

90% 的急性脑血管意外患者心电图异常，包括基础心电图改变（左心室肥厚、束支阻滞、心房颤动）和脑血管意外并发的心电图改变[15]。脑血管意外时，心电图可出现病理性 Q 波、ST-T 改变和 U 波

改变，倒置的 T 波和 U 波融合后出现巨大 T 波倒置。脑血管意外的巨大 T 波倒置常常宽大畸形，T 波后支因 U 波融合而出现切迹，QT 间期延长，有时伴肌钙蛋白升高，容易误诊为非 ST 段抬高型心肌梗死。临床结合脑血管意外病史，心电图 T 波倒置形态和肌钙蛋白波动水平等，通常与 Wellens 综合征不难鉴别（图 10-15）。

■ Takotsubo 心肌病

脑血管意外、急性重症、精神受创等患者，体内儿茶酚胺类激素分泌激增，尤其是心肌局部儿茶酚胺浓度增加，高浓度儿茶酚胺直接损害心肌，心肌收缩异常，生化标志物升高，心电图复极改变，称为应激性心肌病，其中一种极易与各种缺血性心脏病的心电图混淆，即 Takotsubo 心肌病，临床称为左心室心尖球囊综合征（left ventricular apical ballooning syndrome）。文献报道疑诊急性心肌梗死的患者中，1% ～ 2% 实际为 Takotsubo 心肌病[16]。

90% 的 Takotsubo 心肌病患者见于绝

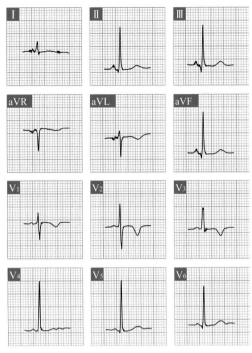

图 10-14　持续性幼年 T 波倒置

女，31 岁。平素无心血管疾病。门诊体检心电图示窦性心律，V_1-V_3 导联 T 波倒置，其中 V_2-V_3 导联 T 波倒置振幅最大。V_1 导联 T 波前支缓慢下降，后支陡然上升，明显不对称，但 V_2-V_3 导联 T 波倒置形态近似对称。年轻女性，无冠心病危险因素，亦无胸痛发作，右胸导联 T 波倒置考虑持续性幼年 T 波倒置

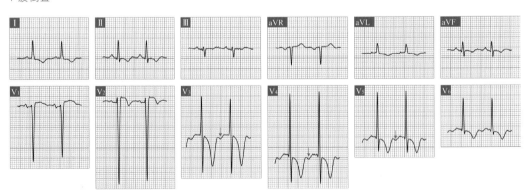

图 10-15　脑血管意外

女，67 岁。既往有高血压病史 20 年，血压控制不佳。因突发意识障碍 1 小时入院。头颅 CT 平扫提示小脑出血。心电图示窦性心动过速，心率 107 次 / 分；V_1 导联深 S 波，S 波振幅 24mm，V_5 导联高振幅 R 波，R 波振幅 22mm，S_{V1}+R_{V5}=46mm；V_3-V_6 导联 T 波倒置，特别是 V_3-V_5 导联 T 波近似对称深倒置，V_2 导联 ST 段抬高 2.5 ～ 3mm 伴 T 波正负双相，整个心电图酷似 II 型 Wellens 综合征。胸导联 U 波倒置（红色箭头）。患者急性脑血管意外诊断明确，心电图首先考虑脑血管意外相关复极改变，T 波广泛倒置更倾向于应激性心电图改变。心电图诊断：①窦性心动过速；②左心室肥厚；③T-U 波改变，请结合临床

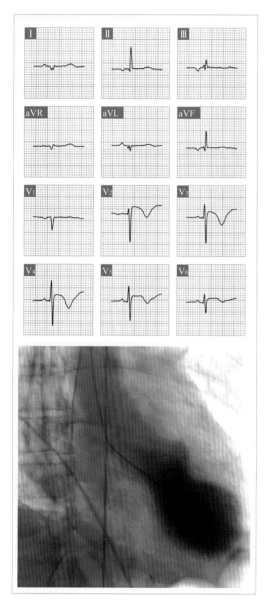

图 10-16 Takotsubo 心肌病

女，69 岁。胸痛 2 小时入院。拟诊 ST 段抬高型广泛前壁心肌梗死，肌钙蛋白阴性，急诊冠脉造影未发现明显狭窄，左心室造影提示心尖部球形样变，临床诊断 Takotsubo 心肌病。心电图诊断：①右心房下部节律；②病理性 Q 波，见于 I、aVL 导联；③ ST-T 改变，请结合临床。Takotsubo 心肌病和 ST 段抬高型前壁心肌梗死两者的心电图有时很难鉴别，支持前者的心电图依据有：① V_1 导联通常不会出现 ST 段抬高；②肢体导联中 II 导联 ST 段抬高程度最大，但 I、aVL 导联不会出现对应性 ST 段压低；③ T 波倒置振幅最大出现于 V_4-V_6 导联，而前壁心肌梗死的最大 T 波倒置振幅多见于 V_2-V_4 导联

样扩张，形态酷似日本沿海渔民捕章鱼使用的容器 Takotsubo，故名 Takotsubo 心肌病（图 10-16）。Takotsubo 心肌病患者的心电图可在数天内恢复正常，也可能在心功能恢复数月后持续异常。

2018 年欧洲心脏协会颁布的 Takotsubo 心肌病专家共识文件中，Takotsubo 心肌病的诊断标准有：①左心室功能不全（室壁运动低下、运动消失和运动反常），表现为心尖部气球状或左心室中部、基底部、局部室壁动度异常。区域性室壁运动异常通常超出单支心外膜血管分布范围，罕见单支冠状动脉狭窄的心肌供血区域出现局部室壁运动异常；②发病前，患者有情绪、身体等触发因素，但并非建立诊断所必需；③神经系统疾病（如蛛网膜下腔出血、卒中、短暂性脑缺血发作或癫痫发作），以及嗜铬细胞瘤等疾病可作为 Takotsubo 心肌病的触发因素；④新发心电图异常（ST 段抬高或压低、T 波倒置和 QTc 延长），无心电图改变的病例罕见；⑤心肌坏死标志物（肌钙蛋白和肌酸激酶）在大多数情况下适度升高，脑利钠肽显著升高；⑥冠脉造影有明显的冠脉病变者，不能排除 Takotsubo 心肌病；⑦无感染性心肌炎的证

经后的女性，10% 为男性[17]。目前认为 Takotsubo 心肌病的发病与多支心外膜冠状动脉痉挛、心肌微循环损害和儿茶酚胺心肌毒性等原因有关[18]。患者最常见的症状是胸痛和呼吸困难，心电图 ST 段抬高，可以出现病理性 Q 波，随后 T 波倒置，心肌生化标志物阳性，临床经过酷似 ST 段抬高型前壁心肌梗死，但冠脉造影正常，借此可与缺血性心脏病鉴别。左心室造影时，收缩期左心室中部狭窄，心腔呈球囊

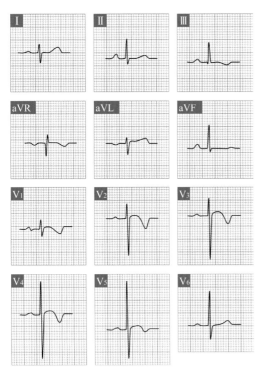

图 10-17 心肌桥所致假性 Wellens 综合征

男，52 岁。单位例行体检发现心电图异常，窦性心律，V₁-V₅ 导联 T 波倒置，V₂-V₄ 导联 T 波倒置振幅最大伴 ST 段轻度弓背形抬高 1mm，心电图模式提示 II 型 Wellens 综合征。中年男性，有吸烟史，临床高度疑诊 Wellens 综合征，但受检者平素并无胸闷、胸痛发作，向患者告知进一步检查的必要性后，冠脉造影提示左前降支中段心肌桥，冠脉无器质性狭窄

据；⑧多见于绝经后妇女[19]。

■ 假性 Wellens 综合征

再次强调，只有左前降支近段严重狭窄伴心电图典型 T 波改变模式才能诊断为 Wellens 综合征，诊断要基于冠脉病变解剖和特征心电图，两者缺一不可。临床其他情况所致近似图形称为假性 Wellens 综合征，特别是左前降支心肌桥引起的假性 Wellens 综合征，心电图可以呈典型的 I 型或 II 型 Wellens 综合征改变，但冠脉造影或冠脉 CT 并未发现左前降支存在器

质性狭窄，除患者因心肌桥反复发作胸痛需要外科干预外，其余预后较好（图 10-17）。

已有文献报道心肌桥所致假性 Wellens 综合征[20][21]。多数心肌桥是良性的，少数病例有胸痛发作、心律失常、晕厥和猝死[22]。胸痛反复发作的患者可给予 β 受体阻滞剂和二氢吡啶类钙通道拮抗剂治疗，顽固性胸痛需要外科干预。

冠脉痉挛也能引起假性 Wellens 综

表 10-4	可卡因心脏损害的病理生理
促进冠状动脉粥样硬化早发	
□增加 C 反应蛋白水平增加	
促进血栓形成	
□组织纤溶酶原激活物（tPA）水平升高	
□减少抗凝血酶和凝血蛋白 C 的产生	
□血管性血友病因子和纤维蛋白原水平升高	
□血小板高反应性（α–肾上腺素能介导的血小板增加聚集）	
血管收缩反应	
□增加内皮素的合成	
□减少一氧化氮（NO）的产生	
□内皮细胞钙流入增加促进冠状动脉痉挛	
□通过耗竭多巴胺，抑制多巴胺介导的冠状动脉舒张	
直接心肌损害	
□微血管损害所心肌炎	
□扩张型心肌病	
□左心室肥厚	
□一过性中毒性心肌病	
□增加心肌氧需	
高血压	
心动过速	

合征，特别见于吸食可卡因、大麻、苯环已哌啶等毒品的患者[23][24][25]。基于 Wellens 综合征心电图的临床危险性，疑诊 Wellens 综合征的患者，有必要进行冠脉检查排除器质性狭窄。此外，在静脉药瘾者人群中，可卡因等系列毒品也是引起变异型心绞痛的诱因（表 10-4）。

参考文献

[1] https://en.wikipedia.org/wiki/Hein_Wellens.

[2] de Zwaan C, Bär FW, Wellens HJ. Characteristic electrocardiographic pattern indicating a critical stenosis high in left anterior descending coronary artery in patients admitted because of impending myocardial infarction. Am Heart J,1982,103(4 Pt 2):730–736.

[3] Haines DE, Raabe DS, Gundel WD, et al.Anatomic and prognostic significance of new T-wave inversion in unstable angina.Am J Cardiol,1983,52(1):14-18.

[4] de Zwaan C1, Bär FW, Janssen JH, et al.Angiographic and clinical characteristics of patients with unstable angina showing an ECG pattern indicating critical narrowing of the proximal LAD coronary artery.Am Heart J,1989,117(3):657-665.

[5] Tandy TK, Bottomy DP, Lewis JG. Wellens' syndrome.Ann Emerg Med,1999,33(3):347-351.

[6] MacAlpin RN.In search of left septal fascicular block.Am Heart J, 2002,144(6):948-956.

[7] Riera AR, Ferreira C, Ferreira Filho C, et al.Wellens syndrome associated with prominent anterior QRS forces: an expression of left septal fascicular block?J Electrocardiol,2008,41(6):671-674.

[8] Rhinehardt J, Brady WJ, Perron AD, Mattu A.Electrocardiographic manifestations of Wellens' syndrome.Am J Emerg Med,2002,20(7):638-643.

[9] Migliore F, Zorzi A, Marra MP, et al.Myocardial edema underlies dynamic T-wave inversion (Wellens' ECG pattern) in patients with reversible left ventricular dysfunction.Heart Rhythm,2011,8(10):1629-1634.

[10] Perazzolo Marra M, Zorzi A, Corbetti F, et al.Apicobasal gradient of left ventricular myocardial edema underlies transient T-wave inversion and QT interval prolongation (Wellens' ECG pattern) in Tako-Tsubo cardiomyopathy. Heart Rhythm. 2013;10(1):70-7.

[11] Noble D, Cohen I.The interpretation of the T wave of the electrocardiogram.Cardiovasc Res. 1978 Jan;12(1):13-27.

[12] Patel C, Burke JF, Patel H, et al.Is there a significant transmural gradient in repolarization time in the intact heart? Cellular basis of the T wave: a century of controversy. Circ Arrhythm Electrophysiol,2009,2(1):80-88.

[13] Grautoff S, Balog M, Winde G.Pseudo-Wellens' syndrome and intermittent left bundle branch block in acute cholecystitis.Am J Emerg Med, 2018,36(7):1323.e1-1323.e6.

[14] Walsh BM, Smith SW."Persistent Juvenile" T-Wave Pattern May Not Be Persistent: Case Series and Literature Review.J Emerg Med,2015,49(6):e165-172.

[15] Dimant J, Grob D.Electrocardiographic changes and myocardial damage in patients with acute cerebrovascular accidents.Stroke,1977,8(4):448-455.

[16] Kurowski V, Kaiser A, von Hof K, et al.Apical and midventricular transient left ventricular dysfunction syndrome (tako-tsubo cardiomyopathy): frequency, mechanisms, and prognosis.Chest, 2007,132(3):809-816.

[17] Shao Y, Redfors B, Lyon AR, et al. Trends in publications on stress-induced cardiomyopathy. Int J Cardiol,2012,157(3):435–436.

[18] Akashi YJ, Goldstein DS, Barbaro G, et al.Takotsubo cardiomyopathy: a new form of acute, reversible heart failure.Circulation,2008,118(25):2754-2762.

[19] Ghadri JR, Wittstein IS, Prasad A, et al.International Expert Consensus Document on Takotsubo Syndrome (Part I): Clinical Characteristics, Diagnostic Criteria, and Pathophysiology.Eur Heart J,2018,39(22):2032-2046.

[20] Kaplanis I, Michas G, Arapi S, et al.Myocardial bridge as a cause of pseudo-Wellens' syndrome.Hellenic J Cardiol,2017,58(6):453-455.

[21] Abuarqoub A, Naranjo M, Shamoon F.Myocardial bridging with left ventricular hypertrophy presenting as Wellens pattern.Ann Transl Med, 2017,5(20):401.

[22] Corban MT, Hung OY, Eshtehardi P, et al.Myocardial bridging: contemporary understanding of pathophysiology with implications for diagnostic and therapeutic strategies. J Am Coll Cardiol,2014,63(22):2346-2355.

[23] Langston W, Pollack M.Pseudo-Wellens syndrome in a cocaine user.Am J Emerg Med,2006,24(1):122-123.

[24] Dhawan SS.Pseudo-Wellens' syndrome after crack cocaine use.Can J Cardiol, 2008,24(5):404.

[25] Lippi G, Plebani M, Cervellin G.Cocaine in acute myocardial infarction.Adv Clin Chem, 2010,51:53-70.

■沈才杰　■周桂全

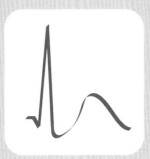

第 11 章

Dressler – de Winter 征 T 波

11.1 历史

1947 年，美国费城医师 Dressler 首次报道在急性前壁心肌梗死的患者中，观察到早期心电图出现 ST 段压低和 T 波对称高耸，症状发作 18 小时后，心电图才进展为典型的前壁心肌梗死（图 11–1）。Dressler 当时并未研究心电图改变和冠脉病变之间的关系[1]。

1989 年，以色利医师 Sagie 等报道 18 例心电图 ST 段无偏移的急性前壁心肌梗死，入院时 61% 的患者 T 波高耸，QRS 形态正常，平均 32 小时后才出现病理性 Q 波（图 11–2）。尽管这些患者发病时 ST 段无偏移，缺少诊断急性前壁心肌梗死的心电图依据，冠脉造影发现 78% 的患者左前降支闭塞，22% 次全闭塞，全部属于左前降支严重病变患者，其中 28% 为单支病变，39% 为两支病变，33% 为三支病变，多支病变的发生率接近 72%。同时，冠脉造影发现 95%（17/18 例）的病变左前降支存在侧支循环，即使侧支循环发育较差也能避免透壁心肌梗死，如果未能及时开通罪犯血管，不能完全避免后期梗死。这是一份非常重要的医学文献，它注意到无 ST 段抬高的急性前壁心肌梗死，左前降支

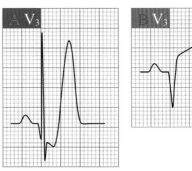

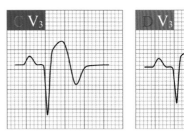
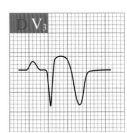

图 11–1 ST 段压低的急性前壁心肌梗死

1 例 36 岁的男性，临床诊断急性前壁心肌梗死。A. 发病第 1 天，胸导联 J 点 /ST 压低伴近似对称高耸 T 波。B. 发病第 2 天，QRS 波呈 QS 形，ST 段抬高伴 T 波正负双相，进展为 2 期心肌缺血（再灌注阶段）。C. 发病第 3 天，倒置的 T 波进一步加深。D. 发病第 4 天，T 波近似对称深倒置。B ~ C 的心电图模式为典型急性前壁心肌梗死进展图形

多存在严重病变[2]。

2008 年，荷兰阿姆斯特丹的 de Winter 等在《新英格兰医学》杂志上报道了 8 例急性前壁心肌梗死病例，这些患者不像其他心肌梗死出现 ST 段抬高模式，而是胸

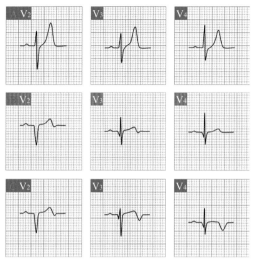

图 11-2 无 ST 段偏移的前壁心肌梗死

A. 胸痛症状发作第 1 天，胸导联无 ST 段偏移，V_2-V_4 导联 T 波对称高耸。B. 发病第 2 天，病理性 Q 波出现，胸导联 T 波开始倒置，进入 2 期心肌缺血阶段。C. 发病第 3 天，T 波倒置振幅加深

导联呈现特殊的 J 点压低、ST 段上斜型压低伴高耸 T 波，从胸痛到心电图描记出这种特殊心电图的平均时间为 1.5 小时，冠脉造影发现此类患者的左前降支闭塞伴侧支循环形成，是一种左前降支近段闭塞的心电图标志（图 11-3）[3]。

2009 年，de Winter 和 Verouden 等再次详细研究了心电图表现为胸导联 J 点压低伴对称高耸 T 波的前壁心肌梗死患者，认为这是左前降支近段闭塞的心电图标

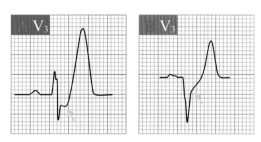

图 11-3 Dressler – de Winter 征心电图模式

两例急性前壁心肌梗死患者的心电图，无论 R 波存在或 R 波丢失，胸导联主要特征是 J 点压低伴 T 波直立高耸。草绿色箭头所示为 J 点压低

志，患者需要紧急再灌注治疗[4]。

2015 年，美国 Misumida 医师等回顾性研究了 330 例非 ST 段抬高型心肌梗死患者的心电图和临床，其中 6 例有 de Winter 所述 T 波模式，他们称为"上斜形 ST 段压低的非 ST 段抬高型心肌梗死"[5]。

2017 年，英国 Morris 医师等系统综述了胸导联 J 点压低伴对称高耸 T 波心电图模式对左前降支近段闭塞的指示性诊断价值，首次将这种特殊模式的缺血性心电图改变命名为 de Winter T 波模式，并重新定义了其心电图判读标准[6]。

de Winter 等并非发现急性前壁心肌梗死表现为胸导联 J 点压低伴 T 波对称高耸心电图现象的第一人，但是他们的研究把罪犯血管精确定位在左前降支近段，并强调这是一种指示性心电图改变，因而引起了广泛注意。实际上，第一次在研究论文中提及这种心电图现象的 Dressler 也是一位心脏病学大师。William Dressler（威廉·德雷斯）1890 年出生于波兰，1938 年来到美国，他还首次报道了心肌梗死后心包炎，即心脏病学教科书中广为熟知的 Dressler 综合征，此外还研究了心肌梗死合并束支阻滞的心电图、心动过缓依赖性束支阻滞和文氏周期，因此，新近建议 de Winter T 波应重新命名为 Dressler–de Winter 征（德雷斯 – 德温特征），是左前降支近段急性闭塞的心电图标志[7]。

11.2 Dressler – de Winter 征 T 波的罪犯血管

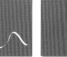

2008 年 de Winter 等报道的 8 例患者，罪犯血管全部为左前降支近段闭塞，侧支循环血流 0 ～ 3 级。2009 年跟进报道的

35 例患者，再次证实全部为左前降支近段闭塞，罪犯血管位于第 1 对角支近端、第 1 间隔支近端或第 1 间隔支以远 – 第 1 对角支近端之间（图 11-4）[4]。未发现左主干病变，50% 的患者左前降支回绕心尖供血下壁，67% 是孤立的左前降支病变，其他冠状动脉无明显病变。

注意的是，80% 的 Dressler–de Winter 征患者系右冠优势型，侧支循环 Rentrop 0 ~ 1 级 71%，2 级 26%，3 级 3%。冠脉造影的侧支循环分级采用 Rentrop 系统：0 级，无可见的侧支循环；1 级，侧支循环充盈隐约可见；2 级，心外膜血管充盈；3 级，闭塞血管完全充盈至闭塞点。de Winter 等并未肯定侧支循环与 Dressler–de Winter 征 T 波模式的关系，虽然少数患者具有 3 级侧支循环，但很多患者丰富的侧支循环在冠状造影时并不显现。可以预料的是，如果 Dressler–de Winter 征 T 波模式的患者在左前降支完全闭塞而无侧支循环的缺血保护时，心电图肯定会呈现 ST 段抬高型心肌梗死模式。

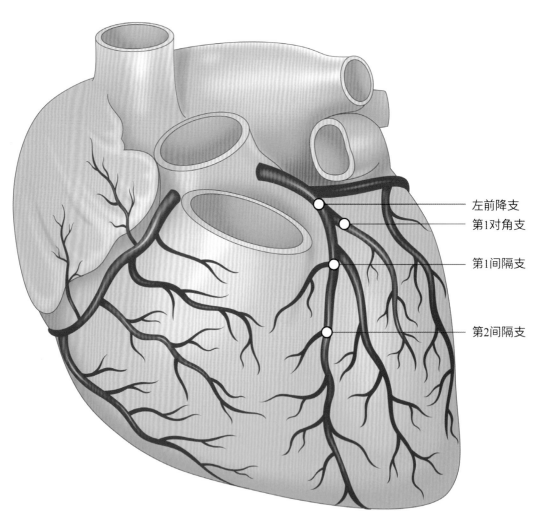

左前降支

第1对角支

第1间隔支

第2间隔支

图 11-4 Dressler–de Winter 征的罪犯血管

Dressler–de Winter 征心电图模式的罪犯血管是左前降支近段闭塞，包括第 1 对角支开口近端、第 1 间隔支开口近端或第 1 对角支 – 第 1 间隔支开口之间的左前降支节段

■ 冠状动脉的窃血现象

冠状动脉窃血是一支冠状动脉的血流向邻近另一支冠状动脉分流，引起原有冠状动脉供血处心肌低灌注，这是一种复杂的病理生理现象。冠状动脉扩张时，侧支血管区域的一侧血流量下降，另一侧血流量增加。冠状动脉窃血能够垂直发生于不同的心肌层，也能横向发生于有共同分支的相邻血管区域。冠脉造影证实冠状动脉窃血主要发生在侧支循环增强、近段狭窄和管腔严重狭窄的患者（图 11-5）。冠脉窃血的患者在安静状态下有侧支循环供应缺血心肌，球囊扩张期间，狭窄血管阻力增加，对侧冠脉血流量增加，侧支循环血流量减少甚至消失，诱发心绞痛。

冠状动脉慢性闭塞的患者，左心室的收缩和舒张功能都要受到侧支循环影响。在心绞痛患者中观察到，侧支循环不足的区域，局部心肌收缩功能障碍、氧化代谢改变和葡萄糖利用增加，而侧支循环可以改善心室功能。由于窃血现象的存在，侧支循环并不总是有益的[8]。

临床上，腺苷、双嘧达莫、肼苯达嗪、硝普钠、异氟醚等扩血管药物能够引起冠状动脉窃血现象。微循环对血管扩张剂的反应下降甚至无反应，侧支循环近段动脉血流量下降以及侧支循环内阻力增加是测支循环发生窃血的条件。简而言之，冠脉窃血现象通常不会发生在低阻力和（或）较大的侧支循环系统内[9]。

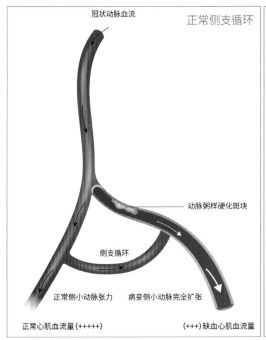
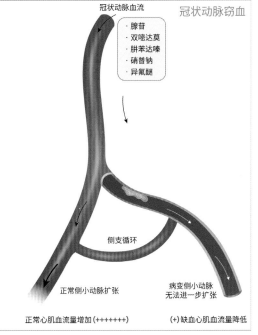

图 11-5 冠状动脉窃血

冠状动脉窃血发生在有侧支循环交通的心肌。正常情况下，由于一支冠状动脉粥样硬化斑块引起管腔狭窄，对侧血管通过侧支循环持续为缺血心肌供血，但此时狭窄侧下游的冠状动脉已经处于最大扩张状态。给予扩血管药物后，正常冠状动脉扩张，血管阻力下降，狭窄下游血管因处于最大扩张状态而无法进一步扩张，此时病变侧血管相对高阻力，冠脉内血流重新分配，大量血流流向扩张的低阻力正常侧血管，尽管有侧支循环，却无法持续供血，狭窄侧血管的血流量进一步下降，局部心肌缺血，诱发心绞痛

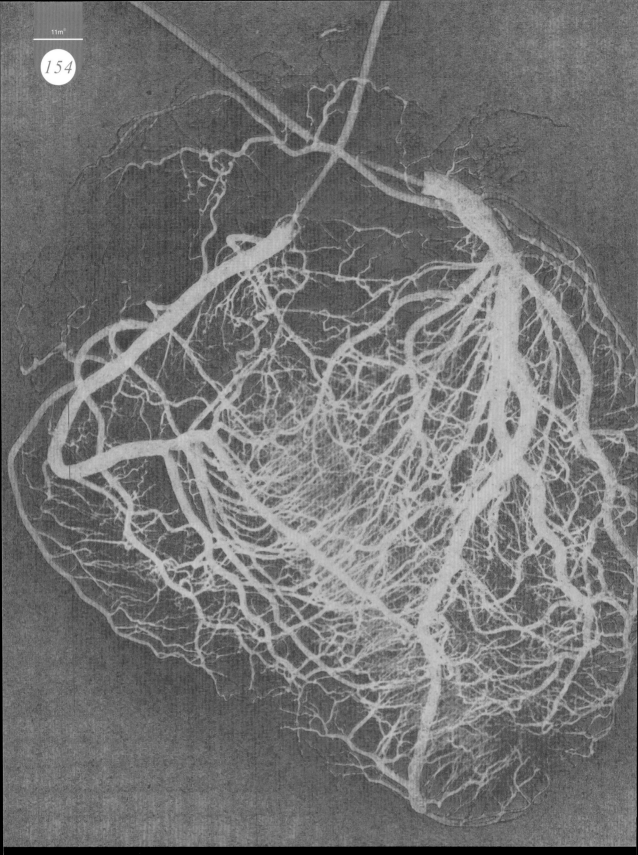

图 11-6 人体正常心脏动脉血管造影

利用 10 ~ 15μm 的血管渗透对比剂可显示 20μm 的冠状动脉，普通心外膜冠脉造影只能显示 >
500μm 的冠状动脉，侧支循环多见于管径 200μm 的冠状动脉，故临床冠脉造影很多侧支循环不显现。
人类冠状动脉存在广泛的解剖吻合，吻合血管网络主要位于深层心肌，即心内膜下心肌层。Reprinted from
BMJ Publishing Group Ltd.[Fulton WF.Chronic generalized myocardial ischaemia with advanced coronary artery disease.Br Heart J.
1956;18(3):341-54.] with permission from BMJ Publishing Group Ltd.

■ 人类心脏的侧支循环

按照教科书公认的模式，左前降支开口或近段闭塞引起 ST 段抬高型前壁或广泛前壁心肌梗死。在一些个体中，冠状动脉完全闭塞时存在心肌缺血保护现象，包括缺血预适应、侧支循环等，真实心肌梗死的范围并没有预想中的那样广泛，良好的侧支循环灌注，持续供血本应缺血坏死的心肌，起到一种"对抗"梗死的作用。在冠状动脉非闭塞性病变患者中，2/3 缺少侧支循环，而在冠状动脉慢性完全闭塞的患者中，外周微循环低阻力、血供减少引起的代谢改变、血流剪切力等病理生理促进侧支循环发育[10]。强调的是，侧支循环并非新生血管的增多，而是原有血管之间的交互吻合增多[11]。

1950 年对人类心脏进行了三维立体血管造影，证实正常人的心脏浅层和深层冠状动脉存在广泛的解剖吻合，包括冠脉间和冠脉内吻合，冠状动脉吻合网络在室间隔和左心室心内膜下心肌层的交通特别丰富（图 11-6）[12]。左心室的冠状动脉吻合网络比右心室发达，但心外膜吻合较少。即使在健康个体中，侧支循环也能预防心肌缺血。冠脉完全闭塞而无心肌梗死的患者中，侧支循环提供给预期梗死心肌区域的血供接近正常灌注的 60% ~ 80%[13]。

接近 25% ~ 50% 的冠心病患者有良好的侧支循环发育，冠状动脉完全闭塞时，侧支循环血量需要超过正常灌注血量的 25% 才能预防静息时的缺血（图 11-7）[14]。冠状动脉近段狭窄是独立于管腔狭窄程度、心绞痛发作频率以外的，促进侧支循环发育的因素[8]。左前降支侧支循环的发育少于左回旋支和右冠状动脉，或许能解释临床上左前降支近段完全性闭塞为何多数引起 ST 段抬高型心肌梗死[10]。冠状动脉闭塞时，侧支循环能够满足患者安静状态下心脏的能量需求，但不能满足应激状态下的能量需求，提示侧支循环提供的缺血保护是非常有限的[9]。

11.3 Dressler–de Winter 征 T 波的心电图特点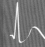

J 点是 QRS 终末部和 ST 段的交界点，正常时位于等电位线，某些导联特别是右胸导联可以正常抬高 2.5 ~ 5mm，J 点后跟随 ST 段相继抬高。诊断早期复极、急性心肌缺血或其他疾病引起的 ST 段偏移等，必须排除正常变异。

目前国际上对于在何处判读 ST 段偏移振幅尚无共识，1997 年 ACC/AHA 推荐 J 点后 60 ~ 80ms 处判读 ST 段偏移振幅[15]。当 ST 段偏移呈水平形，无论取何处的判别基点，都不会影响 ST 段偏移振幅的判读；

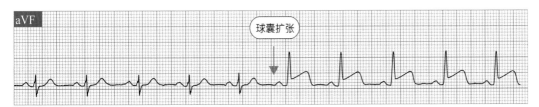

图 11-7 球囊扩张引起的急性心肌缺血

球囊扩张期间（淡红色箭头所示以后心电监护波形）出现短暂性 ST 段抬高，此时侧支循环提供的血流量只有正常血流量的 23%

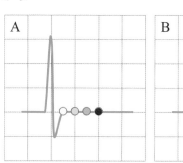
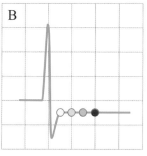
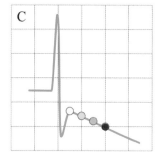
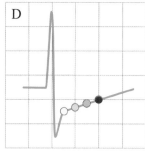

○ J点　⊙ J点后20ms　◉ J点后40ms　● J点后60ms

图 11-8　J 点和 ST 段偏移的判读点

J 点是 QRS 终末部和 ST 段初始部的交界点。如果 ST 段呈水平形（A 和 B），无论在 J 点后何处作为判读基点，都不影响 ST 段偏移幅度的判读。C.ST 段下斜形压低；D.ST 段呈上斜形压低；C 和 D 中在 J 点后不同部位取判读基点，会影响 ST 段偏移的判读

当 ST 段偏移呈上斜形、下斜形时，J 点后不同基点的判别将影响 ST 段偏移振幅的判读（图 11-8）。如无特殊，本书统一采用 J 点后 60ms 处判读 ST 段偏移程度，但对于 Dressler – de Winter 征的 ST 段压低程度我们采用 J 点作为判读基点，因为此类患者的 ST 段通常很短，在 J 点后很快上斜形融入陡直的 T 波前支，有时 J 点后紧跟 T 波前支，判读 ST 段非常困难（图 11-9）。因此，判读缺血性 ST 段偏移振幅最好结合临床缺血心电图模式灵活采用不同的心电图分析标准。

■ Dressler–de Winter 征 T 波

Dressler – de Winter 征 T 波心电图实

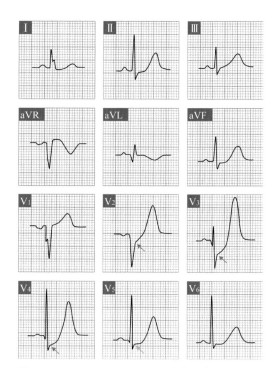

图 11-9　Dressler – de Winter 征心电图

男，69 岁。因胸痛 30 分钟入院。心电图示窦性心律，胸导联 V₂-V₅ 导联 ST 段压低伴 T 波直立高耸，V₂-V₄ 导联的 ST 段很短（淡红色箭头），从 J 点发出后，很快上斜形融入 T 波前支，V₅ 导联 ST 段（绿色箭头）呈水平形压低 1.2mm。注意 V₁-V₂ 导联 QRS 波群呈 QS 形，这些 QRS 波群形态提示急性前壁心肌梗死。心电图诊断：①窦性心律；②左心房异常；③病理性 Q 波，见于 V₁-V₃ 导联；④ ST-T 改变，考虑急性前壁心肌梗死，建议密切随访心电图，完善肌钙蛋白检测

际是左前降支近段闭塞引起急性前壁心肌梗死的一种变体，约占急性前壁心肌梗死的 2%[3]。不像 Wellens 综合征患者反复发作不稳定型心绞痛，代表心肌梗死前临床状态，Dressler – de Winter 征 T 波心电图实际是急性前壁心肌梗死，冠脉造影提示左前降支近段闭塞，但与 ST 段抬高型前壁心肌梗死的心电图有所区别，特点是 V₁-V₆ 导联无 ST 段抬高，而表现为 V₁-V₆ 导联 J 点压低 >1mm 伴 ST 段上斜形压低和 T 波直立高耸。

Dressler – de Winter 征 T 波 心 电 图 的特点是胸导联 T 波近似对称、高耸，V_2-V_4 导联最为典型，形态上酷似超急性 T 波，但其病理生理和超急性 T 波是不同的。超急性 T 波发生于心外膜冠状动脉闭塞早期，心外膜动作电位急剧缩短，细胞外高钾，心内膜动作电位缩短程度不及心外膜，心内膜和心外膜动作电位 3 相的跨室壁复极电压梯度增大，心电图 T 波高耸。超急性 T 波是心肌梗死最早期的心电图改变，如果闭塞动脉不能及时开通，后续出现 ST 段抬高、病理性 Q 波，心电图呈一种动态改变过程。超急性 T 波很快与 ST 段融合成单相曲线，进入 2 期缺血后 T 波开始倒置。超急性 T 波的罪犯血管可来自左主干、左前降支、左回旋支和右冠状动

脉等任何心外膜冠状动脉。

Dressler – de Winter 征 T 波是一种相对静态的心电图改变，系心外膜冠状动脉闭塞后，侧支循环持续供血缺血心肌，心肌缺血局限于心内膜下心肌层（图 11-10）。Verouden 等报道的 35 例患者，从抵达急诊科直至送入心导管室进行冠脉造影的时间接近 60 分钟，Dressler – de Winter 征 T 波稳定不变。冠脉造影发现 Dressler – de Winter 征 T 波的罪犯血管为左前降支近段闭塞，尚未发现右冠状动脉、左回旋支和左主干为其罪犯血管，透壁心肌梗死也与 Dressler – de Winter 征无关，尽管后期能进展为透壁性前壁心肌梗死，但两者的病理生理不同，勿混淆[4]。此外，急性前壁心肌梗死时，超急性 T 波的 J 点

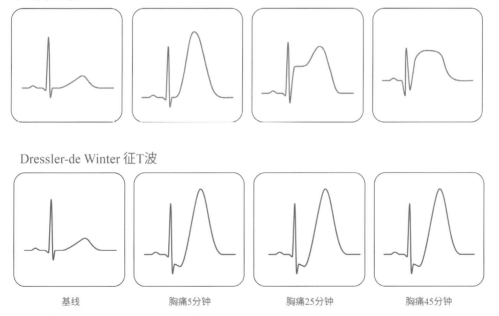

图 11-10 超急性 T 波和 Dressler – de Winter 征 T 波的区别

超急性 T 波是一种急性心肌缺血的动态性 T 波改变，随着缺血进程的推进，近乎对称的高耸超急性 T 波出现 ST 段抬高，ST 段和 T 波前支逐渐融合成单相曲线，病理性 Q 波形成。Dressler – de Winter 征 T 波是一种急性心肌缺血的静态性 T 波改变，可以持续数小时不变，除非在血运重建后进入 2 期缺血（T 波开始倒置）或侧支循环的缺血保护作用丢失后进展为 ST 段抬高型心肌梗死

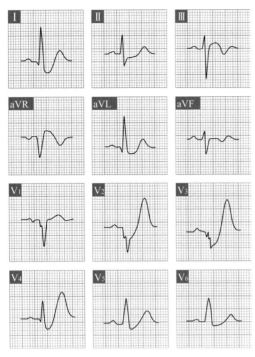

图 11-11 Dressler – de Winter 征心电图

女，76 岁。因胸痛 40 分钟入院。肌钙蛋白阳性。心电图示窦性心律，广泛性 J 点 /ST 压低伴 T 波直立高耸（V₂-V₆、I、II、aVL 导联），V₁-V₃ 导联病理性 Q 波形成，QRS 波群呈 QS 形伴碎裂 QRS，QRS 间期增宽至 120ms，但并非典型的束支阻滞图形，系严重缺血引起的心肌内传导延缓。仔细观察 V₂-V₅ 导联，ST 段非常短且难以辨识，J 点后随即跟随 T 波升支。心电图诊断：①窦性心律；②非特异性室内传导障碍；③病理性 Q 波；见于 V₁-V₃ 导联；④ST-T 改变，考虑急性前壁心肌梗死，建议密切随访心电图

和 ST 段通常位于等电位线或轻度抬高，而 Dressler – de Winter 征 T 波的 J 点和 ST 段显著压低。

Dressler – de Winter 征 T 波的 ST 段压低，代表心内膜下心肌缺血，好发于 V₂-V₅/V₆ 导联。多数 ST 段持续时间短暂，在 J 点后呈上斜形迅速融入 T 波前支。所谓的 ST 段压低大多表现为 J 点压低（≥ 1mm），最大 ST 段压低多见于 V₂-V₄ 导联。50% 的患者左前降支回绕心尖供血

部分下壁，因此这部分患者下壁导联（II、III、aVF）亦可出现指示性 J 点压低，但压低程度不及胸导联，较为温和[注1]。aVR 导联平均 ST 段抬高接近 0.5mm，V₁ 导联 ST 段通常位于等电位线或略抬高[4]。

患者约在胸痛发作 90 分钟后记录到 Dressler – de Winter 征 T 波心电图，97% 的患者为窦性心律，心率轻度增快（平均 75 次 / 分）。一般无传导紊乱，急性期 QRS 间期轻度增宽（图 11-11）[4]。部分患者胸导联出现病理性 Q 波，QRS 波群呈 QS 形或 QR 形，病理性 Q 波并非透壁梗死的心电图标志[4]。一些患者 R 波振幅降低，V₁-V₃ 导联 R 波递增不良。

Dressler – de Winter 征 T 波心电图患者在接受冠脉介入治疗后，后续出现再灌注期的心电图改变，例如加速的心室自主心律、胸导联 R 波丢失、ST 段弓背抬高或持续压低伴 T 波倒置。Dressler – de Winter 征 T 波患者的临床经过和表现实际为 ST 段抬高型前壁心肌梗死等同症。

■ Dressler–de Winter 征 T 波和其他急性心肌缺血的演变

Verouden 等强调 Dressler – de Winter 征 T 波的静态性，借此与超急性 T 波鉴别。随后一些病例报道陆续发现其他类型的急性心肌缺血心电图模式可以演变为 Dressler – de Winter 征 T 波心电图模式，

注 1:Verouden 等在文献中称为镜像性（对应性）改变，这是错误的。心电图学上，指示性改变和镜像性改变的波形相反，如果某导联 ST 段压低伴 T 波直立，镜像导联应表现为 ST 段抬高伴 T 波倒置。结合 Verouden 等报道的 50% Dressler –de Winter 征 T 波患者冠脉造影证实左前降支回绕供血下壁，病理学上应是急性前壁合并下壁梗死，两个部位的心电图改变一致，同为指示性改变，所以这部分患者下壁导联 J 点 /ST 段亦压低

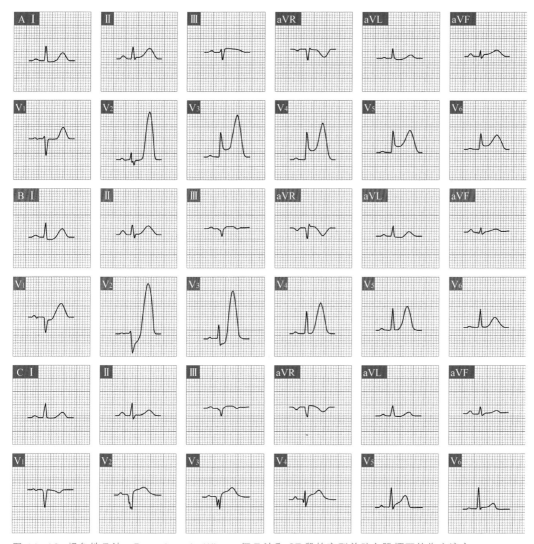

图 11–12　超急性 T 波、Dressler–de Winter 征 T 波和 ST 段抬高型前壁心肌梗死的临床演变

男，31 岁。因胸痛 60 分钟入院。A. 入院时采集的心电图，窦性心律，V_3–V_6 导联 ST 段抬高伴 T 波高耸，V_2 导联 T 波高耸，形态近乎对称，典型的超急性 T 波，V_3–V_4 导联 S 波消失，考虑 Ⅲ 级心肌缺血（参见第 12 章）。心电图诊断：①窦性心律；②肢体导联低电压；③ ST-T 改变符合广泛前壁心肌梗死，建议完善心肌标志物检测和随访心电图。青年男性，有胸痛症状，心电图 ST 段抬高和 T 波近似对称高耸，高度提示急性心肌缺血，但需要鉴别两种临床情况：变异型心绞痛和 ST 段抬高型广泛前壁心肌梗死。第一次肌钙蛋白阳性，临床诊断为 ST 段抬高型广泛前壁心肌梗死，尚处于 1 期心肌缺血阶段。B. 患者入院后 30 分钟接受急诊 PCI，冠脉造影发现左前降支近段闭塞，球囊扩张开通罪犯血管期间，心电图突然转变为 Dressler – de Winter 征 T 波心电图模式，提示心外膜心肌缺血改善，心内膜下心肌仍持续缺血，心肌梗死病程仍在继续，只是由透壁梗死转变为局部心内膜下心肌梗死，V_1–V_2 导联 R 波丢失也间接证实之。C. 急诊 PCI 术后 2 小时采集的心电图，患者置入了一枚冠脉支架治疗，Dressler – de Winter 征 T 波心电图模式不稳定，心肌坏死继续丢失，心肌梗死范围扩大，V_1–V_4 导联 R 波继续丢失，V_1–V_4 导联出现病理性 Q 波，V_2–V_3 导联 ST 段抬高，最终仍进展为 ST 段抬高型前壁心肌梗死。病理性 Q 波并非透壁性心肌梗死的心电图指标，但能间接提示梗死面积和梗死深度较大。一些急性冠脉综合征患者即使接受了再灌注治疗，缺血或梗死仍不断推进，可能与无复流现象、缺血保护机制丢失等有关。尽管如此，及时再灌注治疗将尽可能挽救濒临死亡的心肌，有利于患者长期预后

Dressler－de Winter 征 T 波心电图模式也能够进展为 ST 段抬高型心肌梗死（图 11-12）[16]。这些病例报道与 Verouden 等的研究结果并不矛盾，病理生理上，一些急性冠脉综合具有相同的发病机制，例如次全闭塞的血栓可同时引起不稳定型心绞痛和非 ST 段抬高型心肌梗死；原本透壁性 ST 段抬高型心肌梗死恰遇缺血保护，例如缺血预适应、侧支循环、血栓部分自溶伴次全闭塞、早期开通罪犯血管等，缺血范围局限于心内膜下心肌，最终表现为非 ST 段抬高型心肌梗死。遗憾的是，很多缺血保护机制并不可靠或不稳定，故临床可见

一些不稳定型心绞痛、非 ST 段抬高型心肌梗死和 ST 段抬高型心肌梗死的心电图模式相互演变。

Dressler－de Winter 征 T 波心电图可以是急性心肌梗死的早期状态、中间状态或终末状态，自身因素（侧支循环保护丢失）、外来干预（血运重建治疗）等都能改变心电图模式。当患者丢失缺血保护机制后，心肌缺血甚至梗死势必会从心内膜向心外膜推进，出现病理性 Q 波和 ST 段抬高，病情进展到 ST 段抬高型心肌梗死的终极阶段（图 11-13）。Dressler－de Winter 征 T 波心电图能够在冠脉球囊扩

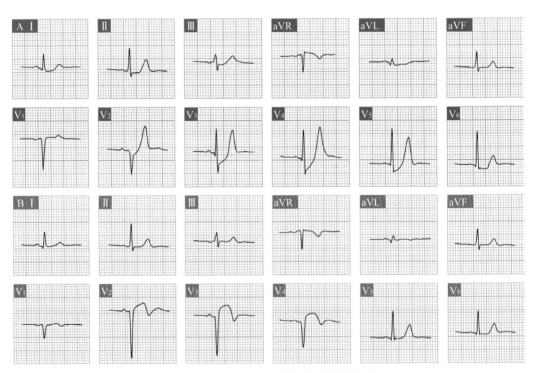

图 11-13 Dressler－de Winter 征心电图进展为 ST 段抬高型前壁心肌梗死

男，70 岁。胸痛 30 分钟入院。A. 入院时采集的心电图，窦性心律，V_2-V_5 导联 J 点压低 >1mm，ST 段上斜形压低伴 T 波高耸，典型的 Dressler－de Winter 征 T 波心电图。肌钙蛋白阳性。B. 患者入院后行急诊 PCI，冠脉造影证实左前降支近段次全闭塞，左回旋支狭窄 70%，右冠状动脉未见狭窄，开通罪犯血管并置入 1 枚冠脉支架。术后 1 小时复查心电图，Dressler－de Winter 征 T 波心电图进展为 ST 段抬高型前壁心肌梗死，V_1-V_4 导联病理性 Q 波形成，QRS 波群呈 QS 形，V_2-V_4 导联 ST 段抬高伴 T 波正负双相。虽然患者及时接受了再灌注治疗，心肌梗死仍持续进展，从局部心内膜下心肌梗死最终发展为 ST 段抬高型心肌梗死

张期间短暂出现，一些文献认为是再灌注的心电图标志，这种观点是错误的，只要 Dressler－de Winter 征 T 波心电图模式持续存在，心肌梗死的病理生理就仍在继续，属于急性前壁心肌梗死的一种变体；相反，成功再灌注 T 波是倒置的，持续直立则提示再灌注不良。

除了侧支循环，临床还观察到另一类 Dressler－de Winter 征 T 波的演变，即左前降支血栓次全闭塞时，引起局部心内膜下心肌梗死，心电图 J 点 /ST 段压低伴 T 波高耸，一旦血栓进展为完全闭塞性，心电图演变为 ST 段抬高型前壁心肌梗死。从广义上来说，次全闭塞性血栓相对于完全闭塞性血栓也是一种缺血保护，能够局限心肌梗死范围[17]。相似的，患者胸痛发作初始时为完全闭塞性血栓，很快自溶转变为次全闭塞性血栓，此时的次全闭塞性血栓更属缺血保护范畴。因此，患者在心导管室冠脉造影时所见的血栓情况并不能等同于患者发病时的血栓情况。

从现有冠脉造影证据看，Dressler－de Winter 征 T 波心电图主要见于两种临床情况：①左前降支近段急性次全闭塞性血栓形成；②左前降支近段急性完全闭塞性血栓形成伴侧支循环，这两种情况能使透壁性前壁心肌梗死局限于心内膜下心肌。次全闭塞性血栓形成可以不伴侧支循环，本身引起的病理生理即为局部心内膜下心肌梗死。强调的是，一些个案报道中的 Dressler－de Winter 征 T 波心电图患者的冠脉造影发现完全闭塞性血栓而无侧支循环，从而否定侧支循环的作用，冠脉造影"未见侧支循环"绝不能等同于真实解剖的"没有侧支循环"，从图 11-6 给出的冠脉解剖实例可以看出，绝大多数的侧支循环或血管吻合是冠脉造影不可见的，但

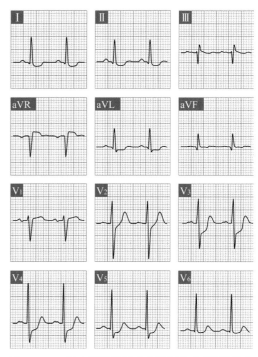

图 11-14 三支冠脉严重病变引起的非 ST 段抬高型心肌梗死

男，41 岁。因胸痛 3 小时入院。心电图示窦性心动过速，频率 107 次 / 分，Ⅰ、Ⅱ、V₂-V₆ 导联 ST 段压低，肢体导联 ST 段水平形压低 1 ~ 1.5mm，胸导联 V₂-V₄ 导联 ST 段呈上斜形压低 2 ~ 3mm（J 点处判读 ST 段压低振幅，如果以 J 点后 60ms 处判读则压低 2 ~ 2.5mm），V₅-V₆ 导联 ST 段呈水平形压低 0.8 ~ 1mm，胸导联 V₂-V₆ 导联 T 波均直立，冠脉造影证实三支冠脉严重病变，左主干狭窄 50%，左前降支狭窄 90%，左回旋支狭窄 90%，右冠状动脉狭窄 75%。肌钙蛋白阳性，临床诊断非 ST 段抬高型心肌梗死。这份心电图 V₂-V₄ 导联尽管有上斜形 ST 段压低伴 T 波直立，ST 段较短，但 T 波振幅正常，V₃-V₄ 导联 ST 段压低振幅 >T 波振幅，并非 Dressler－de Winter 征 T 波心电图（T 波振幅 >ST 段压低振幅），而是 ST 段上斜形压低的非 ST 段抬高型心肌梗死

足以发挥限制心肌梗死的作用[16]。

一些病例报道认为 Dressler－de Winter 征 T 波心电图模式的患者左前降支急性血栓为次全闭塞血栓，一旦完全闭塞则为 ST 段抬高型心肌梗死[18]。这种观点

也是错误的，前文已经介绍，当前根据 ST 段分类急性冠脉综合征仍不能满足临床需求，一些 ST 段抬高型心肌梗死的罪犯血管可以是次全闭塞，一些非 ST 段抬高型心肌梗死的罪犯血管可以完全闭塞。ST 段压低的实质是缺血 / 梗死局限于心内膜下心肌，罪犯血管次全闭塞只是其中的原因之一，并非绝对原因。

11.4 Dressler–de Winter 征 T 波的临床概要

上斜形 ST 段压低是 ST 段压低的一种类型，既往曾长期认为该形态 ST 段压低判别心肌缺血的价值较低，但随着对 Dressler – de Winter 征 T 波模式心电图的认识以及运动平板试验和心肌缺血灌注成像对照研究，证实上斜形 ST 段压低仍与一些心肌缺血有关，需要重新认识上斜形 ST 段压低诊断心肌缺血的作用。当然，利用上斜形 ST 段压低诊断心肌缺血时，必须要排除心房复极波对 ST 段的影响。

■ Dressler–de Winter 征 T 波是否为左前降支病变所特有？

Dressler – de Winter 征 T 波心电图模式的患者，冠脉造影特征性发现罪犯血管系急性血栓次全闭塞或完全闭塞的左前降支近段，该心电图提示罪犯血管为左前降支近段的阳性预测值为 95% ~ 100%，是一种指示性较高的心电图模式[4][6]。

急性左主干闭塞、左回旋支闭塞和三支冠脉严重病变（三支冠脉管腔狭窄均 >75%）等引起急性心肌缺血时，心电图胸导联常出现广泛性 ST 段压低伴 T 波直立图形，当 ST 段压低表现为上斜形时，酷似 Dressler – de Winter 征 T 波，然而它们的本质是非 ST 段抬高型心肌梗死，对罪犯血管并无指示性，并不能像 Dressler – de Winter 征 T 波心电图能可靠地指示罪犯血管为左前降支近段且临床经过遵循 ST 段抬高型心肌梗死模式（图 11-14）[5][19]。

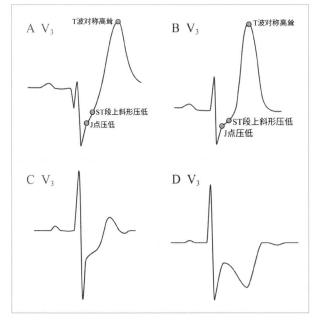

图 11-15 Dressler–de Winter 征 T 波心电图和其他心肌缺血模式

A 和 B 均为典型的 Dressler–de Winter 征 T 波心电图，特点是 J 点压低、ST 段上斜形压低和 T 波高耸。注意 A 的 QRS 波群呈 QrS 波，病理性 Q 波形成，R 波振幅丢失，而图 B 的 R 波振幅正常。R 波振幅丢失说明 Dressler–de Winter 征 T 波心电图并非单纯急性心肌缺血，本质是心肌梗死图形。C. 非 ST 段抬高型心肌梗死，ST 段上斜形压低伴 T 波直立，T 波振幅正常，ST 段压低振幅 >T 波振幅。这种模式的 ST 段压低很易误诊为 Dressler–de Winter 征 T 波，ST 段压低振幅和 T 波振幅的比较是两者的鉴别要点。D. 非 ST 段抬高型心肌梗死，ST 段呈下斜形压低伴 T 波倒置

表 11–1	Dressler – de Winter 征 T 波形态学标准
R 波递增不良：部分患者	
□如果 R 波递增正常，则 V_1–V_4 导联 R 波振幅逐渐增加，V_3 导联 R 波振幅应 >3mm	
J 点 /ST 段最大振幅压低所在导联：V_3 导联	
□J 点 /ST 段压低程度最大见于 V_3 导联（平均压低 3mm），其次为 V_2、V_4 导联（平均压低 2mm），其余胸导联 ST 段压低程度较小或无 ST 段压低	
高耸 T 波最大振幅所在导联：V_3 导联	
□V_3 导联 T 波振幅最高，平均振幅 >9mm	
aVR 导联 ST 段抬高 >1mm	
T 波振幅 >ST 段压低振幅	

de Winter 等在最早的研究中并未详细定义 Dressler – de Winter 征 T 波心电图的形态学和测量标准。2017 年，英国 Morris 等在荟萃分析中尝试定义 Dressler – de Winter 征心电图的判读标准（表 11–1 和图 11–15）[6]。de Winter 和 Morris 等提供的结论均来自小样本回顾性研究，Dressler – de Winter 征 T 波心电图精确的形态学和判读标准需要更多的病例进行归纳总结。

Dressler – de Winter 征 T 波主要出现于胸导联的 V_2–V_4 导联，特别是 V_3 导联最为典型，通常 J 点 /ST 段压低振幅最大，T 波振幅最高。值得注意的是，37.5% 的 Dressler – de Winter 征心电图患者胸导联 R 波递增不良，抵达医院急诊室描记的心电图 V_1–V_3 导联 R 波振幅丢失，甚至出现病理性 Q 波，间接说明 Dressler – de Winter 征 T 波心电图并非普通的急性心肌缺血心电图，本质是一种特殊模式的心肌梗死心电图[4]。

从现有临床经过、冠脉造影结果和心

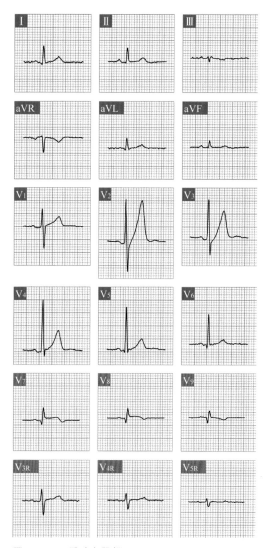

图 11–16 后壁心肌梗死

男，31 岁。胸痛 4 小时入院。急诊室心电图示窦性心律，无明显 ST 段偏移，貌似正常。仔细分析 V_2–V_3 导联 J 点压低伴 ST 段上斜形融入 T 波前支，J 点压低 2mm，J 点后 60ms 的 ST 段无压低，T 波近似对称高耸，注意 V_2 导联出现高振幅 R 波，R/S 振幅比值 >1，移行导联明显右移，需要排查后壁 ST 段抬高型心肌梗死。加做右室和后壁导联，V_7–V_9 导联病理性 Q 波出现，V_7–V_8 导联 ST 段抬高伴 T 波倒置与 V_1–V_3 导联 R 波振幅增高、J 点压低和 T 波高耸等形成镜像，肌钙蛋白阳性，临床诊断 ST 段抬高型后壁心肌梗死。冠脉造影提示右冠优势型分布，右冠状动脉近段狭窄 75%，后降支闭塞，左前降支和回旋转支无明显狭窄

电图演变等证据看，Dressler – de Winter 征 T 波心电图本质是左前降支近段急性血栓形成，预期出现 ST 段抬高型心肌梗死，但受到侧支循环、次全闭塞性血栓等缺血保护，患者心电图表型为 J 点 /ST 段压低的局部心内膜下心肌梗死，急性血栓病理生理和心电图表型与当前急性冠脉综合征的心电图分类矛盾。

■ 鉴别诊断后壁心肌梗死

Dressler – de Winter 征 T 波的 V₂-V₃ 导联 J 点压低、ST 段呈上斜形压低和 T 波近似对称高耸，需要和后壁 ST 段抬高型心肌梗死在右胸导联的对应性心电图鉴别，后者主要出现于 V₁-V₃ 导联，ST 段多呈下斜形或水平形压低。

后壁 ST 段抬高型心肌梗死时，在梗死早期，后壁导联（V₇-V₉）仅有 T 波高耸，V₁-V₃ 导联的对应性变化只有 T 波倒置；当后壁导联出现 ST 段抬高伴 T 波直立时，V₁-V₃ 导联的对应性变化有 ST 段压低和 T 波倒置；当出现病理性 Q 波、ST 段抬高和 T 波直立时，V₁-V₃ 导联的对应性变化有 R 波振幅增高、ST 段压低和 T 波倒置；当后壁进入再灌注期，出现 T 波倒置时，

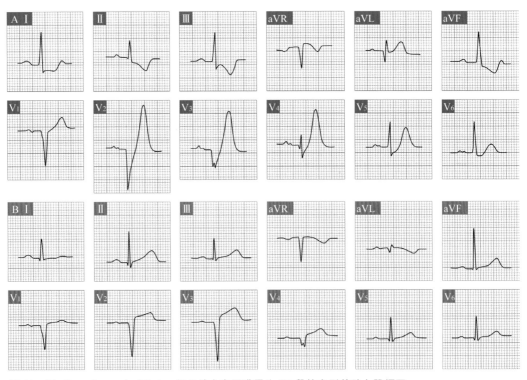

图 11-17 Dressler – de Winter 征 T 波心电图进展为 ST 段抬高型前壁心肌梗死

男，65 岁。因胸痛 2 小时入院。既往有高血压病史，血压控制不佳。A. 入院时血压 150/90mmHg，心率 57 次 / 分，呼吸频率 20 次 / 分。心电图示窦性心律，V₂-V₅ 导联出现 J 点压低和 T 波近似对称高耸，V₁-V₄ 导联出现 Q 波，典型的 Dressler – de Winter 征 T 波心电图。肌钙蛋白阴性，拟诊急性冠脉综合征。电解质：钠为 137 mmol / L，钾为 3.4 mmol / L，表明 T 波高耸并非高钾血症所致。患者因经济原因，拒绝接受冠脉介入诊疗。B. 入院 3 小时后，复查心电图示窦性心律，V₂-V₄ 导联 ST 段抬高，原有的 J 点压低和近似对称高耸 T 波消失，复查肌钙蛋白阳性，诊断为 ST 段抬高型前壁心肌梗死。患者仍持续胸痛，但性质较前减轻，给予尿激酶溶栓治疗

此时 V₁-V₃ 导联 T 波直立高耸，需要和 Dressler – de Winter 征 T 波心电图鉴别（图 11-16）。对应性变化通常较为温和，但有时也会非常显著。简而言之，胸痛患者常规 12 导联出现右胸导联 R 波振幅增高、移行区右移、ST 段偏移和 T 波高耸等异常改变时，有检查后壁缺血的必要性。

后壁导联的 ST 段抬高持续时间很短，容易漏诊。胸痛患者初诊完善 18 导联心电图能捕捉后壁、右室等特殊部位的心肌梗死，提高心电图诊断心肌梗死的正确率。

■ Dressler–de Winter 征 T 波患者是否应该溶栓？

Dressler – de Winter 征 T 波心电图模式高度提示左前降支近段闭塞，实质是 ST 段抬高型心肌梗死的一种变体，这些临床实例表明现有 ST 段分类急性冠脉综合征依然存在很多局限。一旦 Dressler – de Winter 征 T 波心电图患者的缺血保护机制丢失，而这种情况在临床上非常容易出现，例如患者心率增快、用力排便等，心肌氧需增加超出缺血保护机制；血栓次全性闭塞转变成完全性闭塞；扩血管药物引起冠脉窃血，加重心肌缺血等，Dressler – de Winter 征 T 波心电图将会进展为 ST 段抬高型心肌梗死。此外，一些 Dressler – de Winter 征 T 波心电图患者接受急诊 PCI 再灌注治疗后，仍继续出现 R 波丢失、病理性 Q 波形成和 ST 段抬高，心电图改变跟随 ST 段抬高型心肌梗死的 2 期缺血模式（图 11-17）。

基于有限的病例报道证实 Dressler – de Winter 征 T 波心电图可以进展为 ST 段抬高型前壁心肌梗死，一些研究者认为其临床意义等同于 ST 段抬高型心肌梗死，即使是次全闭塞性血栓也容易发展为完全

性闭塞，是直接溶栓或再灌注治疗的心电图指征。遗憾的是，当前的各种急性冠脉综合征管理指南，包括 ST 段抬高型心肌梗死、非 ST 段抬高型急性冠脉综合征等尚未就 Dressler – de Winter 征 T 波心电图的治疗给出合理化建议。一些观点认为，在 Dressler – de Winter 征 T 波阶段给予抗凝、抗血小板治疗，一旦进展为 ST 段抬

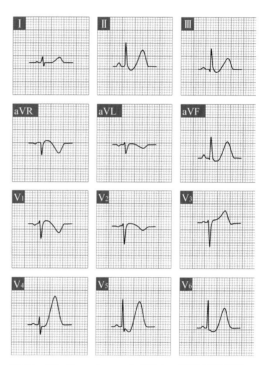

图 11-18 Dressler – de Winter 征 T 波的变体

女，58 岁。胸痛 1 小时入院。心电图提示窦性心律，Ⅱ、Ⅲ、aVF、V₄-V₆ 导联 J 点压低伴 T 波近似对称高耸，酷似 Dressler – de Winter 征 T 波，但非常不典型，J 点压低和 T 波高耸出现于 V₄-V₆ 导联，而不是 V₂-V₄ 导联，V₄ 导联 J 点后 ST 段呈水平形压低，V₅-V₆ 导联呈下斜形压低，而非 Dressler – de Winter 征 T 波的 ST 段上斜形压低模式。冠脉造影证实左前降支中段严重狭窄，左前降支回绕心尖供血下壁。该患者下壁、左胸导联出现酷似 Dressler – de Winter 征 T 波的可能原因有：冠脉造影证实左前降支中段病变，闭塞部位位于第 1 间隔支远端，而不是左前降支近段，从心电图 ST-T 改变分布导联看，患者可能还存在后壁心肌缺血，遗憾的是未采集后壁导联心电图

高型心肌梗死则给予溶栓治疗，严格遵守现有临床指南建议治疗；另一些观点认为，Dressler – de Winter 征 T 波是急性闭塞性血栓形成的心电图标志，尽管存在 J 点 / ST 压低，但临床经过和病理生理遵循 ST 段抬高型心肌梗死过程，及早进行溶栓可以挽救濒临死亡的心肌[20][21]。

■ Dressler–de Winter 征 T 波心电图的变体

Dressler – de Winter 征 T 波的临床诊断应同时满足三个条件：①急性冠脉综合征患者；②典型的心电图改变；③冠脉检查证实左前降支近段血栓形成。心电图酷似 Dressler – de Winter 征 T 波而无左前降支近段病变时，要考虑假性 Dressler – de Winter 征 T 波心电图[22]。如果临床证实左前降支病变，心电图不典型，仅有 ST 段上斜形压低而无高耸直立 T 波，则不能诊断为 Dressler – de Winter 征 T 波；如果其他导联出现 Dressler – de Winter 征 T 波模式，通常左前降支闭塞部位非其近段或者罪犯血管为其他冠状动脉，代表其他部位的局部心内膜下急性缺血（图 11-18）。

参考文献

[1] Dressler W, Roesler H. High T waves in the earliest stage of myocardial infarction. Am Heart J,1947,34(5):627-645.

[2] Sagie A, Sclarovsky S, Strasberg B, et al.Acute anterior wall myocardial infarction presenting with positive T waves and without ST segment shift. Electrocardiographic features and angiographic correlation.Chest,1989,95(6):1211-1215.

[3] de Winter RJ, Verouden NJ, Wellens HJ, et al.A new ECG sign of proximal LAD occlusion.N Engl J Med,2008,359(19):2071-2073.

[4] Verouden NJ, Koch KT, Peters RJ, et al.Persistent precordial "hyperacute" T-waves signify proximal left anterior descending artery occlusion.Heart,2009,95(20):1701-1706.

[5] Misumida N, Kobayashi A, Schweitzer P, et al.Prevalence and Clinical Significance of Up-Sloping ST-Segment Depression in Patients With Non-ST-Segment Elevation Myocardial Infarction.Cardiol Res,2015,6(4-5):306-310.

[6] Morris NP, Body R.The De Winter ECG pattern: morphology

and accuracy for diagnosing acute coronary occlusion: systematic review.Eur J Emerg Med,2017,24(4):236-242.

[7] Littmann L.The Dressler - de Winter sign of acute proximal LAD occlusion.J Electrocardiol,2018,51(1):138-139.

[8] Seiler C, Pohl T, Lipp E, et al.Regional left ventricular function during transient coronary occlusion: relation with coronary collateral flow.Heart,2002,88(1):35-42.

[9] Khand A, Fisher M, Jones J, et al.The collateral circulation of the heart in coronary total arterial occlusions in man: systematic review of assessment and pathophysiology.Am Heart J,2013,166(6):941-952.

[10] Pohl T, Seiler C, Billinger M,et al.Frequency distribution of collateral flow and factors influencing collateral channel development. Functional collateral channel measurement in 450 patients with coronary artery disease.J Am Coll Cardiol, 2001,38(7):1872-1878.

[11] Topaz O, Disciascio G, Cowley MJ, et al.Complete left main coronary artery occlusion: angiographic evaluation of collateral vessel patterns and assessment of hemodynamic correlates.Am Heart J,1991,121(2 Pt 1):450-456.

[12] Fulton WF.Chronic generalized myocardial ischaemia with advanced coronary artery disease.Br Heart J,1956,18(3):341-354.

[13] Vanoverschelde JL, Wijns W, Depré C, et al.Mechanisms of chronic regional postischemic dysfunction in humans. New insights from the study of noninfarcted collateral-dependent myocardium.Circulation,1993,87(5):1513-1523.

[14] Pijls NH, Bech GJ, el Gamal MI, et al.Quantification of recruitable coronary collateral blood flow in conscious humans and its potential to predict future ischemic events. J Am Coll Cardiol,1995,25(7):1522-1528.

[15] Gibbons RJ, Balady GJ, Beasley JW, et al.ACC/AHA Guidelines for Exercise Testing. A report of the American College of Cardiology/American Heart Association Task Force on Practice Guidelines (Committee on Exercise Testing).J Am Coll Cardiol,1997,30(1):260-311.

[16] Montero-Cabezas JM, van-der-Kley F, Karalis I, et al.Proximal Left Anterior Descending Artery Acute Occlusion With an Unusual Electrocardiographic Pattern: Not Everything Is ST Elevation.Rev Esp Cardiol (Engl Ed),2015,68(6):541-543.

[17] Stankovic I, Ilic I, Panic M, et al.The absence of the ST-segment elevation in acute coronary artery thrombosis: what does not fit, the patient or the explanation?J Electrocardiol,2011,44(1):7-10.

[18] Fiol Sala M, Bayés de Luna A, Carrillo López, et al.The "De Winter Pattern" Can Progress to ST-segment Elevation Acute Coronary Syndrome.Rev Esp Cardiol (Engl Ed),2015,68(11):1042-1043.

[19] Hennings JR, Fesmire FM.A new electrocardiographic criteria for emergent reperfusion therapy.Am J Emerg Med,2012,30(6):994-1000.

[20] Pranata R, Huang I, Damay V.Should de Winter T-Wave Electrocardiography Pattern Be Treated as ST-Segment Elevation Myocardial Infarction Equivalent with Consequent Reperfusion? A Dilemmatic Experience in Rural Area of Indonesia.Case Rep Cardiol,2018,2018:6868204.

[21] Lawner BJ, Nable JV, Mattu A.Novel patterns of ischemia and STEMI equivalents.Cardiol Clin,2012,30(4):591-599.

[22] Qayyum H, Hemaya S, Squires J, et al.Recognising the de Winter ECG pattern - A time critical electrocardiographic diagnosis in the Emergency Department.J Electrocardiol,2018,51(3):392-395.

■詹中群　■钟珍兰

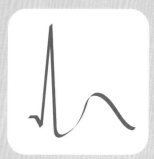

第 12 章

Ⅲ级心肌缺血模式

心肌缺血的分期主要针对 ST 段抬高型心肌梗死。根据心肌梗死的典型心电图演变，临床分为急性期（发病～7天）、亚急性期（7～14天）和慢性期（>14天）（图 12-1）。这种分期是人为的、武断的，亚急性期的时间定义较为混乱，迄今尚无统一标准，有些定义为发病后 7～30天，慢性期则为 >30 天；一些临床研究和流行病学调查定义的心肌梗死分期为急性期（发病～30天）、亚急性期（30天～1年）和慢性期（>1年）[1]。不过从急性心肌梗死的病理学观察看，通常梗死部位在 5～6 周后瘢痕形成愈合，故临床定义慢性期 >30 天（1个月）较为合适；心电图通常在 2 周后开始稳定恢复，故亚急性期定义为 14～30 天较为合适[2]。2018 年第四版《心肌梗死通用定义》还定义了支架内血栓形成的时间分界：0～24 小时，急性；>24 小时～30 天，亚急性；>30 天～1年，晚期；>1 年，极晚期[3]。

心电图上，亚急性期心肌梗死的图形（病理性 Q 波和 ST-T 改变）能在急性期全部出现；此外，当前依据 ST 段偏移分类急性冠脉综合征，通常在 ST 段抬高期开始再灌注治疗（溶栓或冠脉介入治疗），人为缩短了急性心肌梗死的病理演变过程，继续细分心电图演变图形的临床价值

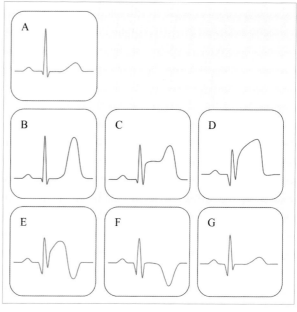

图 12-1 经典 ST 段抬高型心肌梗死的心电图分期

A. 正常心电图，QRS 波群呈 qRs 形。B. 超急性期，通常持续数分钟至数小时，特点是 T 波近似对称、高耸，T 波面积和 QRS 面积比例不协调，QRS 波正常，ST 段无偏移。C. 急性期的进展期，ST 段抬高伴 T 波直立，QRS 波无改变或 R 波振幅降低或终末部变形，ST 段抬高已能疑诊心肌梗死。D. 急性期的确立期，病理性 Q 波形成，ST 段抬高且和 T 波融合成单相曲线，心肌梗死典型的确诊心电图图形。整个急性期通常在 1 周内完成心电图演变。E. 亚急性期，病理性 Q 波形成，抬高的 ST 段开始回落，T 波正负双相，通常在 1 个月内完成。急性心肌梗死的 T 波倒置标志再灌注期的到来。F. 瘢痕期，病理性 Q 波形成，抬高的 ST 段回落到基线，T 波倒置。G. 梗死后稳定期，病理性 Q 波持续存在，ST 段位于等电位线，T 波恢复直立。目前临床上的急性发展期包括 B、C、D；慢性稳定期包括 E、F 和 G

有所降低，例如患者胸痛发作 2 小时后，医师根据临床症状、心电图改变和心肌标志物诊断急性心肌梗死，及时进行冠脉介入治疗，开通罪犯血管，心电图可以在发病后 4 小时内出现病理性 Q 波、ST 段回落到等电位线和 T 波倒置，很快过渡到既往所谓的"亚急性期"，尽管发病时间上仍属于传统"急性期"，因而临床有简化心肌梗死分期的趋势，发病至 1 个月内称为急性发展期，1 个月后称为慢性稳定期。

12.1 心肌梗死的病理生理分期

急性心肌梗死可根据病理生理和心电图演变，把缺血进程分为 3 期。

1 期心肌缺血是指心肌氧需 – 氧供突然失衡，心电图包括两种模式：第一种是 T 波直立模式，心电图新发高耸 T 波，即传统的超急性 T 波；第 2 种是 T 波倒置模式，广泛性 ST 段压低伴 T 波倒置，反映环心内膜下心肌缺血引起左心室舒张期末压力增高（LVEDP）（图 12-2）。

2 期心肌缺血是指缺血心肌氧需 – 氧供平衡恢复，此期心电图在 1 期异常心电图基础上进行演变：抬高的 ST 段逐渐回落到基线或压低的 ST 段逐渐恢复到基线。

3 期心肌缺血是指急性缺血事件后数天的心电图改变，根据缺血心肌的部位，

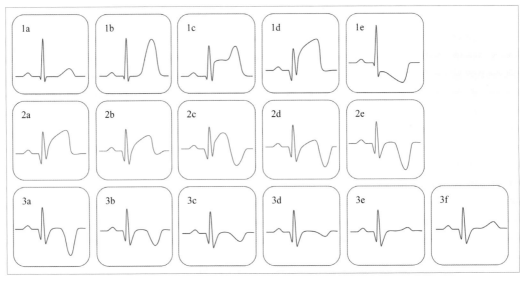

图 12-2　急性心肌缺血的 3 期心电图演变

图示急性心肌缺血的 3 期心电图改变。1a. 正常心电图。1b–1d.1 期急性心肌缺血的第 1 种模式演变过程，代表临床 ST 段抬高型急性冠脉综合征，包括心肌梗死(ST 段抬高型心肌梗死)和心肌缺血(变异型心绞痛)。1b. 缺血最早期，T 波高耸直立，即传统的超急性 T 波。1c.ST 段抬高伴 T 波直立，即传统的急性心肌梗死进展期。1d. 抬高的 ST 段和 T 波融合成单相曲线，病理性 Q 波形成。1e.1 期急性心肌缺血的第 2 种模式，代表临床非 ST 段抬高型急性冠脉综合征，包括心肌梗死（非 ST 段抬高型心肌梗死）和不稳定型心绞痛。2a ~ 2e 是心肌氧需 – 氧供平衡后，2 期心肌缺血的心电图演变过程，图中主要展示的是 ST 段抬高型急性冠脉综合征。2a ~ 2c. 抬高的 ST 段逐渐回落到基线，T 波开始倒置。最初是 T 波终末部倒置，T 波前支因和抬高的 ST 段融合仍直立，形成正负双相 T 波。2d ~ 2e. 随着 ST 段进一步回落到基线，T 波完全倒置。3 期急性心肌缺血的心电图演变，从 3a ~ 3f，倒置的 T 波振幅逐渐降低，直至 T 波恢复直立，但部分患者可终生倒置

存在四种类型的 T 波改变：①倒置 T 波进行性恢复直立、正常化；②T 波假性正常化，第一次缺血事件引起 T 波倒置，第二次缺血事件（缺血复发）促使倒置的 T 波直立、正常化，具有迷惑性；③T 波持续性直立；④T 波持续性倒置。这四种 T 波变化分别代表了四种不同的临床情况，具有不同的治疗和预后意义。

■ 1 期缺血的 T 波直立模式

T 波直立模式代表局部缺血，最早的心电图改变是 T 波高耸直立，根据心电图改变导联能够推测罪犯血管和缺血部位（图 12-3）。这种高耸 T 波是心外膜冠状动脉突然狭窄或闭塞（完全性或不完全性），心肌氧需 - 氧供骤然失衡的心电图标志，通常罪犯血管为单支冠状动脉，缺血心肌周围环绕健康心肌，T 波形态是缺血心肌和健康心肌的代谢、电学、力学等综合因素的结果。

透壁性缺血是局部心肌缺血的一种亚型，最早期的心电图改变是 T 波高耸，发生时间短暂，患者胸痛发作至到达急诊科的时间里，高耸 T 波可以消失。如果在此期给予再灌注治疗，心电图可以恢复正常；如果心肌缺血持续不缓解，心电图相继出现 ST 段抬高、QRS 终末部改变（图 12-4）。这种缺血发作时，患者心率如果正常（<100 次 / 分），暗示心肌氧需并无增加，但实际上很多到达医院急诊科或心血管 CCU 病房的透壁性心肌缺血患者伴有心率增快，这与患者临床合并的交感兴奋、低氧血症、循环不稳和心力衰竭等因素有关。一种疾病的结果可以是另一种临床问题的原因，有时互为因果，形成恶性循环，恶化病情。

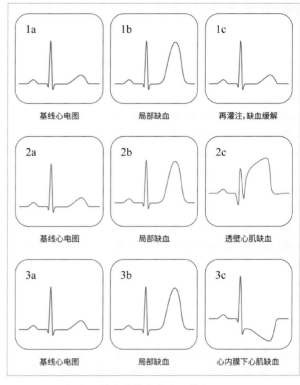

图 12-3 局部心肌缺血的临床心电图模式

1a. 基线正常心电图；1b. 当心外膜冠状动脉突然狭窄或闭塞时，引起急性心肌缺血，心电图最早期的改变是 T 波振幅增高，T 波面积与 QRS 波面积不匹配；1c. 及时再灌注治疗后，心电图恢复正常。2a. 基线正常心电图；2b. 急性局部心肌缺血引起 T 波高耸直立，近似对称；2c. 急性缺血持续不缓解，在 T 波高耸的基础上，开始出现 ST 段抬高。ST 段抬高是心外膜心肌损伤的心电图标志，提示透壁心肌缺血。3a. 基线正常心电图；3b. 急性局部心肌缺血引起 T 波宽大、直立；3c. 局部心肌缺血最终仅进展为心内膜下心肌缺血，心电图 ST 段压低伴 T 波倒置

■ 1 期缺血的 T 波倒置模式

急性心肌缺血的第 2 种模式是 T 波倒置，代表缺血性损伤位于心内膜下心肌，通常 ST 段压低和 T 波倒置程度最大的导联是 V_4–V_5 导联。缺血发作时，心电图如伴有窦性心动过速（心率 >100 次 / 分），暗示心肌氧需增加；如不伴窦性心动过速（心率 <100 次 / 分），暗示缺血系冠脉血流减少所致。

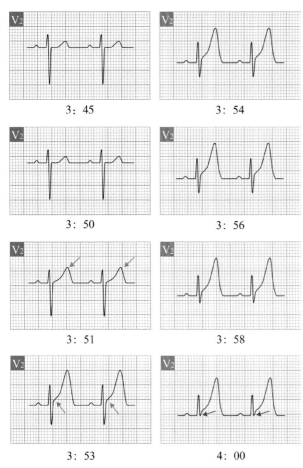

图 12-4 1 期急性心肌缺血：T 波直立模式

男，56 岁。门诊以"胸痛 3 月"收治入院。住院第 1 天完善动态心电图检查。次日凌晨患者突发胸痛，经治疗后缓解，回放动态心电图如上图。凌晨 3:45-3:50，V₂ 导联 ST 段位于等电位线上，T 波形态正常，QRS 波呈 rS 型。3:51 时，V₂ 导联 T 波开始变得宽大（绿色箭头），但 ST 段仍位于等电位线上。3:53，患者有胸痛症状，除 T 波高耸外，ST 段开始抬高（橙色箭头），QRS 波振幅逐渐下降，特别是 S 波振幅明显降低。4:00，心电图除 ST 段抬高、T 波高耸外，QRS 波群的 S 波消失（红色箭头）。急性透壁性局部心肌缺血时，T 波高耸是最早期的心电图改变。患者夜间睡眠中发生的急性心肌缺血，心率正常，在无心肌氧耗量增加的前提下，急性心肌缺血发生的主要原因是氧供突然中断，属于 1 型心肌梗死，即自发性心肌梗死

透壁性心肌缺血的广泛性 ST 段压低和 T 波倒置模式，与缺血发作时患者左心室舒张期末压力增高、心内膜下广泛性心肌缺血有关。在缺血性心脏病中，这种模式的心电图好发于左主干急性闭塞和三支冠脉严重病变的患者。

心室肌动作电位的 2 相平台期，细胞膜上的钙离子通道开放，Ca^{2+} 进入细胞。胞质内 Ca^{2+} 浓度升高，进一步促进肌浆网大量释放 Ca^{2+} 入胞浆，Ca^{2+} 与肌钙蛋白结合后，原肌球蛋白从肌动蛋白上的肌球蛋白结合位点滑开，肌球蛋白附着在细肌丝上，肌节长度改变，肌肉收缩，这就是兴奋 – 收缩耦联机制（图 12-5A）。收缩完毕后，胞质内的 Ca^{2+} 重新泵入肌浆网，为下一次兴奋 – 收缩耦联做好准备。不仅心肌收缩需要能量，心肌舒张更是耗能"大户"。心肌收缩后，释放到胞质里的 Ca^{2+} 要逆浓度重新返回到各种钙池，这一过程由各种钙离子转运体完成，例如 Ca^{2+} 泵、$Na^+–Ca^{2+}$ 交换体等，是一个主动耗能过程。

心肌能量障碍时，收缩功能和舒张功能都要受到影响。低能量状态下，细胞质内的 Ca^{2+} 浓度升高，心肌舒张不全，缺血心肌僵硬，心室舒张末期压力升高[4]。冠状动脉闭塞后，一旦心肌的氧需超过氧供，远端心肌的舒张功能下降，一方面室壁张力增加，心肌灌注阻力增加，加重缺血（恶性循环）；另一方面有利于供血正常的心肌向外膨出，增加舒张期血容量，以补偿缺血心肌因收缩功能降低所致的前向泵血量下降（图 12-5C）[5][6]。这种代偿机制不利方面是恶化缺血心肌的供血，左心室舒张末期压力显著升高还能诱发急性肺水肿。临床上，这种病理生理机制还见于严重左心室肥厚、快速心室起搏、阵发性室上性心动过速等患者，即使这些患者无明显的心外膜冠状动脉病变，心电图也常见广泛性 ST 段压低，代表心内膜下心肌损伤。有些损伤是一过性的，心肌能够很快恢复，

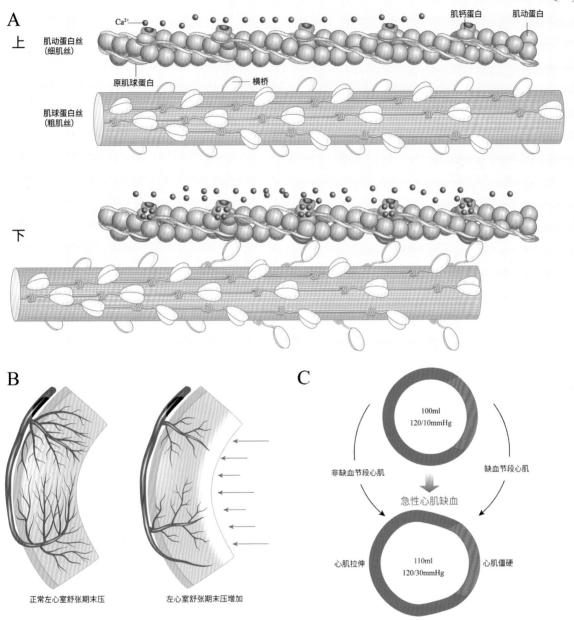

图 12-5 心肌细胞的兴奋 – 收缩耦联机制

A. 上图为心肌舒张时，原肌球蛋白位于肌动蛋白（细肌丝）的浅表位置，阻碍肌球蛋白（粗肌丝）的头部膨大部分（横桥）和肌动蛋白结合，心肌舒张。下图为当肌钙蛋白与细胞质内的 Ca^{2+} 结合后，原肌球蛋白滑开，暴露出肌动蛋白和横桥的结合位点，两者结合，肌节长度改变，肌肉收缩。B. 心室肌的冠脉灌注主要发生在舒张期。舒张期心室内压力增加将进一步引起心肌内压力增加，限制冠脉血流量，特别是心内膜下层心肌。C. 左心室急性缺血时，心肌功能的病理生理变化。急性心肌缺血时，缺血心肌节段的舒张功能受损（淡红色区域），左心室舒张期末压力升高，舒张功能正常的心肌节段被迫拉伸，左心室腔扩大，舒张期血容量增加，前负荷增加以弥补缺血心肌节段的收缩功能降低引起的泵血量下降。120mmHg 是正常心肌节段测得的压力，10 和 30mmHg 是缺血心肌节段测得的压力

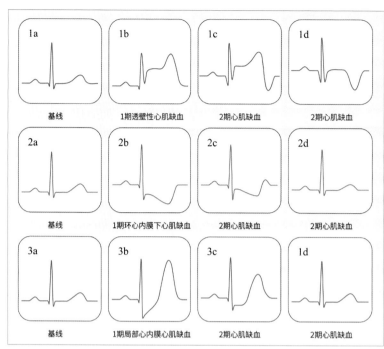

图 12-6 不同 1 期心肌缺血的 2 期
心电图表现

2 期是缺血心肌的氧供 – 氧需恢复平衡，临床进入再灌注期。1 期透壁性心肌缺血的心电图重点是 ST 段抬高和 T 波高耸直立，进入 2 期的心电图标志是 T 波终末部开始倒置；随着再灌注期的进展，T 波从正负双相逐渐演变为完全倒置。1 期环心内膜下心肌缺血的心电图重点是 ST 段压低和 T 波倒置，进入 2 期的心电图标志是压低的 ST 段逐渐恢复到基线，T 波终末部再次直立，从负正双相 T 波逐渐演变为完全直立。1 期局部心内膜下心肌缺血的心电图重点是 J 点压低、ST 段上斜形压低和 T 波高耸，进入 2 期的心电图标志是压低的 J 点和 ST 段逐渐恢复，T 波从高耸直立逐渐演变为正常振幅的 T 波

诱因消除后，心电图恢复正常，例如阵发性室上性心动过速合并 ST 段压低；有些伴随患者终身，例如左心室肥厚、肥厚型心肌病的 ST 段压低。

■ 2 期缺血的心电图演变

当缺血心肌的氧供 – 氧需恢复平衡后，即进入 2 期心肌缺血。该期的心电图改变主要依赖于 1 期心肌缺血模式，通常在急性缺血 20 分钟至 2 小时内发生。缺血心肌的氧供 – 氧需平衡可以自发性恢复，例如痉挛的冠状动脉恢复正常、闭塞性血栓自溶、侧支循环开放供血缺血心肌等，也可以通过再灌注治疗恢复，包括溶栓、冠脉球囊扩张等。

1 期透壁心肌缺血进入 2 期后，主要心电图改变为 ST 段逐渐回落到等电位线，T 波从高耸直立变为正负双相，后续 T 波完全倒置。QRS 波可出现病理性 Q 波，QRS 终末部消失的 S 波恢复或完全呈

QS 波（图 12-6）。需注意的是，不同导联 ST 段和 T 波的恢复情况可以不同。

1 期环心内膜下心肌缺血进入 2 期后，压低的 ST 段逐渐回升至等电位线，T 波从倒置或负正双相变为直立、低平或平坦，增深的 S 波逐渐变浅或恢复正常。

1 期局部心内膜下心肌缺血进入 2 期后，压低的 J 点和 ST 段恢复正常，高耸直立的 T 波振幅降低，QRS 终末部恢复正常。

2 期缺血的心电图 T 波有直立和倒置两种模式。1 期缺血时出现的 T 波直立，进入 2 期缺血后开始倒置，提示成功再灌注，心肌氧供 – 氧需平衡恢复；相反，T 波持续直立是再灌注不良的指标，患者临床风险增加。局部心内膜下心肌缺血进入 2 期后，直立高耸 T 波的振幅开始下降，直至 ST 段恢复到等电位线，T 波振幅正常，这种急性心肌缺血的 T 波持续直立是心外膜心肌受到缺血保护，预后较好。不同类型心肌缺血的病理生理，它们的心电图波

图 12-7 急性心肌缺血的 3 期心电图演变

A ～ E 的①均为 2 期心肌缺血结束时的心电图，②～⑤为 3 期心肌缺血心电图演变。A.T 波完全正常化。2 期心肌缺血时 ST 段恢复到等电位线伴 T 波倒置，3 期心肌缺血时 T 波倒置振幅逐渐减少，直至恢复正常。B.T 波假性正常化。3 期心肌缺血的 T 波貌似在恢复中②，患者复发心肌缺血，倒置的 T 波突然直立③-④，貌似正常，缺血发作后，T 波仍然倒置并未正常化⑤，说明③-④的 T 波直立是假性正常化。C. 从 2 期心肌缺血直至 3 期心肌缺血，T 波持续倒置，电生理机制为跨室壁复极电压梯度的反转，复极电势从心外膜朝向心内膜，心外膜动作电位较心内膜动作电位延长，心外膜动作电位恢复不全，间接提示心内膜下心肌仍存在严重缺血。D.2 相心肌缺血表现为持续性 T 波直立，ST 段恢复不显著，提示心肌灌注不良。E.ST 段逐渐向等电位线恢复伴 T 波振幅降低，逐渐恢复，提示心肌灌注良好。D 和 E 只是简化模型，真实临床更为复杂

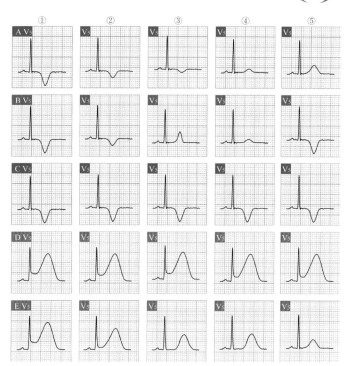

形演变的预后意义不同，不能相互混淆。

3 期缺血的心电图演变

3 期缺血发生在急性缺血事件后的数天里，心电图主要是各种 T 波演变，通常只局限于缺血心肌相关导联（图 12-7）。当急性缺血事件没有造成心肌坏死时，T 波在 4 ～ 5 天里逐渐演变；当急性缺血事件引起心肌梗死时，T 波演变会需要更长时间，甚至 1 年后 T 波尚未正常化。

T 波假性正常化现象常见于心肌梗死后复发缺血，已在不稳定型心绞痛章节介绍，此处不再赘述。

3 期心肌缺血的 T 波演变是急性缺血后，心肌血供不同恢复情况的反映。1 期透壁性心肌缺血再灌注进入 2 期缺血后，如果 T 波持续直立，是再灌注不良的心电图指标；如果 T 波倒置，提示成功再灌注。T 波倒置的演变结局最终又有两种情况：

一种情况是倒置 T 波逐渐恢复直立，心电图恢复正常，T 波完全正常化不仅代表心外膜冠状动脉成功再灌注，也间接提示心肌细胞代谢完全恢复，临床预后最佳；如果再灌注治疗后持续 T 波倒置，短期内心电图未能恢复 T 波直立，甚至心电图长期持续性 T 波倒置，提示尽管心外膜冠状动脉成功再灌注，但灌注不完全，心肌微循环遭遇无复流，最终心肌损伤 / 坏死仍在继续，残存心内膜下心肌损伤。

对于 ST 段抬高型心肌梗死患者，特别是在有病理性 Q 波出现的导联，尸检病理证实持续性 T 波倒置是透壁心肌梗死的心电图指标，而 T 波恢复直立是非透壁心肌梗死的心电图指标，心外膜残存部分正常心肌，这是心肌梗死后心电图 T 波直立与预后较好关联的病理基础[7][8]。临床研究发现，ST 段抬高型心肌梗死患者接受再灌注治疗后，如果后期心电图 T 波恢复直立，80% 的患者冠脉血流恢复，而持续 T

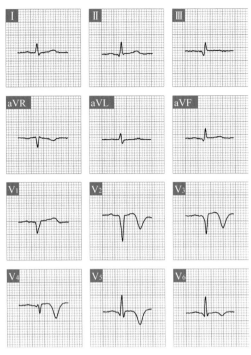

图 12-8 心肌梗死后持续性 T 波倒置

男，62 岁。急性 ST 段抬高型广泛前壁心肌梗死
后半年门诊随访。心电图示窦性心律，肢体导联
低电压，V_1－V_6 导联病理性 Q 波形成，V_1－V_3 导联
QRS 波呈 QS 形，T 波持续倒置。心脏超声提示
左心室扩大，射血分数 30%。1 年后患者门诊随访，
心电图仍表现为持续性 T 波倒置

波倒置的患者只有 50% 冠脉血流恢复[7]。
T 波早期逆转的患者梗死面积较小，梗死
相关动脉残存狭窄少，保护性冠脉储备挽
救了部分心肌。相反，心肌梗死后心电图
持续性 T 波倒置的患者，残余灌注不良，
保护性冠脉储备不足，心肌坏死面积大，
残存心肌冬眠，心功能下降。心电图 T 波
倒置持续超过 4 个月的患者，临床预后不
良的信息强于病理性 Q 波（图 12-8）[7]。

12.2 3 级心肌缺血

以色列心脏病学家 Samuel Sclarovsky
（塞缪尔·斯克拉罗夫斯基）于 20 世纪

80 年代末期，根据急性心肌缺血的病理生
理，结合基础研究和临床观察，率先提出
急性心肌缺血等级（grades of ischemia）
的概念，通过观察急性心肌缺血时的心电
图改变，评估缺血心肌的严重程度、病理
生理过程和预后[9][10]。

机械性原因（冠脉内血栓形成，代表
1 型心肌梗死）和功能性原因（冠脉痉挛，
代表 2 型心肌梗死）都能引起透壁性心肌
缺血。当患者突发胸痛症状，心电图出现
急性心肌缺血改变，医师如能在早期开始
干预，就有可能终止后续的缺血 / 坏死进
程，获得最好的临床预后。遗憾的是，除
非患者已经收治入院，能够及时开通罪犯
血管外，多数院外患者从胸痛发作到开通
罪犯血管通常需要数小时、甚至数天时间
（远程转运患者），错失最佳治疗的良机。

透壁性局部心肌缺血在 1 期缺血期间，
心电图改变与缺血严重程度有关，结合心
电图图形特征和急性缺血的病理生理，将
心肌缺血分为如下三个等级（图 12-9）：

Ⅰ级缺血：T 波高耸；

Ⅱ级缺血：ST 段抬高；

Ⅲ级缺血：QRS 波终末部变形。

■ 缺血心肌的预适应保护

即使未经任何干预，一些患者的缺血
进程可以不遵循Ⅲ级心肌缺血模式，例如
始终表现为Ⅰ级心肌缺血，或停留在Ⅱ级
心肌缺血阶段，不出现Ⅲ级心肌缺血，因
此临床上有时会见到患者胸痛发作 30 分
钟以上，急诊心电图仍表现为 T 波高耸（超
急性 T 波）。这些患者的病理生理是缺血
心肌受到保护，主要机制是侧支循环和缺
血预适应。停留在Ⅰ级心肌缺血的保护主

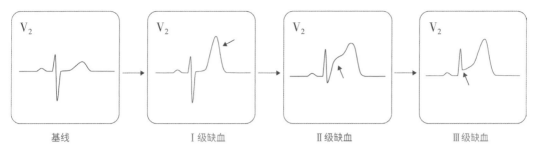

基线　　　　　　Ⅰ级缺血　　　　　　Ⅱ级缺血　　　　　　Ⅲ级缺血

图 12-9　Ⅲ级心肌缺血的定义

基线心电图，QRS 波群呈 rS 形，ST 段位于等电位线，T 波形态正常。Ⅰ级心肌缺血：T 波高耸（紫色箭头），局部透壁性心肌缺血最早期的心电图改变。Ⅱ级心肌缺血：缺血持续，ST 段开始抬高（紫色箭头），T 波高耸。Ⅲ级心肌缺血：缺血持续，QRS 波终末部变形（紫色箭头），S 波丢失，伴 ST 段抬高和 T 波高耸。Ⅱ级心肌缺血产生的墓碑状、三角形 ST-T 改变和Ⅲ级心肌缺血的 QRS 波终末部变形提示心肌缺乏缺血保护

要与侧支循环有关，停留在Ⅱ级心肌缺血的保护主要与缺血预适应有关。

　　犬心肌梗死模型研究发现，冠状动脉闭塞 15～20 分钟，恢复再灌注后，心肌损伤是可逆性的；当缺血时间延长后，心肌发生不可逆性损伤，心肌坏死从心内膜向心外膜推进[11]。1986 年，美国学者 Murry 提出了缺血预适应的概念。短暂缺血引起心肌可逆性损伤，这种一过性损伤没有积累效应；反复发作短暂性缺血后，激发人体应激机制，产生和释放内源性保护物质（例如腺苷、一氧化氮、缓激肽等），降低心肌对能量的需求，减少儿茶酚胺类物质的聚集等，在随后发生更长时间的缺血期间，减轻缺血心肌的损伤程度，缩小梗死面积[12]。缺血预适应因人而异，个体化效应明显。

　　缺血预适应只能延缓缺血心肌的死亡，当遭遇严重持久性的缺血时，大面积心肌坏死仍不可避免。临床能观察到缺血预适应对心电图 ST 段抬高的影响，球囊扩张闭

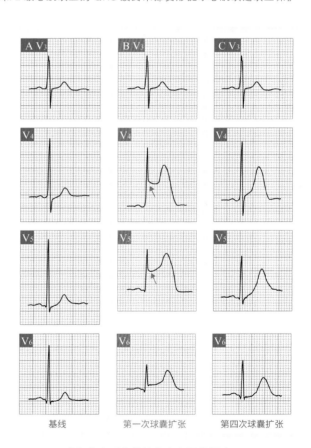

图 12-10　球囊扩张对心肌缺血心电图的影响

A. 基线心电图。B. 第 1 次球囊扩张，V_4-V_6 导联不仅出现 T 波高耸，ST 段抬高，还有 S 波丢失（红色箭头），Ⅲ级心肌缺血模式，提示缺血程度较为严重。C. 患者连续接受 2 次短暂球囊扩张后，第 4 次球囊扩张时，V_3 导联仅见轻微 ST 段抬高，各导联 S 波未再丢失，Ⅱ级心肌缺血模式，提示缺血程度较轻，这是缺血预适应对缺血心肌保护的临床实例

塞冠脉后引起明显的 ST 段抬高；如果初始给予反复短时间闭塞，再给予长时间闭塞，则 ST 段抬高程度降低（图 12-10）[13]。这种效应与 K_{ATP} 通道开放有关，真实情况要复杂很多，如果缺血预适应激活的是线粒体上的 K_{ATP} 通道，产生较强的预适应保护而 ST 段抬高不受影响；如果缺血预适应激活细胞膜上的 K_{ATP} 通道，心电图 ST 段抬高程度减轻，但无心肌预适应保护，因此不能单纯依靠心电图 ST 段抬高程度判断预适应保护强弱[14]。这种现象也说明 ST 段抬高振幅受多种因素制约，不能精确反映缺血或梗死心肌面积。

Ⅲ 级心肌缺血心电图概述

在心肌梗死的溶栓治疗早期，通过观察心电图 ST 段抬高的回落情况判断再灌注治疗效果。1988 年，以色列学者 Sclarovsky 等结合急性心肌缺血的病理生理和心电图改变特征，首次提出Ⅲ级心肌缺血的概念：Ⅰ级缺血表现为高耸 T 波；Ⅱ级缺血表现为 ST 段抬高伴 T 波高耸；Ⅲ级缺血是在Ⅱ级缺血的基础上出现 R 波振幅增高和 S 波消失[15]。

1993 年，以色列学者 Birnbaum 等观察到急性心肌梗死患者的初始心电图 QRS 终末部变形者，临床预后不佳[16]。

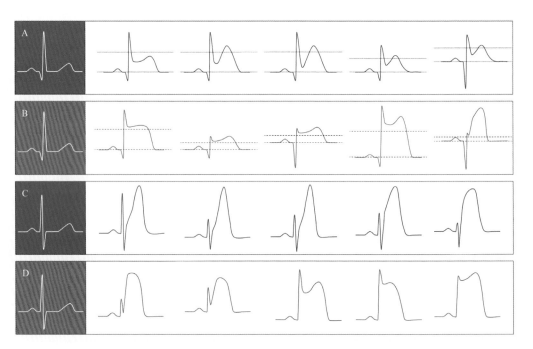

图 12-11 判别急性心肌缺血的 QRS 终末部变形

最左侧颜色方块里的心电波代表基线心电波图形，A 和 B 均为 qR 波形，C 和 D 均为 RS 波形。急性心肌缺血的 QRS 终末部变形有两种判别方法：≥ 2 个相邻导联，如果 QRS 波群呈 R 形或 qR 形，急性心肌缺血时，J 点抬高振幅 ≥ 50% R 波振幅，判别为 QRS 终末部变形；如果 QRS 波群有 S 波，呈 rS、rs、RS 波形，J 点抬高振幅 ≥ 50% R 波振幅伴 S 波消失，判别为 QRS 波终末部变形，其中 S 波消失是关键判读指标。因此，A 图所示心电波均为 QRS 终末部无变形，J 点抬高振幅均 <50%R 波振幅；B 图所示心电波均为 QRS 终末部变形；图 C 所示心电波，无论 ST 段抬高程度如何，均有 S 波存在，判别无 QRS 终末部变形；图 D 所示心电波，S 波均消失，判别为 QRS 终末部变形

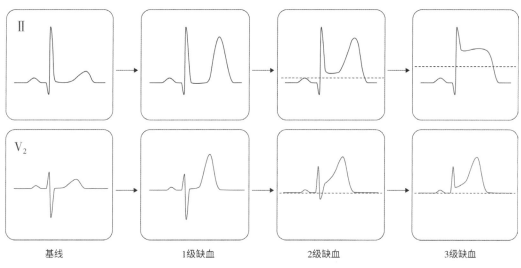

图 12-12 2004 年修订的 Sclarovsky-Birnbaum 缺血分级系统（斯 - 伯缺血分级系统）

Ⅰ级心肌缺血是超急性T波模式，T波高耸、近似对称。Ⅱ级心肌缺血是在 T 波高耸的基础上出现ST段抬高。依据 QRS 波形判别Ⅲ级心肌缺血：Ⅰ、Ⅱ、Ⅲ、aVL、aVF、V_4-V_6 等以 R 波为主的导联，J 点抬高振幅>50% R 波终末部振幅判别为Ⅲ级心肌缺血；V_1-V_3 等以 S 波为主的导联，S 波消失判别为Ⅲ级心肌缺血

1996 年，Birnbaum、Sclarovsky 等详细定义了Ⅲ级心肌缺血的 QRS 终末部变形的心电图判别标准（图 12-11）[17]。随后文献中把Ⅲ级心肌缺血的心电图改变命名为 Sclarovsky-Birnbaum（斯克拉罗夫斯基 - 伯恩鲍姆，简称斯 - 伯）缺血分级系统。临床研究证实，Ⅲ级心肌缺血 QRS 终末部变形的患者，梗死前心绞痛发作次数少（即缺血预适应少），侧支循环少，一旦发生急性缺血，心肌坏死面积大，左心室射血分数差，再梗死发生率高，死亡率增加，故急性心肌缺血引起的 QRS 终末部变形是一个重要的心电图预后判别指标[18]。

2004 年，Birnbaum 及其同事在既往的研究基础上重新定义了三级心肌缺血的心电图判别标准（图 12-12）[19]。12 导联心电图中，V_1-V_3 导联的 QRS 波群通常以 S 波为主（rS、rs 和 RS 波），急性心肌缺血时位于等电位线下方的 S 波消失很容易判读；相反，急性心肌缺血时，评估 R 波振幅较为困难，因为急性心肌缺血能影响心电图 R 波振幅，包括 R 波振幅丢失或 R 波振幅增加，除非患者有此次急性心肌缺血事件前的心电图用于对比分析。新的判别标准基于 qR 波形，引入了 R 波终末部振幅和 J 点抬高振幅比值这一参数，对于任意时刻采集的心电图都能顺利分析。Birnbaum 等在重新定义三级心肌缺血的心电图标准时，更新了判别条件和细则，特别是判别条件适用的心电图导联，不能超越这些准则盲目应用。

Ⅰ级缺血：T 波高耸、近似对称；

Ⅱ级缺血：ST 段抬高伴 T 波高耸；

Ⅲ级缺血：在Ⅱ级心肌缺血的基础上，以 RS 波为主的 V_1-V_3 导联，S 波消失；以 qR 波为主的 Ⅰ、Ⅱ、Ⅲ、aVL、aVF、V_4-V_6 导联，R 波终末部振幅降低，J 点 /ST 段抬高幅度 > 50% R 波终末部振幅。

■ 2004 年修订的Ⅲ级心肌缺血分级系统

Birnbaum 等重新修订的Ⅲ级心肌缺血心电图系统见表 12-1。

急性心肌缺血本质是一个随时间推移，不断进展和延续推进的病理生理过程，并非人为武断划分的 1 期、2 期和 3 期心肌缺血，为了简化不同缺血时期的Ⅲ级缺血心电图判读，Birnbaum 等指出 ST 段抬高且无 QRS 终末部变形为Ⅱ级心肌缺血，一旦 QRS 终末部变形即为Ⅲ级心肌缺血。人群中，Ⅲ级心肌缺血的分布不呈均态，只是一个临床工具，并非研究工具，例如临床上 1 级心肌缺血的临床心电图采集率不高，多见Ⅱ和Ⅲ级心肌缺血。

重新定义的系统中，Ⅲ级心肌缺血基于 QRS 波形，限定了分析导联，不能跨导联分析，例如只能在 V_1-V_3 导联中判断有无 S 波消失，不能在有 S 波的下壁导联进行判断。针对 qR 波或 R 波，利用 J 点抬高振幅 /R 波振幅判读 QRS 终末部变形，但有些急性心肌缺血的 R 波终末部并非真正消失，而是被抬高的 ST 段（损伤电流）向上拉伸所致。

必须强调的是，Ⅲ级心肌缺血分级系统只适用于严重心肌缺血和心肌梗死的急性早期（1 期心肌缺血），不适用于再灌注后（2 期和 3 期心肌缺血），后者的标志是心电图出现 T 波倒置（图 12-13）。

利用Ⅲ级心肌缺血系统分析急性心肌缺血心电图，能够获得很多新的信息，例如患者 ST 段抬高虽然仅限于 2 ~ 3 个导联，但缺血严重，临床经过复杂，相反有些患者 ST 段抬高 6 ~ 8 个导联，但患者院内经过良好。当前，临床心电图越来越重视 aVR 导联的心电信息。不过，目前Ⅲ级心肌缺血系统尚未纳入 aVR 导联，未来可能会将 -aVR 导联整合到下壁导联系统中去，扩大下壁心肌梗死的探查范围。

■ 急性心肌缺血与 QRS 终末部变形的病理生理基础

动物实验研究中，急性心肌缺血 80 秒即可出现 3

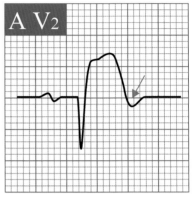

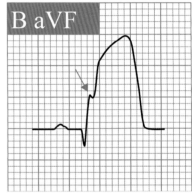

图 12-13 判读Ⅲ级心肌缺血心电图

A. 如果形而上学地按照Ⅲ级心肌缺血的心电图标准判读，可能会因为 V_2 导联 QRS 波群存在 S 波，ST 段抬高和 T 波高耸，判读为Ⅱ级心肌缺血。注意到 T 波终末部已经开始倒置（绿色箭头），该患者实际处于 2 期心肌缺血（再灌注期），已不适用于Ⅲ级心肌缺血分析系统。Ⅲ级缺血系统仅适用于判别 1 期心肌缺血的严重程度。

B. 如果形而上学地按照Ⅲ级心肌缺血的心电图标准判读，可能会因为 aVF 导联 QRS 波存在 S 波，ST 段抬高和 T 波高耸，判读为Ⅱ级心肌缺血，注意该导联系 aVF 导联，正常波形以 Rs 或 qR 型为主，并非判读 S 波消失的 V_1-V_3 导联，R 波振幅微小（绿色箭头）伴 ST 段抬高、T 波直立，J 点抬高幅度 >50% R 波振幅，应判读为Ⅲ级心肌缺血

表 12-1 Sclarovsky-Birnbaum（斯 - 伯）缺血分级系统

A. 分析标准：有以下心电图改变者，不能采用本缺血分级系统

☐ 完全性右束支阻滞

☐ 完全性左束支阻滞

☐ 左心室肥厚

☐ 心室起搏

☐ 室性节律

B. 导联标准：分析导联应满足以下条件

☐ QRS 振幅（包括正向波和负向波）至少 ≥ 4mm

☐ ST 段抬高振幅 ≥ 1mm

☐ T 波完全正向和（或）高耸，且 T 波振幅满足以下标准：① Ⅲ 和 aVL 导联 >2.5mm；② Ⅰ、Ⅱ、aVF、V_1 和 V_6 导联 >5mm；③ V_5 导联 ≥ 7.5mm；④ V_2、V_3 和 V_4 导联 >10mm

C. 心搏标准：只能基于室上性心搏分析

D. 测量标准：从 PR 基线测量所有心电波振幅；如果 PR 段压低，则利用 TP 段作为基线

E. 判别标准：根据以下申明的标准，判别 Ⅰ、Ⅱ 和 Ⅲ级心肌缺血。R 波终末部难以识别的导联，可利用相邻导联的 QRS 波形定义

Ⅰ、Ⅱ、Ⅲ、aVL、aVF、V_4、V_5 和 V_6 导联

QR 形态的导联（R 波或 QR 波）

☐ Ⅰ级缺血：T 波高耸直立，无 ST 段抬高

☐ Ⅱ级缺血：T 波直立，ST 段抬高，J 点 /R 波振幅比值 < 0.5

☐ Ⅲ级缺血：T 波直立，ST 段抬高，J 点 /R 波振幅比值 > 0.5

RS 或 RSR′（RSR′ 波或 rSR′ 波）形态的导联

☐ 终末部有 S 波伴 ST 段抬高，判别为 Ⅱ级心肌缺血

V_4 和 V_5 导联伴电轴左偏

☐ 电轴左偏（≤ -30°）和 V_5 导联有 S 波：既往心电图 V_4 导联有 S 波，急性心肌缺血时 V_4 导联无 S 波伴 ST 段抬高，考虑 Ⅲ级心肌缺血

☐ 电轴左偏（≤ -30°）和 V_6 导联有 S 波：既往心电图 V_5 导联有 S 波，急性心肌缺血时 V_5 导联无 S 波伴 ST 段抬高，考虑 Ⅲ级心肌缺血

V_1、V_2 和 V_3 导联

无论 QRS 波形态

☐ Ⅰ级缺血：T 波高耸、直立，无 ST 段抬高

☐ Ⅱ级缺血：T 波直立，ST 段抬高，等电位线下有 S 波

☐ Ⅲ级缺血：T 波直立，ST 段抬高，等电位线下无 S 波

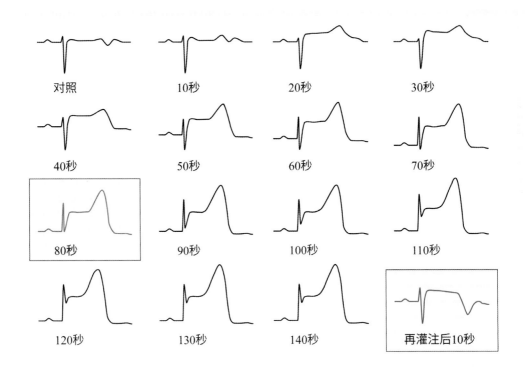

图 12-14 猪急性心肌缺血的心外膜电图

结扎猪左前降支后，记录的心外膜缺血电图。20 秒后 ST 段抬高和 T 波直立，R 波初期振幅降低，后期再次增高。80 秒后，S 波消失，呈 Ⅲ 级心肌缺血模式。再灌注后 10 秒，T 波倒置，进入 2 期心肌缺血阶段。急性缺血时，不同阶段对心室激动时间和 QRS 振幅的影响不同。缺血最早期，心室激动增快，QRS 振幅降低，随着缺血的推进，心室激动时间延迟，QRS 振幅增加，这些改变与缺血心肌局部的钾离子浓度、酸中毒、缺氧、细胞内钙浓度等代谢密切相关。急性心肌缺血时，细胞外钾离子浓度在 2.5 ~ 5.4mmol/L 时，传导速度增快，心室激动时间缩短，但很快细胞外钾离子浓度增加至 7mmol/L，传导受抑。缺血严重而又持久时，势必引起大量心肌坏死，QRS 初始部改变，病理性 Q 波形成。此外，从图中可以看出，再灌注后短时间里 T 波即开始倒置

级心肌缺血心电图改变（图 12-14）[20]。正常情况时，心电图的 QRS 波群是左、右心室除极的综合波，是心室在各个方向除极向量的综合。严重心肌缺血时，浦肯野纤维受损引起传导延迟，缺血心肌电激动延迟，QRS 终末部除极向量受到其余心肌除极向量的对抗成分减少，缺血心肌的 QRS 终末部除极向量增大，终末心电波位于等电位线上，S 波振幅降低甚至消失。与心室普通工作肌相比，浦肯野纤维更耐受缺血，心肌缺血一旦影响到浦肯野纤维，说明缺血严重而持久。

人类冠状动脉球囊扩张时，冠脉暂时性闭塞，心电图也能记录到 3 级心肌缺血图形，这种改变是可逆的，一旦冠脉恢复灌注，心电图很快恢复正常。PTCA 闭塞近段冠状动脉时，心内膜心肌的远端冠脉灌注床影响最大，缺血能够减慢心肌内传导，心内膜下的浦肯野纤维网络激动可以绕过缺血阻滞区（梗死周围阻滞），激动方向改变，QRS 变形[21]。这种理论认为急性缺血时 R 波和 S 波的改变不受基础波形影响，而是缺血周围阻滞的结果，最容易受到缺血阻滞影响的部位是左侧室间

隔、右侧室间隔和左心室前上部。

Ⅲ级心肌缺血心电图分级系统最早是研究者在观察不稳定型心绞痛、冠脉球囊扩张中逐步总结提出的理论，还需要进一步完善，例如短期心肌缺血引起的一过性心电图改变，可能并不完全适合急性心肌梗死连续的心电图改变；以 ST 段抬高幅度的一半衡量 R 波终末部变形是人为划分的，尚缺少实验支持；靠近缺血中心区域的心肌容易记录到Ⅲ级心肌缺血的模式，而缺血周围心肌可能记录到Ⅱ级心肌缺血模式，影响缺血分级的判读（图12-15）。一份急性心肌缺血心电图，如果同

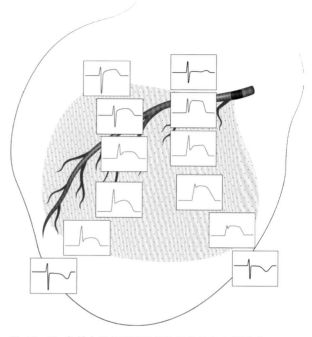

图 12-15 急性心肌梗死不同部位记录的心电图模式

缺血损伤区域的心外膜导联记录到 ST 段抬高和 S 波消失。从缺血中心区域至缺血边缘区域,ST 段抬高的振幅逐渐降低。缺血中心区域心肌的 S 波消失（红色曲线），符合Ⅲ级心肌缺血；缺血外围心肌的 S 波存在（蓝色曲线），符合Ⅱ级缺血；缺血最边缘心肌记录到对应性图形(黑色曲线)。在人体，探查电极面对的心肌缺血程度决定记录的缺血分级程度

时出现两种或三种缺血模式，按最高缺血等级分类（图12-16）。

在人体同样存在此类现象，不同患者尽管罪犯血管相同，梗死面积因受到侧支循环、缺血预适应、心脏氧需、左心室舒张期末压等影响，彼此梗死的面积并不相同，常规心电图探查靠近缺血心肌的不同部位，记录到不同的缺血分级心电图，最终影响临床判读缺血分级的准确性。

Ⅲ级心肌缺血的心电图分级系统还需要在动物模型、人类 PCI 和急性心肌梗死患者中进一步观察、研究和总结。尽管如此，现有临床研究发现Ⅲ级心肌缺血分级系统是重要的心电图预后判读指标[22]。

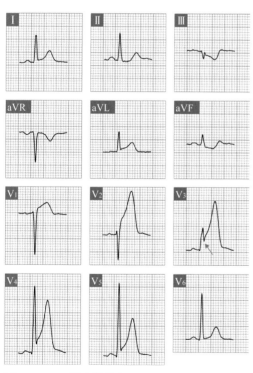

图 12-16 Ⅲ级心肌缺血

男，58 岁。胸痛 30 分钟入院。心电图示窦性心律，Ⅰ、aVL、V_1~V_5 导联 T 波高耸，J 点或 ST 段抬高，急性高侧壁、前壁心肌梗死超急性期，1 期心肌缺血。观察缺血分级，V_2 导联 ST 段抬高伴 T 波高耸，S 波存在，Ⅱ级心肌缺血；V_3 导联 S 波消失（红色箭头），Ⅲ级心肌缺血模式，故该心电图综合判读为Ⅲ级心肌缺血

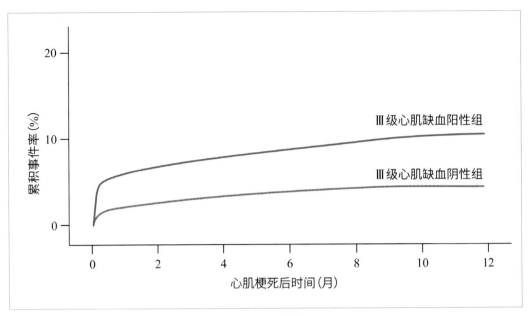

图 12-17 Ⅲ级心肌缺血 12 个月的 Kaplan-Meier 生存曲线

随访 12 个月，Ⅲ级心肌缺血阳性组的事件发生率高于阴性组，是重要的心电图预后判别指标

■ Ⅲ级心肌缺血的临床研究

ST 段抬高型心肌梗死患者入院时Ⅲ级心肌缺血组相比于Ⅱ级心肌缺血组，PCI 术后 ST 段完全恢复到基线的发生率较低（16% ：42%），恢复 TIMI 3 级血流较少（22% ：59%），Ⅲ级心肌缺血是 PCI 术后心肌再灌注失败的独立预测因子，此类患者入院后需要更积极的管理和改善心肌血流灌注[23]。

2013 年，印度学者 Mulay 等观察了入院时Ⅲ级心肌缺血的 ST 段抬高型心肌梗死患者的临床经过，相比于心电图无 QRS 波终末部变形的患者，Ⅲ级心肌缺血患者的心肌梗死面积大，心功能分级差，院内死亡率高[24]。

文献报道 ST 段抬高型心肌梗死患者入院时，Ⅲ级心肌缺血心电图的发生率为 19% ~ 53%，是溶栓和 PCI 术后不良结局的预测因子[15][17][25][26]。2015 年，土耳其研究者比较了链激酶和组织型纤溶酶原激活物对Ⅲ级心肌缺血患者的溶栓效果，入选 229 例 ST 段抬高型心肌梗死患者，随机分为链激酶和组织型纤溶酶原激活物溶栓治疗组，入院时Ⅱ级和Ⅲ级心肌缺血的患者链激酶溶栓成功率分别为 84.2% 和 56%，组织型纤溶酶原激活物溶栓成功率分别为 80.8% 和 66.6%，入院时心电图Ⅲ级心肌缺血是成功溶栓的强预测因子；此外，Ⅲ级心肌缺血患者院内和 30 天死亡率增加[27]。

早期研究受限于单中心小样本，不能反映当前心肌梗死治疗水平。2016 年，德国莱比锡心脏中心 Rommel 等报道了迄今最大规模的Ⅲ级心肌缺血的多中心大样本临床研究。随机入选 2065 例 ST 段抬高型心肌梗死患者，最终 572 例满足心电图分析条件的患者进入观察组，其中Ⅲ级心肌缺血 186 例，Ⅱ级心肌缺血 386 例。相比于Ⅱ级心肌缺血患者，心脏磁共振研究发现Ⅲ级心肌缺血患者的梗死面积较大，晚期微循环阻塞更显著，心肌内出血的发生率较高，12 个月随访期间，新发心力衰竭（3.8%：1.8%）、再梗死率（5.5%：1.8%）和死亡率（3.3%：2.1%）均较高（图12-17）[28]。Ⅲ级心肌缺血患者的冠状动脉病变更为复杂，复发缺血和梗死的概率增加，因此Ⅲ级心肌缺血是心电图早期识别不可逆组织损伤和临床再灌注结果的预测指标。

参考文献

[1] Goetti R, Kozerke S, Donati OF, et al.Acute, subacute, and chronic myocardial infarction: quantitative comparison of 2D and 3D late gadolinium enhancement MR imaging. Radiology, 2011,259(3):704-711.

[2] Thygesen K, Alpert JS, Jaffe AS, et al.Third universal definition of myocardial infarction.Circulation, 2012,126(16):2020-2035.

[3] Thygesen K, Alpert JS, Jaffe AS, et al.Fourth Universal Definition of Myocardial Infarction (2018).J Am Coll Cardiol, 2018,72(18):2231-2264.

[4] Vandeplassche G, Hermans C, Wouters L, et al.Effects of R 56,865, a preventer of cellular calcium overload, on left ventricular diastolic properties during pacing-induced ischemia in dogs.J Cardiovasc Pharmacol, 1991,17(4):621-626.

[5] Sasayama S, Nonogi H, Miyazaki S, et al.Changes in diastolic properties of the regional myocardium during pacing-induced ischemia in human subjects.J Am Coll Cardiol, 1985,5(3):599-606.

[6] Grossman W.Why is Left Ventricular Diastolic Pressure Increased During Angina Pectoris?.J Am Coll Cardiol, 1985,5(3):607-608.

[7] Lancellotti P, Gérard PL, Kulbertus HE, et al.Persistent negative T waves in the infarct-related leads as an independent predictor of poor long-term prognosis after acute myocardial infarction.Am J Cardiol, 2002,90(8):833-837.

[8] Maeda S, Imai T, Kuboki K, et al.Pathologic implications of restored positive T waves and persistent negative T waves after Q wave myocardial infarction.J Am Coll Cardiol, 1996,28(6):1514-1518.

[9] Sclarovsky S, Mager A, Kusniec J, et al.Electrocardiographic classification of acute myocardial ischemia.Isr J Med Sci, 1990,26(9):525-531.

[10] Kjell Nikus, Yochai Birnbaum, Markku Eskola, et al.Updated Electrocardiographic Classification of Acute Coronary Syndromes.Curr Cardiol Rev, 2014,10(3): 229–236.

[11] Reimer KA, Jennings RB.The "wavefront phenomenon" of myocardial ischemic cell death. II. Transmural progression of necrosis within the framework of ischemic bed size (myocardium at risk) and collateral flow.Lab Invest, 1979,40(6):633-644.

[12] Murry CE, Jennings RB, Reimer KA.Preconditioning with ischemia: a delay of lethal cell injury in ischemic myocardium.Circulation, 1986,74(5):1124-1136.

[13] Durrer D, Van Lier AAW, Builler J. Epicardial and intramural excitation in chronic myocardial infarction. Am Heart J, 1964,68(9):765-776.

[14] Birincioglu M, Yang XM, Critz SD, et al.S-T segment voltage during sequential coronary occlusions is an unreliable marker of preconditioning.Am J Physiol, 1999,277(6 Pt 2):H2435-2441.

[15] Sclarovsky S, Strasberg B, Lewin RF, et al.Effects of isosorbide dinitrates intravenously in high doses over a short period in anterior acute myocardial infarction.Am J Cardiol, 1988,61(9):78E-80E.

[16] Birnbaum Y, Sclarovsky S, Blum A, et al.Prognostic significance of the initial electrocardiographic pattern in a first acute anterior wall myocardial infarction.Chest, 1993,103(6):1681-1687.

[17] Birnbaum Y, Kloner RA, Sclarovsky S, et al.Distortion of the terminal portion of the QRS on the admission electrocardiogram in acute myocardial infarction and correlation with infarct size and long-term prognosis (Thrombolysis in Myocardial Infarction 4 Trial).Am J Cardiol, 1996,78(4):396-403.

[18] Tamura A, Nagase K, Watanabe T,et al.Relationship between terminal QRS distortion on the admission electrocardiogram and the time course of left ventricular wall motion in anterior wall acute myocardial infarction. Jpn Circ J, 2001,65(2):63-66.

[19] Billgren T, Birnbaum Y, Sgarbossa EB, et al.Refinement and interobserver agreement for the electrocardiographic Sclarovsky-Birnbaum Ischemia Grading System.J Electrocardiol, 2004,37(3):149-156.

[20] Holland RP, Brooks H.The QRS complex during myocardial ischemia. An experimental analysis in the porcine heart.J Clin Invest, 1976,57(3):541-550.

[21] Wagner NB, Sevilla DC, Krucoff MW, et al.Transient alterations of the QRS complex and ST segment during percutaneous transluminal balloon angioplasty of the left anterior descending coronary artery.Am J Cardiol, 1988,62(16):1038-1042.

[22] Madias JE.Prinzmetal's work and the "Sclarovsky-Birnbaum ischemia score" for acute myocardial infarction: a parallel in systematizing electrocardiographic knowledge.J Electrocardio, 2009,42(1):27-34.

[23] Wolak A, Yaroslavtsev S, Amit G,et al.Grade 3 ischemia on the admission electrocardiogram predicts failure of ST resolution and of adequate flow restoration after primary percutaneous coronary intervention for acute myocardial infarction.Am Heart J, 2007,153(3):410-417.

[24] Mulay DV, Mukhedkar SM.Prognostic significance of the distortion of terminal portion of QRS complex on admission electrocardiogram in ST segment elevation myocardial infarction.Indian Heart J, 2013,65(6):671-617.

[25] Lee CW, Hong MK, Yang HS, et al.Determinants and prognostic implications of terminal QRS complex distortion in patients treated with primary angioplasty for acute myocardial infarction.Am J Cardiol, 2001,88(3):210-213.

[26] Billgren T, Maynard C, Christian TF, et al.Grade 3 ischemia on the admission electrocardiogram predicts rapid progression of necrosis over time and less myocardial salvage by primary angioplasty.J Electrocardiol, 2005,38(3):187-194.

[27] Ayça B, Conkbayır C, Katkat F, et al.The relationship between grade of ischemia, success of reperfusion, and type of thrombolytic regimen.Med Sci Monit, 2015,21:716-721.

[28] Rommel KP, Badarnih H, Desch S, et al.QRS complex distortion (Grade 3 ischaemia) as a predictor of myocardial damage assessed by cardiac magnetic resonance imaging and clinical prognosis in patients with ST-elevation myocardial infarction.Eur Heart J Cardiovasc Imaging, 2016,17(2):194-202.

■罗小林 ■樊 宇

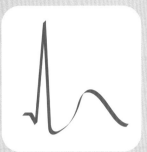

第 13 章

变异型心绞痛

13.1 历史

在 20 世纪初期至中叶，心脏病学家定义的心绞痛需要满足两个特征：①活动时激发胸痛，休息或给予硝酸甘油治疗后缓解；②胸痛发作期间 I、II、III 和 V_4 导联 ST 段压低，无对应性 ST 段抬高。这些论述实际代表了现今的劳力型心绞痛，即稳定型心绞痛。

1959 年，美国加利福尼亚洛杉矶市的 Myron Prinzmetal（米隆·普林兹梅特尔）医师报道了另一种心绞痛，患者的临床特征不满足上述两个标准，心绞痛发生在休息或普通日常活动时，发作时心电图 ST 段抬高伴对应性 ST 段压低，是一种变异型心绞痛，发作可自然缓解（图 13-1）。Prinzmetal 详细讨论了此类患者的病理、病理生理和临床特征，但因当时医学界对冠心病认知的时代局限，他认为变异型心绞痛是由较大的冠状动脉粥样硬化斑块所致一过性血栓形成，冠状动脉短暂闭塞所引起的[1]。随后，文献把此类 ST 段抬高的心绞痛称为变异型心绞痛、Prinzmetal 心绞痛或 Prinzmetal 变异型心绞痛[2]。

1961 年，Prinzmetal 等利用动物模型研究急性心肌缺血时 ST 段偏移的化学机

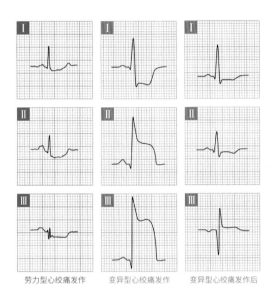

图 13-1 劳力型和变异型心绞痛发作心电图比较

典型劳力型心绞痛发作时，心电图 ST 段压低。变异型心绞痛发作时，II、III 导联 ST 段抬高伴 I 导联对应性 ST 段压低，发作后 ST 段抬高消失

制，他发现结扎犬冠状动脉后，心电图 ST 段抬高；然而用生理盐水反复冲洗冠状动脉后，ST 段抬高消失，他认为是某些生化物质、电解质参与了 ST 段抬高的形成[3]。

1968 年，美国旧金山市的 Gianelly 等报道了 1 例变异型心绞痛，患者反复发作心绞痛，并发三度房室阻滞和晕厥，冠脉造影证实三支冠脉只有轻微的动脉粥样硬化病变，但并未解释其发生机制[4]。

20 世纪 70 年代，随着对变异型心绞

痛患者的冠脉造影、病理解剖等资料的积累，显示变异型心绞痛发病与冠脉痉挛有关；冠脉痉挛既可以发生在动脉粥样硬化的冠脉节段，亦可以发生在正常冠脉节段。

1972 年，加拿大多伦多市 Dhurandhar 及其同事在对 1 例变异型心绞痛患者进行冠脉造影时，向右冠状动脉注射泛影葡胺后诱发右冠状动脉严重痉挛，痉挛处以远

冠状动脉灌注极差，患者发作心绞痛，尸体解剖证实痉挛发生在右冠状动脉一处狭窄 75% 的斑块部位，但未能进一步说明冠脉痉挛的机制[5]。

1973 年，美国华盛顿市 Cheng 等报道了 4 例变异型心绞痛，其中 1 例发生心脏停搏后死亡，尸体解剖未发现冠状动脉粥样硬化和血栓形成；另外 3 例冠脉造影正

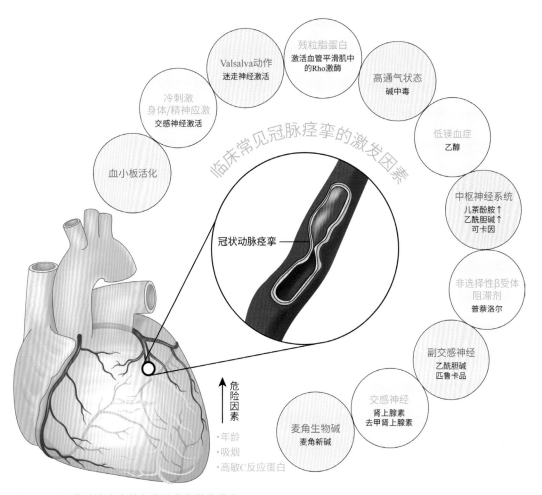

图 13-2 冠状动脉痉挛的危险因素和激发因素

吸烟是一个强烈致冠脉痉挛的危险因素，年轻人比年龄大者更易感，存在显著的个体化差异，45% ~ 75% 的冠脉痉挛患者吸烟，但有 25% ~ 55% 的患者不吸烟。冠脉痉挛是一种炎性疾病，可通过高敏 C- 反应蛋白水平升高检测。临床触发因子包括自主神经张力失衡、炎性反应、内皮功能障碍（一氧化氮等舒血管物质合成减少）、平滑肌细胞高反应性、氧化应激和遗传等。危险因素和触发因素以及多个触发因素之间的协同作用，促进冠脉痉挛的发生。精神应激除引起自主神经张力失衡外，精神压力还能激活体内的 Rho 激酶，引起冠脉痉挛

常，其中 2 例冠脉造影期间出现冠脉痉挛，患者发作心绞痛，心电图 ST 段抬高，证实冠脉痉挛是变异型心绞痛发生的机制并初步提出冠状动脉平滑肌痉挛可能是其原因[6]。随后陆续报道变异型心绞痛患者，在冠脉造影期间出现冠脉痉挛现象，逐渐证实冠脉痉挛是其发病机制[7][8]。

13.2 冠脉痉挛机制概要

20 世纪 80 年代以后，随着对冠状动脉内皮和平滑肌相关促炎因子、血小板活化、分子通路异常、扩血管和缩血管物质表达失调、遗传学、自主神经功能、冠脉造影等研究的深入，提出了众多冠脉痉挛的理论和学说，详细介绍这些研究并非本书宗旨，现有证据已经肯定冠脉痉挛是一种炎性疾病，冠状动脉平滑肌细胞对刺激物的高反应性是冠脉痉挛发生的病理生理基础（图 13-2）[9][10][11][12]。

■ 平滑肌细胞高反应性

如同支气管哮喘的发病机制是气道高反应性一样，冠状动脉的平滑肌细胞非特异性高反应性是冠脉痉挛的关键，所谓非特异性是指平滑肌细胞对多种刺激因子均出现高反应收缩性。在变异型心绞痛患者中观察到局部冠状动脉平滑肌细胞的高反应性，刺激因子只在特定部位诱发痉挛，而在其他部位不能诱发冠脉痉挛[13]。

冠状动脉平滑肌细胞的收缩和舒张是一个复杂的调节过程，很多调节蛋白、酶类、生化物质参与其中，包括细胞内调节和受体后调节。不同的刺激因子还能通过作用于不同的受体和不同的细胞学机制，促炎效应相互促进、增强，共同引起平滑

肌细胞收缩和冠脉痉挛。1996 年，日本研究者 Shimokawa 等首次在猪模型中证实冠状动脉存在节段性平滑肌细胞高反应现象，他们把猪冠状动脉的外膜暴露在白介素 -1β 溶液中，两周后，该节段冠状动脉出现狭窄，给予 5- 羟色胺、组胺、血小板活化因子等刺激物后诱发痉挛[14]。

血管平滑肌细胞的舒张和收缩主要通过肌球蛋白轻链的磷酸化 - 去磷酸化调节（图 13-3）。平滑肌细胞内的 Rho 激酶活性增强后，直接增加肌球蛋白轻链对钙离子的敏感性，间接增加肌球蛋白轻链磷酸化，这些效应都有利于平滑肌细胞收缩。Rho 相关蛋白激酶是丝氨酸 - 苏氨酸激酶家族的一员，通过作用于细胞骨架，达到调节细胞形状和运动的目的。Rho 激酶是肌动蛋白的关键调节因子，磷酸化诸如肌球蛋白轻链激酶、肌球蛋白轻链磷酸酶、单丝氨酸蛋白激酶等不同的底物，调节肌球蛋白丝的组合和后续平滑肌收缩[15]。动物模型发现冠脉痉挛的局部平滑肌细胞内的 Rho 激酶活性增强；在人体内，观察到日本大地震期间发生冠脉痉挛者，体内 Rho 激酶活性增强[10][14]。

一氧化氮（NO）是由血管平滑肌细胞内的一氧化氮合酶通过 L- 精氨酸合成的。正常情况下，一氧化氮舒张血管平滑肌，是一种内皮依赖性舒血管因子。给予一氧化氮合酶抑制剂 NG- 单甲基 -L- 精氨酸（L-NMMA）后，可诱发冠脉痉挛。冠状动脉内皮功能不全，一氧化氮合成和释放减少可能是冠脉痉挛的原因之一[16]。

镁离子能阻断钙通道，预防血管平滑肌收缩。过度通气和冠脉内注射乙酰胆碱诱发的冠脉痉挛可以通过输注镁盐缓解。对于酗酒者，乙醇能加速体内镁盐的排泄，减少组织中镁含量，促进冠脉痉挛[17]。

图 13-3 细胞内肌球蛋白轻链磷酸化的主要调节通路
肌球蛋白轻链磷酸化后血管平滑肌收缩。众多的酶类、
生化物质、受体、生化通路参与肌球蛋白轻链磷酸化
调节。任何一个环节改变导致冠状动脉血管平滑肌细
胞的高反应性，最终将出现自发性冠脉痉挛或对其他
刺激因子的易感性增强，容易诱发冠脉痉挛

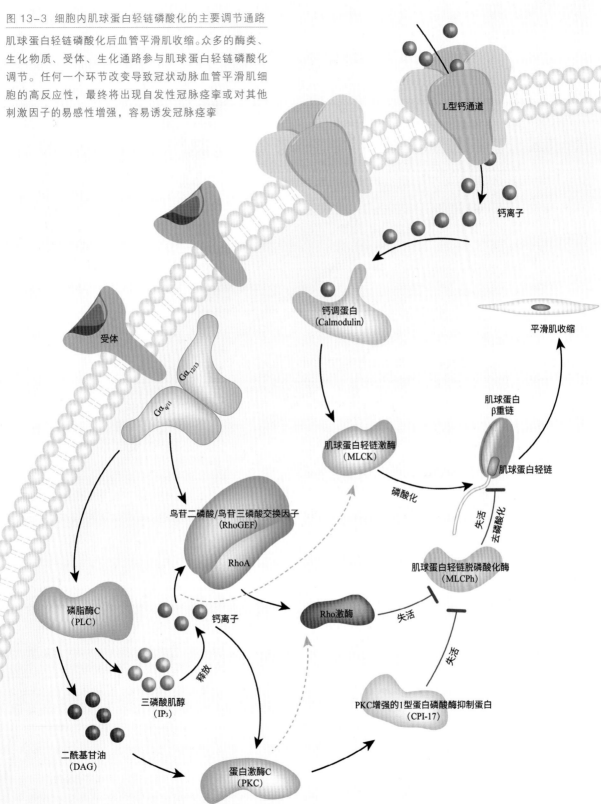

■ 痉挛冠脉的特征

自从冠脉造影发现冠脉痉挛现象以来，曾长期认为这种现象只发生于冠状动脉有严重粥样硬化病变的节段。随着大量冠脉造影资料的积累、分析和总结，发现冠脉痉挛也能发生于轻微动脉粥样硬化病变，甚至无动脉粥样硬化病变的节段。冠脉造影时，通过向冠脉内注射甲基麦角新碱、乙酰胆碱等刺激物诱发冠脉痉挛。冠脉痉挛可导致管腔完全闭塞，或狭窄>50%，或沿痉挛冠脉弥漫性狭窄。正常冠脉或接近正常冠脉的人群中，冠脉造影证实的冠脉痉挛发生率接近60%[18]。

冠脉造影正常的冠脉痉挛患者，冠脉内超声证实存在弥漫性冠脉内膜增厚，发生痉挛时，可波及心外膜冠状动脉的近段、远段以及室壁内分支。全身因素（例如炎症、氧化应激、自主神经张力改变等）尽管在冠脉痉挛中占据重要作用，但局部因素可能更为重要。研究冠脉痉挛患者的动脉粥样硬化斑块和冠脉形态学特点，发现动脉粥样硬化斑块主要位于非分叉处的近段，冠脉痉挛主要发生在血管分叉处，大部分痉挛发生于非斑块部位，现今认为可能是一种不同于脂质过多的冠状动脉粥样硬化性心脏病（图13-4）[19]。

并非每次冠脉痉挛都能引起临床变异型心绞痛，只有心外膜冠状动脉痉挛引起冠脉灌注严重降低时，才会导致心绞痛。人类冠脉造影证实自发性冠脉痉挛时，管腔狭窄率在38%～83%，而麦角新碱诱发的狭窄率在66%～100%；自发性痉挛冠脉节段，痉挛处平均狭窄64.2%，痉挛近端狭窄13.2%，痉挛远端狭窄14.8%[20]。冠脉痉挛主要发生在对刺激因子呈高反应性的局部节段，其他非高反应性节段只有轻微狭窄。三支主要冠状动脉均能发生痉

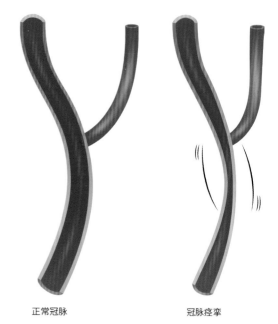

正常冠脉　　　　　　冠脉痉挛

图13-4　冠脉痉挛好发于冠脉分叉处

血液的单向层流剪切力刺激内皮细胞合成一氧化氮。一氧化氮不仅是一种舒血管物质，还能抑制炎症活动、灭活氧自由基、抑制平滑肌细胞增殖和血小板聚集。冠状动脉粥样硬化病变早期，内皮细胞的一氧化氮合成即开始下降。在血管分叉处，血液主要呈涡流，剪切力下降，一氧化氮合成减少。此外，血管分叉处或狭窄处上游，血液呈低剪切力状态，而分叉处或狭窄处下游的血液剪切力振荡。低剪切力损害的冠脉节段平滑肌细胞较少，富含脂质，斑块进行性生长，易脆性增加；而剪切力振荡损害的冠脉节段，平滑肌细胞较多，脂质较少，斑块更稳定。因此，相比于非分叉冠脉，冠脉痉挛更容易出现于分叉处或分叉处下游

挛，可以是单支冠脉痉挛，亦可以是多支冠脉痉挛，更危险的情况是左主干痉挛。心外膜冠状动脉痉挛引起透壁性心肌缺血，缺血程度更为严重，能短时间里引起缺血相关的窦性停搏、传导阻滞、室性心动过速、心室停搏等心律失常，危及患者生命安全（图13-5）。

多支冠脉痉挛有三种模式：①不同部位，不同时间发生的痉挛（游走痉挛）；②2个不同部位相继痉挛（序贯痉挛）；

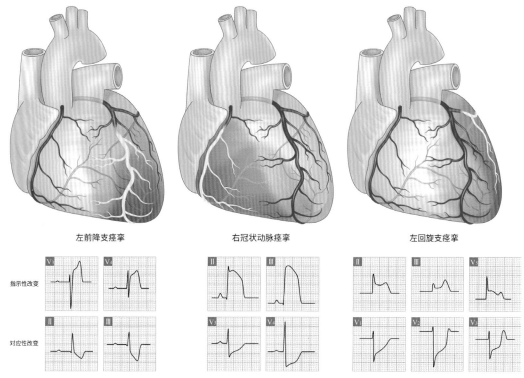

图 13-5 冠状动脉痉挛和心电图改变

左前降支痉挛引起广泛性前壁或局部前壁心肌缺血，胸导联 ST 段抬高，下壁导联可见对应性 ST 段压低。如果后降支来自右冠状动脉，右冠状动脉近段痉挛引起右室、下壁缺血，有时波及部分后壁，下壁导联 ST 段抬高，右胸导联 ST 段对应性压低。左回旋支痉挛引起左心室侧壁和后壁缺血，Ⅰ、aVL、V₅-V₆ 导联组（侧壁）和Ⅱ、Ⅲ、aVF 导联组（下壁）ST 段抬高，右胸导联对应性 ST 段压低

③ 1 个以上部位同时痉挛（并行痉挛）。序贯痉挛和并行痉挛的患者心脏事件风险增高[21]。

13.3 变异型心绞痛的心电图特点

变异型心绞痛好发于午夜至凌晨时段，也可以发作于日间休息和日常体力活动期间，但即使患者进行剧烈运动，也很少发生于下午时段。82% 的变异型心绞痛是无痛性发作，12.5% 发作伴有晕厥。临床上，无痛性变异型心绞痛发作主要被心电监护、遥测监护、动态心电图监测和事件记录器等记录[22]。

患者未发作变异型心绞痛时，心电图可以正常，抑或有非特异性 ST-T 改变，例如 T 波平坦、低平或倒置等，一旦发作变异型心绞痛，心电图剧烈变化，给人深刻的印象。

■ 复极改变：ST-T 改变

变异型心绞痛发作最早期（通常被动态心电图记录发现）的心电图改变为 T 波近似对称、高耸，实际是心外膜冠脉痉挛引起的超急性 T 波，也是急性透壁心肌缺血最早期的心电图改变（图 13-6）。QT 间期可以轻度增加。如果基础心电图 T 波倒置，变异型心绞痛发作时，心电图 T 波

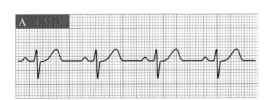

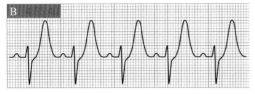

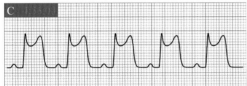

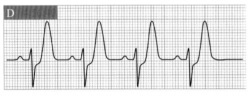

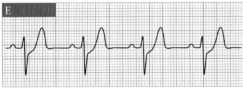

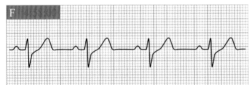

图 13-6 变异型心绞痛发作前后

动态心电图监测发现的变异型心绞痛。A. 发作前心电图无明显 ST-T 改变。B. 发作起始，QRS 波振幅增加，T 波突然高耸，形态近乎对称。C. 后续 ST 段抬高，注意 QRS 波从 rS 形转变为 R 形，如果是胸导联当属 Ⅲ 级心肌缺血。D ~ F.ST 段抬高持续时间很短，消失后残留 T 波高耸，直至 T 波振幅和形态恢复正常。D ~ F 残留 ST 段上斜形压低 0.5 ~ 1.2mm。心肌缺血发作不足 3 分钟

直立，称为假性正常化，临床容易误诊为非缺血性胸痛。

近乎对称的高耸 T 波持续数秒或数分

钟后，很快伴随 ST 段抬高。ST 段抬高也是患者临床发作心绞痛的时间点，通常见于冠脉痉挛 1 ~ 5 分钟时间里。ST 段抬高的分布遵循冠状动脉解剖分布的导联组，因而能根据 ST 段抬高的导联组进行罪犯血管的推导。左前降支以及相关分支痉挛时，ST 段抬高见于 V_1-V_6 导联；左回旋支痉挛时见于 Ⅰ、aVL、V_5-V_6 导联；右冠状动脉（优势型）痉挛时见于 Ⅱ、Ⅲ、aVF、V_{3R}-V_{5R} 导联（图 13-7）。后降支痉挛时，还会出现 V_7-V_9 导联 ST 段抬高。罕见情况下，左前降支和右冠状动脉序贯痉挛，心电图呈现胸导联和下壁导联交替性 ST 段抬高。

变异型心绞痛发作期间，心电图可见 QRS 波、抬高的 ST 段和 T 波融合，有时仅有心室复极波的融合，例如 ST-T 融合成单相曲线；有时记录到心室除极波和复极波的融合，难以辨析 QRS 波、ST 段和 T 波组分，整个心室波群呈"巨 R 波形""三角形""墓碑型""尖峰圆顶形"等，这些奇特的融合心电图波是严重透壁心肌缺血的标志，预示心电不稳，如果不能及时纠正缺血，患者短期内会发生致命性心律失常（图 13-8）。

接近 70% 的变异型心绞痛患者在发作期间，心电图出现 U 波倒置，U 波倒置的发生率高于稳定型心绞痛（30%）[23]。U 波倒置可在 ST 段抬高之前出现，并持续至胸痛缓解；亦可以在胸痛发作前、后时间段出现，ST 段抬高期间消失；甚至在抬高的 ST 段开始回落时出现（图 13-9）。U 波倒置通常出现于 ST 段抬高的导联，特别是胸导联；下壁导联 ST 段抬高时，Ⅲ 和（或）aVF 导联 U 波倒置的发生率接近 60%。强调的是，接近 35% 的变异型心绞痛患者心电图仅有 U 波倒置而无 ST 段

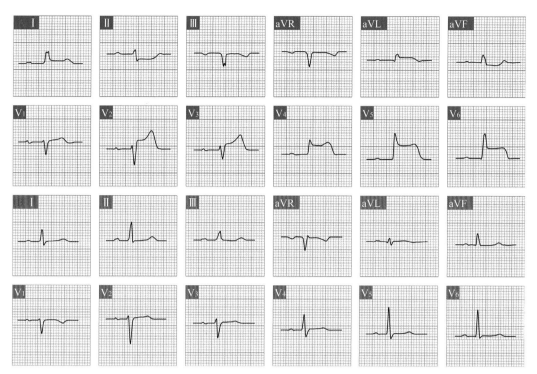

图 13-7 变异型心绞痛发作前后

女，52 岁。既往有高血压病史 10 年，血压控制欠佳。近 3 个月来，常在休息时或夜间睡眠中发作胸痛，每次持续 20 分钟左右，可自行缓解。A.患者入院后次日清晨（6：00）发作胸痛，心电图提示窦性心律，Ⅰ、aVL、V₂-V₆ 导联 ST 段抬高，Ⅱ、Ⅲ、aVF 导联 ST 段对应性压低，患者胸痛接近 1 小时，肌钙蛋白阴性，临床诊断变异型心绞痛；B.患者的胸痛经硝酸甘油、钙通道拮抗剂等治疗后逐渐缓解，复查心电图示窦性心律，Ⅰ、aVL、V₂-V₆ 导联 ST 段抬高已经回落到基线。对比变异型心绞痛发作时和发作后的心电图，发作期间心电图有如下特点：① PR 间期延长和 QRS 间期增宽，急性透壁心肌缺血影响房室传导和室内传导，从 Ⅰ、aVL、V₅-V₆ 导联 ST 段抬高推测罪犯血管为左回旋支，约有 10% 的个体房室结由左回旋支供血；② V₄-V₆ 导联的 s 波丢失且 V₄-V₅ 导联 J 点抬高 /R 波振幅比值 >0.5，Ⅲ级心肌缺血，提示这些导联位于缺血中心；V₂-V₃ 导联仅有 ST 段抬高和 T 波直立，Ⅱ级心肌缺血，提示这些导联位于缺血外围

抬高 [24]。冠脉造影证实左前降支痉挛时，只有 41% 的患者 V₅ 导联 ST 段抬高，而 U 波倒置的发生率为 71%，因此一过性 U 波倒置伴胸痛发作者需要进一步查明原因。

变异型心绞痛自发性缓解或药物治疗后，抬高的 ST 段逐渐回落至基线，T 波形态和振幅恢复正常。有时记录到再灌注 T 波，即抬高的 ST 段逐渐回落至基线期间，T 波后半部开始倒置或整个 T 波完全倒置，倒置的 T 波振幅逐渐增深，有时伴巨大 T 波倒置，酷似 Wellens 综合征图形 [25][26]。

T 波倒置的出现时间取决于急性心肌缺血的持续时间和严重程度，一般数分钟至数小时后消失。强调的是，临床必须认真区分 Wellens 综合征和变异型心绞痛发作后的再灌注 T 波倒置，因为两者的治疗策略迥异：Wellens 综合征是左前降支近段严重狭窄的心电图指标，需要积极的血运重建；而对于变异型心绞痛，除非患者合并严重的管腔狭窄，否则通常使用药物控制痉挛发作（图 13-10）。由此可见，不同的心肌缺血发作有时会出现相似的心电图改变。

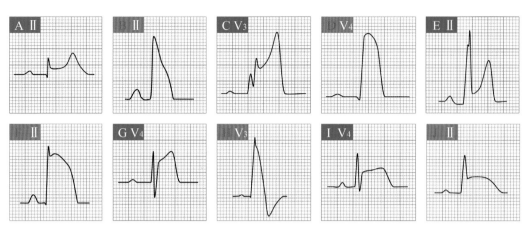

图 13-8　形形色色的变异型心绞痛

变异型心绞痛发作期间，心电图根据 QRS 波、ST 段和 T 波融合程度，分为非融合波、部分融合波和完全融合波。A、C、E、G、I 等波形，QRS 波、ST 段和 T 波各自独立，明确可辨，属于非融合波形。B、H 波形中，QRS-ST-T 完全融合，近乎三角形；D 波形中，QRS-ST-T 完全融合，近乎墓碑状波形；B、D 和 H 波形属于完全融合波。F 波形中，QRS 波升支尚未融合，清晰可辨，但 ST-T 已经完全融合形成单相曲线；J 波形中，QRS 波尚未融合，ST-T 融合成单相曲线，然后和 R 波形成尖峰 - 圆顶波形；F 和 J 波形属于部分融合波

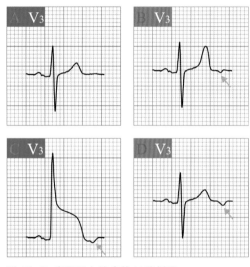

图 13-9　变异型心绞痛的 U 波倒置

56 岁男性，变异型心绞痛发作前（A），V_3 导联无 U 波。心肌缺血最初（B），T 波振幅增高伴 U 波倒置（绿色箭头）。变异型心绞痛发作期间（C），ST 段抬高，ST 段和 T 波融合伴 U 波倒置（绿色箭头）。心绞痛发作后（D），ST 段回落到基线，T 波振幅恢复，U 波倒置持续。冠脉造影证实左前降支痉挛。U 波倒置是诊断心肌缺血的线索；对于有明确心肌缺血诊断价值的 ST-T 改变，诊断心肌缺血并不依靠 U 波倒置；对于非特异性 ST-T 改变或无 ST-T 改变的胸痛患者，U 波倒置值得重视

■ 除极改变：QRS 波群改变

变异型心绞痛发作时，几乎都有 QRS 波形态学改变：① R 波振幅增高，机制是缺血引起除极延迟，接近 60% 的患者 R 波振幅至少增加 >10%；② S 波振幅降低或消失，常见Ⅲ级缺血模式；③少见情况下出现一过性病理性 Q 波，系严重缺血引起心肌电学静止，并非器质性坏死，缺血纠正后，心电恢复正常，病理性 Q 波消失[27][28]。罕见情况下，变异型心绞痛进展为 ST 段抬高型心肌梗死，导致永久性病理性 Q 波的出现；陈旧性心肌梗死患者出现变异型心绞痛，心电图也能见到恒定的病理性 Q 波[29][30]。临床上，急性磷中毒、急性胰腺炎、休克、高钾血症、低血糖症等代谢紊乱也会伴随一过性病理性 Q 波。

除了基础 QRS 波形改变外，急性透壁心肌缺血时，当缺血影响束支系统的传导功能时，可合并完全性右束支阻滞、左前分支阻滞、完全性右束支阻滞伴左前分支

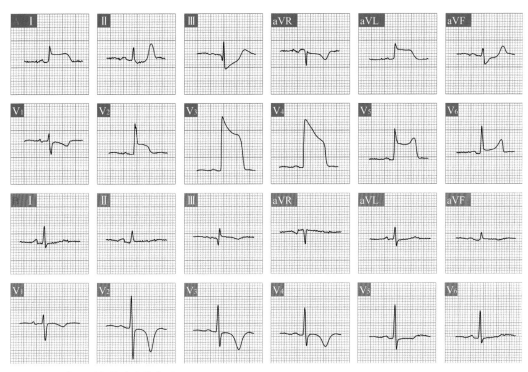

图 13-10 变异型心绞痛发作前后

女，64 岁。临床有高血压、高血脂病史，近半年来频发胸痛，胸痛发作与活动无关，好发于凌晨时段。A. 患者入院后次日凌晨 4：20 时，在睡梦中突发胸痛，心电图示窦性心律，Ⅰ、aVL、V$_2$-V$_6$ 导联 ST 段抬高，V$_2$-V$_3$ 导联 S 波丢失，V$_4$-V$_5$ 导联 J 点抬高 /R 波振幅比值 >0.5，Ⅲ级心肌缺血。肌钙蛋白检测阴性。给予硝酸甘油、硫氮䓬酮等治疗后，胸痛在 30 分钟后完全缓解；B. 患者胸痛缓解后复查心电图示窦性心律，V$_2$-V$_4$ 导联 T 波对称倒置，V$_5$-V$_6$ 导联 T 波略呈负正双相，酷似Ⅱ型 Wellens 综合征图形。复查肌钙蛋白阴性。临床诊断变异型心绞痛，推测罪犯血管为左前降支痉挛。次日冠脉造影示三支冠状动脉无明显狭窄，冠脉内注射麦角新碱诱发左前降支痉挛，痉挛时管腔狭窄 99%

阻滞，但目前尚无文献报道变异型心绞痛合并完全性左束支阻滞和左后分支阻滞的病例，因为左束支和左后分支接受房室结动脉（多发自右冠状动脉）和间隔支（发自左前降支）双重供血[31][32]。通常变异型心绞痛发作期间出现的各种传导紊乱，发作后逐渐消失，不过一些患者会在发作期间因心室率过于缓慢而发作晕厥，需要加强心电监护。

■ QT 间期和 QT 离散度

1998 年，日本学者 Suzuki 等首次研究了变异型心绞痛患者的 QT 间期、QT离散度（QTc）和心律失常的关系[33]。变异型心绞痛和 ST 段压低型心绞痛患者相比，心电图 QT 间期无显著性差异（74±19ms ：74±17ms），但 QTc 显著增加（69±24ms ：44±19ms），合并室性心律失常的变异型心绞痛患者基线 QTc 呈较无室性心律失常患者显著增加（77±23ms ：61±19ms）。随后，在一个小样本临床研究中证实合并晕厥、心搏骤停等事件的变异型心绞痛患者，QTc 显著长于无心脏事件患者（79.4±17.3ms ：56.3±16.9 ms）[34]。变异型心绞痛伴 QTc 延长患者，心脏事件发生风险增高。

13.4 变异型心绞痛的心律失常

与 ST 段压低型心绞痛不同的是，变异型心绞痛发作时，心律失常发生率高（95%），包括致命性室性心律失常、窦性停搏、高度房室阻滞、电 - 机械分离、猝死等[35]。恶性室性心律失常主要是多形性室性心动过速和心室颤动，发生率为 10%，三度房室阻滞发生率为 1%，平均 100 例患者中有 2.4 名发生心脏骤停。室性快速型心律失常出现以前，可见频发多源性、多形性室性期前收缩（图 13–11）[36][37]。76% 的室性心律失常发生在最大 ST 段抬高（心绞痛发作）期间，17% 发生在再灌注时期，11% 两期均有发生[38]。

院外心肺复苏患者中，部分原因系冠脉痉挛，世界各国和地区报道的比例差异较大，欧洲仅有 4%，日本高达 26%，间接表明日本人的冠脉痉挛发病存在种族和遗传因素[39][40]。新近韩国一个大型回顾性研究纳入 2032 例变异型心绞痛患者，9.25%（188 例）有流产型猝死史，每年心源性猝死或室性快速型心律失常风险约 3%，而无猝死经历者长期预后较好，5 年生存率接近 98%，10 年生存率 93%[41][42]。

ST 段抬高型和非 ST 段抬高型急性冠脉综合征发作时，一些异常的心电图指标预示患者有心律失常发生风险。

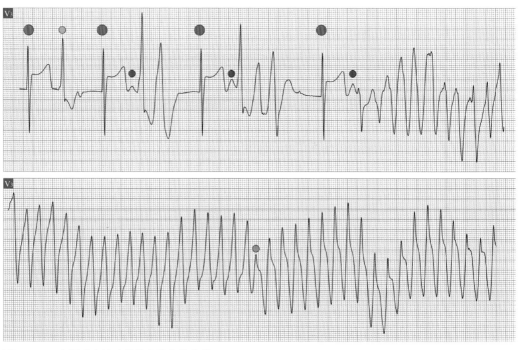

图 13–11 变异型心绞痛并发室性心律失常

女，67 岁。变异型心绞痛发作期间出现晕厥，心电图记录到多形性室性心动过速。上条，红色圆圈所示为窦性心搏，PR 间期显著延长 460ms，提示一度房室阻滞，窦性心搏可见 ST 段抬高和 T 波直立。草绿色圆圈所示为单个室性期前收缩，蓝色圆圈所示为窦性心搏后增大的 U 波，高振幅 U 波跟随成对多形性室性期前收缩、短阵多形性室性心动过速和持续性多形性室性心动过速。U 波增大与心室肌后除极活动增强有关。急性心肌缺血引起心室肌细胞内钙离子浓度增高，细胞膜电位振荡，容易诱发多形性室性心动过速或心室颤动，心电图 U 波振幅增大是此类患者的心电图风险标志。下条为持续性多形性室性心动过速发作，橙色圆圈所示为室性心动过速的主波（QRS 波群）极性反转。患者直流电复律后恢复为窦性节律

■ 室性心律失常

ST-T 电交替是心电不稳定的标志之一。ST-T 电交替可以表现为抬高的 ST 段和直立 T 波的振幅交替变化,或形态交替变化,或振幅和形态同时交替变化,罕见情况下,ST 段抬高和压低交替出现,T 波直立和 T 波倒置交替变化(图 13-12)。有时 ST-T 交替还合并轻微的 QRS 形态 / 振幅交替。30% 的变异型心绞痛发作时,心电图出现 ST-T 电交替[43]。抬高的 ST 段振幅交替是最常见的 ST-T 交替,发生率为 95%。相比于无 ST-T 电交替的患者(4%),心电图出现 ST-T 电交替者,室性心动过速或心室颤动的发生率高达 36%[43]。动态心电图监测发现 ST-T 电交替和心律失常几乎均发生于 ST 段抬高振幅最大化期间。

变异型心绞痛发作时,ST 段抬高振幅通常在 1.5 ~ 16mm,有时 >20mm。ST 段抬高程度间接提示透壁心肌缺血的严重程度,能够预测室性心律失常风险,90% ~ 100% 的室性心律失常发生于 ST 段抬高 ≥ 4mm 时,ST 段抬高 1.5 ~ 3mm 之间时鲜有室性心律失常发生(图 13-13A 和 B)[28]。此外,心绞痛发作时,R 波振幅增加 >10% 的患者,室性心律失常发生风险增加(图 13-13C 和 D)[28]。在无室内传导紊乱的情况下,ST 段抬高的程度除了反映缺血严重程度,还与组织代谢的损害程度、冠脉血流降低和细胞内电位改变等有关。ST 段抬高程度与室性心律失

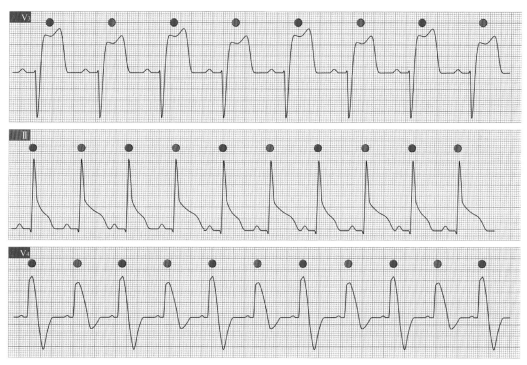

图 13-12 变异型心绞痛的电交替现象

A. 单纯 ST 段抬高振幅的交替。B.ST-T 形态学和振幅同时交替,注意还伴 QT 间期交替,蓝色圆圈 QT 间期较短,红色圆圈 QT 间期较长。C. 复杂的电交替包括 QRS 波振幅和形态的交替,T 波振幅交替。蓝色圆圈所示巨大 T 波倒置,红色圆圈所示 T 波倒置较浅。以上 3 例变异型心绞痛患者的动态心电图监测均记录到多形性室性心动过速

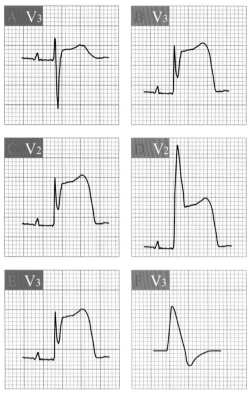

图 13-13 变异型心绞痛发作时心律失常风险标志

A 波形和 B 波形相比，同为变异型心绞痛发作期间，A 波形的 ST 段抬高接近 3mm，B 波形的 ST 段抬高接近 10mm，根据 ST 段抬高程度预测室性心律失常发生风险则 B 波形风险超过 A 波形。C 波形和 D 波形相比，同为变异型心绞痛发作期间，ST 段抬高程度相同，但 D 波形的 R 波振幅显著增加且 QRS 间期更宽，提示心室肌除极速度减慢和室内传导延缓，预测室性心律失常风险 D 波形超过 C 波形。E 波形和 F 波形相比，同为变异型心绞痛发作期间，R 波振幅一致，ST 段抬高的程度接近一致，E 波形的 ST 段终末部和 T 波前支呈融合状态，但 QRS 波、ST 段和 T 波各组分仍清晰可辨，F 波形的 QRS-ST-T 波完全融合呈单相曲线，动作电位变化较大，此外 R 波上升缓慢，QRS 波增宽，提示心室肌除极速度减慢和室内传导延缓，发生心律失常的风险 F 波形超过 E 波形

常的发生在电生理学上存在密切联系[44]。

心外膜冠脉痉挛时，管腔严重狭窄，引起急性透壁性心肌缺血，痉挛缓解后，心肌血供恢复，前后阶段形成了典型的缺

血 – 再灌注模型。变异型心绞痛的室性心律失常有两个高发期：首先是 ST 段最大抬高阶段，代表缺血最严重时期，另一个就是再灌注阶段。动物实验研究中，结扎冠状动脉后 1.5 ~ 2.5 分钟开始出现室性心律失常，4 ~ 6 分钟达到高峰，再灌注时期心律失常与冠脉结扎时间有关[45]。在人类，即使变异型心绞痛发作期间无室性心律失常发生，心绞痛持续时间越长（>10 分钟），再灌注时期越容易出现室性心律失常。因此，变异型心绞痛患者的心电监护要持续到再灌注时期。

室性心律失常的发生还与冠脉痉挛引起的心肌缺血部位有关，前壁缺血时室性心律失常的发生率高达 70%，下壁缺血时发生率为 22%，前壁和下壁联合缺血时发生率为 7%[46]。强调的是，一些变异型心绞痛发作时，并无胸痛症状，患者因恶性室性心律失常引起的晕厥就诊，通常在动态心电图、遥测心电监护和床旁心电监护期间确诊[47][48]。

■ 缓慢型心律失常

变异型心绞痛患者，除了心绞痛发作期间发生室性心动过速、心室颤动等快速型心律失常外，还能并发急性病态窦房结综合征、高度房室阻滞、电 – 机械分离、心脏骤停等缓慢型心律失常，症状明显者出现晕厥，严重时威胁生命安全（图 13-14）[49][50]。急性病态窦房结综合征、高度房室阻滞等缓慢型心律失常多见于右冠状动脉痉挛时，一部分个体的窦房结动脉、房室结动脉发自左回旋支，因而左回旋支痉挛也能引起缓慢型心律失常。变异型心绞痛反复发作伴晕厥的患者，一旦证实晕厥与缓慢型心律失常相关，需要置入永久性人工心脏起搏器，避免患者突发晕厥时

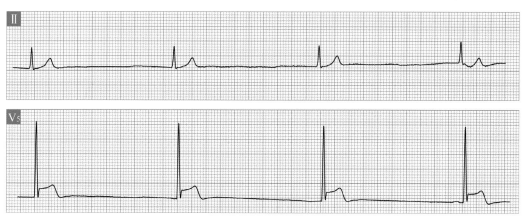

图 13-14 变异型心绞痛发作期间合并窦性停搏

男，76 岁。变异型心绞痛发作期间出现晕厥，胸痛发作时 V_1-V_6 导联 ST 段抬高。心电图提示窦性停搏，Ⅱ、V_5 导联未见窦性 P 波，考虑急性心肌缺血引起的窦房结起搏功能减退，或是窦房结至心房传导障碍（三度窦房阻滞），或两种机制兼而有之，但心电图无法辨明具体原因，只能笼统诊断为急性病态窦房结功能不全。患者发生晕厥的关键是缓慢的交界性逸搏心律，心率仅 30 次 / 分，提示房室交界区的次级起搏点功能亦很差。冠脉造影证实左回旋支痉挛，窦房结动脉和房室结动脉均起源于左回旋支，其余冠状动脉未见明显狭窄

出现危险，例如下楼梯、过街等[51]。

■ 急性心肌缺血早期的室性心律失常发生机制

急性心肌缺血时，心室肌会自发性出现室性期前收缩，诱发多形性室性心动过速和心室颤动，缺血早期室性心律失常的发生机制主要是 2 相折返（图 13-15）。正常情况下，心室肌动作电位的复极 2 相，外向钾流和内向钠流、钙流维持在一个动态平衡状态，膜电位相对稳定，经典生理学教科书称为平台期。虽然命名为"平台"，心外膜和心内膜动作电位的 2 相并非一条直线段，而呈穹窿形态，心外膜尤为突出。

I_{to} 通道是一种快速复极钾流，形成心外膜动作电位的 1 相切迹，2 相是钾流子外流和钠离子、钙离子内流保持平衡，形成动作电位的穹窿。I_{to} 通道在心室壁内的分布是不均一的，心外膜多于心内膜。当 I_{to} 电流增大、复极电流增强或钠流、钙流减少时，心外膜动作电位的穹窿容易丢失。这是因为 2 相钙流的持续性开放是电压依赖性的，增强的 I_{to} 或复极电流会抑制平台电压（相当于膜电位降低到某个临界值以后），钙流不能再开放和维持 2 相平台期，穹窿丢失[52]。

急性心肌缺血，心肌细胞内的 ATP 浓度下降，激活另一种外向钾流，即 K_{ATP}。心外膜的 K_{ATP} 通道对细胞内 ATP 浓度降低的敏感性高于心内膜，心外膜 K_{ATP} 大量开放，外向电流增强，内向电流减弱，复极加速引起动作电位时程缩短，穹窿丢失[53]。如图 13-15 所示，白色圆圈为左前降支第 2 对角支痉挛，引起局部左心室前壁心肌缺血。急性局部心肌缺血时，缺血区域的心外膜动作电位 2 相穹窿丢失（I_{to} 和 I_{KTP} 电流增强），正常灌注区域心肌（红色圆圈）心外膜动作电位正常，2 相穹窿继续存在，导致非缺血心肌区域和缺血心肌区域出现明显的复极异质性，即区域性复极离散梯度增加。换言之，动作电位 2

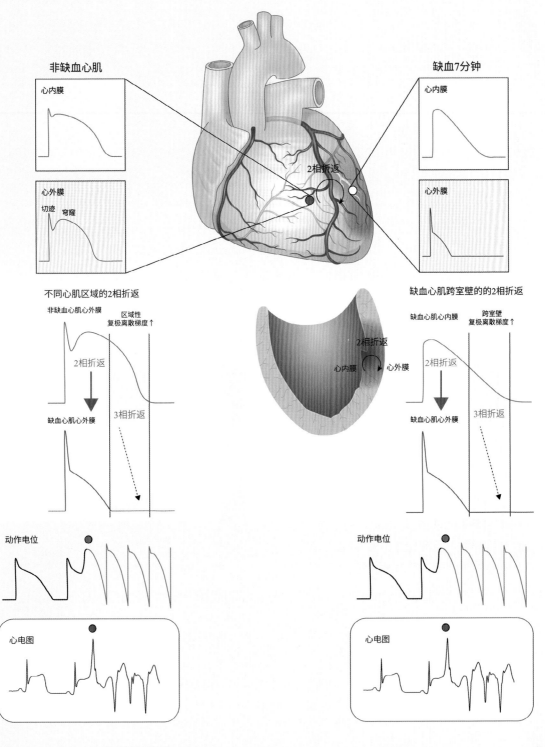

非缺血心肌

心内膜

心外膜

切迹　穹窿

缺血7分钟

心内膜

心外膜

2相折返

不同心肌区域的2相折返

非缺血心肌心外膜　区域性复极离散梯度↑

2相折返

缺血心肌心外膜　3相折返

缺血心肌跨室壁的2相折返

缺血心肌心内膜　跨室壁复极离散梯度↑

2相折返

缺血心肌心外膜　3相折返

2相折返

心内膜　心外膜

动作电位

动作电位

心电图

心电图

图 13-15　2相折返的机制

急性透壁心肌缺血早期，室性心律失常发生的机制主要是 2 相折返，包括缺血区和非缺血区之间发生的 2 相折返和跨室壁发生的 2 相折返。其余详细图解见正文

相时，非缺血心肌的动作电位穹窿和缺血心肌的穹窿丢失之间产生电势差，一旦达到临界点，即从非缺血心肌朝向缺血心肌产生一个新的电流（红色箭头），动作电位 2 相后出现一个新电位（蓝色曲线和蓝色圆点），后续触发快速型折返活动，这个致心律失常过程对应的心电图产生一个联律间期极短的 R-on-T 型室性期前收缩（红色圆圈）和室性快速型心律失常。

心外膜、中层心肌和心内膜的电学特性不同，即心室壁的电学是异质性的。急性心肌缺血时，对于一块缺血心肌而言，由于心外膜、心内膜的 I_{to}、K_{ATP} 电流密度不同，心外膜外向钾流远大于心内膜，动作电位明显缩短，2 相穹窿丢失，而心内膜的 2 相穹窿仍持续存在，产生跨室壁的复极异质性，从心内膜 2 相穹窿存在处至心外膜穹窿丢失处形成电势差，一旦达到临界点，产生新的电流，临床出现心律失常。这就是跨室壁的 2 相折返。

因此，急性心肌缺血时，2 相折返有两种：一种是在缺血心肌和非缺血心肌之间形成的区域性 2 相折返，另一种是心内膜和心外膜之间形成的跨室壁 2 相折返 [54]。顾名思义，2 相折返发生在动作电位的 2 相，产生的室性期前收缩势必联律间期极短，临床心电图表现为 R-on-T 型室性期前收缩（图 13-16）。急性心肌缺血早期，冠脉血流急剧减少的 2 ~ 10 分钟内，特别是 5 ~ 6 分钟高峰时间里容易出现心室颤动，通常由联律间期极短的 R-on-T 型室性期前收缩触发。无痛性冠脉痉挛患者在急性缺血期可突发心室颤动而发生猝死 [55]。反复发作晕厥的患者需要置入 ICD 预防猝死 [56]。

不仅心外膜的 I_{to} 通道密度高于心内膜，右心室还高于左心室，这提示急性心肌缺血波及右心室发生心室颤动的风险增加。新近在大型临床研究中观察到，下壁合并右室梗死患者，原发性心室颤动的发生率为 8.4%，下壁心肌梗死不伴右室梗死患者发生率仅为 2.7%，前壁心肌梗死的心

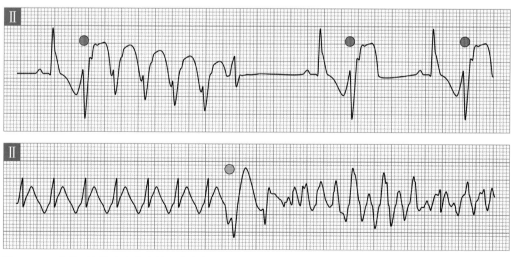

图 13-16　变异型心绞痛合并室性心律失常

男，62 岁。发作变异型心绞痛时，Ⅱ、Ⅲ、aVF 导联 ST 段抬高，冠脉造影证实右冠状动脉痉挛。患者心绞痛发作期间伴有晕厥，心电图记录到 R-on-T 型室性期前收缩（上条红色圆圈），下条是室性心动过速蜕变为多形性室性心动过速（绿色圆圈以后）。患者最后置入了 ICD

室颤动发生率为 5%[57]。此外，I_{to} 通道密度还有性别差异，男性比女性高，这可以解释急性心肌缺血事件中，男性的猝死风险比女性高出 0.78 倍[58]。

13.5 变异型心绞痛临床概要

变异型心绞痛是一类 ST 段抬高的不稳定型心绞痛，并非心肌梗死，2011 年 ACC/AHA 把变异型心绞痛放在不稳定型心绞痛 / 非 ST 段抬高型急性冠脉综合征管理指南里，有关建议见表 13-1[59]。

■ 变异型心绞痛的发作特点

美国报道 4% 的冠脉造影患者有局灶性冠脉痉挛，日本报道的发生率为 30%，平均发病年龄 40—50 岁[60][61][62]。由于未包括动态心电图发现的无症状性患者，实际发病率有可能被低估。随访期间，急性心肌梗死的发生率为 5% ~ 17.2%[63]。

有症状的变异型心绞痛患者，55.5%发生在休息时，27.7% 发生于运动时。大多数发生在清晨（5：00—8：00），具有明显的昼夜节律模式，即使临床上医护人员并未注意到这种特征[61][64]。这可能与人体自主神经张力和体内激素，例如血管加压素、褪黑激素、生长激素、炎性因子等分泌的昼夜变化有关。

冠脉造影时，药物激发试验阳性的冠脉分布频次依次为右冠状动脉、左前降支和左回旋支。左回旋支痉挛发生率尽管最低，但超过 90% 属于多支痉挛（三支痉挛64.2%，两支痉挛 26.1%），单支痉挛只有 9.7%[65]。变异型心绞痛发作时，心电图下壁导联 ST 段抬高的发生率为 51%，前壁导联为 47%，侧壁为导联 3%，结果与冠脉造影相似[36]。多支冠脉痉挛的患者在胸痛发作时，心电图 ST 段抬高的导联分布更多，心律失常风险增高。30% 的变异型心绞痛冠脉造影完全正常，20% 存在狭窄率 <50% 的三支冠脉病变[66]。

表 13-1	2007 年 ACC/AHA 变异型心绞痛指南意见	
I 类建议		证据等级
□患者胸痛发作期间，短暂性心肌缺血和 ST 段抬高，临床影像学证实冠脉痉挛即可诊断变异型心绞痛。		A
发作性胸痛伴短暂性 ST 段抬高的患者，建议完成冠脉造影检查。		B
□变异型心绞痛推荐使用硝酸盐制剂和钙通道拮抗剂治疗。冠脉造影可发现冠状动脉伴或不伴非闭塞性损害。建议对变异型心绞痛患者进行危险分层，伴有动脉粥样硬化损害的患者风险较高。		B
Ⅱb 类建议		证据等级
□胸痛伴短暂性 ST 段抬高且冠状动脉明显狭窄的患者可考虑经皮冠状动脉介入治疗。		B
□如果冠脉造影未发现有意义的冠状动脉狭窄或临床未记录到短暂性 ST 段抬高，但又高度怀疑冠脉痉挛的患者，可考虑进行激发试验。		C
Ⅲ 类建议		证据等级
□冠脉造影证实高级别闭塞性狭窄的变异型心绞痛患者，不推荐进行激发试验。		B

变异型心绞痛发作期间，心功能的变化可以稍微领先于 ST-T 改变之前，典型的血流动力学特点是左心室舒张功能和收缩功能一过性减退，收缩压降低。

2013 年日本学者提出了变异型心绞痛危险分层评分系统（日本冠脉痉挛协会 Japanese Coronary Spasm Association，JCSA 评分系统，表 13-2）。评分累积 0 ~ 2 分为低危患者，3 ~ 5 分为中危患者，≥ 6 分为高危患者，预测终点事件（心源性猝死、非致命性心肌梗死、因不稳定型心绞痛住院、心力衰竭和需要置入 ICD）的平均正确率接近 90%[67]。

表 13-2	变异型心绞痛的危险分层评分
评分指标	分值
□院外心搏骤停史	4
□吸烟	2
□心绞痛仅发生于休息时	2
□器质性冠脉狭窄	2
□多支冠脉痉挛	2
□心绞痛期间 ST 段抬高	1
□使用 β 受体阻滞剂	1

■ 重要的鉴别诊断

临床上，变异型心绞痛的主要鉴别诊断是各种 ST 段抬高，详见本书第 6 章的表 6-2。各类心电监测技术发现的一过性 ST 段抬高也是变异型心绞痛发作证据，即使记录当时患者无胸痛症状。常见 ST 段抬高的鉴别诊断详见有关心电图学教科书，此处不再赘述。

罕见情况下，变异型心绞痛患者可能存在其他引起 ST 段抬高的疾病，增加了诊断难度。2018 年，美国报道 1 例 45 岁的白人男性，胸痛发作时心电图 Ⅱ、Ⅲ、aVF、V_4-V_6 导联 ST 段抬高，含服硝酸甘油后 ST 段抬高程度减轻，胸痛缓解，冠脉造影正常，但仍残留轻微的 ST 段抬高，肌钙蛋白升高，心脏磁共振证实合并有侧壁心肌炎[68]。

■ ST 段压低的变异型心绞痛

经典心脏病学教科书或心电图学教科书介绍变异型心绞痛时，多强调胸痛发作时心电图 ST 段抬高，这是心外膜冠脉痉挛引起急性透壁心肌缺血，代表了临床大部分实例。强调的是，冠脉痉挛时也能引起 ST 段压低型心绞痛发作，18% 的冠脉痉挛发作时，心电图 ST 段压低，除非冠脉造影证实冠脉痉挛与 ST 段压低的关系，临床很难与其他不稳定型心绞痛鉴别[69]。变异型心绞痛发作时表现为 ST 段压低的主要机制有：①心外膜冠状动脉痉挛不严重，次全闭塞或弥漫性痉挛；②心外膜冠脉痉挛引起管腔完全闭塞伴有丰富的侧支循环；③冠脉小分支完全闭塞性痉挛[70]。

需要特别注意的是，这里强调的 ST 段压低的变异型心绞痛是指患者冠脉痉挛时，心电图仅有 ST 段压低，而不是大多数变异型心绞痛患者在 ST 段抬高期间的对应性 ST 段压低。同一患者在不同时间发作的变异型心绞痛，有时可分别见到 ST 段压低和 ST 段抬高，甚至不同方向的 ST 段偏移发生在相同导联[71]。

参考文献

[1] Prinzmetal M, Kennamer R, Merliss R, et al.Angina pectoris. I. A variant form of angina pectoris; preliminary report.Am J Med,1959,27(3):375-388.

[2] Gubbay ER.Prinzmeta's variant angina.Can Med Assoc J,1960,83:164-166.

[3] Prinzmeral M, Ekmekci A, Toyoshima H, et al.Angina

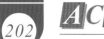

pectoris. III. Demonstration of a chemical origin of ST deviation in classic angina pectoris, its variant form, early myocardial infarction, and some noncardiac conditions. Am J Cardiol,1959,3(3):276-293.

[4] Gianelly R, Mugler F, Harrison DC.Prinzmetal's variant of angina pectoris with only slight coronary atherosclerosis. Calif Med,1968,108(2):129-132.

[5] Dhurandhar RW, Watt DL, Silver MD, et al.Prinzmetal's variant form of angina with arteriographic evidence of coronary arterial spasm.Am J Cardiol,1972,30(8):902-905.

[6] Cheng TO, Bashour T, Kelser GA Jr, et al.Variant angina of Prinzmetal with normal coronary arteriograms. A variant of the variant.Circulation,1973,47(3):476-485.

[7] Kerin N, Macleod CA.Coronary artery spasm associated with variant angina pectoris.Br Heart J,1974,36(2):224-227.

[8] Oliva PB, Potts DE, Pluss RG.Coronary arterial spasm in Prinzmetal angina. Documentation by coronary arteriography.N Engl J Med,1973,288(15):745-751.

[9] Hung MJ, Hsu KH, Hu WS, et al.C-reactive protein for predicting prognosis and its gender-specific associations with diabetes mellitus and hypertension in the development of coronary artery spasm.PLoS One,2013,8(10):e77655.

[10] Nihei T, Takahashi J, Kikuchi Y, et al.Enhanced Rho-kinase activity in patients with vasospastic angina after the Great East Japan Earthquake.Circ J,2012,76(12):2892-2894.

[11] Hung MJ, Hu P, Hung MY.Coronary artery spasm: review and update.Int J Med Sci,2014,11(11):1161-1171.

[12] Lanza GA, Careri G, Crea F.Mechanisms of coronary artery spasm.Circulation,2011,124(16):1774-1782.

[13] Kaski JC, Tousoulis D, Gavrielides S, et al.Comparison of epicardial coronary artery tone and reactivity in Prinzmetal's variant angina and chronic stable angina pectoris.J Am Coll Cardiol,199,17(5):1058-1062.

[14] Shimokawa H, Ito A, Fukumoto Y, et al.Chronic treatment with interleukin-1 beta induces coronary intimal lesions and vasospastic responses in pigs in vivo. The role of platelet-derived growth factor.J Clin Invest,1996.97(3):769-776.

[15] Riento K, Ridley AJ.Rocks: multifunctional kinases in cell behaviour.Nat Rev Mol Cell Biol,2003,4(6):446-456.

[16] Kugiyama K, Ohgushi M, Motoyama T, et al.Nitric oxide-mediated flow-dependent dilation is impaired in coronary arteries in patients with coronary spastic angina.J Am Coll Cardiol,1997,30(4):920-926.

[17] Teragawa H, Kato M, Yamagata T, et al.The preventive effect of magnesium on coronary spasm in patients with vasospastic angina.Chest,2000,118(6):1690-1695.

[18] Bory M, Pierron F, Panagides D, et al.Coronary artery spasm in patients with normal or near normal coronary arteries. Long-term follow-up of 277 patients.Eur Heart J,1996,17(7):1015-1021.

[19] Nakagawa H, Morikawa Y, Mizuno Y, et al.Coronary spasm preferentially occurs at branch points: an angiographic comparison with atherosclerotic plaque.Circ Cardiovasc Interv,2009,2(2):97-104.

[20] Kaski JC, Maseri A, Vejar M, et al.Spontaneous coronary artery spasm in variant angina is caused by a local hyperreactivity to a generalized constrictor stimulus.J Am Coll Cardiol,1989,14(6):1456-1463.

[21] Onaka H, Hirota Y, Shimada S, et al.Prognostic significance of the pattern of multivessel spasm in patients with variant angina.Jpn Circ J,1999,63(7):509-513.

[22] Kusama Y, Kodani E, Nakagomi A, Otsuka T, et al.Variant angina and coronary artery spasm: the clinical spectrum, pathophysiology, and management.J Nippon Med Sch,2011,78(1):4-12.

[23] Kishida H, Otsu F, Suzuki K, et al.Prominent negative U wave in variant angina pectoris.Jpn Heart J,1985,26(6):885-896.

[24] Miwa K, Murakami T, Kambara H, et al.U wave inversion during attacks of variant angina.Br Heart J,1983,50(4):378-382.

[25] Abulaiti A, Aini R, Xu H, et al.A special case of Wellens' syndrome.J Cardiovasc Dis Res,2013,4(1):51-54.

[26] Kukla P1, Korpak-Wysocka R, Dragan J, et al.Pseudo-Wellens syndrome in a patient with vasospastic angina. Kardiol Pol,2011,69(1):79-81.

[27] Kerin NZ, Rubenfire M, Naini M, et al.Prinzmetal's variant angina: electrocardiographic and angiographic correlations.J Electrocardiol,1982,15(4):365-380.

[28] Kerin NZ, Rubenfire M, Naini M, et al.Arrhythmias in variant angina pectoris. Relationship of arrhythmias to ST-segment elevation and R-wave changes.Circulation,1979,60(6):1343-1350.

[29] DePasquale NP, Burch GE, Phillips JH.Electrocardiographic alterations associated with electrically "silent" areas of myocardium.Am Heart J,1964,6(5):697-709.

[30] Meller J, Conde C, Donoso E, et al. Transient Q wave in Prinzmetal angina. Am J Cardiol,1975,35(5):691-695.

[31] Marquard CL, Schamroth L.A case of Prinzmetal's angina with right bundle branch block.Heart Lung,1980,9(3):531-533.

[32] Ortega-Carnicer J, Paylos J.Transient right bundle branch block and left anterior hemiblock during Prinzmetal's angina.J Electrocardiol,1983,16(4):419-421.

[33] Suzuki M, Nishizaki M, Arita M, et al.Increased QT dispersion in patients with vasospastic angina. Circulation,1998,98(5):435-440.

[34] Parchure N, Batchvarov V, Malik M, et al.Increased QT dispersion in patients with Prinzmetal's variant angina and cardiac arrest.Cardiovasc Res,2001,50(2):379-385.

[35] Kerin NZ, Rubenfire M, Naini M, et al.Prinzmetal's variant angina: electrocardiographic and angiographic correlations.J Electrocardiol,1982,15(4):365-380.

[36] Figueras J, Domingo E, Ferreira I, et al.Persistent angina pectoris, cardiac mortality and myocardial infarction during a 12 year follow-up in 273 variant angina patients without significant fixed coronary stenosis.Am J Cardiol,2012,110(9):1249-1255.

[37] Ahn JM, Lee KH, Yoo SY, et al.Prognosis of Variant Angina Manifesting as Aborted Sudden Cardiac Death.J Am Coll Cardiol,2016,68(2):137-145.

[38] Scrutinio D, De Toma L, Mangini SG,et al.Ischaemia related ventricular arrhythmias in patients with variant angina pectoris.Eur Heart J,1984,5(12):1013-1022.

[39] Aizaki T, Izumi T, Kurosawa T, et al.Sudden cardiac death in Japanese people aged 20-60 years—an autopsy study of 133 cases.Jpn Circ J,1997,61(12):1004-1010.

[40] Bowker TJ, Wood DA, Davies MJ, et al.Sudden, unexpected cardiac or unexplained death in England: a national survey.QJM,2003,96(4):269-279.

[41] Yasue H, Takizawa A, Nagao M, et al.Long-term prognosis for patients with variant angina and influential factors. Circulation,1988,78(1):1-9.

[42] Takagi Y, Yasuda S, Tsunoda R, et al.Clinical characteristics and long-term prognosis of vasospastic angina patients who survived out-of-hospital cardiac arrest: multicenter registry study of the Japanese Coronary Spasm Association.Circ Arrhythm Electrophysiol,2011,4(3):295-302.

[43] Rozanski JJ, Kleinfeld M.Alternans of the ST segment of T wave. A sign of electrical instability in Prinzmetal's angina. Pacing Clin Electrophysiol,1982,5(3):359-365.

[44] Previtali M, Klersy C, Salerno JA, et al.Ventricular tachyarrhythmias in Prinzmetal's variant angina: clinical significance and relation to the degree and time course of S-T segment elevation.Am J Cardiol,1983,52(1):19-25.

[45] Corbalan R, Verrier RL, Lown B.Differing mechanisms for

ventricular vulnerability during coronary artery occlusion and release.Am Heart J,1976,92(2):223-230.

[46] Previtali M, Klersy C, Salerno JA, et al.Ventricular tachyarrhythmias in Prinzmetal's variant angina: clinical significance and relation to the degree and time course of S-T segment elevation.Am J Cardiol,1983,52(1):19-25.

[47] Kim SJ, Juong JY, Park TH.Ventricular Tachycardia Associated Syncope in a Patient of Variant Angina without Chest Pain.Korean Circ J,2016,46(1):102-106.

[48] Maas R, Brockhoff C, Patten M, et al.Prinzmetal angina documented by transtelephonic electrocardiographic monitoring.Circulation, 2001,103(22):2766.

[49] Sabzwari SRA, Varga Z, Butt K, et al.A Reversible Cause of Complete Heart Block Causing Chest Pain and Syncope. Cureus, 2017,9(12):e1953.

[50] le Polain de Waroux JB, Deldicque M, Marchandise S, et al.An atypical cause of malignant syncope and sudden cardiac arrest.Eur Heart J,2016,37(30):2442.

[51] Siliste RN, Savulescu-Fiedler I, Siliste C.Bradyarrhythmic syncope in a patient with Prinzmetal's variant angina: a case report.Am J Emerg Med,2013,31(6):996.e1-4.

[52] Hoppe UC, Johns DC, Marbán E, et al.Manipulation of cellular excitability by cell fusion: effects of rapid introduction of transient outward K+ current on the guinea pig action potential.Circ Res,1999,84(8):964-972.

[53] Furukawa T, Kimura S, Furukawa N, et al.Role of cardiac ATP-regulated potassium channels in differential responses of endocardial and epicardial cells to ischemia.Circ Res,1991,68(6):1693-1702.

[54] Maoz A, Krogh-Madsen T, Christini DJ.Instability in action potential morphology underlies phase 2 reentry: a mathematical modeling study.Heart Rhythm,2009,6(6):813-822.

[55] Myerburg RJ, Kessler KM, Mallon SM, et al.Life-threatening ventricular arrhythmias in patients with silent myocardial ischemia due to coronary-artery spasm.N Engl J Med,1992,326(22):1451-1455.

[56] Guzzo-Merello G, Romero-Tejero C, García-Cosío F, et al.Indication for defibrillator implantation in a patient with Prinzmetal's angina and syncopes.Rev Esp Cardiol,2009,62(7):820-821.

[57] Mehta SR, Eikelboom JW, Natarajan MK, et al.Impact of right ventricular involvement on mortality and morbidity in patients with inferior myocardial infarction.J Am Coll Cardiol,2001,37(1):37-43.

[58] Every N, Hallstrom A, McDonald KM, et al.Risk of sudden versus nonsudden cardiac death in patients with coronary artery disease.Am Heart J,2002,144(3):390-396.

[59] Wright RS, Anderson JL, Adams CD, et al.2011 ACCF/AHA focused update incorporated into the ACC/AHA 2007 Guidelines for the Management of Patients with Unstable Angina/Non-ST-Elevation Myocardial Infarction: a report of the American College of Cardiology Foundation/ American Heart Association Task Force on Practice Guidelines developed in collaboration with the American Academy of Family Physicians, Society for Cardiovascular Angiography and Interventions, and the Society of Thoracic Surgeons.J Am Coll Cardiol,2011,57(19):e215-367.

[60] Harding MB, Leithe ME, Mark DB, et al. Ergonovine maleate testing during cardiac catheterization: a 10-year perspective in 3,447 patients without significant coronary artery disease or Prinzmetal's variant angina. J Am Coll Cardiol, 1992,20(1):107-111.

[61] Sueda S, Kohno H, Fukuda H, et al. Frequency of provoked coronary spasms in patients undergoing coronary arteriography using a spasm provocation test via intracoronary administration of ergonovine. Angiology,2004,55(4):403-411.

[62] Bory M, Pierron F, Panagides D, Bonnet JL, Yvorra S, Desfossez L. Coronary artery spasm in patients with normal or near normal coronary arteries. Long-term follow-up of 277 patients. Eur Heart J,1996,17(7):1015-1021.

[63] Nakamura M, Takeshita A, Nose Y.Clinical characteristics associated with myocardial infarction, arrhythmias, and sudden death in patients with vasospastic angina.Circulation,1987,75(6):1110-1116.

[64] Walling A, Waters DD, Miller DD, et al.Long-term prognosis of patients with variant angina.Circulation,1987,76(5):990-997.

[65] Sueda S, Kohno H.Differential incidence and type of spasm according to coronary arterial location.Coron Artery Dis,2016,27(4):273-276.

[66] Bayes de Luna A, Carreras F, Cladellas M, et al.Holter ECG study of the electrocardiographic phenomena in Prinzmetal angina attacks with emphasis on the study of ventricular arrhythmias.J Electrocardiol,1985,18(3):267-275.

[67] Takagi Y, Takahashi J, Yasuda S, et al.Prognostic stratification of patients with vasospastic angina: a comprehensive clinical risk score developed by the Japanese Coronary Spasm Association.J Am Coll Cardiol,2013,62(13):1144-1153.

[68] Ojo AO, Gupta CA, Fuisz A, et al.Myocarditis presenting as variant angina: a rare presentation.Arch Med Sci,2018,14(5):1175-1179.

[69] Hung MY, Hsu KH, Hung MJ, et al.Interaction between cigarette smoking and high-sensitivity C-reactive protein in the development of coronary vasospasm in patients without hemodynamically significant coronary artery disease.Am J Med Sci,2009,338(6):440-446.

[70] Yasue H, Nakagawa H, Itoh T, et al.Coronary artery spasm—clinical features, diagnosis, pathogenesis, and treatment.J Cardiol, 2008,51(1):2-17.

[71] Maseri A, Severi S, Nes MD, et al."Variant" angina: one aspect of a continuous spectrum of vasospastic myocardial ischemia. Pathogenetic mechanisms, estimated incidence and clinical and coronary arteriographic findings in 138 patients.Am J Cardiol,1978,42(6):1019-1035.

■吴亦文　■李阳华

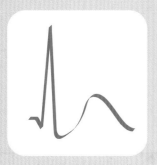

第 14 章

急性左主干闭塞（Ⅰ）

ST 段抬高型心肌梗死

14.1 左冠状动脉主干

　　左冠状动脉发自主动脉根部的左冠窦，在水平方向或上下方向上穿行于左心耳和肺动脉主干之间，然后前行于心脏外表面，分为左前降支和左回旋支（图14-1）。左冠状动脉从主动脉根部起始至分叉以前的部分称为左主干，长度 2 ~ 32mm，平均 5.3 ~ 16.3mm[1][2]。解剖学上，把长度 <5mm 的左主干，称为短主干，5 ~ 15mm 称为中等长度左主干，>15mm 称为长左主干，人群发生率分别为

7.4%、73.7% 和 18.9%[1]。左主干口径范围 3 ~ 7mm，平均 4.1 ~ 5.7mm[1]。

　　62% 的左主干是两分支，即左前降支和左回旋支；38% 为三分支和四分支，即左前降支、左回旋支、1 ~ 2 发自左主干的对角支，平均分支夹角57.9° ~ 115.5°（范围 40° ~ 165°）[1]。局部机械和血流动力学因素参与动脉粥样硬化的发生，动脉粥样硬化好发于血管分叉、分支、弯曲、自然狭窄处，因为这些部位的血管机械应力较高。左主干独特的解剖构成，使其成为动脉粥样硬化的高发区域（图14-2）。

　　病理研究发现，短左主干者较长左主干者容易发生动脉粥样硬化。傅立叶血管内压力降公式为：

$$\Delta P = (8L/\pi r^4) \times F \times V$$

　　其中 L 是血管长度，r 是血管半径，F 是流速，V 是黏度，血管内的压力降与血管长度成正比，因此短左主干者液压较高；另一方面左主干吸收部分收缩压和流动波，然后将其返回主动脉，血管顺应性取决于口径和长度，短左主干顺应性差；第三方面，左前降支起始于左主干，第 1 间隔支穿入心肌内，两处解剖相当于把左前降支"系"在心脏表面，两点之间即为

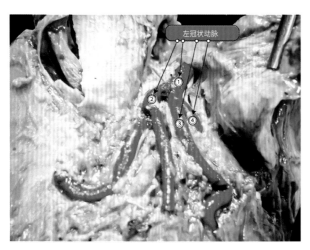

图 14-1 左冠状动脉的铸型解剖

左冠状动脉的铸型解剖：①左主干；②左前降支；③对角支；④左回旋支

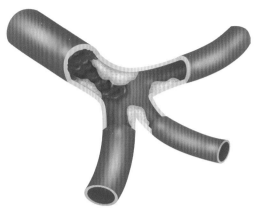

图 14-2 左主干闭塞

左主干分出左冠状动脉系统，血管的分叉处、弯曲处等部位是动脉粥样硬化的高发区。图示左主干的三分支系统，即左前降支、对角支和左回旋支

心脏表面游离的左前降支近段，这种解剖造成左主干越短，左前降支游离近段越长，左心室收缩时，血管更容易弯曲或扭结，血液流体条件改变，剪切力增大，促进动脉粥样硬化的发生[3]。短左主干在心脏外科手术中也存在风险，例如主动脉瓣置换术时，导管可能插入终末分支引起心肌缺血/梗死、室性心律失常和心搏骤停。

人类心脏中，左冠状动脉为大约 63.8% 的心肌供血，右冠状动脉提供 36.2% 的血量，其中左前降支供血41.5%，左回旋支供血 27.3%。对于左心室而言，79% 的血供来自左冠状动脉，其中左前降支供血比例 52.5%，左回旋支供血比例 26.4%[1][4]。无论对于整体心脏或左心室，左冠状动脉都是重要的"灌溉线"，一旦发生急性闭塞或次全闭塞，将会导致灾难性的心肌缺血。患者会在短时间里出现心源性休克、恶性心律失常和猝死。

14.2 先天性左主干解剖异常

左主干的解剖发育存在先天性变异，

有时左主干缺如，左前降支和左回旋支各自开口于主动脉窦，这种良性变异的发生率为 0.41%[5]。一些先天性变异可导致患者出现心力衰竭、心肌缺血/梗死、室性心律失常、晕厥或心搏骤停，一旦疑诊，需尽快造影确诊和治疗，例如左主干起源于肺动脉（发生率 0.25% ~ 0.5%）、主动脉右冠窦（前窦，发生率 0.017% ~ 0.03%）等[5][6][7][8][9]。

在年轻人群中，接近 10% 的心源性猝死归因于冠状动脉[10]。先天性冠状动脉异常在冠脉造影中的发生率接近 1%[11]。左主干起源于主动脉右冠窦是一种罕见的先天性左冠状动脉起源异常，左主干绕行到左心室前表面有四种走行（图 14-3）：①左主干环绕右心室流出道走行，到达前室间沟分出左前降支和左回旋支，约占12%；②左主干环绕主动脉背侧走行，到达通常的分叉部位分出左前降支和左回旋支，约占 23%；③左主干走行于右心室流出道的室上嵴肌肉中，到达前室间沟分出左前降支和左回旋支，约占 12%；④左主干走行于升主动脉和肺动脉干之间的狭窄空间里，约占 53%[12]。前两种走行是良性的，不会引起心力衰竭和心肌缺血；第三种情况既往认为是良性的，但恶性心律失常、心肌缺血、猝死等病例报道日渐增多；第四种情况会引起左主干急性闭塞，与儿童、青少年和年轻成人的猝死有关，平均发病年龄 35 岁，少数老年期发病，文献报道最年长的患者为 83 岁[13]。

正常左冠状动脉开口呈圆形或椭圆形，当左主干发自右冠口并走行于主动脉和肺动脉之间时，左主干与右冠窦夹角锐利，左冠状动脉开口呈裂隙状，损害管腔和血流；随着年龄的增长，主动脉和肺动脉发育膨胀，压迫左主干，运动时主动脉

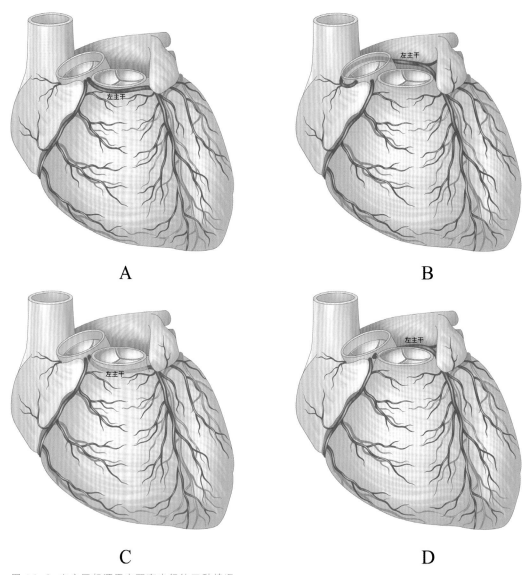

图 14-3 左主干起源于右冠窦走行的四种情况

左主干起源右冠窦后，有四种走行，分别是环绕右心室流出道走行（A）、环绕主动脉背侧走行（B）、
走行于室上嵴肌肉中（C）和走行于主动脉和肺动脉主干之间（D）

扩张，进一步压迫左主干引起左主干严重狭窄，相当于急性次全闭塞或完全闭塞，产生急性心肌缺血、致命性心律失常和猝死[14]。57% 的猝死发生于运动中或运动后不久[14]。

大部分患者平素并无症状，部分通过尸检确诊。只有 18%～30% 的病例有心血管症状发作，例如胸痛、劳力性呼吸困难、晕厥、恶性室性心律失常和猝死经历，年轻人出现这些症状需要排查左主干起源于右冠窦这种先天性冠脉异常（图 14-4）[14]。经胸超声心动图发现左主干解剖变异可以初步疑诊，冠脉造影可以确诊；此外，冠状动脉磁共振血管造影和计算机断层血管造影是重要的无创诊断工具。

左主干起源于右冠窦也是年轻竞技性

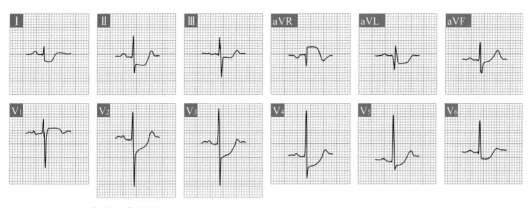

图 14-4　左主干起源于右冠窦

男，11 岁。因踢足球后突发胸痛 20 分钟入院。心电图示窦性心律，广泛性 ST 段压低，Ⅰ、Ⅱ、Ⅲ、aVL、aVF、V_2-V_6 导联 ST 段压低，aVR 导联、V_1 导联 ST 段抬高，典型的急性左主干闭塞"6+1"模式心电图。肌钙蛋白阳性。冠脉造影证实左主干起源于右冠窦，左主干走行于主动脉和肺动脉之间。患者最后死于心源性休克

运动员猝死的原因之一。2000 年意大利报道 27 例冠状动脉起源异常的猝死运动员中，23 例（85%）系左主干起源于右冠窦，4 例（15%）系右冠状动脉起源于左冠窦。左主干起源于右冠窦时，接近 70% 常规心电图正常，其余有下壁导联、胸导联 ST-T 改变，运动平板试验阳性率不足 40%，因此运动平板试验阴性不能排除致命性冠状动脉发育异常[15]。

14.3　解释多部位心肌梗死

急性左主干闭塞时，左前降支和左回旋支血供双重中断，如果无其他缺血保护机制，例如侧支循环、次全闭塞、发达的右冠优势型，势必将引起整个左心室（前壁和后壁）透壁心肌缺血，心电图表现为 ST 段抬高型心肌梗死，患者病情非常凶险，可能还未抵达医院就死于心源性休克、恶性室性心律失常和心搏骤停。因此，很难调查左主干急性血栓闭塞确切的发病率。20 世纪 80 年代美国报道的发生率为 0.06%，平均年龄 58.8 岁（44—80 岁），

男性是女性的两倍，大部分患者都有较长时间的心绞痛发作病史[16]。2002 年意大利佛罗伦萨学者报道 5 年时间里，接受直接 PCI 治疗的 ST 段抬高型心肌梗死患者中，1.5%（22/1433 例）罪犯血管为左主干，院内死亡率 56%，18% 需要冠状动脉外科干预[17]。

■ 不同情况的急性左主干闭塞

人类冠脉分布呈个体高度变异，左回旋支对左心室供血范围变异较大，发达的左优势型左回旋支甚至会跨越后室间沟，供血部分右心室后壁；发育较小的左回旋支可能仅到达左心室侧壁，然后由右冠状动脉供血左心室后壁，因此，左回旋支闭塞相关急性心肌梗死心电图差异较大。

一般情况下，左前降支供血左心室前壁（包括前室间隔）和部分右心室前壁，左前降支或左回旋支都能供血高侧壁，下壁可由回绕心尖的左前降支、左回旋支（左冠优势型）和右冠状动脉（右冠优势型）等供血。通常左心室后壁和左心房由左回旋支供血，除非右冠优势型非常发达，发

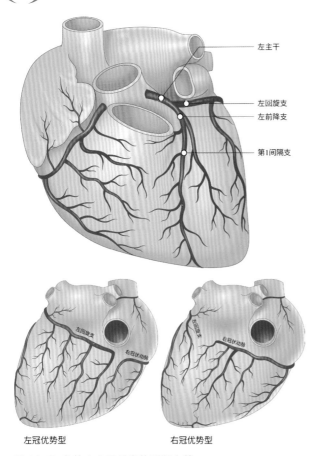

左冠优势型　　　　　**右冠优势型**

图 14-5　急性左主干闭塞的罪犯血管

急性左主干闭塞时，引起左前降支和左回旋支血供中断，左心室面临大面积心肌缺血坏死的风险。对于右冠优势型分布的个体，右冠状动脉持续供血左心室后壁、下壁，急性左主干闭塞实际只引起左心室大面积前壁、侧壁心肌梗死，预后好于左冠优势型分布个体

出大分支供血大部分左心室后壁。

左主干闭塞引起左前降支和左回旋支血供中断，导致 ST 段抬高型心肌梗死时，对于左冠优势型分布的患者而言是非常不利的，左心室大面积心肌缺血，心功能急剧恶化，数分钟内即可死于心源性休克、心搏骤停（图 14-5）。左主干闭塞在左冠优势型分布的患者中，能引起广泛前壁、后壁伴或不伴下壁心肌梗死，呈现多部位心肌梗死特征。多部位心肌梗死的出现，会带来这样一个临床问题：究竟是 1 支主

要的或优势型冠状动脉闭塞，还是多支冠状动脉同时闭塞？

■ 滥用的错误"一元论"

前壁心肌梗死的罪犯血管多为左前降支；如果心电图还有下壁、后壁，甚至右室等部位梗死，则需要考虑多支罪犯血管引起的多部位心肌梗死可能，例如左前降支和右冠状动脉同时闭塞引起的广泛前壁、下壁和后壁心肌梗死。有人认为前壁合并后壁心肌梗死时，需要用"一元论"解释，即左主干闭塞，因为左前降支和右冠状动脉同时闭塞的机会很少。这种观点是错误的。笔者查阅文献，左主干闭塞报道的最低发生率不足 0.01%，而 ST 段抬高型心肌梗死患者中，左前降支和右冠状动脉同时闭塞的发生率可达 0.7%，后者反而更多见（图 14-6）[16][18]。多支血管闭塞是指 >1 支主要的心外膜冠状动脉闭塞引起的心肌梗死，尸检发现并非罕见事件，急性心肌梗死猝死人群中，多支闭塞的发生率接近 50%[19]。因此，完全用"一元论"解释多部位心肌梗死是不合适的。

直接 PCI 的 ST 段抬高型心肌梗死患者中，多支罪犯血管的发生率为 2.5%（18/771 例），最常见的类型是左回旋支合并右冠状动脉闭塞占 50%（9/18 例），左前降支合并右冠状动脉闭塞占 28%（5/18 例），左前降支合并左回旋支闭塞占 22%（4/18 例）[18]。与左主干闭塞相同的是，多支罪犯血管多见于男性患者，发病率接近女性的 8 倍（89% : 11%），有吸烟、高血压、高血脂、糖尿病、年龄 >50 岁等冠心病危险因素。新近的荟萃分析检索了 1990—2014 年直接 PCI 的多支罪犯血管所致 ST 段抬高型心肌梗死，仅有 29 份文献共 59 例患者，这些患者临床经过不良，

心源性休克发生率 41%，室性心律失常发生率 25%，缓慢型心律失常发生率 18%，急性肺水肿发生率 11%，院内死亡率 5%，这份荟萃分析死亡率较低的原因可能系所选病例大部分为存活患者。另一项研究报道的死亡率为 46%，接近左主干闭塞死亡率[18][20]。多支冠脉同时闭塞的可能机制：①第 1 支冠脉闭塞后，引起全身较重的炎性反应和儿茶酚胺释放，诱发第 2 支冠脉血栓形成；②第 1 支冠脉闭塞后，引起血流动力学不稳定，低血压、高凝状态等促进第 2 支冠脉闭塞；③ 2 支冠脉同时长时间痉挛；④冠状动脉栓塞。接近 60% 的患者无明显其他临床诱因[18]。

■ 变化多端的急性左主干闭塞

在右冠优势型个体中，如果右冠状动脉非常发达，跨越后室间沟分布于大部分左心室后壁，急性左主干闭塞时，心电图只表现为广泛前壁心肌梗死；如果右冠状动脉只供血小部分左心室后壁，左回旋支仍供血大部分左心室后壁，急性左主干闭塞时，心电图可表现为广泛前壁、下壁和后壁心肌梗死（图 14-7）。

ST 段抬高型心肌梗死时，抬高的 ST

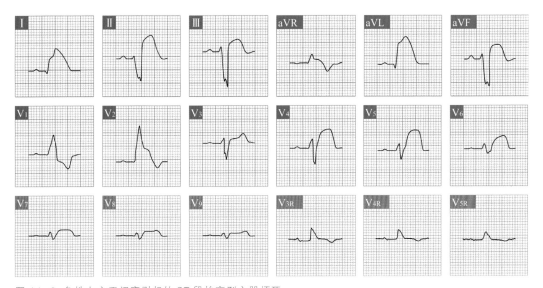

图 14-6 急性左主干闭塞引起的 ST 段抬高型心肌梗死

男，82 岁。因慢性阻塞性肺病急性加重，肺部感染，Ⅱ型呼吸衰竭入住呼吸科重症监护病房。夜间突发胸痛，床旁 18 导联心电图示窦性心律，广泛性 ST 段抬高，Ⅰ、Ⅱ、Ⅲ、aVL、aVF、V₂-V₉ 导联 ST 段抬高，提示广泛前壁、下壁和后壁心肌梗死。针对这种多部位梗死模式的心电图，罪犯血管的推测至少有三种情况：①左主干闭塞；②左前降支 + 左回旋支闭塞；③左前降支 + 右冠状动脉闭塞。V₂-V₆ 导联 ST 段抬高，提示左前降支闭塞；Ⅱ导联 ST 段抬高振幅 > Ⅲ导联，提示左回旋支参与了罪犯血管，排除右冠状动脉，推导范围缩小在①和②两种情况。从心电图方面看，aVR 导联 ST 段抬高振幅 >1mm，支持急性左主干闭塞；从临床角度看，患者发作心肌梗死后很快处于心源性休克状态，提示罪犯血管波及的心肌缺血面积广泛且非常严重，高度疑诊急性左主干闭塞。患者 20 分钟后肌钙蛋白阳性，血压下降至 50/30mmHg，后因心源性休克抢救无效死亡。患者胸痛发作时，QRS 波增宽至 160ms，呈完全性右束支阻滞和左前分支阻滞图形，束支急性缺血和室内传导障碍提示预后不佳，也间接提示左前降支闭塞部位至少位于第 1 间隔支以上。V₄-V₆ 导联 J 点抬高振幅 >50%R 波振幅，Ⅲ级斯 - 伯缺血，提示心肌严重缺血。左前降支和左回旋支同时狭窄 >70% 目前归属为左主干等危症，此类患者也属于高危心脏事件人群

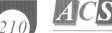

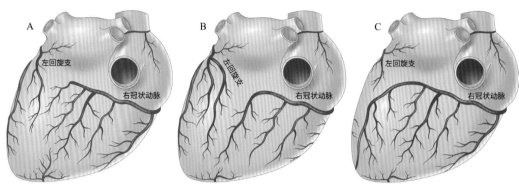

图 14-7 不同类型的右冠优势型对左心室后壁供血的分布

不同右冠优势型分布供血的左心室后壁区域权重不同。A. 右冠状动脉和左回旋支共同供血左心室后壁，左主干闭塞时，引起广泛前壁、部分左心室后壁心肌梗死。B. 右冠状动脉只供血小部分左心室后壁时，左主干闭塞可引起广泛前壁、后壁和下壁心肌梗死。C. 右冠状动脉非常发达时，甚至能够供血大部分左心室后壁，左主干闭塞只引起广泛前壁心肌梗死。心脏背面的冠脉分布模式决定了左主干闭塞时的缺血权重

段导联通常遵循冠脉解剖分布，理论上左冠优势型分布的患者，左主干闭塞引起胸导联（V_1-V_6 或 V_2-V_6）、下壁（Ⅱ、Ⅲ、aVF）、高侧壁（Ⅰ、aVL）、后壁（V_7-V_9）等导联组广泛性 ST 段抬高；右冠优势型分布的患者，ST 段抬高的导联组可见于胸导联（V_1-V_6 或 V_2-V_6）、高侧壁（Ⅰ、aVL）（图 14-8）。

急性冠脉综合征时，建议完善 18 导联心电图，充分探测心肌缺血部位。以下几种多部位心肌梗死图形，要排查左主干闭塞可能（表 14-1）。急性左主干闭塞时，在广泛前壁心肌梗死的基础上，心脏背面的左回旋支、右冠状动脉供血区域的变化、侧支循环等决定心电图的变化多端，例如是否合并下壁、后壁、甚至部分右室梗死等，给诊断带来挑战。

■ 广泛前壁合并左心房梗死

表 14-1　多部位心肌梗死提示急性左主干闭塞的心电图线索
A. 前壁合并下壁心肌梗死时
□ 当 ST 段抬高振幅 Ⅱ 导联 > Ⅲ 导联，提示左回旋支受累
B. 前壁合并后壁心肌梗死时
□ 以 V_4-V_6 导联 ST 段抬高为主的局部前壁合并后壁心肌梗死时，如果 V_1-V_3 导联 R 波振幅增高伴 ST 段等电位线或轻度压低时，有可能左前降支和左回旋支同时受累。后壁梗死引起右胸导联 ST 段对应性压低和 T 波倒置，能够掩盖右胸导联的 ST 段抬高
C. 广泛前壁合并高侧壁心肌梗死时
□ Ⅱ、Ⅲ、aVF 导联 ST 段显著压低
D. 广泛前壁合并下壁或后壁心肌梗死时
□ aVR 导联 ST 段抬高振幅 ≥ 1mm □ aVR 导联 ST 段抬高振幅 > V_1 导联 ST 段抬高振幅

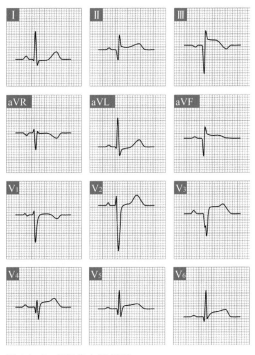

图 14-8 多部位心肌梗死

男，36 岁。胸痛 24 小时入院。肌钙蛋白阳性，血压 100/60mmHg。心电图示窦性心律，II、III、aVF、V₃-V₆ 导联 ST 段抬高伴 Q 波形成，考虑 ST 段抬高型前壁合并下壁心肌梗死。利用心电图推导罪犯血管，下壁 III 导联 ST 段抬高振幅 > II 导联，支持罪犯血管为右冠状动脉，但右冠状动脉引起 V₃-V₆ 导联局部前壁心肌梗死罕见，考虑急性前壁心肌梗死由另一支罪犯血管所致，胸导联中 V₃ 导联 ST 段抬高振幅最大，V₃-V₆ 导联 ST 段抬高振幅逐渐递减，梗死中心应位于前壁而不是左侧壁，aVL 导联 ST 段对应性压低，推测为左前降支中段以远闭塞。冠脉造影最后证实右冠优势型分布，右冠状动脉后降支闭塞和左前降支中段以远闭塞。左前降支不回绕心尖供血下壁

理论上，广泛前壁心肌梗死合并左心房梗死时，要考虑左回旋支受累，怀疑左主干或左前降支/左回旋支同时闭塞。不过，心房梗死极易被心电图医师、临床医师忽视，因为心房梗死的主要心电图诊断标准是 PQ 段抬高或压低，容易受窦性心动过速、房性心律失常（心房扑动、心房颤动）、基线漂移、心肌梗死相关心包炎

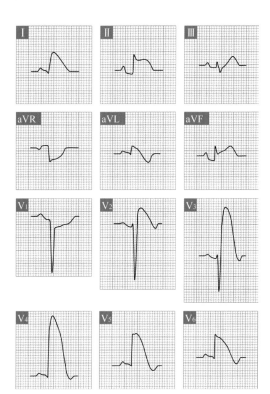

图 14-9 左主干闭塞引起的 ST 段抬高型心肌梗死

男，68 岁。因胸痛 5 小时入院。入院时血压 90/60mmHg，肌钙蛋白阳性。心电图示窦性心律，广泛性 ST 段抬高，I、II、aVL、aVF、V₂-V₆ 导联 ST 段抬高，提示高侧壁、下壁、广泛前壁心肌梗死，典型的多部位心肌梗死。aVL、V₂-V₆ 导联 ST 段抬高，提示左前降支闭塞位置较高，至少在第 1 对角支以上；值得注意的是，II、III、aVF、V₁-V₃ 导联 PQ 段压低，I、aVL、V₅-V₆ 导联 PQ 段抬高 0.5mm，怀疑左心房梗死；下壁 II 导联 ST 段抬高振幅 > III 导联，推测左回旋支闭塞，综上所述，罪犯血管推断为左主干闭塞或左前降支联合左回旋支闭塞，冠脉造影证实左主干闭塞。V₄-V₆ 导联 J 点抬高振幅 >50%R 波振幅，斯-伯 III 级心肌缺血模式。患者入院后 3 小时，突发心脏骤停，抢救无效死亡

等影响，很难诊断（图 14-9）。此外，诊断急性心肌梗死依靠病理性 Q 波、ST-T 改变等宏观心电图征象，很容易忽视微观细节，漏诊心房梗死。

右心房的血液供应来自右冠状动脉，主支供血右心房前壁，然后穿透房间隔到

达右心房后壁；左心房的血液供应主要来自左回旋支，有时右冠状动脉发出左房支供血左心房前上部分。左主干闭塞时，累及左回旋支势必引起心房梗死。临床上心房梗死实际少见，因为心房壁菲薄，能够从心房腔内血液直接获得氧分。心房梗死可以单独发生，但通常合并心室梗死发生，右心房梗死比左心房常见，右心房梗死发生率为81%～98%，左心房为2%～19%，双侧心房为19%～24%[21]。心电图上，心房梗死的诊断主要观察 PQ 段。左心房梗死的心电图诊断标准：① aVR、aVL、V_5-V_6 导联 PQ 段抬高 >0.5mm；② Ⅱ、Ⅲ、aVF、V_1-V_2 导联对应性 PQ 段压低 >1.5mm；③ P 波形态畸形，呈"W 形"、"M 形"或"心房 q 波"等；④常常合并房性心律失常，一旦出现心房扑动、心房颤动，很难依靠心电图诊断心房梗死[22]。

14.4 急性左主干闭塞相关 ST 段抬高型心肌梗死

从临床实用角度看，急性左主干闭塞引起的 ST 段抬高型心肌梗死的心电图鉴别重点涉及两方面问题：①如何跟多支冠脉闭塞引起的多部位心肌梗死鉴别；②如何跟单支左前降支近段闭塞引起的广泛前壁心肌梗死鉴别。

在不考虑合并下壁、后壁等情况下，急性左主干闭塞引起的 ST 段抬高型心肌梗死心电图共性为广泛前壁心肌梗死，Ⅱ、Ⅲ、aVF 导联 ST 段对应性压低且压低程度多见 Ⅲ 导联 > Ⅱ 导联，具体波形主要有三种类型：第一种是左前降支型，约占51.4%，心电图 QRS 波无明显增宽，电轴左偏，ST 段抬高主要出现于 V_2-V_5/V_6 导联，多数 aVR 导联 ST 段抬高（图 14-6 和图14-10A）；第二种图形是完全性右束支阻滞型，约占37.1%，心电图表现为宽 QRS 波，完全性右束支阻滞伴或不伴左前分支阻滞，aVR 导联抬高的发生率100%，ST 段抬高主要见于 Ⅰ、aVR、V_2-V_5/V_6 导联（图14-10B）；第三种是不确定型，心肌梗死波形特征无法分类为以上两种，此类图形中 11.5% 有 aVR 导联 ST 段抬高（表 14-2 和图 14-9）[23]。

左主干闭塞引起的前壁心肌梗死，V_2-V_6 导联 ST 段抬高的发生率（42.8%）高于左前降支闭塞（14.3%），提示左主

表 14-2 左主干闭塞的心电图特点

心电图特点	左前降支型	完全性右束支阻滞型
ST 段抬高导联	V_2-V_5/V_6 伴或不伴 Ⅰ、aVL	V_2-V_5/V_6 伴或不伴 Ⅰ、aVL
Ⅱ、Ⅲ、aVF 导联对应性 ST 段压低	77.8%	71.4%
aVR 导联 ST 段抬高发生率	66.7%	100%
电轴左偏发生率	常见	53.8%，电轴左偏或无人区电轴
完全性右束支阻滞	无，常有左前分支阻滞	有，常伴左前分支阻滞
病理性 Q 波发生率	常见，66.7%	少见，15.4%
T 波倒置发生率	多见，55.6%	少见，15.4%

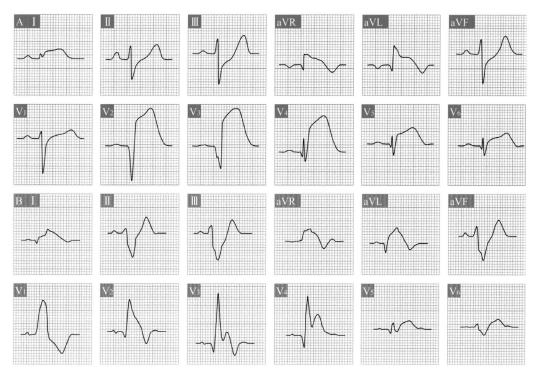

图 14-10 急性左主干闭塞引起的 ST 段抬高型心肌梗死

A. 女，39 岁。胸痛 1 小时入院。心电图示窦性心律，Ⅰ 导联 QRS 波呈 r 形，Ⅲ 导联呈 RS 形，电轴左偏 -70°，Ⅰ、aVL、V₂-V₆ 导联 ST 段抬高，临床诊断广泛前壁心肌梗死。V₂-V₃ 导联 ST 段抬高且抬高振幅最大，提示心肌梗死波及前间隔区域，罪犯血管至少位于左前降支第 1 间隔支开口近端部位；Ⅰ、aVL 导联 ST 段抬高，提示罪犯血管至少位于第 1 对角支发出部位近端，综合两个推论意见，闭塞部位共同位于第 1 间隔支和第 1 对角支开口以上，闭塞部位非常高，结合 aVR 导联 ST 段抬高，V₁ 导联 ST 段不抬高，高度怀疑主干闭塞。冠脉造影最后证实急性主干闭塞。本例心电图模式是急性左主干闭塞的左前降支型。B. 男，49 岁。胸痛 30 分钟入院。心电图所示窦性心律，Ⅰ、aVL、V₂-V₆ 导联 ST 段抬高，广泛前壁合并侧壁心肌梗死，QRS 波增宽，V₁ 导联呈 R 形，V₅-V₆ 导联 S 波增宽，Ⅱ、Ⅲ 导联呈 rS 波，S_Ⅲ>S_Ⅱ，电轴左偏，完全性右束支合并左前分支阻滞。前壁心肌梗死合并新发完全性右束支阻滞，提示左前降支第 1 间隔支近段受累；Ⅰ、aVL 导联 ST 段抬高，高度怀疑第 1 对角支开口近段受累，综合以上两个意见，罪犯血管位于第 1 间隔支和第 1 对角支开口以上左前降支近段或左主干。aVR 导联 ST 段抬高支持推导罪犯血管为急性左主干闭塞。冠脉造影最后证实左主干闭塞。患者入院后很快死于心源性休克。比较 A 和 B 两份左主干急性闭塞心电图，A 模式心电图 QRS 波不宽，广泛前壁心肌梗死，酷似左前降支近段闭塞心电图，即左前降支型；B 模式心电图亦为广泛前壁心肌梗死，但 QRS 波增宽，呈完全性右束支阻滞型。临床上这两种模式的广泛前壁心肌梗死，必须将左主干闭塞考虑在内，因为此类患者最为凶险

干闭塞引起的心肌缺血面积更为广泛[23]。广泛前壁心肌梗死时，胸导联 ST 段抬高幅度之和大于 10mm 且侧支循环较少的患者，左心室射血分数显著降低[24]。值得注意的是，心电图推导的罪犯血管最后需要冠脉造影或其他冠脉影像学检查确认，

因为始终有一部分推导在常规经验之外。

■ aVR 导联 ST 段抬高

随着临床冠脉造影和心电图对照研究的深入，逐渐发现急性心肌梗死时，可以利用 ST 段抬高导联（指示性改变）和压

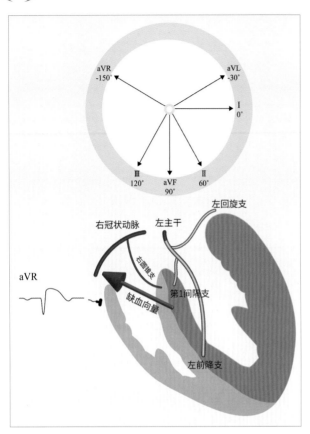

图 14-11 前壁心肌梗死时 aVR 导联 ST 段抬高的机制

间隔基底部接受左前降支的第 1 间隔支和右冠状动脉发出的圆锥支双重供血，因此，左主干闭塞、左前降支第 1 间隔支以上部位闭塞、右冠状动脉近段闭塞等都能引起间隔基底部梗死，ST 向量指向右、上、前方，aVR 导联 ST 段抬高

低导联（对应性改变）分布特征大致推导罪犯血管。额面导联系统中，aVR 导联指向右上方，并非冠状动脉解剖分布导联，ST 段抬高型心肌梗死的诊断定位一般不参考 aVR 导联。

室间隔基底部的血供来源于左前降支的第 1 间隔支和右冠状动脉发出的间隔支（即右圆锥支），室间隔基底部发生透壁心肌缺血时，缺血向量朝向右、前、上方，平行于 aVR 导联轴，导致 aVR 导联 ST 段抬高，因此，前壁心肌梗死时，如果观察到 aVR 导联 ST 段抬高，提示罪犯血管至少位于第 1 间隔支部位，敏感度 43%，特

异度 95%（图 14-11）[25][26]。有人认为 aVR 导联 ST 段抬高可能是 V_5、V_6 导联 ST 段压低的对应性改变，但左主干闭塞时，V_5、V_6 导联 ST 段压低的发生率分别为 38% 和 44%，而 aVR 导联 ST 段抬高发生率为 88%，似不支持单纯的对应性改变假说[27]。

右冠状动脉近段闭塞引起室间隔基底部透壁缺血所致 aVR 导联 ST 段抬高时，通常伴下壁（Ⅱ、Ⅲ、aVF）、右室（V_{3R}-V_{5R}）和后壁（V_7-V_9）等导联 ST 段抬高，较容易推导罪犯血管，特别是 Ⅲ 导联 ST 段抬高振幅 > Ⅱ 导联支持罪犯血管推导为右冠状动脉。前壁心肌梗死时，室间隔基底部的缺血向量要受到左心室其他部位缺血向量的对抗，例如侧壁、下壁，aVR 导联 ST 段有对应性压低趋势，故 aVR 导联 ST 段抬高的发生率不高，一旦抬高则高度提示左前降支第 1 间隔支以上部位闭塞。由于第 1 间隔支以上部位包括两种情况：左主干闭塞和左前降支近段闭塞，心电图能够进一步区分这两种情况吗？（图 14-12）

左前降支近段，特别是第 1 间隔支以上部位闭塞时，引起前间隔、左心室前壁心肌梗死，通常 V_1-V_3 导联 ST 段抬高。左主干闭塞时，理论上左心室前壁梗死面积更大，胸导联 ST 段抬高的分布导联数更多、ST 段抬高振幅更大，稍微特殊的地方是，左主干闭塞时，涉及左回旋支血供中断，波及左心室侧壁、后壁梗死，后壁梗死时 V_7-V_9 导联 ST 段抬高，对应性引起 V_1-V_3 导联 ST 段压低，削弱 V_1-V_3 导联 ST 段抬高振幅，V_1 导联 ST 段表现为不抬高或轻微抬高，不及单纯左前降支近段闭塞时显著。动物实验研究证实，前壁合并后壁梗死时，后壁梗死对前壁 ST 段抬高的削减程度可达 60%[28]。

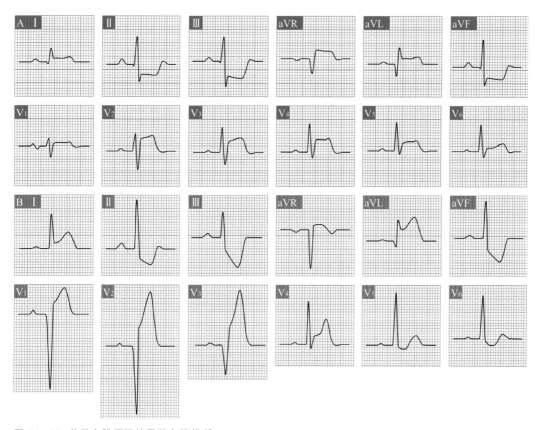

图 14-12　前壁心肌梗死的罪犯血管推断

A 和 B 均为前壁心肌梗死，初步推断罪犯血管都属于左前降支近段闭塞，两者都有 I、aVL 导联 ST 段抬高，提示闭塞部位在第 1 对角支开口以上；右胸导联均有受累，高度提示闭塞部位也位于第 1 间隔支开口以上，两个病例的罪犯血管闭塞部位都很高，推测为左前降支近段或左主干

■ aVR 导联 ST 段抬高 ≥ V₁ 导联

急性左主干闭塞时，aVR 导联 ST 段抬高（>0.5mm）的发生率为 80% ～ 88%，左前降支近段闭塞时发生率 23% ～ 43%，右冠状动脉近段闭塞时发生率 6% ～ 8%，但左主干闭塞时 V_1 导联 ST 段抬高振幅显著低于左前降支，因此，左主干闭塞时，aVR 导联 ST 段抬高振幅 ≥ V_1 导联发生率高于左前降支近段闭塞（81% vs. 20%），这一指标从前壁心肌梗死心电图中识别出罪犯血管为左主干的敏感度为 81%，特异度为 80%，准确度为 80%[23][24]。反之，前壁心肌梗死时，V_1 导联 ST 段抬高振幅 >aVR 导联 ST 段，支持推导罪犯血管为左前降支近段闭塞。

V_1-V_4 导联 ST 段抬高 >2.5mm 时，倾向于判断罪犯血管为左前降支近段；此外，单独左前降支近段（第 1 间隔支以上）闭塞引起前壁心肌梗死时，V_5-V_6 导联 ST 段对应性压低，尽管 V_6 导联 ST 段压低程度更低，但 V_5 导联 ST 段压低推断左前降支近段闭塞的特异度更高[26]。相反，左主干闭塞引起 ST 段抬高型心肌梗死时，左回旋支同时受累，V_5-V_6 导联 ST 段抬高。

图 14-12 的两份心电图都表现为急性前壁心肌梗死，图 A 中 I、aVR、aVL、V_1-V_6 导联 ST 段抬高，图 B 中 aVR、

V₁-V₄ 导联 ST 段抬高，V₁-V₃ 导联 ST 段抬高提示左前降支第 1 间隔支以上部位闭塞；图 A 和图 B 均有 aVR 导联 ST 段抬高，但图 A 中 aVR 导联抬高程度更显著且抬高

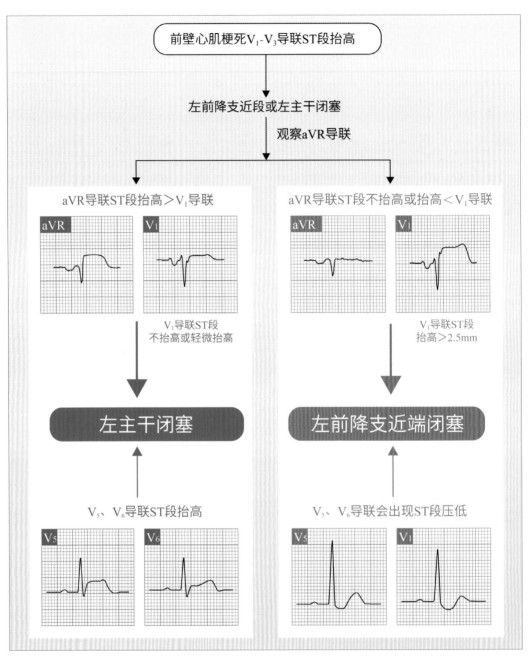

图 14-13　前壁心肌梗死的罪犯血管推断流程

前壁心肌梗死时，如果 V₁-V₃ 导联 ST 段抬高，初步考虑左前降支近段，特别是第 1 间隔支以上部位闭塞或左主干闭塞。首先观察 aVR 导联 ST 段有无抬高，aVR 导联 ST 段抬高提示左主干闭塞可能性大，aVR 导联 ST 段无抬高提示左前降支近段闭塞可能性大；再进一步比较 aVR 和 V₁ 导联 ST 段抬高程度，aVR 导联 ST 段抬高振幅 ≥ V₁ 导联，进一步验证左主干闭塞。一定要记住这个诊断流程的正确度只有 80%，另有 20% 的左主干闭塞不满足该流程标准

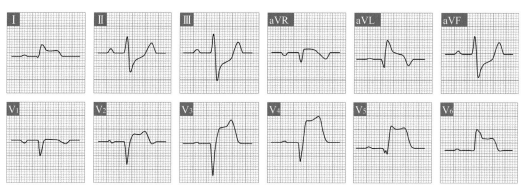

图 14-14 左主干闭塞引起的 ST 段抬高型心肌梗死

女，67 岁。胸痛 1 小时入院。心电图示窦性心律，Ⅰ、aVR、 aVL、V₂-V₆ 导联 ST 段抬高，Ⅱ、Ⅲ、aVF 导联对应性压低，心电图表现为广泛前壁心肌梗死，初步判断罪犯血管为左前降支近段闭塞。仔细分析心电图，V₁ 导联 ST 段无抬高，aVR 导联 ST 段抬高约 1.5mm，就是这细微的 aVR 导联 ST 段抬高且抬高振幅 >V₁ 导联，进一步怀疑罪犯血管为左主干。冠脉造影证实急性左主干完全闭塞性血栓形成。如果忽略 aVR 导联的轻微 ST 段抬高，该份心电图容易误判罪犯血管为左前降支近段。V₅、V₆ 导联 J 点抬高振幅 / R 波振幅 >50%，Ⅲ级斯 - 伯缺血分级，缺血中心位于左心室前侧壁区域

表 14-3   aVR 导联 ST 段抬高的临床情况
急性冠脉综合征
□左主干闭塞
□左前降支近段闭塞所致前壁心肌梗死
□三支冠脉病变所致不稳定型心绞痛
□弥漫性心内膜下心肌缺血
急性肺栓塞
严重左心室肥厚
□肥厚型心肌病
□主动脉瓣狭窄
主动脉夹层

振幅 >V₁ 导联，相反图 B 中 V₁ 导联 ST 段抬高程度更显著且抬高振幅 >aVR 导联，心电图推测图 A 的罪犯血管为左主干，图 B 为左前降支近段，根据冠脉造影证实之。

ST 段抬高型心肌梗死时，根据心电图推导罪犯血管，现有诊断流程的准确度都不能达到 100%，例如左前降支近段闭塞引起更广泛的前壁心肌缺血时，aVR 导联 ST 段也可以抬高；12% 的左主干闭塞不伴 aVR 导联 ST 段抬高，甚至压低；aVR 导联 ST 段抬高振幅 >V₁ 导联指标推导左主干闭塞的正确度 80%，20% 的病例在此之外（图 14-13 和图 14-14）[24][25]。心电图推导罪犯血管只是一种概率倾向性，分析者应更深入地了解概率之外的种种情况，不然会导致大量漏诊和误诊。

临床上，确诊罪犯血管必须依赖冠脉影像学检查。当前左主干闭塞所致 ST 段抬高型心肌梗死的临床心电图研究，都是基于小样本研究和病例报道，需要大样本病例进一步证实。此外，aVR 导联 ST 段抬高尚见于其他情况（表 14-3）。主动脉瓣狭窄患者如 aVR 导联 ST 段抬高，系严重心内膜下心肌缺血的心电图标志[29]。

■ aVR 导联 ST 段不抬高的急性 左主干闭塞

三种类型的急性左主干闭塞心电图中，aVR 导联 ST 段抬高最多见于完全性

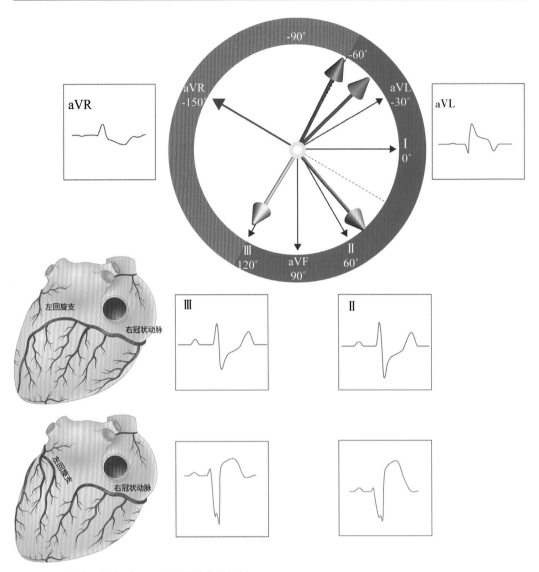

图 14-15 左主干闭塞时 aVR 导联不抬高的机制

左主干闭塞所致 ST 段抬高型心肌梗死中，接近 12% 的患者 aVR 导联无 ST 段抬高，aVR 导联 ST 段不抬高的机制有：①下壁、后壁缺血向量对抗前壁导联 ST 段抬高；②合并完全性右束支阻滞，继发性 ST-T 改变削弱 aVR、V_1 导联 ST 段抬高；③右冠优势型分布的患者，发达的右圆锥支持续供血室间隔基底部。根据额面导联系统导联轴关系，aVR 导联轴正侧部分位于 −60°～ +120° 区域（角度圈红色区域），朝向该区域的缺血向量引起 aVR 导联 ST 段抬高。当左主干闭塞引起广泛前壁心肌梗死且左心室前壁上部（高侧壁区域）为中心梗死区域，左心室后壁系右冠优势型分布，不合并下壁、后壁心肌梗死，缺血向量指向左上 −30°～ −60° 区域（蓝色箭头），aVL 导联 ST 段抬高，II、III、aVF 导联对应性 ST 段压低且压低程度 III 导联 > II 导联（蓝色心电图），−30°～ −60° 区域位于 aVR 导联轴负侧部分，aVR 导联 ST 段压低；缺血向量位于 −60° 时（紫色箭头），aVR 导联 ST 段将位于等电位线无偏移。第二种情况，左回旋支供血部分或大部分左心室后壁，左主干闭塞除了引起广泛前壁心肌梗死外，还伴有后壁、下壁心肌梗死，额面缺血向量指向左下方或右下方 30°～ +120° 区域时（淡红色箭头），II、III、aVF 导联指示性 ST 段抬高（淡红色心电图），aVL 导联 ST 段可出现抬高（少见）或等电位线、压低（多见），30°～ +120° 区域位于 aVR 导联轴负侧部分，aVR 导联 ST 段压低；当缺血向量指向 +120° 时（草绿色箭头），正好位于 aVR 导联轴垂分线上，aVR 导联 ST 段位于等电位线上

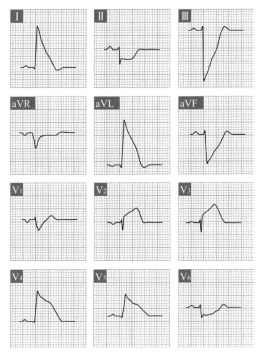

图 14-16　急性左主干闭塞心电图

男，47 岁。胸痛 1 小时入院。肌钙蛋白阳性，入院时血压 80/50mmHg。心电图示窦性心律，广泛性 ST 段抬高，Ⅰ、aVL、V₂-V₅ 导联 ST 段抬高，Ⅱ、Ⅲ、aVF 导联 ST 段压低，ST 段压低程度 Ⅲ 导联 > Ⅱ 导联，值得注意的是 aVR 导联 ST 段压低，V₆ 导联 ST 段压低，QRS 间期不宽。aVL 导联 ST 段抬高，提示缺血向量朝向左上方，闭塞部位在左前降支第 1 对角支开口以上，V₂-V₃ 导联 ST 段抬高提示闭塞部位在左前降支第 1 间隔支开口以上，综合以上意见，罪犯血管推测为左主干闭塞或左前降支近段（发出第 1 对角支和第 1 间隔支以前的共同高位），优先考虑左主干闭塞。冠脉造影证实左主干完全闭塞，右冠状动脉较为发达并发出分支供血左心室侧壁，因此 V₆ 导联 ST 段无抬高。注意该例急性左主干闭塞引起的 ST 段抬高型心肌梗死，aVR 导联 ST 段无抬高，而是 ST 段压低

右束支阻滞型，其次为左前降支型，不定型发生率最少，因而当广泛前壁心肌梗死不伴 aVR 导联 ST 段抬高时，有时难以利用心电图推断罪犯血管为左主干或左前降支近段闭塞，这种情况下可以优先考虑最危急的左主干闭塞（图 14-15、图 14-16

表 14-4　左主干闭塞的心电图和临床线索

临床线索
□ 心源性休克
□ 心搏骤停
心电图线索：前壁心肌梗死伴
□ aVR 导联 ST 段抬高
□ V₁ 导联 ST 段无抬高或轻微抬高
□ ST 段抬高振幅 aVR 导联 ≥ V₁ 导联
□ 广泛性 ST 段抬高：V₂-V₅/V₆ 伴或不伴 Ⅰ、aVL 导联 ST 段抬高
□ Ⅱ、Ⅲ、aVF 导联 ST 段对应性压低
□ 合并新发完全性右束支阻滞伴或不伴左前分支阻滞

和表 14-4）[23]。

左主干闭塞导致的 ST 段抬高型前壁心肌梗死，37.1% ~ 60% 合并完全性右束支阻滞和左前分支阻滞[23][30]。希氏束远段、右束支和左前分支由左前降支发出的第 1 间隔支供血，而左后分支和左束支由左、右冠状动脉双重供血，人群中右冠优势型个体占多数，因此，急性左主干闭塞常发生完全性右束支阻滞和左前分支阻滞，完全性左束支阻滞发生率只有 2.8%[23]。急性心肌缺血/梗死时，新发束支阻滞表明严重左心室缺血和室内传导障碍。急性前壁心肌梗死时，如果合并新发完全性右束支阻滞，提示罪犯血管位于左前降支第 1 间隔支以上部位，即左前降支近段或左主干。急性心肌梗死时，室内传导异常在左主干闭塞组发生率最高（40%），其次为左前降支（14.3%）、左回旋支（8.6%）和右冠状动脉（11.4%）；此外，急性左主干闭塞组平均 QRS 间期最宽（100 ~ 160ms），心肌梗死患者的 QRS 间期越宽，预示冠脉介入治疗后无复流风

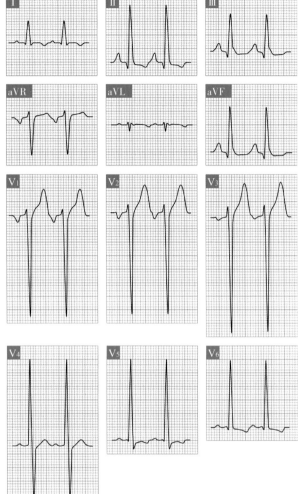

滞，故是否出现束支阻滞不能作为左主干闭塞的判断标准。右冠优势型伴左回旋支发育较小的患者，左主干闭塞只引起大面积前壁心肌梗死，心电图表现为单纯左前降支近段闭塞模式。

左主干闭塞时，额面心电轴左偏的发生率（54%）显著高于左前降支、左回旋支和右冠状动脉等罪犯血管，这是严重前壁和后侧壁心肌联合缺血，损伤电流朝向右肩，这种心电图模式表现为是 aVR、aVL、V_2-V_6 导联 ST 段抬高伴电轴左偏[24][32]。电轴左偏对左主干闭塞的推导价值尚需进一步证实，因为左前降支近段闭塞所致前壁心肌梗死也常伴电轴左偏。

强调的一个临床思维是，当接诊一位广泛前壁心肌梗死患者时，医师要习惯性排查有无左主干闭塞的心电图征象。这可以解释，为何一些广泛前壁心肌梗死患者入院后很快死亡，一些能存活出院，部分原因就是罪犯血管不同引起的临床结局迥异。罕见情况下，急性左主干闭塞时心电图可无明显的 ST 段抬高或压低，仅表现为非特异性 T 波改变（图 14-17）。除了动脉粥样硬化，文献报道的急性左主干闭塞还见于亚急性感染性心内膜炎的细菌性栓子脱落，引起冠状动脉栓塞；血液系统疾病（白血病、红细胞增多症等）伴随的高凝状态并发急性左主干闭塞；狭长形心脏肿瘤嵌顿左冠状动脉口等[33][34][35]。

图 14-17 不典型的急性左主干闭塞心电图

男，60 岁。突发呼吸困难 60 分钟入院。心电图示窦性心动过速，心率 107 次 / 分，V_1 导联 S 波振幅 37.5mm，V_5 导联 R 波振幅 30mm，S_{V_1}+R_{V_5}=67.5mm，符合左心室肥厚心电图诊断标准；V_1 导联 P 波终末电势增大，提示左心房异常；Ⅱ、Ⅲ、aVF 和 V_6 导联 ST 段压低 1mm，V_5 导联 ST 段压低 0.5mm，Ⅰ、Ⅱ、aVL、V_5 和 V_6 导联 T 波倒置。从心电图 ST-T 改变看，倾向于下侧壁区域心肌缺血，肌钙蛋白阳性，诊断非 ST 段抬高型心肌梗死。心电图推测左回旋支病变，冠脉造影最后证实左主干次全闭塞

险越大，是预后不佳的心电图指标[24][31]。

右冠优势型分布的患者，如果发达的右圆锥支为室间隔和传导系统提供双重供血，左主干闭塞可不出现完全性右束支阻

参考文献

[1] Reig J, Petit M.Main trunk of the left coronary artery: anatomic study of the parameters of clinical interest.Clin Anat,2004,17(1):6-13.

[2] Johnson AD, Detwiler JH, Higgins CB.Left coronary artery anatomy in patients with bicuspid aortic valves.Br Heart J,1978,40(5):489-493.

[3] Gazetopoulos N, Ioannidis PJ, Karydis C, et al.Short left coronary artery trunk as a risk factor in the development of coronary atherosclerosis. Pathological study.Br Heart J,1976,38(11):1160-1165.

[4] Kalbfleisch H, Hort W.Quantitative study on the size of

coronary artery supplying areas postmortem.Am Heart J,1977,94(2):183-188.

[5] Yamanaka O, Hobbs RE.Coronary artery anomalies in 126,595 patients undergoing coronary arteriography. Cathet Cardiovasc Diagn,1990,21(1):28-40.

[6] Lange R, Vogt M, Hörer J, et al.Long-term results of repair of anomalous origin of the left coronary artery from the pulmonary artery.Ann Thorac Surg,2007,83(4):1463-1471.

[7] Cheitlin MD, De Castro CM, McAllister HA.Sudden death as a complication of anomalous left coronary origin from the anterior sinus of Valsalva, A not-so-minor congenital anomaly.Circulation,1974,50(4):780-787.

[8] Taylor AJ, Rogan KM, Virmani R.Sudden cardiac death associated with isolated congenital coronary artery anomalies.J Am Coll Cardiol,1992,20(3):640-647.

[9] Vincelj J, Todorovic N, Marusic P, et al. Anomalous origin of the left coronary artery from the right sinus of Valsalva in a 62-year-old woman with unstable angina pectoris: a case report. Int J Cardiol,2010,142(3):e35–37.

[10] Zeigler VL, Payne L.Sudden cardiac death in the young.Crit Care Nurs Q,2010,33(3):219-232.

[11] Hauser M. Congenital anomalies of the coronary arteries. Heart,2005,91(9):1240–1245.

[12] Roberts WC, Shirani J.The four subtypes of anomalous origin of the left main coronary artery from the right aortic sinus (or from the right coronary artery).Am J Cardiol,1992,70(1):119-121.

[13] Chang HR, Hsieh JC, Chao SF, et al.Sudden Cardiac Death Associated with Anomalous Origin of the Left Main Coronary Artery from the Right Sinus, with an Intramural Course.Tex Heart Inst J,2015,42(6):554-557.

[14] De Rosa G, Piastra M, Pardeo M, et al.Exercise-unrelated sudden death as the first event of anomalous origin of the left coronary artery from the right aortic sinus.J Emerg Med,2005,29(4):437-441.

[15] Basso C, Maron BJ, Corrado D, et al. Clinical profile of congenital coronary artery anomalies with origin from the wrong aortic sinus leading to sudden death in young competitive athletes. J Am Coll Cardiol,2000,35(6):1493-1501.

[16] Zimmern SH, Rogers WJ, Bream PR, et al.Total occlusion of the left main coronary artery: the Coronary Artery Surgery Study (CASS) experience.Am J Cardiol,1982,49(8):2003-2010.

[17] Neri R, Migliorini A, Moschi G, et al.Percutaneous reperfusion of left main coronary disease complicated by acute myocardial infarction.Catheter Cardiovasc Interv,2002,56(1):31-34.

[18] Pollak PM, Parikh SV, Kizilgul M, et al.Multiple culprit arteries in patients with ST segment elevation myocardial infarction referred for primary percutaneous coronary intervention. Am J Cardiol,2009,104(5):619-623.

[19] Davies MJ, Thomas A.Thrombosis and acute coronary-artery lesions in sudden cardiac ischemic death.N Engl J Med,1984,310(18):1137-1140.

[20] Mahmoud A, Saad M, Elgendy IY.Simultaneous multi-vessel coronary thrombosis in patients with ST-elevation myocardial infarction: a systematic review.Cardiovasc Revasc Med,2015,16(3):163-166.

[21] Lazar EJ, Goldberger J, Peled H, et al.Atrial infarction: diagnosis and management.Am Heart J,1988,116(4):1058-1063.

[22] Liu CK, Greenspan G, Piccirllo RT.Atrial infarction of the heart.Circulation,1961,23(3):331-338.

[23] Hirano T, Tsuchiya K, Nishigaki K, et al.Clinical features of emergency electrocardiography in patients with acute myocardial infarction caused by left main trunk obstruction.Circ J,2006,70(5):525-529.

[24] Kurisu S, Inoue I, Kawagoe T, et al. Impact of the magnitude of the initial ST-segment elevation on left ventricular function in patients with anterior acute myocardial infarction. Circ J,2004,68(10):903-908.

[25] Yamaji H, Iwasaki K, Kusachi S, et al.Prediction of acute left main coronary artery obstruction by 12-lead electrocardiography. ST segment elevation in lead aVR with less ST segment elevation in lead V(1).J Am Coll Cardiol,2001,38(5):1348-1354.

[26] Engelen DJ, Gorgels AP, Cheriex EC, et al.Value of the electrocardiogram in localizing the occlusion site in the left anterior descending coronary artery in acute anterior myocardial infarction.J Am Coll Cardiol,1999,34(2):389-395.

[27] Sclarovsky S, Nikus KC, Birnbaum Y.Manifestation of left main coronary artery stenosis is diffuse ST depression in inferior and precordial leads on ECG.J Am Coll Cardiol,2002,40(3):575-76; author reply 576-577.

[28] Cinca J, Noriega FJ, Jorge E, et al.ST-segment deviation behavior during acute myocardial ischemia in opposite ntricular regions: observations in the intact and perfused heart.Heart Rhythm,2014,11(11):2084-2091.

[29] Huang TC, Lee MK, Lin SJ, et al.Diffuse ST-Segment Depression with ST-Segment Elevation in Lead aVR in 12-Lead Electrocardiography May Indicate Ischemic Change of Severe Aortic Stenosis.Acta Cardiol Sin, 2015,31(5):449-452.

[30] Fiol M, Carrillo A, Rodríguez A, et al.Electrocardiographic changes of ST-elevation myocardial infarction in patients with complete occlusion of the left main trunk without collateral circulation: differential diagnosis and clinical considerations.J Electrocardiol,2012,45(5):487-490.

[31] Suzuki M, Saito M, Nagai T, et al.Association between initial QRS duration and no-reflow phenomenon in patients with acute left main coronary artery obstruction.Am J Cardiol,2003,91(12):1469-1471, A6-8.

[32] D'Angelo C, Zagnoni S, Gallo P, et al.Electrocardiographic changes in patients with acute myocardial infarction caused by left main trunk occlusion.J Cardiovasc Med (Ha gerstown),2018,19(8):439-445.

[33] Pavani M, Conrotto F, D'Ascenzo F, et al.Left main occlusion secondary to infective endocarditis vegetation: "The unusual suspect".Cardiovasc Revasc Med,2017,18(5):367-368.

[34] Kheiwa A, Turner D, Schreiber T.Left main coronary artery embolization in an 11-year-old girl due to inflammatory myofibroblastic tumor of the mitral valve.Catheter Cardiovasc Interv,2016,87(5):933-938.

[35] Shah NC, Munir SM, Alp NJ.Spontaneous aortic thrombosis causing left main coronary occlusion in a man with secondary polycythemia.JACC Cardiovasc Interv,2011,4(8):934-935.

■晋 军 　■王 勇

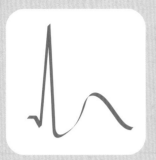

第 15 章

急性左主干闭塞（Ⅱ）

非 ST 段抬高型心肌梗死

不稳定型心绞痛和非 ST 段抬高型心肌梗死单靠心电图有时难以诊断，医师习惯通过检测心肌生化标志物区分两种临床情况：肌钙蛋白阳性倾向于诊断为非 ST 段抬高型心肌梗死，肌钙蛋白阴性则诊断为不稳定型心绞痛。部分不稳定型心绞痛患者的肌钙蛋白可以轻度升高，给鉴别诊断带来困难。实际上，只要肌钙蛋白阳性，无论是不稳定型心绞痛或非 ST 段抬高型心肌梗死，都属于高风险人群。新近报道依靠肌钙蛋白阳性诊断为非 ST 段抬高型心肌梗死的患者中，15% 实际仍为不稳定型心绞痛，这些患者的心血管事件风险和冠脉病变程度均较重，因此，诊断不稳定型心绞痛和非 ST 段抬高型心肌梗死不能囿于诊断标准而要基于患者的心血管事件风险[1]。

信息，结合临床表现，更好地评估患者风险，筛选高危患者，有助于治疗决策的制定和医患沟通。

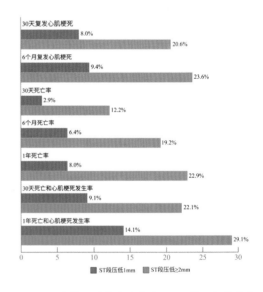

图 15-1 急性冠脉综合征心电图 ST 段压低程度和不良预后

数据分析来源于《血小板Ⅱb/Ⅲa 拮抗剂降低急性冠脉综合征事件全球协作网络研究》（The Platelet IIb/IIIa Antagonism for the Reduction of Acute Coronary Syndrome Events in a Global Organization Network Study，PARAGON-A），纳入 2282 例非 ST 段抬高型急性冠脉综合征患者，心电图分析显示 ST 段压低 ≥ 2mm 组患者的心脏事件和死亡率远远高于 ST 段压低 1mm 组的患者

15.1 高危非 ST 段抬高型急性冠脉综合征

ST-T 改变不仅是诊断急性冠脉综合征的重要心电图指标，同时也蕴含了丰富的预后信息。不稳定型心绞痛和非 ST 段抬高型心肌梗死的高危心电图存在一些共性，接诊时要留意初诊心电图的这些危险

■ 最大 ST 段压低 ≥ 2mm

心电图上，ST 段只要压低 ≥ 0.5mm，即是不良心脏事件的独立预测指标，ST 段压低程度越重，患者院内死亡率、不良事件发生率、30 天死亡率和 1 年死亡率增加越显著（图 15-1）[2][3]。ST 段无压低、压低 0.5 ~ 1mm、1mm 和 ≥ 2mm 的非 ST 抬高型急性冠脉综合征患者，四年死亡率分别是 9%、12%、15% 和 41%[4]。众多的临床研究和指南建议强调非 ST 段抬高型急性冠脉综合征患者的心电图，ST 段压低 1mm 和 2mm 分别是中危和高危患者的分界线，ST 段压低 ≥ 2mm 的患者 1 年死亡风险是无 ST 段压低患者的 6 倍，如果超过 1 个解剖区域的导联组出现 ST 段压低 ≥ 2mm，则 1 年死亡风险增加 10 倍（图 15-2）[5]。

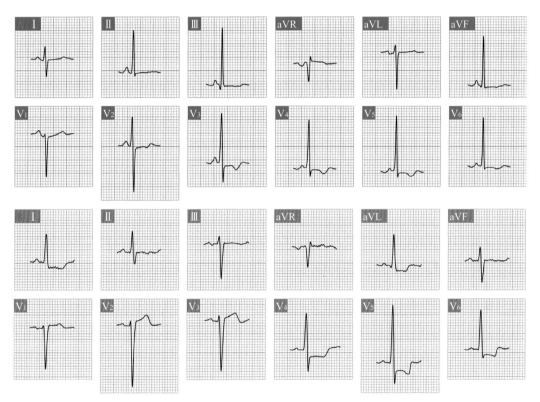

图 15-2　筛选高风险不稳定型心绞痛患者

A. 男，48 岁。反复胸痛 1 月，胸痛与活动无关，可在夜间发作，每次发作持续 10 ~ 20 分钟。入院后患者发作心绞痛采集的心电图示窦性心律，V_2 导联 ST 段水平形压低 0.5mm，V_3-V_6 导联 ST 段水平形压低 1mm，Ⅰ、Ⅱ、Ⅲ、aVL、aVF 导联 ST 段无明显偏移伴 T 波低平、平坦。心电图诊断：①窦性心律，②ST-T 改变，请结合临床。患者经抗心肌缺血治疗后，胸痛缓解，30 分钟和 2 小时肌钙蛋白检测均为阴性，临床诊断不稳定型心绞痛。患者心绞痛发作期间，V_3-V_6 导联 ST 段压低 1mm，危险分层属于中危。B. 男，40 岁。反复胸痛 2 月，胸痛与活动无关，常在夜间发作，每次发作 15 分钟左右可自行缓解。入院后，患者完成心脏超声检查起身时突发胸痛，采集心电图示窦性心律，多导联广泛性 ST 段压低伴 T 波倒置，Ⅰ、aVL、V_4-V_6 导联 ST 段压低振幅 ≥ 2mm。心电图诊断：①窦性心律；②ST-T 改变，请结合临床。患者经抗心肌缺血治疗后，胸痛缓解，30 分钟和 2 小时肌钙蛋白检测均为阴性，临床诊断不稳定型心绞痛。患者心绞痛发作期间，多导联 ST 段压低 ≥ 2mm，危险分层属于高危，及时向患者家属告知心脏事件风险，尽早完善冠脉介入诊疗，住院期间加强心电监护

一个常见的错误认识是 ST 段压低的振幅越大，患者的心脏事件和死亡率越高。在 2mm 限度内，非 ST 段抬高型急性冠脉综合征的不良预后和 ST 段压低振幅呈正相关，但超过 2mm 后，两者的关联度下降。在一项针对 2700 例达到最大运动量的运动平板受试者随访 6 个月至 9 年的研究中，发现 ST 段压低 $\geq$ 4mm 的患者和 ST 段压低 $\geq$ 2mm 的患者相比，两者的冠脉事件发生率无显著性差异，ST 段压低 $\geq$ 2mm 足以区分高风险冠脉事件人群[6]。

对于门诊患者而言，高风险是指后期发生心肌梗死、心血管病死亡（包括猝死）、心肌缺血复发住院频次和血运重建等；对于院内患者而言，高风险是指院内短期死亡率、复发心肌缺血/心肌梗死、心功能

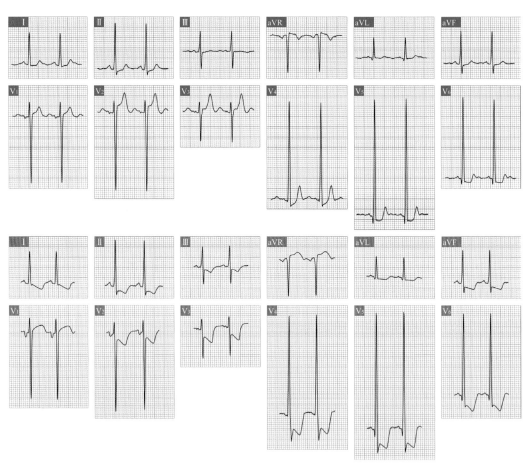

图 15-3 主动脉瓣疾病合并冠心病患者发作心绞痛

女，44 岁。临床诊断主动脉瓣狭窄合并关闭不全。近 1 周反复夜间发作胸痛。A. 入院时患者心电图示窦性心律，心率 94 次 / 分，V_1 导联 S 波深达 32.5mm，V_5 导联 R 波振幅高达 47.5mm，Ⅰ、Ⅱ、aVF、V_4-V_6 导联 ST 段压低伴 T 波直立，V_5-V_6 导联 ST 段呈水平形压低 2mm，V_4 导联上斜形压低 2mm。心电图诊断：①窦性心律，②左心室肥厚，③ST-T 改变，请结合临床。B. 患者入院后第二天，夜间上厕所步行后，突发胸痛，心电图示窦性心律，心率 111 次 / 分，Ⅰ、Ⅱ、Ⅲ、aVF、V_2-V_6 导联 ST 段呈下斜形压低伴 T 波倒置，其中 V_4-V_5 导联 ST 段压低和 T 波倒置程度最大，ST 段压低最大振幅接近 8.5mm，肌钙蛋白检测阴性，经治疗后胸痛缓解。心电图诊断：①窦性心律；②左心室肥厚；③ST-T 改变，结合临床考虑不稳定型心绞痛发作。冠脉造影提示三支冠脉严重病变

恶化、心源性休克、反复发作恶性室性心律失常和住院时间延长等[2][3][4]。

最大 ST 段压低导联

急性心肌缺血所致 ST 段压低时，通常胸导联 R 波振幅最高的导联呈现最大程度的 ST 段压低，正常情况下，V_4、V_5 导联 R 波振幅最高，因此多数 ST 段压低程度最大的导联出现于 V_4、V_5 导联。

急性左主干闭塞、左主干等危症（左前降支和左回旋支均狭窄 ≥ 75%）、三支冠脉严重病变等高危非 ST 段抬高型心肌梗死引起的环心内膜下心肌缺血时，最大 ST 段压低通常位于 V_4-V_5 导联伴 T 波倒置，而左前降支近段次全闭塞引起的非 ST 段抬高型急性冠脉综合征，引起局部心内膜下心肌缺血，心电图表现为 V_2/V_3-V_4/V_5 导联 ST 段压低伴 T 波直立（图 15-3）[7]。

值得注意的是，心脏解剖以及心脏在胸腔中的空间方位能影响最大 ST 段压低出现的胸导联。顺钟向转位时，移行导联左移，最大 R 波振幅出现在 V_5、V_6 导联，心肌缺血时最大 ST 段压低导联可见于 V_5、V_6 导联；逆钟向转位时，移行导联右移，最大 R 波振幅出现在 V_3、V_4 导联，甚至更右侧的导联，心肌缺血时最大 ST 段压低导联可见于 V_3、V_4 导联（图 15-4）。

非 ST 段抬高型心肌梗死患者中，21% 左侧壁导联（Ⅰ、aVL、V_5-V_6）ST 段压低，相比于其他导联组 ST 段压低，左侧壁导联组 ST 段压低的患者左心室收缩功能不全发生率高（14.3% : 4.1%），死亡率高（14.3% : 2.6%）[8]。在对 GUSTO IB 研究数据库中 6770 例非 ST 段抬高型心肌梗死患者的心电图和临床预后进行分析时，发现 V_4-V_6 导联 ST 段压低伴 T 波倒置的患者预后最差，1 年死亡率最高（16.2%），而下壁（Ⅱ、Ⅲ、aVF）、右胸（V_1-V_3）和高侧壁（Ⅰ、aVL）导联组 ST 段压低伴或不伴 T 波倒置，不能预测 1 年死亡率[9]。左侧壁导联组 ST 段压低预后不佳的原因可能系此类患者多见于左主干病变、左主干等危症和三支冠脉严重病变以及左心室

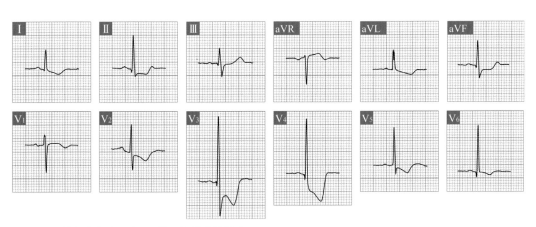

图 15-4 钟向转位对最大 ST 段压低导联的影响

女，73 岁。临床诊断高血压病 3 级很高危，近半月夜间频发胸痛。住院期间患者胸痛发作时采集的心电图示窦性心律，心率 110 次 / 分，Ⅰ、Ⅱ、aVL、aVF、V_2-V_5 导联 ST 段压低伴 T 波倒置，最大 ST 段压低和 T 波倒置见于 V_3-V_4 导联。胸前导联 QRS 波群演变呈逆钟向转位，V_2 导联 R/S 振幅比值 >1。心电图诊断：①窦性心动过速；②逆钟向转位；③ST-T 改变，提示急性心肌缺血，请结合临床。患者心绞痛发作期间，ST 段压低 >2mm，属于高危患者，需要尽早完善冠脉影像学检查

射血分数降低有关。

■ 广泛性 ST 段压低

非 ST 段抬高型急性冠脉综合征时，广泛性 ST 段压低是指 ≥ 6 个导联 ST 段压低，通常最大 ST 段压低出现于 V_4-V_6 导联伴 T 波倒置，这是环心内膜下心肌缺血的心电图特征，多提示急性左主干病变、左主干等危症和三支冠脉严重病变[10]。

广泛性 ST 段压低伴 T 波倒置者系透壁性心肌缺血，并且环心内膜下层心肌缺血损伤重于心外膜下心肌，这种特殊模式的心肌缺血是内层心肌氧需 – 氧供失衡、透壁冠脉血流分配比值改变、缺乏保护机制、左心室舒张期末压增高等综合因素对心电图的影响；广泛性 ST 段压低伴 T 波直立者系透壁性局部心肌缺血，缺血心肌只波及局限的左心室心肌，周围覆盖有正常心肌，常由单支冠脉闭塞伴侧支循环或

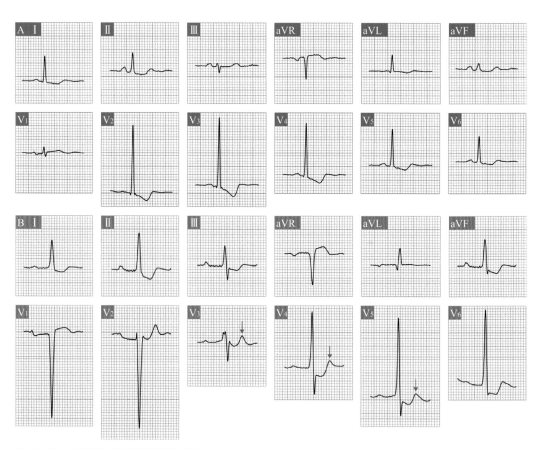

图 15-5 广泛性 ST 段压低的两种模式

A 和 B 均为非 ST 段抬高型心肌梗死，2 例患者的肌钙蛋白均升高。A. 男，65 岁。心电图示广泛性 ST 段下斜形压低伴 T 波倒置，ST-T 改变出现于 I、II、aVF、V_2-V_6 导联。注意 T 波完全倒置。冠脉造影提示三支冠脉严重病变，左前降支近段狭窄 80%，左回旋支狭窄 75%，右冠状动脉狭窄 80%。B. 女，84 岁。心电图示广泛性 ST 段水平形压低伴 T 波直立，ST-T 改变出现于 I、II、III、aVF、V_3-V_6 导联，蓝色箭头所示 T 波终末部直立。冠脉造影提示左前降支近段次全闭塞，左回旋支和右冠状动脉未见狭窄。图 A 不要误诊为 II 型 Wellens 综合征，其 T 波特征是近似对称深倒置；图 B 不要误诊为 Dressler-de Winter 征 T 波，其 T 波特征是高耸直立，T 波振幅远大于 ST 段压低振幅。注意两例患者均有 aVR 导联 ST 段抬高

表 15-1　原发性 ST 段压低（无 ST 段抬高）诊断急性心肌梗死的敏感度和特异度

ST 段压低导联数	敏感度（%）	特异度（%）
≥ 2 个导联	80	24.7
≥ 3 个导联	55.6	60
≥ 4 个导联	35.6	75.3
≥ 5 个导联	20	81.2
≥ 6 个导联	13.3	96.5

次全闭塞所致。非 ST 段抬高型心肌梗死时，广泛性 ST 段压低伴 T 波倒置患者，90% 属于左主干病变和三支冠脉严重病变（70% 左主干病变，20% 三支冠脉严重病变，10% 单支冠脉病变），而广泛性 ST 段压低伴 T 波直立患者，38% 属于单支冠脉病变，38% 属于两支冠脉病变，5% 属于正常冠状动脉，三支冠脉严重病变仅占 19%，前者预后较差（图 15-5）[11]。

广泛性 ST 段压低伴 T 波倒置心电图模式，首先考虑左主干病变、左主干等危症和三支冠脉严重病变，除此还见于左心室舒张期末压增加的临床情况，例如左心室肥厚、心动过速、心肌梗死慢性限制性重构等。强调的是，ST 段压低导联数和最大压低振幅对于区分不稳定型心绞痛和非 ST 段抬高型心肌梗死并无帮助（表 15-1）[12]。非 ST 段抬高型急性冠脉综合征患者，当 ST 段压低导联数 ≥ 4 个时，要考虑非 ST 段抬高型心肌梗死的可能；当 ST 段压低导联数 ≥ 8 个时，均为非 ST 段抬高型心肌梗死且要警惕左主干病变、三支冠脉严重狭窄等危险情况[13]。广泛性 ST 段压低同时出现于胸导联和下壁导联，亦高度提示左主干病变[14]。

■ aVR 导联 ST 段抬高

aVR 导联轴朝向右上方，是一个容易被人忽视的导联，可以作为左侧壁和下壁的对应性导联，越来越多的临床证据表明 aVR 导联可用于急性冠脉综合征的诊断和预后判断。通常认为 aVR 导联 ST 段抬高 ≥ 1mm 有临床意义（图 15-6）。

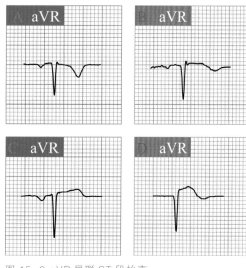

图 15-6 aVR 导联 ST 段抬高

A. 一例正常心电图的 aVR 导联，ST 段无抬高。B ~ D 分别为三例非 ST 段抬高型急性冠脉综合征患者的 aVR 导联，ST 段分别抬高 0.5mm、1mm 和 2mm

非 ST 段抬高型急性冠脉综合征中，92% 的患者 aVR 导联 ST 段无抬高，6% 的患者抬高 0.5 ~ 1mm，2% 的患者抬高 >1mm[15]。aVR 导联 ST 段抬高（≥ 1mm）的患者中，63% 归因于非 ST 段抬高型心肌梗死，37% 归因于不稳定型心绞痛[13]。

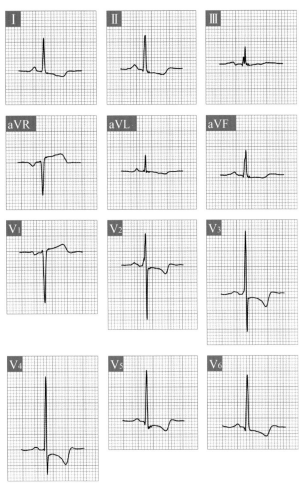

图 15-7 急性左主干闭塞所致非 ST 段抬高型心肌梗死

男，42 岁。胸痛 30 分钟入院。心电图示窦性心律，广泛性 ST 段压低，Ⅰ、Ⅱ、aVF、V_2-V_6 导联 ST 段下斜形压低伴 T 波倒置。患者胸痛发作时，心电图多达 8 个导联出现 ST 段压低伴 T 波倒置，最大 ST 段压低 1.5mm（V_4 导联），值得注意的是 aVR 导联 ST 段抬高 2mm，这些危险的心电图信息高度提示非 ST 段抬高型心肌梗死且患者冠脉病变可能系左主干、左主干等危症或三支冠脉严重病变。患者入院后即刻和入院后 1 小时肌钙蛋白均为阳性，临床诊断为非 ST 段抬高型心肌梗死。急诊冠脉造影提示急性左主干闭塞

　　冠脉造影证实 aVR 导联 ST 段抬高振幅越大，越有可能系左主干或三支冠脉病变：aVR 导联 ST 段抬高 >1mm 的患者中，接近 60% 为左主干或三支冠脉严重病变，抬高 0.5 ~ 1mm 组约为 40%，ST 段不抬高组仅有 30%（图 15-7）[15]。比较最大

ST 段压低振幅、ST 段压低导联数、各导联 ST 段压低振幅之和、aVR 导联 ST 段抬高振幅等心电图指标，aVR 导联 ST 段抬高 ≥ 1mm 是左主干病变或三支冠脉严重病变的最强预测指标，敏感度 80%，特异度 93%，阳性预测值 56%，阴性预测值 98%[16]。基于这些冠脉解剖事实，也就能够理解为何 aVR 导联 ST 段抬高 >1mm 组的患者预后最差，60 天死亡率接近 20%，抬高 0.5 ~ 1mm 组约 13%，无 ST 段抬高组约 8%[15]。强调的是，只有 aVR 导联 ST 段抬高 ≥ 1mm 才是不良预后的独立预测因子，抬高 0.5 ~ 1mm 无此作用[15][17]。

　　综上所述，临床医师接诊非 ST 段抬高型急性冠脉综合征患者时，注意心电图 ST 段压低导联数（ ≥ 6 个）、最大 ST 段压低振幅（ ≥ 2mm）、左侧壁导联 ST 段压低（Ⅰ、aVL、V_4-V_6 导联）和 aVR 导联 ST 段抬高 ≥ 1mm 等危险的心电图信息，有助于临床医师识别高危患者，预估患者院内风险，安排恰当的医患沟通，积极制定合理的治疗策略和预后指导。

15.2 为何急性左主干闭塞患者多见非 ST 段抬高型心肌梗死？

　　人类病理解剖研究发现，男性左主干动脉粥样硬化的患病率是女性的 3 倍，不同级别的管腔狭窄组中，均是男性多于女性，管腔狭窄大于 75% 组中男性患者是女性患者的 2.8 倍，50% ~ 75% 组为 2 倍，小于 50% 组为 3.6 倍，因此，临床上左主干闭塞多见于男性患者，死亡率高，俗称"寡妇制造者"[18]。

　　左主干病变 2/3 的狭窄发生在分叉部位，1/3 发生在左主干口和中段，分叉部位经皮冠状动脉介入治疗后，再狭窄的

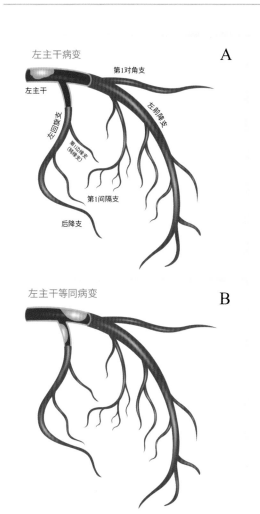

图 15-8 左主干等同病变

A. 左主干病变，一旦闭塞势必中断左前降支和左回旋支的血供。B. 左前降支和左回旋支近段同时严重狭窄 ≥ 75%，称为左主干等同病变。左前降支和左回旋支这两支冠脉同时闭塞引起急性心肌缺血，临床表现近似急性左主干闭塞，但预后好于急性左主干闭塞

风险是左主干口部、中段的 3.4 倍（图 15-8）[19]。冠脉造影和尸检病理研究证实大部分左主干闭塞系多支冠脉病变，单纯左主干病变发生率仅为 9%，左主干狭窄大于 75% 的患者中，94% 的患者其余三支主要冠状动脉存在 >75% 的狭窄 [18] [20]。

■ 急性左主干闭塞和缺血保护

心肌内层能量需求最高，血液供应最不稳定。心内膜下心肌比心外膜更靠近高压的左心室腔，到达心内膜的冠状动脉分支必须穿过心室壁，收缩期心肌挤压壁内冠脉，血供中断，因而心内膜下心肌比心外膜更容易发生缺血。

对于患者来说，左主干闭塞是一种终末心脏事件，生存是头等大事，否则会在数分钟内死于心源性休克、心搏骤停。左主干完全闭塞的临床病例非常罕见，患者的生存取决于左主干血栓形成直至管腔完全闭塞的速度。1991 年荟萃报道的左主干完全闭塞且无侧支循环的存活者仅有 5 例 [21]。急性左主干完全闭塞的患者能够存活到达医院的极少，很难捕捉到 ST 段抬高型心肌梗死心电图，实际代表无侧支循环、左冠优势型等亚群患者，预后最差。

抵达医院的急性左主干闭塞患者，52% 表现为非 ST 段抬高型心肌梗死，48% 为 ST 段抬高型心肌梗死；而左前降支闭塞患者，75% 表现为 ST 段抬高型心肌梗死，25% 表现为非 ST 段抬高型心肌梗死，临床上，急性左主干闭塞患者似乎多见非 ST 段抬高型心肌梗死 [22][23]。

在小样本的病例研究和报道中，发现抵达医院导管室进行冠脉造影的左主干闭塞患者，具有发达的右冠状动脉为左前降支和左回旋支提供丰富的侧支循环，例如发自右冠状动脉的窦房结支和房室支为左回旋支供血，发自右冠状动脉的右室支和后间隔支为左前降支供血，右冠状动脉通过心肌深层密集的侧支循环持续为左前降支和左回旋支供血等 [24][25]。在左主干闭塞这种灾难性的临床环境中，侧支循环能减少心肌缺血面积，保护心功能，但非常

脆弱，不能满足心肌氧需增加。

急性左主干血栓形成，能够存活到达医院的患者，分属于以下两种情况：① 完全闭塞性血栓伴缺血保护，这些保护机制包括缺血预适应、侧支循环、发达的右冠优势型等，缺血保护限制左心室缺血范围，缺血局限于部分左心室或心内膜下心肌（图 15-9）；② 次全闭塞性血栓，包括血栓自溶再通。冠脉造影发现急性左主干闭塞患者中，44% 为完全闭塞，56% 为次全闭塞[26]。次全闭塞时，急性心肌缺血或梗死局限于心内膜下心肌。因此，能够存活到达医院的急性左主干闭塞患者，心肌梗死大多局限于心内膜下心肌（心内膜下心肌梗死），心电图表现为非ST 段抬高型心肌梗死，有时容易跟单支冠脉病变引起的普通非 ST 段抬高型心肌梗死混淆，结合本章第一节介绍的高风险心电图指标，有助于筛选、识别左主干闭塞相关非 ST 段抬高型心肌梗死患者。

■ 一个常见的错误认识

需要指出的是，有人认为急性左主干血栓形成只产生次全闭塞，因此只能引起非 ST 段抬高型心肌梗死，这种观点是错误的。非 ST 段抬高型心肌梗死的本质是梗死局限于心内膜下心肌，次全闭塞只是表面现象和原因之一。冠脉造影发现左主干闭塞时，TIMI 血流 0 ~ 2 级即可出现ST 段抬高型心肌梗死（图 15-10）[22]。

急性左主干闭塞究竟引起 ST 段抬高还是非 ST 段抬高型心肌梗死，取决于左主干闭塞和缺血保护之间的关系。如果缺血保护不足（心率增快等导致心肌氧耗突然增加）或保护机制突然丢失，势必产生透壁心肌梗死，心电图表现为 ST 段抬高型心肌梗死；如果缺血保护充沛，稳定的

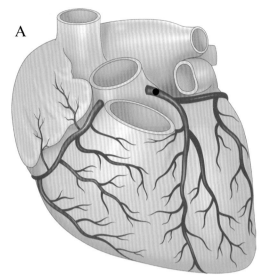

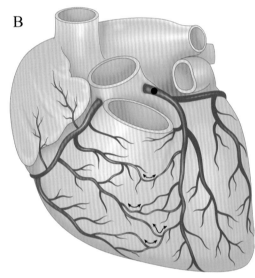

图 15-9 急性左主干闭塞时的侧支循环保护

黑色圆圈表示左主干闭塞，黑色小箭头所示侧支循环。A. 左主干发出左前降支和左回旋支。左冠优势型分布的患者，左主干闭塞引起大面积左心室前壁、侧壁、下壁和后壁心肌梗死；右冠优势型分布的患者，引起大面积左心室前壁、侧壁和部分后壁心肌梗死。B. 右冠状动脉和左前降支之间形成丰富的侧支循环，一旦左主干闭塞，右冠状动脉持续为部分左心室心肌供血，限制缺血范围和跨室壁缺血深度，只引起局部前壁心肌梗死或心内膜下心肌缺血。人体冠状动脉真实的侧支循环远比本示意图复杂（参见第 154 页图 11-6）。从进化论角度看，急性左主干闭塞患者多表现为非 ST 段抬高型心肌梗死，有利于患者存活

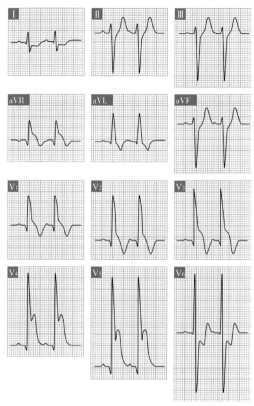

图 15-10 急性左主干次全闭塞所致 ST 段抬高型心肌梗死

男，59 岁。胸痛 30 分钟入院。入院时肌钙蛋白阳性，血压 100/80mmHg。心电图示窦性心动过速，心率 120 次 / 分，aVR、V_1-V_5 导联 ST 段抬高，V_4-V_5 导联的 ST-T 融合成"大 J 波"形态，QT 间期 320ms，Ⅰ、Ⅲ、aVL、aVF、V_6 导联 ST 段压低，V_1 导联 QRS 波群呈 QR 形，Ⅱ、Ⅲ 导联呈 qS 型，$S_Ⅲ$ > $S_Ⅱ$，完全性右束支阻滞合并左前分支阻滞。心电图表现为 ST 段抬高型前间隔、前壁心肌梗死合并束支阻滞。V_1-V_3 导联病理性 Q 波形成，ST 段抬高，完全性右束支阻滞，提示左前降支近段第 1 间隔支或以上部位闭塞，仔细观察 aVR 导联 ST 段且抬高振幅 > V_1 导联，进一步提示左主干闭塞。冠脉造影证实左主干闭塞 99%，TIMI 2 级，这份心电图说明左主干次全闭塞也能引起 ST 段抬高型心肌梗死

把缺血限制于心内膜下，心电图表现为非 ST 段抬高型心肌梗死。文献报道左主干狭窄 90% 的心肌梗死患者，从发病至冠脉造影，可存活 6 小时之久[21]。

15.3 左主干闭塞相关非 ST 段抬高型心肌梗死

人类认识不稳定型心绞痛约半个世纪后，1993 年美国医师 Frierson 等才总结了三例左主干严重狭窄患者的心电图，首次指出心绞痛患者中，广泛性 ST 段压低是最恶性的亚组，即左主干严重狭窄的心电图标志[27]。随后，临床心电图学中描述广泛性 ST 段压低的术语有"下壁联合胸导联 ST 段压低""弥漫性 ST 段压低"等。2010 年国际动态心电图和无创心电图协会颁布的《心电图分类急性冠脉综合征》共识文件中，定义了广泛性 ST 段压低是指 ≥ 6 个导联 ST 段压低，外加 aVR 导联 ST 段抬高，即"6+1"模式[10]注1。"6+1 模式"图形高度提示左主干闭塞、左主干等同病变或三支冠脉严重病变，患者属于高危心脏事件人群，院内经过不良，长期预后差，需要及时从非 ST 段抬高型急性冠脉综合征患者中识别出来。

■ "6+1 模式"识别左主干闭塞

急性左主干闭塞时，相当于左前降支和左回旋支同时闭塞，这两支血管供血左心室前壁和后壁，同时闭塞时导致左心室整体缺血。由于抵达医院的患者，大多数存在发达的右冠状动脉、侧支循环、次全闭塞等缺血保护，缺血心肌持续得到血液供应，缺血限制于心内膜下层心肌，表现为特殊的环左心室心内膜下心肌缺血，

注 1：我国学者常把左主干闭塞相关非 ST 段抬高型急性冠脉综合征心电图称为"6+2 模式"，6 个导联 ST 段压低伴 aVR、V_1 导联 ST 段抬高，但国外共识文献只强调了 aVR 导联 ST 段抬高，故本书采纳"6+1 模式"这一术语。这是因为左主干闭塞时，V_1 导联 ST 段抬高的发生率低于 aVR 导联，"6+2"模式无疑会降低诊断的敏感度

心电图出现广泛性 ST 段压低，缺血向量指向右、上方，即平行于 aVR 导联轴，aVR 导联 ST 段抬高（图 15-11）。

左主干闭塞引起的非 ST 段抬高型心肌梗死，典型心电图特点是广泛性 ST 段压低伴 T 波倒置，ST 段压低程度最大的导联位于 V_4-V_5 和 aVR 导联 ST 段抬高（图 15-12）[28]。广泛性 ST 段压低时，如果 Ⅰ、Ⅱ、V_4-V_6 导联 ST 段压低伴 aVR 导联 ST 段抬高诊断左主干狭窄的敏感度最高为 90%，阴性预测价值 78%，阳性预测值 62%（图 15-13）[28]。这些导联涵盖左心室前壁、侧壁和下壁，提示心肌缺血面积广泛。12 导联心电图 ST 段偏移总和 >18mm 只见于左主干严重狭窄及其等同病变，不见于三支冠脉病变患者[28]。对于临床医师而言，期望通过肉眼直观、快速地判读心电图，不太倾向选择需要计算的复合指标，除非开发左主干闭塞的心电图自动分析系统，通常计算 ST 段偏移之和只用于临床研究。

急性左主干闭塞无论引起 ST 段抬高

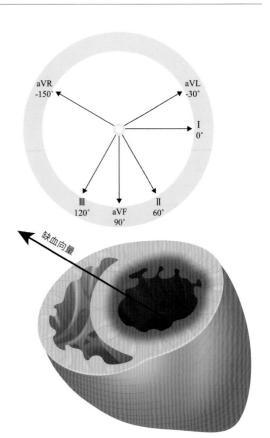

图 15-11　急性左主干闭塞与环心内膜下心肌缺血

左心室出现环心腔的心内膜下心肌缺血时，缺血向量（ST 向量，黑色箭头所示）指向右、上方，平行于 aVR 导联轴，aVR 导联 ST 段抬高且抬高振幅最大。Ⅲ、V_1 导联分得一些向右的缺血向量，部分出现 ST 段抬高，发生率低于 aVR 导联；aVL 导联分得一些向上的缺血向量，部分 ST 段亦会抬高。所谓"6+1"模式中的"1"特指 aVR 导联 ST 段抬高，"6+2"模式中的"2"是指 aVR 外加 V_1 或 aVL 或 Ⅲ 导联 ST 段抬高

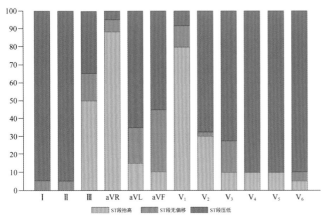

图 15-12　左主干狭窄所致不稳定型心绞痛 ST 段偏移的分布

20 例左主干狭窄患者发作不稳定型心绞痛时，ST 段偏移频次分布图。心电图主要表现为非 ST 段抬高型急性冠脉综合征，其中 V_4、V_5 导联是 ST 段压低出现最多、压低程度最大的两个导联；ST 段抬高出现最多的两个导联是 aVR 和 V_1 导联

型或非 ST 段抬高型心肌梗死，均常见 Ⅱ、Ⅲ、aVF 导联 ST 段压低（除非合并下壁心肌梗死）。非 ST 段抬高型心肌梗死中，Ⅱ、Ⅲ、aVF 导联 ST 段压低 ≥1mm 在左主干、左前降支、左回旋支、右冠状动脉组患者中的发生率分别为 88%、71%、27%、3%；ST 压低 ≥2mm 时主要见于左主干病变，发生率分别为 76%、20%、7% 和 0%[29]。Ⅱ、Ⅲ、aVF 导联 ST 段压

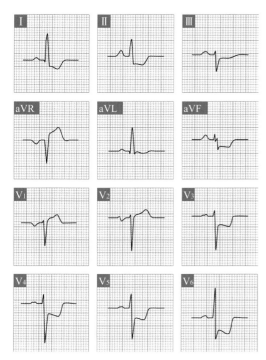

图 15-13 左主干闭塞所致非 ST 段抬高型心肌梗死

男，56 岁。胸痛 1 小时入院。肌钙蛋白阳性，血压 80/60mmHg。心电图示窦性心律，广泛性 ST 段压低，Ⅰ、Ⅱ、Ⅲ、aVF、V₃-V₆ 导联 ST 段压低，aVR、V₁ 导联 ST 段抬高，ST 段抬高程度 aVR 导联 > V₁ 导联，心电图至少有 7 个导联 ST 段压低，2 个导联 ST 段抬高，符合急性左主干闭塞的"6+1"心电图模式，推测罪犯血管为左主干。冠脉造影证实左主干急性血栓形成，管腔狭窄 99%。这例非 ST 段抬高型心肌梗死患者的心电图提示患者属于高危的指标有：① 最大 ST 段压低 >2mm；② 7 个导联 ST 段压低；③ V₄-V₆ 导联 ST 段压低且压低振幅最大；④ aVR 导联 ST 段抬高 >1mm，这些信息高度提示急性左主干闭塞

低 ≥ 1mm 预测左主干闭塞的敏感度最高（88%），但 aVR、aVL 导联 ST 段抬高的特异度最高（98%）[29]。

■ 警惕 aVR 导联 ST 段抬高诊断左主干闭塞的一些误区

一个常见的错误认识是 aVR 导联 ST 段抬高 ≥ 1mm 或抬高程度越大，越支持左主干或三支冠脉病变。非 ST 段抬高型心肌梗死中，罪犯血管分别为左主干、左前降支、左回旋支和右冠状动脉时，aVR 导联 ST 段抬高 0.5 ~ 1mm 的发生率分别为 0、19%、32% 和 12%，抬高 ≥ 1mm 的发生率分别为 8%、20%、15% 和 13%，因而 aVR 导联 ST 段抬高 ≥ 1mm 也见于部分单支冠状动脉；汇总冠脉造影资料，左主干或三支冠脉严重病变的患者，在 aVR 导联 ST 段抬高 ≥ 1mm 组约占 60%，在抬高 0.5 ~ 1mm 组占 40%[30]。

利用 aVR 导联 ST 段抬高（≥ 0.5mm）判断左主干闭塞或三支冠脉严重狭窄的敏感度 78%，特异度 62%，阳性预测值 57%，阴性预测值 95%，始终有一部分患者心电图处于常规判断之外[31]。急性左主干闭塞时，心电图有时还会遇到 aVR 导联 ST 段压低、ST 段抬高振幅 aVR=V₁ 导联等，不能因此而否定急性左主干闭塞。aVR 导联 ST 段抬高尚见于其他临床情况（参见表 14-3）。

15.4 "6+1"模式心电图的鉴别诊断

除了左主干病变、左主干等同病变和三支冠脉严重病变等情况外，单支冠状动脉病变亦能导致心电图出现"6+1"模式，给鉴别诊断带来困难。

■ 左前降支病变的"6+1"模式

广泛性 ST 段压低有不同的心电图模式。非 ST 段抬高型心肌梗死中，广泛性 ST 段压低伴 T 波不对称倒置，V₄、V₅ 导联压低程度最大，冠脉造影证实 90% ~ 100% 为左主干病变、左主干等同

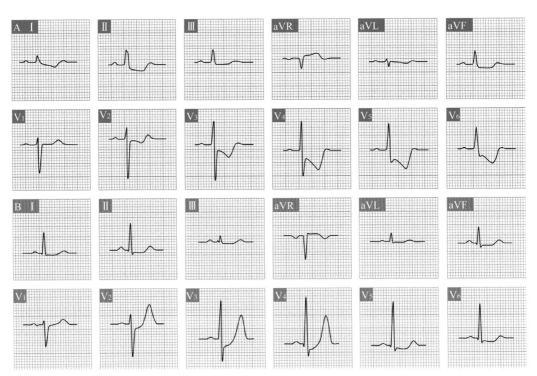

图 15-14　"6+1" 模式心电图的鉴别诊断：急性左主干闭塞和左前降支近段闭塞

两例均为非 ST 段抬高型心肌梗死，肌钙蛋白阳性。A. 心电图示窦性心律，Ⅰ、Ⅱ、Ⅲ、aVL、aVF、V₂-V₆ 导联广泛性 ST 段压低，ST 段压低 >2mm，注意 V₃-V₆ 导联 T 波完全倒置，ST 段最大压低振幅出现于 V₄-V₆ 导联组，aVR 导联 ST 段抬高，符合 "6+1" 模式，推测罪犯血管为左主干，冠脉造影证实左主干次全闭塞（狭窄 95%）。B. 心电图示窦性心律，Ⅰ、Ⅱ、Ⅲ、aVL、aVF、V₂ ~ V₆ 导联广泛性 ST 段压低，注意 V₂-V₄ 导联 T 波直立高耸，J 点压低，ST 段呈上斜形压低。尽管 aVR 导联 ST 段抬高 0.75mm 且抬高振幅 >V₁ 导联，结合 V₂-V₄ 导联典型的 ST 段压低和 T 波直立模式，图形符合 Dressler-de Winter 征 T 波模式，推测罪犯血管为左前降支近段。冠脉造影证实左前降支近段次全闭塞（90%），闭塞部位位于第 1 间隔支和第 1 对角支开口以上。急性左主干闭塞和左前降支近段闭塞都能引起 "6+1" 模式心电图，前者是广泛性 ST 段压低伴 T 波倒置，后者是广泛性 ST 段压低伴 T 波直立，分别代表了环心内膜下心肌缺血和局部心内膜下心肌缺血两种病理生理

病变和三支冠脉严重病变；广泛性 ST 段压低伴 T 波直立，主要是单支冠脉病变（40% ~ 60%）或不严重的三支冠脉病变（20%），左主干或严重三支冠脉病变仅占 8%，T 波直立的出现提示缺血心肌周围有健康心肌（图 15-14）[7][11]。

左主干闭塞时，aVR、V₆ 导联 ST 段偏移的发生率（62% 和 65%）均高于左前降支闭塞（35% 和 33%）[32]。左前降支近段闭塞引起大面积前壁心肌缺血时，缺血中心位于前间隔及其邻近心肌，除

非左前降支发出支配前侧壁区域的分支（一般该区域心肌由左回旋支的第 1 钝缘支供血），通常不波及 V₅/V₆ 导联。有时 V₅/V₆ 导联作为右胸导联（V₁/V₂）的对应性导联，出现对应性 ST 段改变，例如 V₁-V₃ 导联 ST 段抬高时，V₅/V₆ 导联 ST 段对应性压低等；相反，左主干闭塞时，同时累及左前降支和左回旋支，引起左心室前壁、侧壁和后壁同时缺血，缺血波及 V₅-V₆ 导联，V₅-V₆ 导联 ST 段偏移振幅较大，后侧壁缺血对应性引起 V₁-V₃

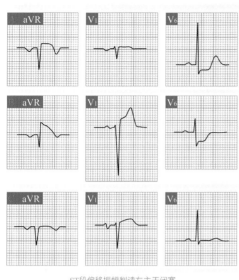

ST段偏移振幅判读左主干闭塞			
	敏感度	特异度	诊断准确度
aVR/V_1≥1	63%	89%	85%
V_6/V_1≥1	74%	89%	82%

图 15-15 aVR、V_1 和 V_6 导联 ST 段偏移

A.ST 段偏移振幅，aVR/V_1>1 和 V_6/V_1>1，均支持推断罪犯血管为左主干闭塞。B.ST 段抬高振幅 aVR/V_1=1 和 V_6/V_1=1，均支持罪犯血管推断为左主干闭塞。C.aVR、V_6 导联 ST 段无偏移，ST 段偏移比值 V_6/V_1<1，支持罪犯血管推断为左前降支近段闭塞。ST 段偏移振幅比值 V_6/V_1 ≥ 1 和 aVR/V_1 ≥ 1 相比，两者的特异度和诊断正确度不相上下，但 V_6/V_1 ≥ 1 指标的敏感度更高，判读价值优于 aVR/V_1 ≥ 1 指标

导联 ST 段改变，削弱 V_1-V_3 导联的指示性改变，此时 V_6 导联 ST 段偏移振幅 >V_1 导联 ST 段偏移振幅（ST 段偏移振幅比值 V_6/V_1 ≥ 1），倾向于判读罪犯血管为左主干闭塞；相反，ST 段偏移振幅比值 V_6/V_1 <1，倾向于判读罪犯血管为左前降支近段闭塞（图 15-15）[32]。这一辅助诊断指标在急性左主干或左前降支闭塞所致 ST 段抬高型或非 ST 段抬高型心肌梗死的罪犯血管推导中均适用。

左主干闭塞相关"6+1"模式心电图

还需要和 ST 段丢失的急性前壁心肌梗死鉴别，后者的罪犯血管系左前降支近段，临床经过遵循 ST 段抬高型心肌梗死轨迹，只是发病初期患者存在良好的侧支循环，心肌缺血限制于心内膜下心肌，一旦缺血保护丢失，心电图迅速进展为 ST 段抬高型心肌梗死。这种心电图模式也会出现 aVR 导联 ST 段抬高，有时注意到 V_1

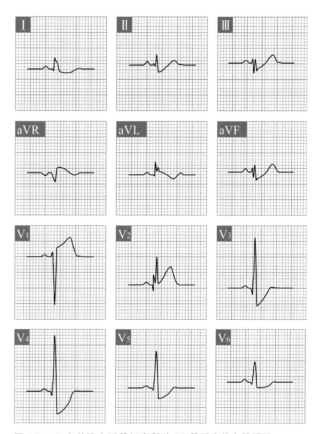

图 15-16 左前降支近段闭塞所致 ST 段丢失的心肌梗死

男，56 岁，胸痛 1 小时入院，肌钙蛋白阳性。心电图示窦性心律，广泛性 ST 段压低，Ⅰ、Ⅱ、Ⅲ、aVF、V_3 ~ V_6 导联 ST 段压低，临床诊断为非 ST 段抬高型心肌梗死。根据心电图表现模式，7 个导联 ST 段压低伴 aVR、V_1 导联 ST 段抬高，似乎是左主干闭塞或三支冠脉严重狭窄，但是注意到 V_1 导联 ST 段抬高 > aVR 导联，V_1 导联 ST 段偏移振幅 >V_6 导联，V_2 导联出现 q 波且 J 点上抬，不能排除左前降支近段闭塞。冠脉造影证实左前降支第 1 间隔支开口以上闭塞，右冠状动脉提供丰富的侧支循环供血左前降支

导联 ST 段显著抬高且抬高振幅超过 aVR 导联，要考虑左前降支近段病变（图 15-16）。此外，ST 段丢失的急性前壁心肌梗死不要诊断为 Dressler – de Winter 征 T 波，因为后者心电图特征是 J 点压低伴 ST 段上斜形压低和 T 波高耸直立，而 ST 段丢失的急性前壁心肌梗死的心电图无高耸直立 T 波，仅有 J 点压低和 ST 段上斜形压低。急性心肌缺血时，若 K_{ATP} 通道数量缺乏或功能缺陷，也能导致 ST 段抬高丢失（参见图 3-8）。

■ 鉴别单支右冠和左回旋支病变

利用横面导联系统有助于从 "6+1" 心电图模式中鉴别左主干和其他单支冠脉病变所致的非 ST 段抬高型心肌梗死，特别是当 aVR、V_1 导联 ST 段偏移的判读指

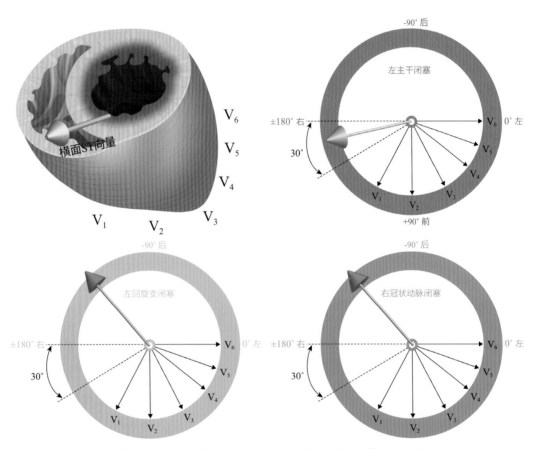

图 15-17　不同罪犯血管所致非 ST 段抬高型心肌梗死 "6+1" 模式心电图的横面 ST 向量

　　"6+1" 模式心电图时，观察横面 ST 向量的偏转方向，能快速判断罪犯血管是否为左主干闭塞。左主干闭塞引起的非 ST 段抬高型心肌梗死，横面 ST 向量略微向前或水平位（绿色箭头），位于与水平线狭小的 30° 夹角里；左回旋支、右冠状动脉引起的非 ST 段抬高型心肌梗死，横面 ST 向量偏向后方（蓝色箭头）。ST 向量位于最大压低胸导联的导联轴负侧，通过观察最大 ST 段压低胸导联，能够粗略估算横面 ST 向量方位：“6+1” 模式心电图时，最大 ST 段压低出现于胸导联 V_4-V_6 导联且 ST 段偏移振幅比值 $V_6/V_1 \geq 1$，要考虑左主干闭塞可能；最大 ST 段压低出现于 V_2-V_4 导联时，横面 ST 向量位于后方，要考虑单支冠脉闭塞可能；最大 ST 段偏移出现于 V_1 导联，横面 ST 向量朝前，要考虑左前降支闭塞可能

标结果模棱两可时。

左主干闭塞引起非 ST 段抬高型心肌梗死时，左心室环心内膜下心肌缺血，横面导联体系中缺血向量（ST 向量）略微向前或平行于水平轴，95% 的患者 ST 向量与水平位的夹角在 30° 以内，而左回旋支和右冠状动脉引起的胸前导联广泛性 ST 段压低时，横面 ST 向量朝向后方（图 15-17）[33]。广泛性 ST 段压低时，横面 ST 向量略微向前或水平位伴额面 QRS 电轴严重左偏 ≥ -30°，推导罪犯血管为左主干的敏感度为 75%，特异度为 100%[33]。

广泛性 ST 段压低时，急性左主干闭塞引起的横面 ST 向量位于水平位或略微向前，V₁、V₂ 导联 ST 段位于等电位线或轻微抬高。左回旋支闭塞时，横面 ST 向量朝后，V₁、V₂ 导联 ST 段压低。实际上，非 ST 段抬高型心肌梗死伴"6+1"模式心电图时，左回旋支作为罪犯血管的发生率仅次于急性左主干闭塞，是临床重要的鉴别诊断线索（图 15-18）。

右冠状动脉和左前降支闭塞都可以引起"6+1"模式。右冠状动脉闭塞引起下壁、后壁心肌梗死时，胸前导联对应性 ST 段压低，横面 ST 向量朝向后方，V₁、V₂ 导联 ST 段压低，心电图下壁导联 ST 段抬高不难与非 ST 段抬高型心肌梗死鉴别（图 15-19）。左前降支近段闭塞引起广泛性 ST 段压低时，横面 ST 向量与水平轴的夹角更大：无论更朝前或更朝后，V₁ 导联 ST 段抬高振幅显著。重读图 15-16，V₄ 导联 ST 段压低最显著（-7.5mm），V₁ 导联 ST 段抬高 4mm，横面 ST 向量朝向后方，位于 -180° ~ -150°，不符合左主干闭塞时 ST 向量略微向前。

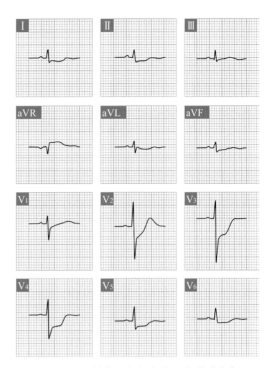

图 15-18　左回旋支闭塞所致"6+1"模式心电图

女，56 岁。胸痛 2 小时入院。肌钙蛋白阳性。心电图示窦性心律，广泛性 ST 段压低，Ⅰ、Ⅱ、aVL、aVF、V₁-V₆ 导联 ST 段压低，除 V₂ 导联 T 波直立外，其余 T 波倒置，aVR 导联 ST 段抬高振幅 >1mm，临床诊断非 ST 段抬高型心肌梗死。根据心电图模式，10 个导联 ST 段压低伴 aVR 导联 ST 段抬高，推测罪犯血管为左主干或三支冠脉严重狭窄。该心电图存疑的是 V₂ 导联 T 波直立，这是局部心内膜下心肌缺血的心电图标志；利用横面 ST 段向量辅助判断，V₁-V₆ 导联 ST 段均压低，最大 ST 段压低位于 V₂-V₄ 导联区域，缺血向量肯定朝向后方，额面 QRS 电轴不偏，这些心电图信息提示罪犯血管可能并非左主干。冠脉造影最后证实左回旋支狭窄 95%，左前降支近段狭窄 50%，右冠状动脉和左主干无明显狭窄

■ 左主干闭塞与两种"6+1"模式

急性左主干闭塞所致非 ST 段抬高型心肌梗死中，常伴下壁导联和胸导联 ST 段同时压低：额面导联体系中，Ⅱ 导联是 ST 段压低发生率最高且压低振幅最大的导联；胸导联体系中，通常 V₄ 导联 ST 段

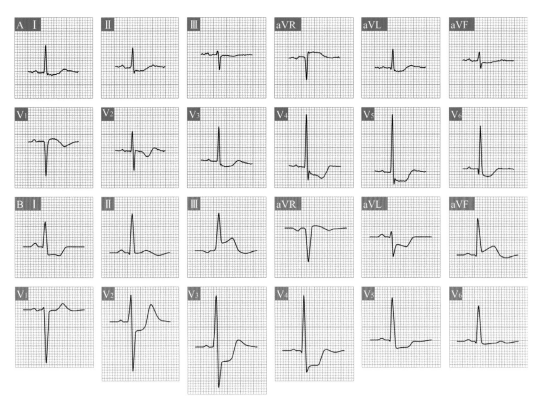

图 15-19　"6+1"模式心电图的鉴别诊断：急性左主干闭塞和右冠状动脉闭塞

A. 女，68岁。因胸痛1小时入院。心电图示窦性心律，Ⅰ、Ⅱ、Ⅲ、aVL、aVF、V_3-V_6导联 ST 段压低 0.5 ~ 3mm，V_5导联 ST 段压低振幅最大，接近 3.5mm；ST 段偏移振幅比值 aVR/V_1>1 和 V_6/V_1>1，均支持推导罪犯血管为左主干闭塞、左主干等同病变或三支冠脉严重病变等。入院后肌钙蛋白阳性。临床诊断：非 ST 段抬高型心肌梗死。心电图诊断：①窦性心律；② ST-T 改变，请结合临床。冠脉造影证实左主干狭窄 95%。观察横面 ST 段向量，最大 ST 段压低出现于 V_4 和 V_5 导联，V_1 导联 ST 段抬高轻微，横面电轴预估位于 0° ~ 30°，亦符合左主干闭塞。B. 男，63岁。胸痛1小时入院。肌钙蛋白阳性。心电图示窦性心律，广泛性 ST 段压低，Ⅰ、aVL、V_2-V_6导联 ST 段压低伴 T 波直立或低平，aVR 导联 ST 段抬高，符合"6+1"心电图模式。仔细分析这份心电图，会发现另一些端倪：①下壁导联 ST 段抬高，特别是Ⅲ、aVF 导联 ST 段抬高，本图实际是一份 ST 段抬高型下壁心肌梗死心电图，Ⅲ导联 ST 段抬高振幅 >Ⅱ导联，推导罪犯血管为右冠状动脉；② V_3 导联 ST 段压低最显著，其次为 V_4 导联，V_1 导联 ST 段位于等电位线，横面 ST 向量朝向后方，亦不符合左主干闭塞。冠脉造影最后证实左主干无明显狭窄，左前降支中段狭窄 60%，左回旋支无明显狭窄，右冠状动脉近 – 中段狭窄 95%

压低最为显著。根据 V_3 导联 ST 段有无压低，左主干闭塞所致"6+1"模式心电图有两种情况：

第一种模式是 V_3 导联 ST 段无压低：V_4-V_6导联 ST 段压低伴 T 波倒置，V_1-V_3导联 ST 段无压低（位于等电位线或略微抬高）伴 T 波直立，容易误判为局部心内膜下心肌缺血；若Ⅱ导联 ST 段显著压

低，要怀疑罪犯血管为左主干，同时横面 ST 向量位于水平位（图 15-20）。这种情况出现的可能机制有：①左侧壁、后壁心肌缺血伴 ST 段压低，引起 V_1-V_3 导联 ST 段对应性抬高，削弱后者理应压低的程度；②右冠状动脉发出丰富的侧支循环，保护前室间隔区域。

第二种模式为 V_3 导联 ST 段压低：胸

导联 ST 段压低波及 V₃-V₆ 导联或 V₂-V₆ 导联，这种模式结合Ⅱ导联 ST 段显著压低，较容易怀疑罪犯血管为左主干，横面 ST 向量略微向前。无论如何，心电图表现为广泛性 ST 段压低伴 aVR 导联 ST 段抬高，即"6+1"模式时，首先要排查左主干闭塞这种最危险的情况，这种观点与临床实践并不矛盾。

■ QRS 波群改变

左主干闭塞所致非 ST 段抬高型心肌梗死中，急性心肌缺血影响束支传导功能，常合并新发束支阻滞，左前分支阻滞发生率最高达 80%，完全性右束支阻滞发生率 52%，显著高于罪犯血管左前降支组（左前分支阻滞发生率 17%、完全性右束支阻滞发生率 20%）、左回旋支组（分别为 7% 和 3%）和右冠状动脉组（分别为 7% 和 7%）[29]。束支系统在室间隔膜部穿行，靠近室间隔区域的心肌缺血（左前降支供血区域）比靠近游离壁（左回旋支供血区域）的心肌缺血更容易引起束支阻滞。广泛性 ST 段压低伴 T 波倒置时，额面导联系统出现新发左前分支阻滞是提示左主干闭塞的一个线索。

左主干闭塞时，90% 的患者额面电轴左偏，75% 归因于合并左前分支阻滞，其余为不伴左前分支阻滞的电轴左偏。除非系无缺血保护的急性左主干完全性血栓闭塞，胸痛发作期间的束支阻滞、电轴左偏可以是一过性的，血运重建后束支阻滞、电轴左偏逐渐减轻、消失[33]。

当前，有关急性左主干闭塞相关心电图的文献比较零散，强调的是，有些研究针对 ST 段抬高型心肌梗死，有些研究针对非 ST 段抬高型心肌梗死，切勿把不同的研究混为一谈。

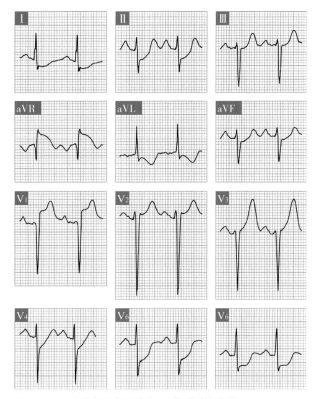

图 15-20 左主干闭塞所致"6+1"模式心电图

女，78 岁。胸痛 30 分钟入院。入院时血压 80/55mmHg，肌钙蛋白阳性，临床诊断为非 ST 段抬高型心肌梗死。心电图示窦性心律，额面 QRS 电轴左偏 -60°；广泛性 ST 段压低，Ⅰ、Ⅱ、aVL、aVF、V₄-V₆ 导联 ST 段压低，aVR、V₁ 导联 ST 段抬高，典型的"6+1"图形。aVR、V₁、V₆ 导联 ST 段偏移振幅均为 4mm，ST 段偏移振幅比值 aVR/V₁=1 和 V₆/V1=1 均支持罪犯血管推导为左主干闭塞。观察横面 ST 向量，V₅ 导联 ST 段压低程度最大 6mm，横面 ST 向量位于 -180° ~ +150°，略微朝前，亦支持推导罪犯血管为左主干闭塞。这份心电图不要误判为 ST 段抬高型前间壁心肌梗死；左回旋支供血的左侧壁（V₅、V₆ 导联）以及后壁（V₇-V₉ 导联）ST 段压低，对应性引起 V₁ 导联 ST 段抬高，削弱了 V₂-V₃ 导联 ST 段压低（左前降支供血区域）。患者冠脉造影最后证实左主干病变

参考文献

[1] Eggers KM, Jernberg T, Lindahl B.Unstable Angina in the Era of Cardiac Troponin Assays with Improved Sensitivity-A Clinical Dilemma.Am J Med,2017,130(12):1423-1430.

[2] Cannon CP, McCabe CH, Stone PH, et al.The electrocardiogram predicts one-year outcome of patients with unstable angina and non-Q wave myocardial infarction: results of the TIMI Ⅲ Registry ECG Ancillary Study. Thrombolysis in Myocardial Ischemia.J Am Coll Cardiol,1997,30(1):133-140.

[3] Yan AT, Yan RT, Tan M, et al.ST-segment depression in non-ST elevation acute coronary syndromes: quantitative analysis may not provide incremental prognostic value beyond comprehensive risk stratification.Am Heart J,2006,152(2):270-276.

[4] Hyde TA, French JK, Wong CK, et al.Four-year survival of patients with acute coronary syndromes without ST-segment elevation and prognostic significance of 0.5-mm ST-segment depression.Am J Cardiol,1999,84(4):379-385.

[5] Kaul P, Fu Y, Chang WC, Harrington RA, et al.Prognostic value of ST segment depression in acute coronary syndromes: insights from PARAGON-A applied to GUSTO-IIb. PARAGON-A and GUSTO IIb Investigators. Platelet IIb/IIIa Antagonism for the Reduction of Acute Global Organization Network.J Am Coll Cardiol,2001,38(1):64-71.

[6] Ellestad MH, Wan MK. Predictive implications of stress testing. Follow-up of 2700 subjects after maximum treadmill stress testing.Circulation,1975,51(2):363-369.

[7] Nikus KC, Eskola MJ, Virtanen VK, et al.ST-depression with negative T waves in leads V_4-V_5—a marker of severe coronary artery disease in non-ST elevation acute coronary syndrome: a prospective study of Angina at rest, with troponin, clinical, electrocardiographic, and angiographic correlation.Ann Noninvasive Electrocardiol.2004,9(3):207-214.

[8] Barrabés JA, Figueras J, Moure C, et al.Prognostic significance of ST segment depression in lateral leads I, aVL, V5 and V6 on the admission electrocardiogram in patients with a first acute myocardial infarction without ST segment elevation.J Am Coll Cardiol,2000,35(7):1813-1819.

[9] Atar S, Fu Y, Wagner GS, et al.Usefulness of ST depression with T-wave inversion in leads $V_{(4)}$ to $V_{(6)}$ for predicting one-year mortality in non-ST-elevation acute coronary syndrome (from the Electrocardiographic Analysis of the Global Use of Strategies to Open Occluded Coronary Arteries IIB Trial).Am J Cardiol,2007,99(7):934-938.

[10] Nikus K, Pahlm O, Wagner G, et al.Electrocardiographic classification of acute coronary syndromes: a review by a committee of the International Society for Holter and Non-Invasive Electrocardiology.J Electrocardiol,2010,43(2):91-103.

[11] Sclarovsky S, Rechavia E, Strasberg B, et al.Unstable angina: ST segment depression with positive versus negative T wave deflections—clinical course, ECG evolution, and angiographic correlation.Am Heart J,1988,116(4):933-941.

[12] Menown IB, Mackenzie G, Adgey AA. Optimizing the initial 12-lead electrocardiographic diagnosis of acute myocardial infarction.Eur Heart J,2000,21(4):275-283.

[13] Lee HS, Cross SJ, Rawles JM, et al.Patients with suspected myocardial infarction who present with ST depression.Lancet,1993,342(8881):1204-1207.

[14] Iwasaki K, Kusachi S, Hina K, et al.Acute left main coronary artery obstruction with myocardial infarction—reperfusion strategies, and the clinical and angiographic outcome. Jpn Circ J,1993,57(9):891-897.

[15] Yan AT, Yan RT, Kennelly BM, et al.Relationship of ST elevation in lead aVR with angiographic findings and outcome in non-ST elevation acute coronary syndromes. Am Heart J,2007,154(1):71-78.

[16] Kosuge M, Ebina T, Hibi K, et al.An early and simple predictor of severe left main and/or three-vessel disease in patients with non-ST-segment elevation acute coronary syndrome.Am J Cardiol, 2011,107(4):495-500.

[17] Taglieri N, Marzocchi A, Saia F, et al.Short- and long-term prognostic significance of ST-segment elevation in lead aVR in patients with non-ST-segment elevation acute coronary syndrome.Am J Cardiol,2011,108(1):21-28.

[18] Bulkley BH, Roberts WC.Atherosclerotic narrowing of the left main coronary artery. A necropsy analysis of 152 patients with fatal coronary heart disease and varying degrees of

left main narrowing.Circulation,1976,53(5):823-828.

[19] Khan MF,Athappan G..Left main coronary artery disease. Interv Cardiol,2009,1(1):73-91.

[20] Ragosta M, Dee S, Sarembock IJ, et al.Prevalence of unfavorable angiographic characteristics for percutaneous intervention in patients with unprotected left main coronary artery disease.Catheter Cardiovasc Interv,2006,68(3):357-362.

[21] Takayanagi K, Satoh T, Inoue T, et al.Survival from acute occlusion of the left main coronary artery with preexisting collateral vessels—a case report. Angiology,1991,42(11):935-939.

[22] Widimskya P, Štásekb P, Kala P, et al.Acute myocardial infarction due to the left main coronary artery occlusion: Electrocardiographic patterns, angiographic findings, revascularization and in-hospital outcomes. Cor et Vasa,2012,54(1):e3-e7.

[23] Rott D, Nowatzky J, Teddy Weiss A, et al.ST deviation pattern and infarct related artery in acute myocardial infarction.Clin Cardiol,2009,32(11):E29-32.

[24] Valle M, Virtanen K, Hekali P, et al.Survival with total occlusion of the left main coronary artery. Significance of the collateral circulation.Cathet Cardiovasc Diagn,1979,5(3):269-275.

[25] Trnka KE, Febres-Roman PR, Cadigan RA, et al.Total occlusion of the left main coronary artery: clinical and catheterization findings.Clin Cardiol,1980,3(5):352-355.

[26] D'Angelo C, Zagnoni S, Gallo P, et al.Electrocardiographic changes in patients with acute myocardial infarction caused by left main trunk occlusion.J Cardiovasc Med (Ha gerstown),2018,19(8):439-445.

[27] Frierson JH, Dimas AP, Metzdorff MT, et al.Critical left main stenosis presenting as diffuse ST segment depression.Am Heart J,1993,125(6):1773-1777.

[28] Gorgels AP, Vos MA, Mulleneers R, et al.Value of the electrocardiogram in diagnosing the number of severely narrowed coronary arteries in rest angina pectoris.Am J Cardiol,1993,72(14):999-1003.

[29] Kurisu S, Inoue , Kawagoe T, Ishihara M, et al.Electrocardiographic features in patients with acute myocardial infarction associated with left main coronary artery occlusion.Heart,2004,90(9):1059-1060.

[30] Barrabés JA, Figueras J, Moure C, et al.Prognostic value of lead aVR in patients with a first non-ST-segment elevation acute myocardial infarction.Circulation,2003,108(7):814-819.

[31] Kosuge M, Kimura K, Ishikawa T, et al.Predictors of left main or three-vessel disease in patients who have acute coronary syndromes with non-ST-segment elevation.Am J Cardiol,2005,95(11):1366-1369.

[32] Mahajan N, Hollander G, Thekkoott D, et al.Prediction of left main coronary artery obstruction by 12-lead electrocardiography: ST segment deviation in lead V_6 greater than or equal to ST segment deviation in lead V_1.Ann Noninvasive Electrocardiol,2006,11(2):102-112.

[33] Prieto-Solis JA1, Benito N, Martin-Durán R.Electrocardiographic diagnosis of left main coronary artery obstruction using ST-segment and QRS-complex vector analysis.Rev Esp Cardiol,2008,61(2):137-145.

■詹中群　■苏仁芳

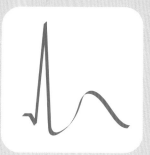

第 16 章

急性心肌缺血的电重构

16.1 心肌节段和冠脉解剖

2002 年，AHA 心脏成像委员会颁布了《心脏断层成像的心肌节段标准化和命名》，把左心室分为 17 个节段（图 16-1 和图 16-2）[1]。在心脏长轴切面上，根据解剖标志把左心室分为三部分：基底部——主动脉根部至二尖瓣叶尖；中部心腔——二尖瓣叶尖至乳头肌；心尖——乳头肌以下至心腔顶端，纵径方向上基底部和中部各占 35%，心尖部占 30%[1]。

借助于室间隔相连的右心室壁，能够从左心室前游离壁、下游离壁中确认和分离出室间隔。环绕基底部、中部心腔的左心室心肌分别命名为前壁（1、7）、前间隔（2、8）、下间隔（3、9）、下壁（4、10）、下侧壁（5、11）和前侧壁（6、12）；心尖（17）是左心腔顶部的心肌（不包括左心腔），其后环心腔部分包括前心尖段（13）、间隔心尖段（14）、下心尖段（15）和侧心尖段（16），总共 17 个心肌节段。心脏影像学研究中，有时还把左心室心分为 48 ~ 144 节段，磁共振研究中甚至多达 400 节段，超出了临床需要。

根据 17 节段划分冠脉分布解剖：左前降支供血节段 1、2、7、8、13、14 和

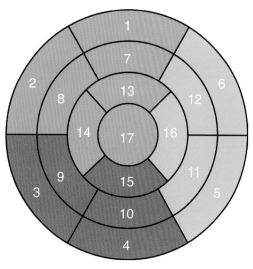

图 16-1 左心室 17 节段牛眼图

基底部：1- 基底部前段；2- 基底部前间隔段；3- 基底部下间隔段；4- 基底部下段；5- 基底部下侧壁段；6- 基底部前侧壁段。中部：7- 中部前段；8- 中部前间隔段；9- 中部下间隔段；10- 中部下段；11- 中部下侧壁段；12- 中部前侧壁段。心尖部：13- 心尖前段；14- 心尖间隔段；15- 心尖下段；16- 心尖侧段；17- 心尖

17；优势型右冠状动脉供血节段 3、4、9、10 和 15；左回旋支供血节段 5、6、11、12 和 16。AHA 的左心室 17 节段划分是一个非常理想的模型，真实解剖中个体存在不少变异。除前壁节段（1、7、13）完全由左前降支供血，前间隔（2、8）主要由左前降支供血，下侧壁基底段（5）主要

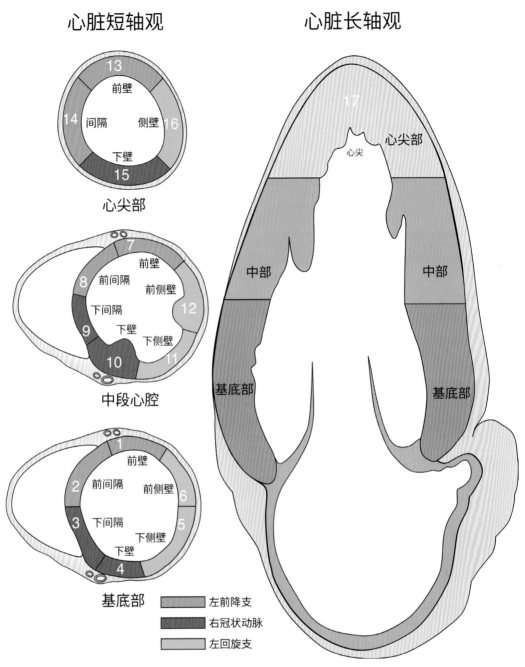

图 16-2　左心室 17 节段平面解剖图

左心室平面解剖示 17 节段，不同颜色心肌代表主要冠状动脉供血范围

由左回旋支供血外，其余心肌节段的供血权重高度变异，变异程度最大的是心尖，三支冠脉都可以供血之。真实左前降支供血范围比 AHA 划分的区域大，还包括前

侧壁、心尖区域。当左前降支发出的第 1 对角支非常发达时，将替代左回旋支供血（6、12）节段；左前降支除了供血心尖（13、14、17）节段外，还要供血（15、16）节

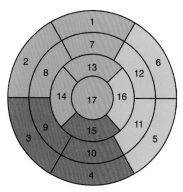

AHA冠脉供血分布

图 16-3 左心室 17 节段的真实解剖冠脉分布

AHA 左心室 17 节段规定的冠脉解剖是一个非常理想化的模型，真实人体解剖中，左前降支分布的区域更广。除左心室前壁恒定左前降支供血外，其余心肌节段供血冠脉的分布变异较大，甚至有所重叠，特别是下壁和侧壁区域

段；左前降支和左回旋支在前侧壁节段的血供分布存在较大重叠，下间隔节段则是左前降支和右冠状动脉重叠较大；即使后降支起源于右冠状动脉，左回旋支也要供血部分下壁，简而言之，除了左心室前壁恒定由左前降支供血外，其余左心室心肌节段的供血都存在重叠（图 16-3 和图 16-4）[2]。

随着冠脉造影和心电图对照研究资料的丰富，当前 ST 段抬高型心肌梗死的临床心电图应用涉及的内容。①诊断：正确诊断是制定正确治疗策略的基础。②推导罪犯血管：利用 12 或 18 导联心电图 ST 段偏移的导联分布，初步推导罪犯血管，粗略评估心肌梗死范围，有助于心脏介入诊疗时，重点观察冠脉节段。③预后评估：根据患者入院时的心电图表现，评估患者院内风险，例如是否系左主干闭塞？是否有发生恶性心律失常的风险？是否系多支冠脉病变患者？ST 段抬高型心肌梗死的心电图判读需要学会解剖分析，包括冠状动脉解剖和心肌解剖两个层面，前者又包括罪犯血管的推导、冠状动脉闭塞层面（近段或远段闭塞？）和罪犯血管供血心肌权重，后者主要是心肌梗死部位和范围。

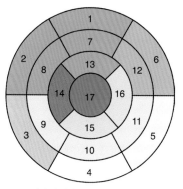

真实人体左前降支供血分布

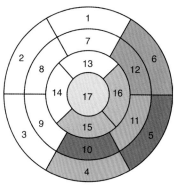

真实人体左回旋支供血分布

16.2 指示性和对应性改变

ST 段抬高型心肌梗死时，心电图的 ST 段有两种表现：面向梗死区域的导联 ST 段抬高，称为指示性改变；梗死区域对侧的导联记录到 ST 段压低，称为对应性改变，经典心电图学教科书中又称为镜像性改变，本质是急性心肌缺血时发生的电重构（图 16-5）。实际上，非 ST 段抬高型心肌梗死时，aVR 和 V_1 导联的 ST 段抬高也是一种对应性改变，只不过临床心电图常在 ST 段抬高型心肌梗死中提及指示性和对应性改变。

1873 年，德国植物学家、生理学家、微生物学家

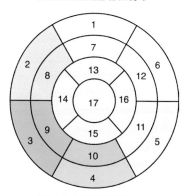

真实人体右冠状动脉供血分布

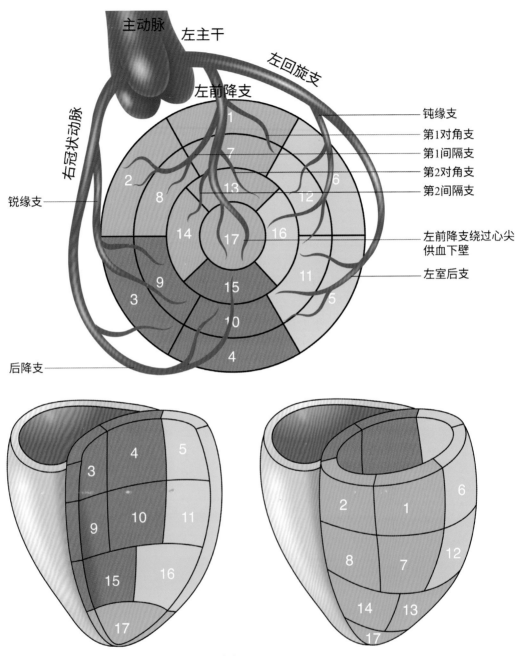

图 16-4　冠状动脉分布和左心室 17 节段三维模式图

上 .AHA 左心室 17 节段冠脉分布节段。下 . 左心室 17 节段三维模式图，请读者结合图 16-1 ~ 图 16-3 体会左心室各节段和冠状动脉分布。这些冠脉分布解剖是 ST 段抬高型心肌梗死罪犯血管定位的基础

和 音 乐 家 Engelmann（Theodor Wilhelm Engelmann，1843—1909）首次报道心脏损伤时能够记录到单相曲线 [3]注 1。1933

年，在人类后壁心肌梗死中观察到前壁导联 ST 段的偏移 [4]。1938 年，临床观察到急性侧壁心肌梗死时，放置于左侧心尖部

注 1：Engelmann 生于德国莱比锡，他还首次证实蛙心脏收缩是心肌本身引起的，而非外部神经刺激所致

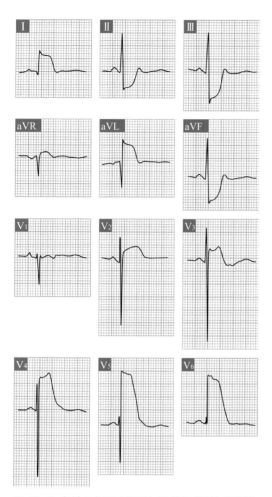

图 16-5 急性左主干闭塞所致 ST 段抬高型心肌梗死

男，46 岁。胸痛 1 小时入院。肌钙蛋白阳性，血压 80/60mmHg。心电图示窦性心律，Ⅰ、aVR、aVL、V_2-V_6 导联 ST 段抬高，Ⅱ、Ⅲ、aVF 导联 ST 段对应性压低，结合临床诊断为广泛前壁、高侧壁心肌梗死。Ⅰ、aVL 导联 ST 段抬高，提示闭塞部位至少位于左前降支第 1 对角支开口以上部位，通常包括两种情况，即急性左主干闭塞或左前降支近段闭塞。V_1 导联 ST 段无抬高，aVR 导联 ST 段抬高振幅 >V_1 导联，推导罪犯血管为左主干；另一个强有力的指标是 V_5、V_6 导联 ST 段显著抬高且 V_5 导联抬高振幅最大，单用左前降支近段闭塞不好解释，V_6 导联 ST 段偏移振幅 >V_1 导联也进一步支持罪犯血管为急性左主干闭塞。冠脉造影证实左主干完全性闭塞，右冠状动脉狭窄 60%。V_6 导联 J 点抬高振幅 /R 波振幅 >0.5，斯 - 伯Ⅲ级心肌缺血。V_5、V_6 导联 ST 段显著抬高，系典型的"墓碑状 ST 段抬高"，常见于无缺血保护的左心室广泛性缺血

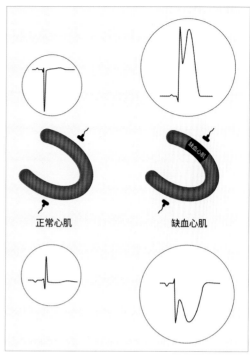

图 16-6 心肌梗死的指示性和对应性 ST 段偏移

动物模型中，未结扎左前降支时，前后相对的心肌体表导联记录的心电图无 ST 段偏移。结扎左前降支后，缺血心肌区域记录到 ST 段抬高（指示性改变），对侧心肌记录到 ST 段压低（对应性改变）。心腔是一个中空器官，体表导联记录的心电图是整体心肌综合的电活动，例如 V_4 导联记录的 R 波振幅实际是面向该导联和对侧背离该导联心肌除极的综合。透壁心肌缺血时，分别记录两处相对心肌的心电图，面向缺血的心肌记录到指示性 ST 段抬高，对侧心肌记录到对应性 ST 段压低

位的导联比靠近胸骨的导联更容易记录到对应性 ST 段压低[5]。1945 年，在犬动物模型中观察到，结扎冠状动脉后，在结扎部位的心肌表面导联记录到 ST 段抬高，对侧心肌表面导联记录到 ST 段压低，当时认为 ST 段抬高是缺血引起心肌损伤后，产生损伤电流所致的原发性 ST-T 改变，ST 段压低属于继发性 ST-T 改变，继发性 ST-T 改变部位的心肌并无病理性电流产生（图 16-6）[4]。不过，随后临床观察到心肌梗死时，对应性 ST 段压低只出现于部

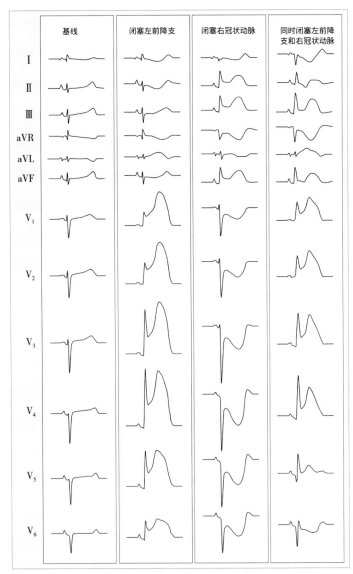

	基线	闭塞左前降支	闭塞右冠状动脉	同时闭塞左前降支和右冠状动脉
I				
II				
III				
aVR				
aVL				
aVF				
V_1				
V_2				
V_3				
V_4				
V_5				
V_6				

图 16-7 猪急性心肌缺血心电图的指示性和对应性改变

猪模型，冠脉造影证实无冠状动脉粥样硬化病变，通过球囊扩张的方式闭塞冠状动脉，观察急性心肌缺血的心电图变化。在左前降支中段处闭塞引起前壁心肌缺血时，V_1-V_6 胸导联 ST 段指示性抬高伴 T 波直立，而 II、III、aVF 导联对应性 ST 段压低伴 T 波倒置。在右冠状动脉中段处闭塞引起下壁和后壁心肌缺血时，II、III、aVF 导联指示性 ST 段抬高伴 T 波直立，V_1-V_6 导联对应性 ST 段压低伴 T 波倒置。同时闭塞左前降支和右冠状动脉，下壁和胸导联均出现 ST 段抬高，但前壁和后壁两处相对的心肌同时缺血，缺血向量分别朝向两个相对方向，彼此部分抵消，II、III、aVF 导联和 V_1-V_5 导联的 ST 段抬高幅度不及单支冠状动脉闭塞，V_6 导联出现 ST 段压低伴 T 波倒置。左前降支和右冠状动脉同时闭塞时，相比于单支冠状动脉闭塞，心肌缺血更为严重，但因两处相对的心肌同时缺血，缺血向量对抗并抵消，ST 段抬高振幅反而不及单支冠状动脉闭塞，这就是对应性改变（ST 段压低）对指示性改变（ST 段抬高）的削弱效应。左前降支和右冠状动脉同时闭塞时，相比于单支冠状动脉闭塞，心肌缺血程度更重，影响整体心肌除极，QRS 波增宽。该动物模型说明闭塞单支冠状动脉时，闭塞心肌部位的导联记录到指示性 ST 段抬高，闭塞部位对侧心肌的导联记录到对应性 ST 段压低，单纯电学改变是这种 ST 段偏移的机制之一。若不重视对应性改变对指示性改变的削弱现象，会遗漏对侧梗死

分患者而非全部患者，单纯用继发性 ST-T 改变很难解释这种现象。

■ 对应性 ST 段压低的生理性意义

20 世纪 50 年代前后，人们曾长期认为心肌梗死心电图出现的对应性 ST 段压低只是一种单纯的心电现象[注2]。1949 年，美国韦恩大学医学院病理系的 Myers 等对心肌梗死部位和心电图的联系进行了详细的病理学研究。在 16 例死于下壁合并后侧壁心肌梗死的患者中，11 例生前心电图 V_1-V_4 导联有对应性 ST 段压低，但尸检病理未发现前壁心肌损伤和梗死；其后继续研究了 14 例下壁心肌梗死患者的心脏，9 例生前心电图胸导联有对应性 ST 段压低，同样未发现前壁心肌损伤和梗死的证据[6][7]。

注 2：如无特殊说明，非 ST 段抬高型心肌梗死均采用详称。为行文方便，本章以及其后章节的心肌梗死特指 ST 段抬高型心肌梗死，因为 2000 年以后的文献才利用 ST 段偏移分类心肌梗死，早年分类是 Q 波和非 Q 波心肌梗死

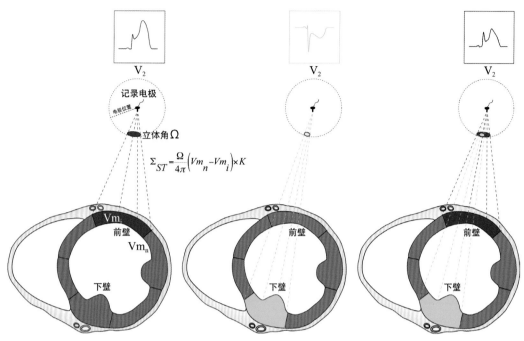

图 16-8 立体角理论解释心肌缺血所致 ST 段的偏移

心肌缺血时，心电图 ST 段抬高的振幅满足公式 $\Sigma_{ST} = \Omega/4\pi(Vm_n - Vm_i) \times K$，公式中 Ω 是立体角，立体角是单位球体截取的球面区域，即记录电极和全部缺血边界点延伸后形成的立体锥形；缺血边界由正常心肌跨膜电势（Vm_n）和缺血心肌跨膜电势（Vm_i）定义；π 是圆周率；K 是组织电导率。左图示单独前壁心肌缺血（灰蓝色区域）时记录到的 ST 段抬高；中图是单独下壁心肌缺血（草绿色区域）所致对应性 ST 段压低；右图是前壁和下壁同时发生心肌缺血时所致 ST 段偏移，并非左图和中图 ST 段偏移振幅的简单数字加减，而是综合立体角计算的结果

在猪急性心肌缺血模型中，单独闭塞左前降支引起胸导联 ST 段抬高，下壁（Ⅱ、Ⅲ、aVF）导联对应性 ST 段压低；单独闭塞右冠状动脉引起下壁导联 ST 段抬高，胸导联对应性 ST 段压低；而同时闭塞左前降支和右冠状动脉时，ST 段抬高振幅降低 60%，提示两个相对的心肌区域同时缺血时，产生的损伤向量能够相互抵消（图16-7）[8]。这种抵消并非简单的数学加减，而与心电学复杂的立体角理论有关。

1853 年，德国医师和物理学家Helmholtz 创建了立体角概念，1933 年该理论被胸导联的发明者 Wilson、Bayley 等首次用于心电图数学理论研究（图 16-8）[9][10]。公式中，ST 段偏移振幅取决于三个变量，即立体角、正常心肌跨膜电势和缺血心肌跨膜电势。记录电极位置和缺血心肌边界的几何形状是 ST 段偏移振幅的空间决定因素（决定立体角形成的大小），这与实验或临床观察到 ST 段偏移振幅受记录电极相对于缺血组织边界的位置、缺血受累区域、透壁缺血情况和心室壁厚度等因素影响的结果一致。此外，正常心肌和缺血心肌的电势差越大，ST 段抬高振幅越大，这是 ST 段偏移振幅的非空间决定因素，这可以解释临床一些广泛前壁心肌梗死患者的心电图 ST 段抬高幅度并不严重，而一些局部前壁心肌梗死的 ST 段显著抬高[10][11]。多支冠脉病变的患者，当进行运动平板试验而相对心肌同时发生缺

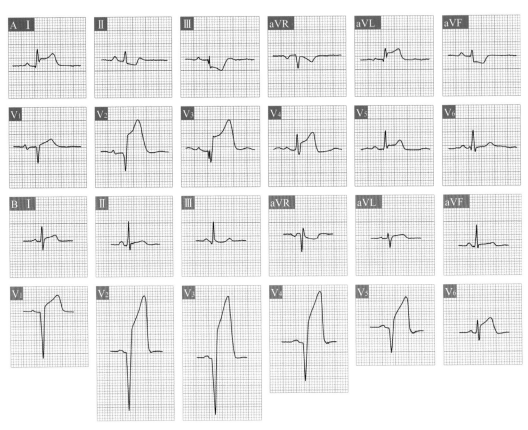

图 16-9 前壁心肌梗死伴或不伴对应性下壁 ST 段压低

A. 女，68 岁。胸痛 1 小时入院。肌钙蛋白检测阳性。心电图示窦性心律，I、aVL、V₁-V₅导联 ST 段抬高伴 T 波直立，II、III、aVF 导联 ST 段对应性压低伴 T 波倒置。心电图诊断：①窦性心律；② ST 段抬高型前壁、高侧壁心肌梗死。B. 男，54 岁。胸痛 30 分钟入院。肌钙蛋白检测阳性。心电图示窦性心律，I、aVL、V₁-V₆导联 ST 段抬高伴 T 波直立。心电图诊断：①窦性心律；② ST 段抬高型广泛前壁心肌梗死。值得注意的是，图 B 的心电图显示梗死范围更广、ST 段抬高振幅更高，但并无下壁导联（II、III、aVF）对应性 ST 段压低

血时，患者出现胸痛症状，心电图 ST 段可能无偏移，如果误判正常，继续试验有可能发生灾难性后果。

■对应性 ST 段压低的病理性意义

临床上观察到并非每例心肌梗死都伴随对应性 ST 段压低（≥ 1mm），发生率仅有 40% ~ 77%[12][13]。下壁心肌梗死患者中，仅有 54% 的心电图出现胸导联对应 ST 段压低；前壁心肌梗死患者中，20% ~ 70% 的心电图出现下壁导联 ST 段

压低（图 16-9）[14][15][16]。有时，抬高的 ST 段恢复正常后，所谓的对应性 ST 段压低仍持续存在，这些现象说明单纯继发性心电改变并不能完全解释心肌梗死的对应性 ST 段压低，换言之，对应性 ST 段压低的出现是有条件的。

通常，经典心电图学教科书在介绍 ST 段抬高型心肌梗死的指示性和对应性 ST 段改变时，往往给人"梗死心肌"和"对侧心肌"空间分割的印象。事实上心肌是延续的，梗死中心区域以外是损伤、缺血

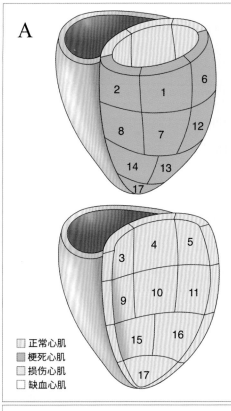

图 16-10 梗死和缺血心肌的延续性

A 和 B 模型均为广泛性前壁心肌梗死。A 模型代表常见的错误认识，梗死心肌和非梗死的健康心肌截然分界，广泛性前壁心肌梗死导致胸导联 ST 段抬高，下壁健康心肌对应性 ST 段压低。B 模型代表梗死心肌、损伤 / 缺血心肌的延续性。多支冠状动脉病变时，闭塞血管所致心肌梗死部位的导联出现 ST 段抬高，非闭塞血管狭窄引起对侧心肌缺血导致对应性 ST 段压低，该模型认为对应性 ST 段压低具有病理性意义。实际上，对应性 ST 段压低包括生理性电重构、病理性电重构或两者兼而有之，因此不同患者的对应性 ST 段压低携带不同的预后信息

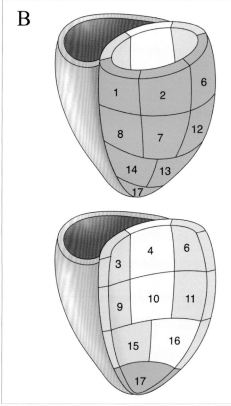

正常心肌
梗死心肌
损伤心肌
缺血心肌

心肌，大面积前壁心肌梗死时，相连的侧壁、下壁心肌可能处于缺血状态引起 ST 段压低（图 16-10）。冠脉造影证实，心肌梗死伴对应性 ST 段压低的患者中，93% 系多支冠脉病变（狭窄 ≥ 50%），运动试验中，93% 出现相同导联的 ST 段压低（缺血性压低）；不伴对应性 ST 段压低的患者中，多支冠脉病变的发生率为 68%[16]。

侧支循环可能也是急性心肌梗死是否出现对应性 ST 段压低的影响因素。冠脉造影证实侧支循环在对应性 ST 段压低组的发生率为 0，无对应性 ST 段压低组的发生率为 16%，罪犯血管多为近段闭塞，梗死面积更为广泛[13]。

下壁心肌梗死时，常见胸导联 ST 段对应性压低，61% 的患者在发病后 48 小时内逐渐消失，39% 缓解时间超过 48 小时，延迟缓解的患者心肌梗死面积较大（磷酸肌酸同工酶峰值浓度高），心功能不全发生率高（31%：70%），院内死亡率高（6%：13%）[15]。下壁心肌梗死伴胸导联 ST 段压低的患者，左心室射血分数降低，多见节段性室壁运动异常[14]。

相反，另一些研究发现与无对应性 ST 段压低的患者相比，急性心肌梗死伴对应

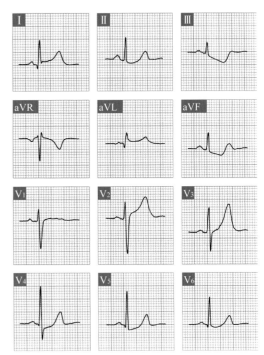

图 16-12 高侧壁心肌缺血与下壁对应性 ST 段压低

男，73 岁。胸痛 2 小时入院。肌钙蛋白检测阳性。心电图示窦性心律，I、aVL、V_2 导联 ST 段抬高 1～2mm，II、III、aVF、V_4-V_6 导联 ST 段对应性压低。心电图诊断：①窦性心律；② ST 段抬高型高侧壁心肌梗死。高侧壁心肌相邻的前侧壁心肌，即 V_5-V_6 导联 ST 段压低不排除梗死周围心肌缺血所致。冠脉造影证实罪犯血管为第 1 对角支闭塞。注意：单独的高侧壁心肌梗死时，aVL 导联 ST 段抬高的对应性 ST 段压低最显著的是 III 导联，反之亦反

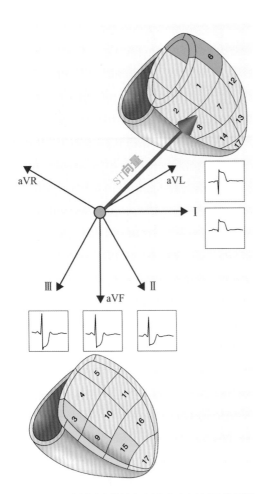

图 16-11 高侧壁心肌缺血与下壁对应性 ST 段压低

前壁心肌梗死引起下壁导联（II、III、aVF）出现对应性 ST 段压低最密切的缺血部位是高侧壁心肌（I、aVL 导联 ST 段抬高），该处心肌通常由第 1 对角支供血，一旦闭塞提示罪犯血管位置较高

性 ST 段压低的患者，左心室射血分数略微降低或无显著性差异，ST 段压低导联相应的局部室壁动度亦无显著性差异[19][20]。事实上，这种矛盾的临床现象应归因于 ST 段抬高型心肌梗死时，对应性 ST 段压低在一部分患者中只是一种单纯的心电现象，即生理性电重构，对应性 ST-T 改变与预后无关；而在另一些患者中，则是梗死远端心肌心内膜下缺血所致，即病理性电重构，甚至两种原因兼而有之，这种对应性 ST-T 改变与不良预后有关，暗示

梗死范围广泛、心功能差、死亡风险增加以及多支冠脉病变等。

急性前壁心肌梗死时，胸前导联 ST 段抬高振幅并非 II、III、aVF 导联出现对应性 ST 段压低的必备要素；分析各个胸导联，代表间隔区域的 V_1-V_3 导联和代表前侧壁、心尖区域的 V_4-V_6 导联对下壁导联影响较小，影响最大的是 I、aVL 导联 ST 段抬高（图 16-11）[17]。前壁心肌梗死时，II 导联对应性 ST 段压低振幅与 V_1、aVL 导联 ST 段抬高振幅密切相关，

Ⅲ、aVF 导联对应性则与 aVL 导联密切相关（图 16-12）。冠脉造影证实这种模式的心电图患者，95% 的左前降支狭窄病变位于第 1 对角支的分叉部位，第 1 间隔支

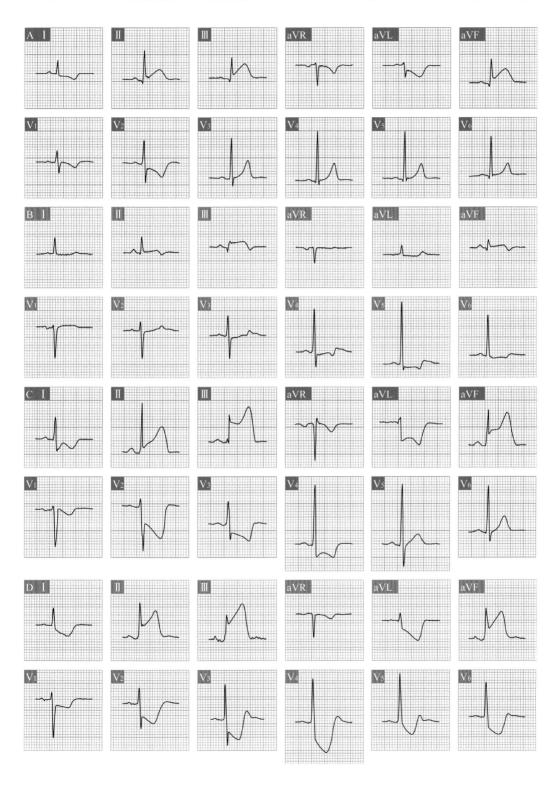

图 16-13 急性下壁心肌梗死时的生理性和病理性电重构

4 例急性下壁心肌梗死的罪犯血管均为右冠状动脉闭塞（ST 段抬高振幅 Ⅲ 导联 > Ⅱ 导联），均伴有胸导联和 Ⅰ、aVL 导联对应性 ST 段压低。A.肢体导联和胸导联对应性 ST 段压低最显著的分别是 aVL 和 V₂ 导联，判别为生理性电重构。B.肢体导联 Ⅰ、aVL 轻度对应性 ST 段压低，胸导联 ST 段压低最显著的是 V₄-V₅ 导联且伴 T 波负正双相，判别为病理性电重构，胸导联 ST 段压低系左冠状动脉病变引起的心内膜下心肌缺血，提示多支血管病变。C.肢体导联和胸导联 ST 段对应性压低最显著的分别是 aVL 和 V₂ 导联，T 波完全倒置，判别为生理性电重构。D.肢体导联和胸导联 ST 段对应性压低最显著的分别是 aVL 和 V₄ 导联，V₃-V₅ 导联 T 波负正双相，判别为病理性电重构，提示三支冠脉病变或合并左主干病变引起的环心内膜下心肌缺血。从图 C 和图 D 中还可以看出，急性下壁心肌梗死伴胸导联广泛性 ST 段压低（波及 V₁-V₅/V₆ 导联）时，V₂/V₃-V₅/V₆ 导联的 ST 段压低幅度逐渐减轻提示生理性电重构，反之 V₂/V₃-V₅/V₆ 导联的 ST 段压低幅度逐渐增加提示病理性电重构，患者合并三支冠脉病变或左主干病变，临床预后不佳

开口以远，高度提示第 1 对角支闭塞。高侧壁心肌梗死时（Ⅰ、aVL 导联 ST 段抬高）通常伴 Ⅲ 导联对应性 ST 段压低，可无 Ⅱ 和 aVF 导联 ST 段压低。相同原理，下壁心肌梗死时，对应性 ST 段压低发生率最高的导联并非胸导联，而是 aVL 导联[18]。

■ 鉴别急性下壁心肌梗死的生理性和病理性电重构

一些心电图线索有助于区分急性心肌梗死的生理性和病理性电重构（图 16-13 和图 16-14）。生理性电重构时，对于均衡型冠脉分布的患者，即右冠状动脉和左回旋支共同发出后降支供血左心室后壁，一旦右冠状动脉远端闭塞引起下壁心肌梗死时，第一个线索是 Ⅲ 导联 ST 段抬高振幅最大，aVL 导联对应性 ST 段压低和 T 波倒置程度最深且超过 Ⅰ 导联[18]。第二个线索是 Ⅱ 导联（下后壁）ST 段抬高伴 T 波直立时，V₂ 导联（上间隔）对应性 ST 段压低伴 T 波倒置，有时伴 V₃ 导联（中间隔）、V₄ 导联（下间隔）和 V₅ 导联（心尖部），反映了右后间隔缺血引起的电重构。当 V₁ 导联（前间隔）ST 段压低伴 T 波倒置时，提示右冠状动脉的锐缘支以远闭塞。

均衡型冠状动脉患者的右冠状动脉远段闭塞引起的急性下壁心肌梗死（ST 段抬

高振幅 Ⅲ 导联 > Ⅱ 导联），如果伴生理性电重构，对应性改变导联的 T 波应完全倒置，ST 段压低振幅最大的肢体导联是 aVL 导联，胸导联是 V₂-V₃ 导联；如果胸导联 ST 段最大振幅压低出现于 V₄-V₅ 导联，或胸导联 T 波负正双相则提示病理性电重构，这种心电图模式的临床意义是右冠状动脉闭塞同时伴三支冠脉病变或左主干病变，

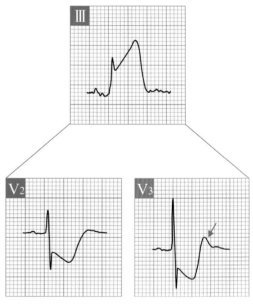

图 16-14 生理性和病理性电重构

急性下壁心肌梗死时，V₂ 导联 ST 段压低伴 T 波完全倒置，系生理性电重构，但 V₃ 导联 T 波负正双相，系病理性电重构，T 波后半部直立（蓝色箭头），意味此处心内膜下心肌缺血

左冠状动脉系统引起的心内膜下心肌缺血参与胸导联 ST 段压低和 T 波改变。此外，下壁心肌梗死伴生理性电重构时，右胸至左胸导联的 ST 段压低振幅逐渐减轻，反之则属于病理性电重构。

心外膜冠状动脉闭塞引起急性透壁心肌缺血时，心外膜动作电位时程显著缩短，心内膜动作电位时程缩短较轻，复极电势从心内膜朝向心外膜，ST 段抬高，T 波直立。左心室急性缺血时，舒张末期压力增高，机械压力直接激活心肌张力受体，心内膜动作电位 2 相缩短，减少钙离子进入细胞，避免心内膜下心肌收缩过强，保护心内膜，这种机电反馈产生从心外膜至心内膜的电势，透壁心肌缺血相对心肌区域的心电图导联 ST 段压低伴 T 波倒置，这是急性心肌缺血电重构的分子机制。

急性下壁心肌梗死的另一个病理性电重构现象是梗死早期 Ⅱ、Ⅲ、aVF 导联出现小 q 波，并非下壁心肌坏死的标志，而是急性心肌缺血引起后乳头肌的缝隙连接蛋白 Cx43 下调，前乳头肌提前除极[21]。Cx43 是心室肌闰盘处主要的缝隙连接蛋白，分布于除心外膜的其余心肌层，急性心肌缺血后 1 小时即可引起 Cx43 下调[21][22]。

参考文献

[1] Cerqueira MD, Weissman NJ, Dilsizian V, et al.Standardized myocardial segmentation and nomenclature for tomographic imaging of the heart. A statement for healthcare professionals from the Cardiac Imaging Committee of the Council on Clinical Cardiology of the American Heart Association.Circulation,2002,105(4):539-542.

[2] Donato P, Coelho P, Santos C, et al.Correspondence between left ventricular 17 myocardial segments and coronary anatomy obtained by multi-detector computed tomography: an ex vivo contribution.Surg Radiol Anat,2012,34(9):805-810.

[3] Burdon-Sanderson J.On the Time-Relations of the Excitatory Process in the Ventricle of the Heart of the Frog.J Physiol,1880,2(5-6):384-435.

[4] Wolferth C,Betlet S, Livezey M, et al.Negative displacement of the RS-T segment in the electrocardiogram and its relationships to positive displacement. An experimental study. Am Heart J,1945,29:(2) 220-245.

[5] Wood, F. C., Wolferth, C. C., Bellet, S.Infarction of the Lateral Wall of the Left Ventricle: Electrocardiographic Characteristics.Am Heart J,1938,16(4):387-410.

[6] Myers GB, Klein HA, Hiratzkal T.Correlation of electrocardiographic and pathologic findings in posterolateral infarction.Am Heart J,1949,38(6):837-862.

[7] Myers GB, Klein HA, Hiratzkal T.Correlation of electrocardiographic and pathologic findings in anteroposterior infarction.Am Heart J,1949,37(2):205-236.

[8] Cinca J, Noriega FJ, Jorge E, et al.ST-segment deviation behavior during acute myocardial ischemia in opposite ventricular regions: observations in the intact and perfused heart.Heart Rhythm,2014,11(11):2084-2091.

[9] Richeson JF, Akiyama T, Schenk E.A solid angle analysis of the epicardial ischemic TQ-ST deflection in the pig. A theoretical and experimental study.Circ Res,1978,43(6):879-888.

[10] Holland RP, Brooks H, Lidl B.Spatial and nonspatial influences on the TG-ST segment deflection of ischemia. Theoretical and experimental analysis in the pig.J Clin Invest, 1977,60(1):197-214.

[11] Holland RP, Brooks H.TQ-ST segment mapping: critical review and analysis of current concepts.Am J Cardiol,1977,40(1):110-129.

[12] Vaidya GN, Antoine S, Imam SH, et al.Reciprocal ST-Segment Changes in Myocardial Infarction: Ischemia at Distance Versus Mirror Reflection of ST-Elevation.Am J Med Sci, 2018,355(2):162-167.

[13] Chan AW, Solankhi N, Webb JG, et al.Correlation of remote ST segment depression and coronary anatomy during acute coronary occlusion.Can J Cardiol,2001,17(3):282-290.

[14] Shah PK, Pichler M, Berman DS, et al.Noninvasive identification of a high risk subset of patients with acute inferior myocardial infarction.Am J Cardiol,1980,46(6):915-921.

[15] Gelman JS, Saltups A.Precordial ST segment depression in patients with inferior myocardial infarction: clinical implications.Br Heart J,1982,48(6):560-565.

[16] Dewhurst NG, Muir AL."Reciprocal" depression of the ST segment in acute myocardial infarction.Br Med J (Clin Res Ed),1983,287(6400):1221-1222.

[17] Birnbaum Y, Solodky A, Herz I, et al.Implications of inferior ST-segment depression in anterior acute myocardial infarction: electrocardiographic and angiographic correlation.Am Heart J,1994,127(6):1467-1473.

[18] Birnbaum Y, Sclarovsky S, Mager A, et al.ST segment depression in a VL: a sensitive marker for acute inferior myocardial infarction.Eur Heart J,1993,14(1):4-7.

[19] Norell MS, Lyons JP, Gardener JE, et al.Significance of "reciprocal" ST segment depression: left ventriculographic observations during left anterior descending coronary angioplasty.J Am Coll Cardiol,1989,13(6):1270-1274.

[20] Cohen M, Blanke H, Karsh KR, et al.Implications of precordial ST segment depression during acute inferior myocardial infarction. Arteriographic and ventriculographic correlations during the acute phase.Br Heart J,1984,52(5):497-501.

[21] Huang XD, Sandusky GE, Zipes DP.Heterogeneous loss of connexin43 protein in ischemic dog hearts.J Cardiovasc Electrophysiol,1999,10(1):79-91.

[22] Fontes MS, van Veen TA, de Bakker JM, et al. Functional consequences of abnormal Cx43 expression in the heart. Biochim Biophys Acta.,2012,1818(8):2020-2029.

■唐 杨　■余 睿

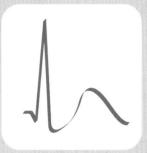

第 17 章

超急性 T 波

17.1 历史

早在 1918 年，美国芝加哥拉什医学院助教 Smith 发现，结扎犬的冠状动脉即刻，缺血心肌部位的心电图记录到高耸 T 波[1]。当结扎较大的冠状动脉时，高耸 T 波振幅甚至会超越 R 波振幅，24 小时后高耸 T 波演变为 T 波倒置。1919 年美国医师 Herrick 和 1920 年 Pardee 等最早报道人类心肌梗死早期心电图的高耸 T 波，他们描述到 "T 波振幅极高，从 QRS 波群的某处开始远离基线"[2][3]。

1933 年，美国宾夕法尼亚大学医院的 Wood 等报道了 7 例心肌梗死患者，其中 6 例心电图有巨大直立 T 波，最大 T 波振幅接近 30mm，总结此类 T 波的一些特征如下：①出现于胸导联；②呈一过性；③记录部位局限于一小块心肌，改变电极位置就可能记录不出巨大直立 T 波；④患者症状支持诊断血栓形成引起的冠状动脉管腔闭塞；⑤巨大直立 T 波可能与左心室前壁损害有关；⑥ST 段正常或轻微抬高（图 17-1）[4]。虽然上述一些观点至今仍出现于各类心电图学或心脏病学教科书中，但当时并不认为这种巨大直立的 T 波是心肌梗死的早期心电图征象。

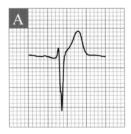
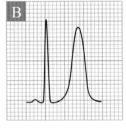

图 17-1 超急性 T 波

A. 正常胸导联 T 波，T 波升支缓慢，降支陡峭，明显不对称。B. 超急性 T 波高耸，形态近似对称，伴或不伴 ST 段抬高，T 波面积和 QRS 波面积明显不匹配

1947 年，同为美国宾夕法尼亚大学医院的 Dressler 等在心肌梗死患者中观察到，心电图高耸 T 波发生于 ST 段抬高和 QRS 波群改变之前，是心肌梗死最早期的心电图改变。他们注意到这种高耸 T 波既可以转瞬即逝，也可以持续 24 小时之久[5]。

在随后的医学文献中，根据心肌梗死心电图发生发展的变化特点，分为超急性期、急性期、亚急性期和完成期，超急性期特有的高耸 T 波称为超急性 T 波。

17.2 超急性 T 波的细胞学机制

T 波是心室复极的心电波，正常情况

下，肢体导联 T 波振幅不超过 5mm，胸导联不超过 10mm，有时女性的 Ⅱ、V_4 导联 T 波振幅比男性高。T 波振幅随年龄增长而下降。正常整体心室的复极是不均一的，因为心内膜、中层心肌（M 细胞）和心外膜的动作电位不一致。跨室壁复极从心外膜向心内膜推进，整体心肌复极从心尖向基底部推进，产生直立 T 波。

心外膜冠状动脉急性闭塞时，引起透壁心肌缺血，心内膜和心外膜动作电位时程缩短，但心外膜动作电位对缺血更敏感（K_{ATP} 通道大量开放），缩短更显著，心电图 ST 段缩短或消失，ST 段与 T 波升支快速交接；钠 - 钾泵功能受损，钾离子在缺血心肌细胞外蓄积，产生间质性高钾，3 相复极加速，最终心电图出现高耸 T 波。相比于正常 T 波，超急性 T 波更靠近 QRS 终末部或直接从 QRS 终末部飞跃，酷似早期复极（图 17-2）。

超急性 T 波特指急性透壁心肌缺血早期，心电图出现的高耸、增宽、对称性增加的 T 波（注意超急性 T 波并非绝对对称）。超急性 T 波本质是一种原发性 ST-T 改变，伴或不伴 QRS 间期增宽。

临床上，超急性 T 波主要见于变异型心绞痛发作、ST 段抬高型心肌梗死早期及心脏介入诊疗球囊扩张期间。正确识别超急性 T 波，及时干预缺血进程，可以避免后期的心肌梗死进展。

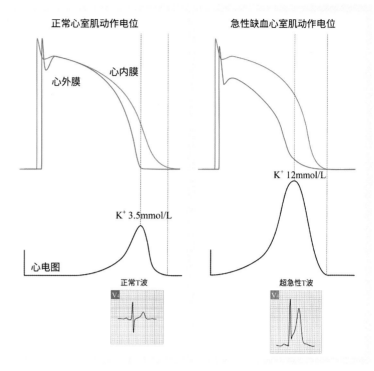

图 17-2 超急性 T 波发生的细胞学机制

正常情况下，3 相复极早期是延迟整流钾电流的慢组分（I_{Ks}）参与，复极缓慢，后期是延迟整流钾电流的快组分（I_{Kr}）参与，复极快速，故心电图 T 波升支缓慢，降支陡峭，明显不对称。心外膜先复极完毕，决定心电图 T 波的波峰，心内膜后复极完毕，决定 T 波的终末部。急性心肌缺血时，心外膜 K_{ATP} 通道开放，间质性高钾，复极加速，T 波升支斜率增加（变得陡峭）。心外膜动作电位平台期缩短或丢失，动作电位显著缩短，心内膜动作电位时程缩短不明显，心外膜 - 心内膜的复极时间差异增大，T 波宽度增加；心外膜 - 心内膜的复极电压梯度增大，T 波高耸。心肌缺血的超急性 T 波基本特点是形态增宽，振幅增高和对称性增加。由于心外膜平台期缩短或丢失，复极加速，ST 段显著缩短或丢失，超急性 T 波可紧随 QRS 波后出现，T 波升支从基线飞跃

17.3 超急性 T 波的心电图特点

急性冠脉综合征患者几乎都有胸痛症状，通常在症状发作后 30 分钟 ~ 3.5 小时心电图记录到超急性 T 波，罕见情况下可持续数小时至 24 小时[6][7]。经典心电图学教科书认为超急性 T 波的三大特征是 T 波高耸直立、宽大和形态对称。临床上，典型的超急性 T 波少见。

■ QRS 波

结扎犬冠状动脉 30 秒后，缺血区域的心肌内传导加速约 10%，R 波振幅降低约 20%，随后心肌内传导减慢 135%，R 波振幅增加约 53.1%[8]。这种发生于心肌

缺血早期的传导速度双相改变与细胞外钾离子浓度 $[K^+]_{out}$ 有关。结扎冠状动脉 15 秒以后，缺血中心区域的 $[K^+]_{out}$ 开始轻度增高达 2.5 ~ 4mmol/L，传导加速；5 ~ 15 分钟时间里，$[K^+]_{out}$ 快速升高达 8.5mmol/L，维持约 15 分钟稳定状态后，$[K^+]_{out}$ 继

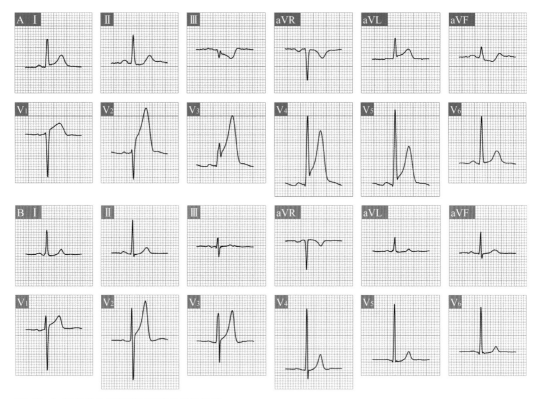

图 17-3 超急性 T 波和正常高耸 T 波的比较

A. 男，45 岁。胸痛 20 分钟入院。有吸烟史 30 年。有高血脂病史，未正规治疗。入院时血压 90/70mmHg，肌钙蛋白阴性。心电图示窦性心律，Ⅰ、aVL、V_1-V_5 导联 ST 段抬高，T 波高耸直立，Ⅱ、Ⅲ、aVF 导联 ST 段对应性压低。V_2-V_5 导联 T 波振幅增高、基底部宽大以及形态不对称，ST 段快速融于 T 波升支，V_2 导联 R 波递增不良，V_3 导联 R 波振幅 8.5mm，但与其后增宽、增高的 T 波相比，明显不匹配，呈"小 r 大 T 波"模式，典型的超急性 T 波心电图。注意 V_3-V_4 导联 S 波消失，QRS 终末部变形，斯-伯Ⅲ级缺血；V_2 导联 S 波存在，伴 ST 段抬高和 T 波高耸，斯-伯Ⅱ级缺血，提示缺血中心位于 V_3-V_4 导联。aVL 导联 ST 段抬高，提示闭塞部位位于第 1 对角支近端；V_1 导联 ST 段抬高，提示闭塞部位位于第 1 间隔支近端，综合以上意见推导罪犯血管系左前降支第 1 对角支和第 1 间隔支开口以上部位闭塞；aVR 导联 ST 段无抬高，不考虑左主干闭塞。心电图诊断：①窦性心律；②超急性 T 波，提示急性广泛前壁心肌梗死，密切随访心电图和心肌生化标志物；B.1 例 32 岁健康男性的心电图示窦性心律，V_2-V_3 导联 T 波高耸、形态较对称，T 波基底部宽度与图 A 的 V_2-V_3 导联 T 波相同，ST 段缓慢融于 T 波升支呈弓背向下模式，整个 T 波显得尖窄，V_4-V_6 导联 T 波基底部宽度明显短于图 A 相应导联。尽管图 B 的 V_2-V_3 导联出现高耸 T 波，但 R 波振幅正常，不呈"小 r 大 T 波"模式，这种正常高耸 T 波多见于高迷走神经张力个体，该受检者采集心电图时心率 64 次 / 分。心电图诊断：①窦性心律，②正常心电图

续缓慢升高达 21mmol/L。强调的是，当 $[K^+]_{out}$ 达 6.6mmol/L，动作电位 1 相显著受抑，传导减慢[9]。

急性心肌缺血早期，在心肌坏死、生化标志物升高和病理性 Q 波出现之前，R 波增幅降低，胸导联出现 R 波递增不良（V_3 导联 R 波振幅 ≤ 3mm），肢体导联 R 波振幅下降，加上增宽、振幅增高的超急性 T 波，R 波和 T 波极不匹配，QRS-T 波群呈 "小 r 大 T 波" 模式（图 17-3）。

ST 段

超急性 T 波的 ST 段通常位于等电位线上或抬高，少见情况下 ST 段压低呈 Dressler - de Winter 征（参见第 11 章，本章所述超急性 T 波不包括这种类型）。ST 段是否抬高取决于心内膜和心外膜 2 相平台期电势差：在心外膜冠状动脉闭塞极早期，动作电位 2 相平台期无明显丢失，心外膜和心内膜动作电位 2 相电势差不显著，心电图的 ST 段可位于等电位线上；一旦心外膜动作电位 2 相平台期明显丢失，心外膜和心内膜动作电位 2 相电势差显著增大，心电图的 ST 段抬高。

在急性心肌缺血极早期，心外膜动作电位时程缩短，T 波发生时间提前，ST 段间期缩短或甚至消失，超急性 T 波紧随 QRS 波之后出现，细胞学机制酷似早期复极（图 17-4 的 A 和 E）。急性心肌缺血时，在 ST 段缩短或消失的情况下，如果伴随 ST 段抬高，通常表现为 J 点抬高，ST 段很快融于 T 波升支，ST-T 波交界部呈斜直形曲线或凹面向上/向下曲线。

正常情况下，V_2-V_3 导联的 ST 段可以抬高 2 ~ 3mm，个别人甚至 ≥ 5mm。当其他导联出现超急性 T 波时，这些基线 ST 段抬高可能会直接判读为缺血性 ST

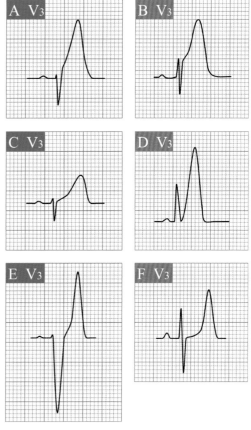

图 17-4　形形色色的超急性 T 波

根据文献整理的一些超急性 T 波。A.T 波高耸直立，显著增宽，形态略对称，r 波振幅极其微小（1mm），T 波与 R 波大小明显不匹配，J 点抬高，ST 段近乎消失或可能快速融于 T 波升支，两者形成斜直形 ST-T 交界部。B.T 波高耸直立，显著增宽，形态对称，T 波与 R 波大小明显不匹配，J 点抬高，ST 段极短，然后快速融于 T 波升支，两者形成略呈凹面向上的曲线。C.T 波振幅不高但显著增宽，形态略对称，r 波振幅微小（1mm），T 波与 R 波大小明显不匹配，ST 段存在且抬高 1mm（J 点后处 60ms 测量）。D.T 波高耸直立，显著增宽，形态近似对称，T 波与 R 波大小明显不匹配，ST 段消失，T 波紧随 QRS 波出现。E.T 波高耸直立，较窄，形态略对称，T 波与 R 波大小明显不匹配，ST 段存在且抬高 1.5mm。F.T 波高耸直立，形态略对称，T 波与 R 波大小不匹配，ST 段存在且位于等电位线上。E 和 F 的超急性 T 波增宽不明显，高耸 T 波形态酷似高钾性 T 波。无论如何，A-F 的各种 T 波振幅均 >R 波振幅，T 波与 R 波振幅不匹配，两者相比均呈 "小 r 波大 T 波" 特征

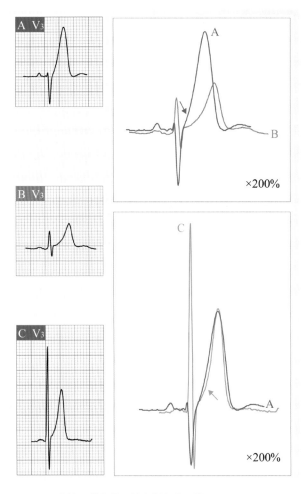

图 17-5　比较正常变异 T 波和超急性 T 波

A. 超急性 T 波；B.1 例肺动脉瓣狭窄患者的宽 T 波；C.1 例胃癌患者的高尖 T 波。右侧彩色心电波系各波放大 200% 图形。图 B 和图 A 相比，图 B 的 T 波起始部缓慢，导致整个 T 波增宽（特别是基底部），测量图 B 的 r 波振幅 6mm，T 波振幅仅 7.5mm，呈"小 r 波大 T 波"模式；当两者彩色心电图波形重叠后，尽管图 B 的 T 波宽度大于超急性 T 波，但超急性 T 波的 ST-T 交界部斜率明显陡直（蓝色箭头），而图 B 的 ST-T 交界部凹面明显向上。图 C 和图 A 相比，两者的 T 波振幅均接近 17mm，彩色心电图波形重叠后，图 C 的 ST-T 交界部较图 A 凸向 T 波内部（橙黄色箭头），即使轻微凸起，已使 T 波腰身显窄；此外，图 C 的 R 波振幅增高，整个 QRS-T 波呈"大 R 波大 T 波"模式，两者大小匹配

段抬高（特别是无基础心电图对比的情况下），对于急性冠脉综合征患者而言，这种情况会误判缺血范围过大。

ST-T 交界部

超急性 T 波的 ST-T 交界部斜率增大后，T 波基底部 - 中部的内部空间候地"开放"，T 波突然显得"开阔"，基底部增宽。一些正常个体或非急性心肌缺血患者，例如长 QT 综合征，T 波起始部极为平缓，T 波间期延长，整个 T 波也显得较宽，但 ST-T 交界部常凸向 T 波内部（凹面向上），斜率正常，可与斜率陡峭的超急性 T 波鉴别（图 17-5）。

随着缺血时间的延长，超急性 T 波的 ST-T 交界部形态呈细微动态变化，凹面向上逐渐消失，直至 ST-T 交界部呈斜直形：连接 J 点和 T 波顶峰，如果 ST-T 交界部位于两点连线以下，呈凹面形，多为正常 T 波变异（高耸）、良性早期复极、急性心肌梗死极早期；如果 ST-T 交界部位于连接线上或上方，呈斜直形（ST-T 交界部位于两点连接线上）、凸面形（ST-T 交界部位于两点连接线上方）等非凹面形，则为急性心肌梗死的 ST-T 改变，该方法诊断急性心肌梗死的敏感度为 77%，特异度为 97%，阳性预测值 94%（图 17-6）[10]。强调的是，凹面形 ST-T 交界部不能排除急性心肌梗死，因为该形态尚见于急性心肌梗死极早期，心电图波形从正常向异常的过渡阶段；此外，部分 ST 段抬高型心肌梗死的 ST-T 交界部始终保持凹面形。

T 波

正常 T 波升支缓慢，降支陡峭，形态明显不对称；此外，一些个体的 T 波升支斜率增加或降支平缓下降，基础 T 波形态的对称性增加。超急性 T 波时，复极加速，T 波升支变得陡峭（斜率增大），加

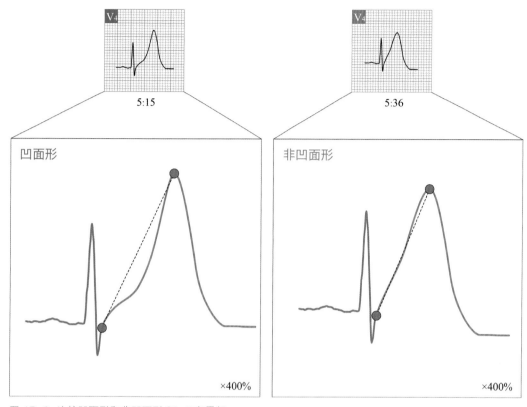

图 17-6 比较凹面形和非凹面形 ST-T 交界部

女，42 岁。临床诊断急性心肌梗死。发病早期不同时刻采集的两份心电图均为超急性 T 波。5：15 时系患者胸痛发作 15 分钟采集的心电图，T 波高耸直立、基底部增宽，形态对称性增加，T 波振幅超过 R 波振幅，T 波与 R 波不匹配（T 波曲线下面积远大于 R 波曲线下面积），形成"小 r 大 T 波"模式。连接 J 点和 T 波顶点（黑色虚线），ST-T 交界部位于两点连接线下方，呈凹面形。急性心肌梗死极早期心电图可以记录到凹面形 ST-T 交界部，这是心电图从正常波形向异常波形转变期间的过渡图形。 5：36 时采集的心电图（胸痛 30 分钟后），ST-T 交界部已经位于 J 点和 T 波顶点连线之上，呈斜直形。ST-T 波交界部的凹面消失，T 波升支的基底部 - 中部空间突然开放，整个 T 波显得比初始 T 波更宽阔。患者有胸痛症状，心电图 T 波高耸且 ST-T 呈动态改变，高度提示急性心肌缺血的心电图演变

上 T 波降支陡峭，对称性增加。强调的是，相比于正常 T 波的不对称而言，超急性 T 波的对称性是相对的（图 17-7）。事实上，临床上不对称的超急性 T 波更多见。

正常情况下，II 和 V_4 导联的 T 波振幅最大。超急性 T 波的振幅变化较大，可 <5mm，亦可 >15mm，故部分超急性 T 波的振幅并不高。左前降支闭塞引起的超急性 T 波出现于 V_2-V_4 导联，左回旋支闭塞引起的超急性 T 波出现于 V_4-V_6 导联，胸导联超急性 T 波的振幅通常较大；而右冠状动脉闭塞引起的下壁心肌梗死，T 波振幅可以不高，但显著增宽，伴或不伴 ST 段抬高，增宽的 T 波与振幅降低的 r 波形成"小 r 大 T 波"模式。迄今为止，各类文献对超急性 T 波的描述均为经验性，尚无超急性 T 波判读的共识性标准（个体 T 波变异太大可能是其中的一个原因）。2001 年，美国学者 Collins 等提出超急性 T 波的相对判读标准：①J 点抬高

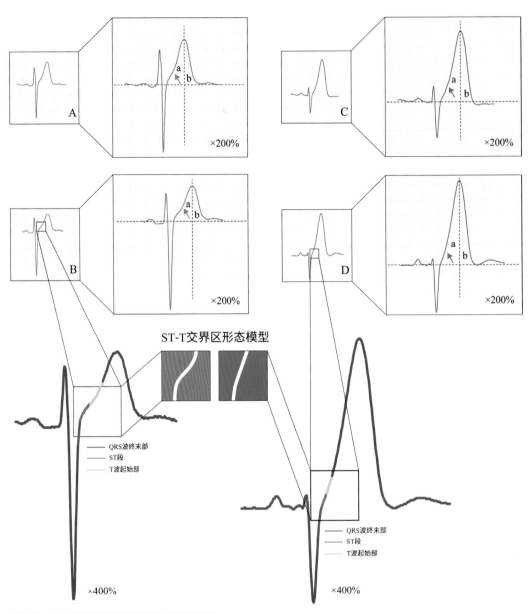

图 17-7　比较正常 T 波和超急性 T 波对称性

小方格内为 V₃ 导联真实心电图，大方格内是放大 200% 心电图，底部天灰色曲线是放大 400% 心电图。沿等电位线作水平虚线，沿 T 波顶峰作基线的垂直虚线，两条虚线将 T 波分为 a、b 两部分。A. 正常心电图的 T 波，T 波升支缓慢（红色箭头），T 波降支陡峭，a、b 两部分曲线下面积明显不对称。B. 正常心电图的 T 波，T 波升支缓慢（红色箭头），T 波降支缓慢下降，a、b 两部分曲线下面积形态略显对称。C 和 D 均为超急性 T 波，T 波起始部较为陡峭（蓝色箭头），T 波降支陡峭，但 a、b 两部分的曲线下面积明显不对称。取 B、D 心电波放大 400%，观察 QRS 终末部 −ST 段 −T 波起始部曲线形态，超急性 T 波的 ST−T 交界部斜率增大，呈斜直形。这四例 T 波形态观察中，B（正常 T 波）的对称性最好，超急性 T 波的 C、D 对称性不及 B，目测 C 的对称性最差。强调的是，超急性 T 波的 ST−T 波交界部形态还取决于基础心电波形态，并非每例均呈斜直形（参见图 17−4 的 C、E、F）。正常 T 波的 ST−T 交界部常呈凹面形，T 波起始部折凸向内，仿似从外向内“挤压”T 波；超急性 T 波的 ST−T 交界部斜率增大，常呈斜直形，向内的凸起消失或减少，倏地“开放”T 波内部空间，T 波基底部显得宽大

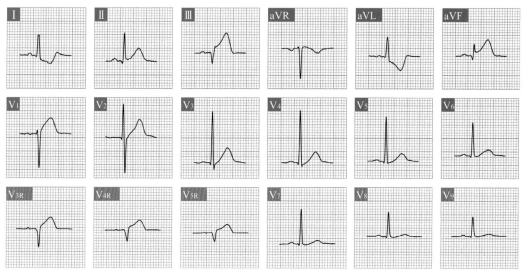

图 17-8 急性下壁和右室心肌梗死的超急性 T 波

女，67 岁。胸痛 30 分钟入院。肌钙蛋白阴性。18 导联心电图示窦性心律，Ⅱ、Ⅲ、aVF、V₁、V₃ᵣ–V₅ᵣ 导联 ST 段抬高伴 T 波直立，ST 段抬高振幅Ⅲ导联 >Ⅱ导联，推导罪犯血管为右冠状动脉；V₁ 导联 ST 段抬高，V₂–V₃ 导联无对应性 ST 段压低，进一步提示右冠状动脉近 – 中段闭塞。患者入院时心肌生化标志物阴性，心肌梗死尚属病程早期，下壁和右室导联 ST 段抬高伴 T 波直立，T 波振幅绝对值并未增高，但仔细分析下壁和右室导联的 T 波增宽，Ⅲ和 aVF 导联的 QRS 波呈 Qr 形，T 波振幅 >R 波振幅，心电图有"小 r 大 T 波"模式。评估量化指标，Ⅲ导联 J 点抬高 2.5mm，T 波振幅 7.5mm，r 波振幅 2.5mm，J 点抬高振幅 /T 波振幅 =33.3%，T 波振幅 /r 波振幅 =300%，满足超急性 T 波的判读标准。注意该病例Ⅲ导联 ST 段指示性抬高，aVL 导联 ST 段对应性压低和 T 波倒置

振幅 /T 波振幅 >25%；② T 波振幅 /R 波振幅 >75%；③ J 点抬高 >3mm；④有胸痛症状，该指标判读超急性 T 波的敏感度为 61.9%，特异度为 98%，阳性预测值 92.9%，阴性预测值 86.2%[7]。这个量化判读标准有助于识别振幅不高的超急性 T 波，强调的是，应至少≥ 2 个相邻导联的 T 波满足这些诊断标准，符合急性心肌缺血 / 梗死表现（图 17-8）。

病理生理下的心电图波形是从基础心电图波形演变派生的，基础心电图波形能够影响超急性 T 波形态：患者基础心电图存在 T 波异常，例如高钾血症、早期复极、生理性 T 波高耸、束支阻滞、起搏心律等，将会干扰典型超急性 T 波的特征，导致超急性 T 波不易辨析。理想情况下，

应将急性冠脉综合征患者的入院心电图和既往心电图进行对比分析，遗憾的是，很多患者是初次发病或未留存既往心电图。

17.4 超急性 T 波的鉴别诊断

临床上，超急性 T 波的心电图检出率为 0.16%，T 波振幅增高的常见原因见表 17-1，其中最常见的两个原因是完全性左束支阻滞（30.40%）和左心室肥厚（17.90%）[7]。超急性 T 波早期，心肌生化标志物可以正常，通常持续数分钟至数小时，当胸痛时间延长时，心肌生化标志物升高，有助于诊断急性心肌梗死。强调的是，急性冠脉综合征患者都有胸痛症状，超急性 T 波最重要的鉴别诊断是左

表 17-1	T 波振幅增高的临床情况
正常变异	
□ 正常变异	
□ 自主神经张力改变	
□ 早期复极	
非缺血性心脏病	
□ 左心室肥厚	
□ 先天性心脏病	
□ 心脏瓣膜病	
□ 急性心包炎	
缺血性心脏病	
□ 变异型心绞痛	
□ ST 段抬高型心肌梗死	
□ 后壁心肌梗死	
中枢神经系统病变	
宽 QRS 波	
□ 完全性左束支阻滞	
□ 起搏节律	
□ 心室自主节律	
□ 心室预激	
药物	
内环境紊乱	
□ 高钾血症	
□ 酸中毒	

心室肥厚、高钾血症和早期复极。

急性心肌梗死患者中，初始心电图仅有 50% 具有诊断价值；1% ~ 4% 的患者心电图绝对正常，这部分心肌梗死的诊断主要依靠临床；另有 4% ~ 21% 的患者心电图呈非特异性 ST-T 改变，心电图正常和非特异性改变的急性心肌梗死患者，平均确诊时间延长，及时识别超急性 T 波

尤为重要，不过此类患者心肌梗死范围小于心电图明显改变者，预后较好 [6][11][12]。

■ 后壁心肌梗死

后壁心肌梗死进入再灌注期后（2 期心肌缺血），后壁导联（V_7-V_9）病理性 Q 波形成、ST 段压低和 T 波倒置，与此同时右胸导联（V_1-V_3）出现高振幅 R 波、ST 段抬高和 T 波高耸等对应性改变，不要误诊为前间壁心肌梗死的超急性期（图 17-9）。

急性心肌梗死时，单纯后壁梗死（V_7-V_9）的发生率为 3.3%，基于 V_1-V_3 导联的间接对应性改变，12 导联心电图容易漏诊后壁梗死；后壁（V_7-V_9）合并下壁（Ⅱ、Ⅲ、aVF）、前侧壁（V_5-V_6）梗死的发生率为 5.7%，12 导联的下壁、前侧壁出现心肌梗死图形是提示继续筛查后壁的线索 [13]。直接采集 18 导联心电图，记录到后壁梗死的直接心电图证据，能够明确诊断。

■ 高钾血症

血钾浓度 >5.5mmol/L 时，即为高钾血症。血钾水平 5.5 ~ 6.0mmol/L 为轻度高钾血症，6.1 ~ 7.0mmol/L 为中度高钾血症，>7mmol/L 为重度高钾血症 [14]。血钾水平 6.5 ~ 7.5mmol/L 时，心电图主要改变是 T 波高尖；7.5 ~ 8.0mmol/L 时，心电图主要改变是 P 波振幅降低，QRS 波增宽；10 ~ 12mmol/L 时，心电图出现正弦波、心室颤动和心搏骤停。血钾 >8.5mmol/L 时，高血钾可导致呼吸麻痹和心搏骤停。血钾水平 >6.8mmol/L 时，80% 的患者心电图出现对称、窄基底和高振幅 T 波（图 17-10）[15]。

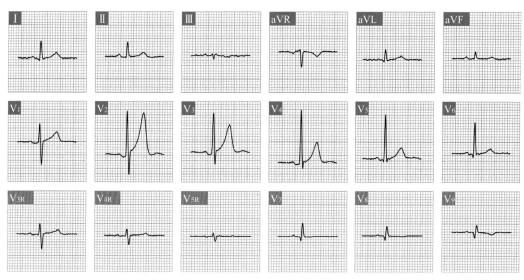

图 17-9 单纯后壁心肌梗死

男，31 岁。急性心肌梗死 2 周后复查心电图。12 导联心电图粗略判读为窦性心律，大致正常心电图，但仔细分析会发现一些端倪：① V₂-V₃ 导联 T 波振幅增高，V₂ 导联 T 波振幅接近 16mm；② V₂ 导联 R 波振幅显著增高，R/S 振幅比值 > 1，胸导联移行区位于 V₁-V₂ 导联之间，右移明显；③ V₂ 导联 ST 段抬高 2mm，V₃ 导联抬高 1.5mm。结合患者心肌梗死病史，以上心电图改变要考虑单纯后壁心肌梗死在右胸导联形成的对应性图形。完善 18 导联心电图，V₇-V₉ 导联出现病理性 Q 波，后壁心肌梗死诊断明显。本例心电图 V₂-V₃ 导联出现的高振幅 T 波不要误判为超急性 T 波，心电图鉴别诊断的依据有：① V₂ 导联 R 波振幅 17mm，T 波振幅 16mm，呈"大 R 波大 T 波"模式；② V₂、V₃ 导联 J 点抬高振幅 /T 波振幅 < 25%；③连接 J 点和 T 波顶峰，V₂-V₃ 导联的 ST-T 交界部位于连接线下方，凹面明显；④患者采集心电图时，无胸痛症状。心肌梗死急性期和稳定期随访患者都建议采集 18 导联心电图，全面评估心肌缺血恢复情况

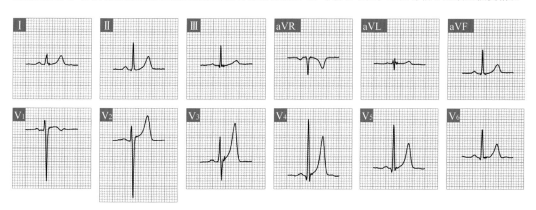

图 17-10 高振幅 T 波的鉴别诊断——高钾血症

女，31 岁。临床诊断尿毒症。采集心电图时血钾浓度 7mmol/L。心电图示窦性心律，V₂-V₅ 导联 T 波振幅增高，基底部较窄，形态对称性增加，T 波顶部尖锐，R 波递增正常。心电图诊断：①窦性心律；②T波改变，提示高钾血症心电图，请随访血钾。V₃ 导联 T 波振幅 14.5mm，R 波振幅 9.5mm，T 波振幅 /R 波振幅 =150%，尽管该指标满足一项超急性 T 波量化标准，但以下几点鉴别不支持超急性 T 波诊断：①临床病史为尿毒症，采集心电图时无胸痛症状，电解质证实高钾血症；②连接 V₃ 导联 J 点和 T 波顶峰，ST-T 交界部位于连接线下方呈凹面形；③除 V₂ 导联 ST 段抬高 1.5mm 外，其余导联 ST 段无偏移，J 点抬高振幅 /T 波振幅 <25%；④胸导联 R 波振幅递增正常，V₃-V₄ 导联 QRS-T 波呈"大 R 大 T 波"模式

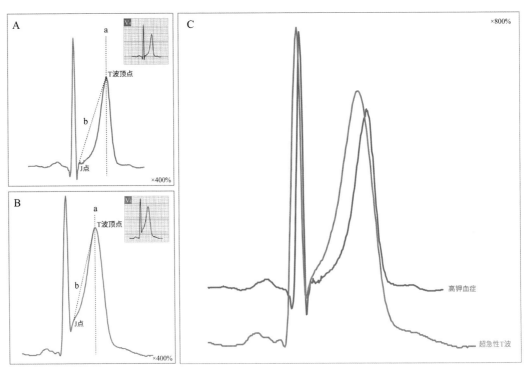

图 17-11 比较高钾血症和超急性 T 波

超急性 T 波的 R 波振幅降低时，QRS-T 波群呈"小 r 大 T 波"模式；当 R 波振幅正常或增高时，则呈"大 R 波大 T 波"模式，这种模式与高钾血症的心电图鉴别更为重要。A 为高钾血症，B 为超急性 T 波，C 为两者心电波放大 800% 重叠比较。左侧彩色心电图波形系基础图形放大 400%，从 T 波顶部作垂线 a，b 为 J 点和 T 波顶点连接线。A 和 B 相比，相同点是 R 波振幅正常，高振幅 T 波，均呈"大 R 波大 T 波"模式，T 波振幅/R 波振幅均 >75%，高钾性 T 波肉眼观"相对对称"，但两者 T 波放大后观察实际都不对称。A 和 B 相比的不同点有：①高钾血症的 T 波顶峰更尖锐，整体 T 波形态比超急性 T 波显得尖、窄；②高钾血症的 ST-T 交界部凹面比超急性 T 波显著，明显位于 J 点 -T 波顶点连接线下方；③超急性 T 波的 J 点抬高接近 5mm，正常情况下，V$_4$ 导联 J 点 /ST 段抬高不应超过 1mm。C. 心电波放大 800% 后，在 J 点处重叠高钾血症（蓝色曲线）和超急性 T 波（红色曲线）的心电图波形，可见超急性 T 波的 ST-T 交界部斜率比高钾性 T 波陡峭，高钾血症的 T 波显得更为尖而窄

　　高钾血症的 T 波特点是高、尖、窄。高钾性 T 波的"窄"表现在两方面：① ST-T 交界部呈凹面形，T 波基底部 -中部显窄；② T 波顶部非常尖锐或突出，酷似教堂尖顶。相对于超急性 T 波，高钾性 T 波形态的对称性增加（图 17-11）。

　　中度 - 重度高血钾时，QRS 波群增宽，偶尔伴右胸导联 ST 段抬高，酷似心肌梗死。高钾血症即使在无 QRS 间期增宽的情况下，Ⅰ 或 V$_6$ 导联也会有 QRS 终末部模糊或 S 波增宽，这种心电图改变不见于急性心肌梗死[16]。

　　急性心肌梗死进入 2 期缺血后，T 波开始倒置，而高钾血症的高尖 T 波恒定直立，除非合并其他疾病，否则不会出现倒置 T 波。此外，高钾性 T 波亦无对应性 ST 段压低。高钾性 T 波既可以出现于多个胸导联，也可以出现于单个导联，超急性 T 波通常出现于相邻两个以上导联，心电图导联分布符合冠脉解剖。

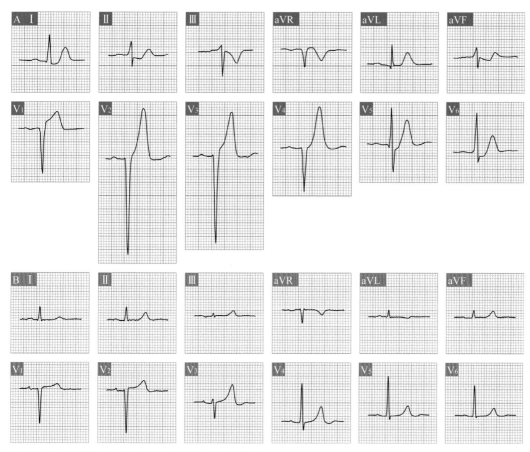

图 17-12 比较高钾血症和超急性 T 波的 R 波递增不良

前壁心肌梗死和慢性肾功能衰竭患者的心电图都能出现 R 波递增不良、高振幅 T 波, 即"小 r 大 T 波"模式, 根据病史和其他心电图线索可鉴别之。A. 男, 40 岁。有高血压和吸烟史, 因胸痛 1 小时入院。心电图示窦性心律, 胸导联 R 波递增不良伴 V_2-V_5 导联 T 波高耸, II、III、aVF、V_5-V_6 导联 ST 段对应性压低, V_2-V_3 导联 T 波顶部尖锐, ST-T 交界部轻度凹面, 斜率增大, V_3 导联 J 点显著抬高, I、V_5 和 V_6 导联 T 波顶峰圆钝, 结合患者胸痛症状, 心电图的高振幅 T 波考虑超急性 T 波。冠脉造影证实左前降支第 1 间隔支闭塞。B. 女, 51 岁。临床诊断慢性肾功能衰竭。心电图示窦性心律, 胸导联 R 波递增不良, V_3 导联 T 波振幅相对 r 波振幅明显增高, 呈"小 r 大 T 波"模式, T 波稍显增宽且 T 波顶峰并不尖锐, 酷似超急性 T 波, 但 ST-T 交界部凹面明显, 无 J 点或 ST 段抬高; 另一个鉴别关键点是肢体导联、V_6 导联的 ST 段延长, 接近 160ms, ST 段延长是低钙血症的特征性心电图改变。超急性 T 波的 ST 段通常缩短或消失, ST 段快速融于 T 波升支 (参见图 17-4F), 结合患者有慢性肾功能衰竭病史, 无胸痛症状, 心电图的 ST-T 改变考虑高钾血症 (6.5mmol/L) 和低钙血症 (0.8mmol/L)。除非合并早期复极, 高钾血症的 ST-T 交界部凹面明显, 而超急性 T 波的 ST-T 交界部斜率增大

　　少数情况下, 超急性 T 波也会显得尖而窄, 形态上很难与高钾性 T 波鉴别。如果患者有胸前区不适, 心电图有对应性 ST 段压低和 T 波倒置, 要警惕急性冠脉综合征; 相反, 如果患者有慢性肾脏病史, 电解质检查证实血钾升高, 则要考虑高钾性 T 波 (见图 17-4E 和图 17-12)。

　　此外, 长期高钾性 T 波最常见于慢性肾功能衰竭患者, 心电图还有左心房异常、左心室肥厚、低钙血症 (ST 段延长)

和 QT 间期延长等改变。

■ 左心室肥厚

复极异常是左心室肥厚患者常见的心电图改变，超声心动图证实的解剖性左心室肥厚患者，81% 有心电图复极异常，而左心室质量正常者仅 7% 有心电图复极异常[17]。左心室肥厚典型的心电图特点是右胸导联（V_1-V_2）S 波深大，左胸导联（V_5-V_6）R 波高振幅，两者振幅之和 ≥ 35mm（女性）或 ≥ 40mm（男性），ST 段下斜形压低（凸面向上）伴 T 波负正双相或倒置。左心室肥厚心电图有时出现 R 波递增不良，V_1 ~ V_2 导联 R 波丢失呈 QS 形，但很少超过 V_3 导联，而前壁心肌梗死的超急性期常波及 V_3-V_4 导联；一些舒张期负荷过重的心脏病，例如主动

脉瓣关闭不全、室间隔缺损等患者，伴有 T 波振幅增高和 ST 段抬高，有时 ST 段抬高 ≥ 5mm，需要和超急性 T 波鉴别（图 17-13）。对于无胸痛的左心室肥厚患者而言，结合病史、超声心动图、心肌生化标志物等临床，不难鉴别。

临床上，10% 的左心室肥厚患者有胸痛症状，急诊室因心电图 ST 段抬高误诊为急性心肌梗死，其中入院后仅有 26% 确诊为不稳定型心绞痛或急性心肌梗死[18]。接近 70% 的心电图被错误解读，甚至导致患者接受溶栓治疗或急诊冠脉造影。另一方面，急性心肌梗死患者中，30% 心电图有左心室肥厚，是最常见伴随心电图改变[19]。伴有胸痛症状的左心室肥厚是急性冠脉综合征的重要鉴别内容，典型的图形具有诊断指示性，不典型的图形有诊断排他性，正常与典型异常心

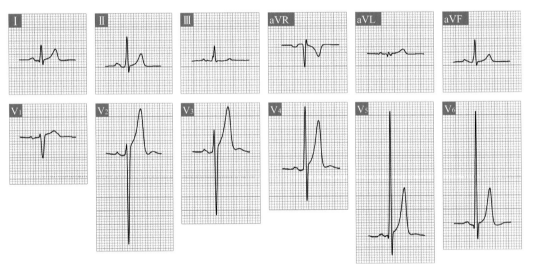

图 17-13 左心室肥厚伴高振幅 T 波

男，58 岁。临床诊断原发性高血压 3 级很高危。心电图示窦性心律，V_1 导联 S 波振幅 7.5mm，V_5 导联 R 波振幅 47.5mm，S_{V1}+R_{V5}=55mm，超声心动图证实左心室肥厚。V_2-V_6 导联 T 波振幅增高，V_2-V_3 导联的 T 波间期 >V_5-V_6 导联的 T 波间期，ST-T 交界部斜率也较大，V_2-V_4 导联 J 点抬高 2 ~ 4mm，V_2 和 V_3 导联的 QRS-T 波群呈"小 r 大 T 波"模式，V_4 导联 R 波振幅 23.5mm，T 波振幅 18mm，T 波 /R 波振幅比值为 76%，心电图某些特征满足超急性 T 波标准。纵览 12 导联，胸导联 R 波振幅递增正常，全部 ST-T 交界部都位于 J 点 -T 波顶点连线下方而呈凹面形，V_5-V_6 导联高振幅 R 波，超声心动图证实左心室肥厚，采集心电图时无胸痛发作，心电图高振幅 T 波考虑与肥厚的左心室复极异常有关

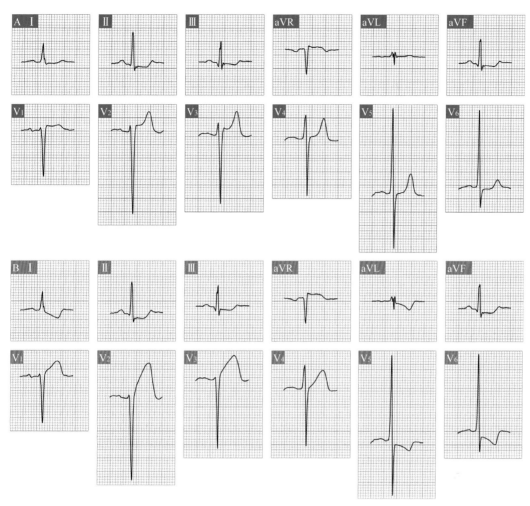

图 17-14 左心室肥厚合并急性冠脉综合征

女，49 岁。有高血压病史。图 A 为 2017 年 8 月 15 日门诊心电图，无胸痛症状。心电图示窦性心律，左心室肥厚（$S_{V1}+R_{V5}=49mm$），I、II、III、aVF 和 V_6 导联 ST 段压低 0.5～1mm。心电图诊断：① 窦性心律；② 左心室肥厚；③ ST-T 改变，请结合临床。V_1-V_3 导联 J 点抬高 2mm，R 波递增正常但振幅均小于 5mm，V_2-V_3 导联 T 波振幅 7～9mm，呈"小 r 大 T 波"模式，ST-T 交界部呈凹面形，系左心室肥厚的右胸导联心电图改变。图 B 采集于 2018 年 5 月 27 日 23：00，患者胸痛 1 小时入院。心电图示窦性心律，V_1-V_4 导联 T 波增宽，ST-T 交界部斜率增大，V_2-V_3 导联 r 波振幅较前丢失，呈递增不良表现，I、II、III、aVL、aVF、V_5-V_6 导联 ST 段进一步压低，结合症状，右胸导联心电图改变符合超急性 T 波

电图之间的过渡图形会带来诊断的迷惑性，即使有经验的医师也不能确保完全正确判读。左心室肥厚时，左胸导联（V_4-V_6）伴随的 ST 段压低和 T 波负正双相或倒置容易误判为急性心肌缺血，右胸导联（V_1-V_3）伴随的 ST 段抬高和 T 波直立容易误判为急性心肌梗死（图 17-14）。

左心室肥厚伴 ST 段抬高有时很难与急性冠脉综合征鉴别，特别当心电图 ST-T 交界部斜率增加、T 波高耸和 R 波递增不良时。如果患者有胸痛症状，极易误诊为急性冠脉综合征，导致患者接受不必要的介入诊疗或溶栓治疗。初始心电图难以鉴别的患者，应遵循指南建议随访心

电图和心肌生化标志物，合并急性冠脉综合征的左心室肥厚，心电图会在数小时内出现不同程度的演变，而单纯左心室肥厚心电图在短期里保持恒定。

■ 早期复极

大部分早期复极是良性的，只是一种心电图综合征，不过却是急诊胸痛患者常见的非缺血性 ST 段抬高原因之一。目前发现早期复极心电图现象与钠、钙、钾离子等通道基因突变有关，外向钾流增大，复极加速，T 波通常高振幅。J 点位于等电位线时，早期复极的 ST 段从 J 点后逐渐远离等电位线，向上融于 T 波升支，心电图 ST 段抬高；有时 J 点明显抬高，ST 段从抬高的 J 点处继续向上融于 T 波升支，心电图 ST 段抬高酷似急性心肌梗死。

早期复极的心电图特点有：① ST-T 交界部呈凹面形抬高模式，V_2-V_4 导联通常最显著；② QRS 终末部模糊或切迹；③ T 波振幅增高，方向与 R 波方向一致；④ ST 段通常轻度抬高，胸导联抬高振幅 <2mm，肢体导联 <0.5mm，但有些个体可显著抬高 >5mm；⑤ V_6 导联 ST 段抬高振幅 /T 波振幅通常 <25%；⑥除 aVR 导联 ST 段压低外（50% 压低 1mm），无其他对应性 ST 段压低；⑦ ST 段形态通常在短期内保持恒定；⑧胸导联 R 波递增正常；⑨心率较慢时明显，心率增快时心电图早期复极特征减轻；⑩心电图相对稳定，心肌生化标志物恒定阴性（图 17-15）[22][23][24]。

■ 早期复极和心电图轻微改变的 ST 段抬高型心肌梗死

有胸痛症状的早期复极患者需要谨

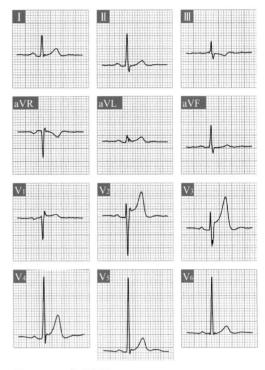

图 17-15 早期复极

男，41 岁。门诊体检心电图。心电图示窦性心律，V_2-V_3 导联 J 点抬高 3mm，r 波与 T 波近似"小 r 大 T 波"模式，但 V_1-V_3 导联 R 波振幅递增正常，V_4 导联 J 点抬高 1mm，V_2-V_4 导联 ST-T 交界部呈显著凹面形，V_2、V_4-V_6 导联 QRS 终末部切迹，肢体导联无对应性 ST 段压低，V_5 导联 R 波振幅 28mm。心电图诊断：①窦性心律；②左心室高电压；③早期复极

慎与心电图改变轻微的急性心肌梗死鉴别。当前 ST 段抬高型心肌梗死指南定义的 ST 段判读标准是抬高 ≥ 1 ~ 2mm，但接近 18% 的急性心肌梗死患者心电图 ST 段抬高 <1mm，即轻微 ST 段抬高心肌梗死（subtle ST-elevation myocardial infarction），其中 21% 的患者心电图 ST 段抬高 0.1 ~ 0.3mm，34% 抬高 0.4 ~ 0.6mm，45% 抬高 0.7 ~ 1mm（图 17-16）[25]。接近 2/3 的轻微 ST 段抬高心肌梗死见于下壁心肌梗死，其余见于后壁心肌梗死、前壁心肌梗死超急性期。罪

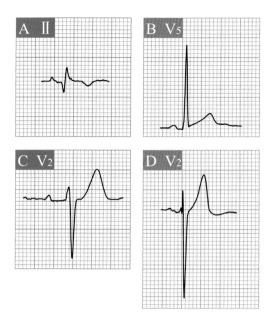

图 17-16 轻微 ST 抬高心肌梗死

4 例轻微 ST 段抬高（<1mm）急性心肌梗死患者的心电图片段。轻微 ST 段抬高心肌梗死很难与正常变异、其他疾病所致 ST 段异常等鉴别，需要借助其他心电图征象（病理性 Q 波、超急性 T 波）、临床症状（胸痛或心绞痛等同症状）和实验室检查（心肌生化标志物）综合诊断

犯血管为左回旋支时，轻微 ST 段抬高心肌梗死所占比例最高接近 36%，其次为右冠状动脉约占 17%，左前降支闭塞最少仅有 13%；此外，57% 的轻微 ST 段抬高心肌梗死患者系三支冠脉病变[25]。由于心电图不典型，患者从胸痛发作到入院平均时间较长（>6 小时）。

轻微 ST 段抬高心肌梗死心电图可以酷似早期复极；另一方面，当患者基础心电图存在显著的早期复极改变时，轻微 ST 段抬高心肌梗死引起的 ST-T 改变不足以改变基础心电图 ST-T 模式，给心电图诊断心肌梗死带来极大的挑战。早期复极的 ST 段抬高无对应性 ST 段压低（除外 aVR 导联），轻微 ST 段抬高型心肌梗死患者 68% 有对应性 ST 段压低，由于 ST 段抬高轻微，对应性 ST 压低的判读标准可采用 0.5mm 截值（通常 1mm）[25]。此外，轻微 ST 段抬高型心肌梗死由于发病时间较长，心电图尚有其他心肌梗死征象，如病理性 Q 波形成、T 波负正双相或倒置、

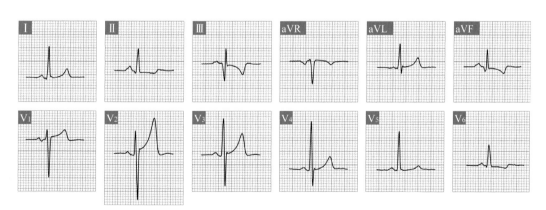

图 17-17 急性下壁心肌梗死合并早期复极

男，58 岁。1 周前有胸痛发作史，未及时就医。心电图示窦性心律，V_2-V_3 导联 T 波高耸直立，V_2 导联 J 点抬高 2mm，QRS 终末部切迹，T 波振幅增高，ST-T 交界部呈典型凹面形，胸导联 R 波递增正常，心电图符合早期复极。值得注意的是，Ⅱ、Ⅲ、aVF 和 V_6 导联 T 波负正双相和倒置，Ⅲ、aVF 导联病理性 Q 波形成，这是单纯早期复极心电图不应有的心电图改变，结合患者有胸痛病史，考虑下壁心肌梗死，Ⅲ 导联 ST 段压低 0.5mm 仍伴心肌梗死后残留的弓背形特征。患者应完善 18 导联心电图，了解后壁有无波及，从 V_6 导联 T 波倒置应推测 V_2 导联 T 波高耸可能为后壁心肌梗死的对应性改变。心电图诊断：①窦性心律；②下壁心肌梗死充分进展期；③早期复极

碎裂 QRS、R 波递增不良等，早期复极的 T 波恒定直立（图 17-17）。

急性透壁心肌缺血时，ST 段抬高振幅受多种因素影响，例如梗死范围、罪犯血管分布情况、心肌代谢情况、缺血保护、交感神经张力、心肌梗死部位与体表电极的空间关系和发病时间等[26]。在前降支闭塞引起的前壁心肌梗死，当 ST 段抬高轻微，心电图很难与早期复极鉴别，即使有经验的心电图阅读者也会陷入进退两难的局面。心电图无法完成初始急性心肌梗死诊断时，应紧密联系临床，随访心电图

和心肌生化标志物，不要囿于心电图诊断延误患者诊治。美国学者 Driver 等开发了基于计算机判读的心电图诊断工具：

$$(0.052 \times QTc\text{-}B) - (0.151 \times V_2\text{-}QRS) - (0.268 \times V_4\text{-}R) + (1.062 \times V_3\text{-}ST_{60ms})$$

公式中有四个变量，QTc-B 是 Bazett 公式校正的 QTc 值，V_2-QRS 是 V_2 导联 QRS 振幅（R 波顶峰 -S 波谷底测值），V_4-R 是 V_4 导联 R 波振幅，V_3-ST_{60ms} 是指 V_3 导联 J 点后 60ms 处 ST 段抬高振

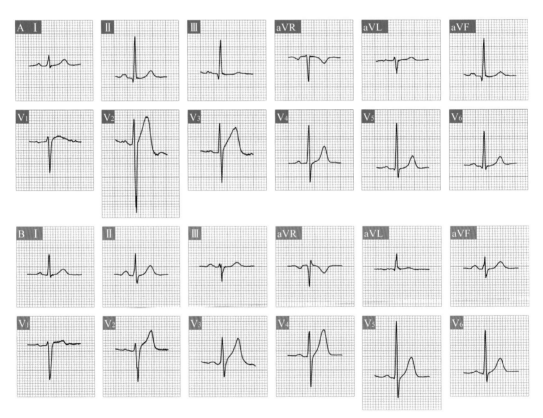

图 17-18 早期复极和轻微 ST 段抬高型心肌梗死的计算机判别系统

A. 男，41 岁。胸痛 1 小时入院。心电图示窦性心律，QTc=418ms，V_2 导联 QRS 波振幅 35mm，V_4 导联 R 波振幅 14mm，V_3 导联 J 点 60ms 处 ST 段抬高 4.5mm，代入公式计算值为 17.48，判读为早期复极，后期随访心电图保持稳定。B. 男，46 岁。胸痛 1 小时入院。心电图示窦性心律，QTc=387ms，V_2 导联 QRS 波振幅 14.5mm，V_4 导联 R 波振幅 9.5mm，V_3 导联 J 点后 60ms 处 ST 段抬高 3mm，代入公式计算值为 18.57，判读为急性前壁心肌梗死，冠脉造影最后证实左前降支闭塞，TIMI 3 级。人工判读可能会把图 A 判读为急性心肌梗死，因为 V_2-V_3 导联的 ST-T 交界部斜率大于图 B 的相应导联

幅，计算值 ≥ 18.2 判读为心肌梗死的敏感度为 88.8%，特异度为 94.7%；计算值 <18.2，判读为早期复极的 ST 段抬高（图 11-18）[27]。开发该公式的原理是轻微前壁心肌梗死与早期复极相比，R 波振幅较低、ST 段抬高振幅更显著以及 QTc 更长。这个公式最适合用于计算机心电图判别系统，开发计算机分析套件嵌入到心电图工作站中，自动分析得出结果。临床实践中，没有哪位 CCU 病房医师、急诊科医师会放下患者救治，花费时间测量四个心电波，再进行复杂计算，得出判别结论。简而言之，心电图只是诊断疾病的一个工具，并非解答所有问题的"万能钥匙"，当诊断陷入为难境地时，不妨多结合临床，过度深入细节会因小失大。

参考文献

[1] Smith F. M.The Ligation of Coronary Arteries With Electrocardiographic Study. Arch Int Med,1918,22(1):8-27.

[2] Herrick J. Thrombosis of the coronary arteties. JAMA,1919,72(6):387-390.

[3] Pardee, H. E. B.The Ligation of Coronary Arteries With Electrocardiographic Study. Arch Int Med,1920,26(2):244-257.

[4] Wood, F. C., Wolferth, C. C.Huge T-waves in precordial leads in cardiac infarction. An experimental study. Am Heart J,1934, 9:(6): 706-721.

[5] Dressler W, Roesler H.High T waves in the earliest stage of myocardial infarction.Am Heart J,1947,34(5):627-645.

[6] Somers MP, Brady WJ, Perron AD, et al. The prominent T wave: electrocardiographic differential diagnosis. Am J Emerg Med,2002,20(3):243 - 251.

[7] Collins MS, Carter JE, Dougherty JM, et al. Hyperacute T-wave criteria using computer ECG analysis. Ann Emerg Med,1990,19(2):114- 120.

[8] David D, Naito M, Michelson E, et al.Intramyocardial conduction: a major determinant of R-wave amplitude during acute myocardial ischemia.Circulation. 1982;65(1):161-167.

[9] Hill JL, Gettes LS.Effect of acute coronary artery occlusion on local myocardial extracellular K+ activity in swine. Circulation,1980.61(4):768-778.

[10] Brady WJ, Syverud SA, Beagle C, et al.Electrocardiographic ST-segment elevation: the diagnosis of acute myocardial infarction by morphologic analysis of the ST segment.Acad Emerg Med,2001,8(10):961-967.

[11] Brady WJ, Roberts D, Morris F.The nondiagnostic ECG in the chest pain patient: normal and nonspecific initial ECG presentations of acute MI.Am J Emerg Med,1999,17(4):394-397.

[12] Rouan GW, Lee TH, Cook EF, et al.Clinical characteristics and outcome of acute myocardial infarction in patients with initially normal or nonspecific electrocardiograms (a report from the Multicenter Chest Pain Study).Am J Cardiol,1989,64(18):1087-1092.

[13] Oraii S, Maleki M, Tavakolian AA, et al.Prevalence and outcome of ST-segment elevation in posterior electrocardiographic leads during acute myocardial infarction.J Electrocardiol,1999,32(3):275-278.

[14] Tran HA.Extreme hyperkalemia.South Med J, 2005,98(7):729-732.

[15] Chava NR.Tall T waves: electrocardiographic differential diagnosis.Heart Lung,1984,13(2):168-172.

[16] Braun HA, Surawicz B, Bellet S.T waves in hyperpotassemia: their differentiation from simulating T waves in other conditions.Am J Med Sci,1955,230(2):147-156.

[17] Bang CN, Devereux RB, Okin PM.Regression of electrocardiographic left ventricular hypertrophy or strain is associated with lower incidence of cardiovascular morbidity and mortality in hypertensive patients independent of blood pressure reduction - A LIFE review.J Electrocardiol,2014.47(5):630-635.

[18] Larsen GC, Griffith JL, Beshansky JR, et al.Electrocardiographic left ventricular hypertrophy in patients with suspected acute cardiac ischemia—its influence on diagnosis, triage, and short-term prognosis: a multicenter study.J Gen Intern Med,1994,9(12):666-673.

[19] Brady WJ.Electrocardiographic left ventricular hypertrophy in chest pain patients: differentiation from acute coronary ischemic events.Am J Emerg Med,1998,16(7):692-696.

[20] Sharkey SW, Berger CR, Brunette DD, et al.Impact of the electrocardiogram on the delivery of thrombolytic therapy for acute myocardial infarction.Am J Cardiol,1994,73(8):550-553.

[21] https://www.acc.org/latest-in-cardiology/articles/2016/05/16/14/51/early-repolarization-syndrome.

[22] Sovari AA, Assadi R, Lakshminarayanan B, et al.Hyperacute T wave, the early sign of myocardial infarction.Am J Emerg Med,2007,25(7):859.e1-7.

[23] Mehta MC, Jain AC.Early repolarization on scalar electrocardiogram.Am J Med Sci,1995,309(6):305-311.

[24] Mehta M, Jain AC, Mehta A.Early repolarization.Clin Cardiol,1999,22(2):59-65.

[25] Marti D, Mestre JL, Salido L, et al.Incidence, angiographic features and outcomes of patients presenting with subtle ST-elevation myocardial infarction.Am Heart J,2014,168(6):884-890.

[26] Kléber AG.ST-segment elevation in the electrocardiogram: a sign of myocardial ischemia.Cardiovasc Res,2000,45(1):111-118.

[27] Driver BE, Khalil A, Henry T, et al.A new 4-variable formula to differentiate normal variant ST segment elevation in V2-V4 (early repolarization) from subtle left anterior descending coronary occlusion - Adding QRS amplitude of V2 improves the model.J Electrocardiol,2017,50(5):561-569.

■凌智瑜　■肖培林

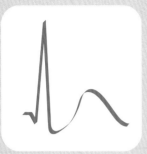

第 18 章

孤立的高侧壁心肌梗死

人类冠状动脉解剖个体变异较大，每个人的"正常"冠状动脉并非完全相同，了解冠状动脉灌注心肌节段有助于理解心肌梗死的种种心电图变化。

46% ~ 86% 的个体左主干分为两个分支，即左前降支和左回旋支，左前降支以锐角形式向左心室边缘发出对角支（diagonal branches）供血室间隔至房室沟之间的左心室心肌，数量 1 ~ 9 支，通常平行走行于左心室外表面，第 1 对角支较大，其余对角支较小（图 18-1）[1][2]。14% ~ 48% 的左主干发出左前降支、中间支和左回旋支，呈三分支系统，中间支直接发自左主干，此时对角支发育较小，另有 4% ~ 10% 的个体左主干系四分支系统[1][2]。中间支位于左前降支和左回旋支的夹角里，文献命名繁多，包括左中央支、正中动脉、左斜动脉和左心室直动脉等。

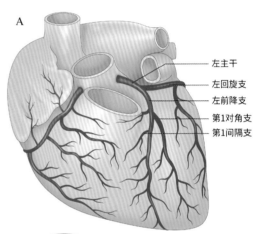

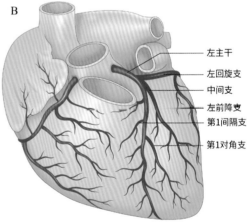

A

左主干
左回旋支
左前降支
第1对角支
第1间隔支

B

左主干
左回旋支
中间支
左前降支
第1间隔支
第1对角支

图 18-1 左冠状动脉的两分支和三分支系统

A. 第 1 对角支发自左前降支，左主干最后分为左前降支和左回旋支两分支系统。B. 左主干发出左前降支、中间支和左回旋支三分支系统，由于中间支的存在，第 1 对角支发育较小。左心室外表面冠状动脉分布的个体变异，可导致相同罪犯血管的心肌梗死出现不同的心电图改变

18.1 前壁心肌梗死范围和闭塞动脉解剖分布

左前降支、左回旋支、中间支和右冠状动脉是一级冠状动脉，它们发出的大分支为二级冠状动脉。

左前降支走行于前室间沟内，沿途发出的主要分支为前间隔支和对角支。前间隔支供血前室间隔、前外侧乳头肌和传导系统，对角支供血左心室前侧壁。前间隔支供血室间隔上 2/3 节段，另一部分血供来源于后降支；室间隔下 1/3 节段几乎均由前间隔支供血[3]。第 1 间隔支是前间隔支中最大的二级分支。80% 的个体左前降支回绕心尖供血部分膈面心肌（至少为下壁提供 25% 的血液），其余 20% 的个体左前降支终止于心尖前，由左回旋支或右冠状动脉发出的后降支供血下壁（或膈面心肌），这种类型的后降支通常较为发达[4]。

临床上，左前降支分为三段：左前降支开口至第 1 间隔支为近段，第 1 间隔支至第 2 对角支为中段，第 2 对角支以下为远段；如果无第 2 对角支或辨识困难，则第 1 间隔支至心尖距离的上 1/2 为中段，下 1/2 为远段（图 18-2）。

前间隔支可以多达 12 ~ 17 支，直径 0.5 ~ 1.2mm，穿透至室间隔前 2/3，与后降支发出的后间隔支形成丰富的吻合。前间隔支和后间隔支还沿室间隔右边缘走行。左前降支还会发出一些分支分布于室间隔邻近的右心室，通常较短，能够与右冠状动脉发出的右室前支吻合；有时，左前降支发出显著的左圆锥支与右冠状动脉发出的右圆锥支形成吻合，在左前降支近段闭塞时，作为侧支循环继续供血左心室前壁和前室间隔。

左回旋支沿左侧房室沟走行，然后转向后下方供血后室间沟，左回旋支发出后降支供血下壁。10% 的个体属于左冠优势型，显著的左冠优势型分布的个体，还要发出终末分支供血右心室后壁和侧壁。左回旋支是否到达左室后壁并非必需，到

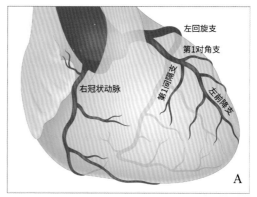

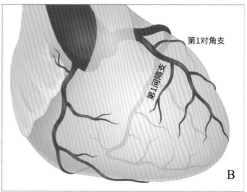

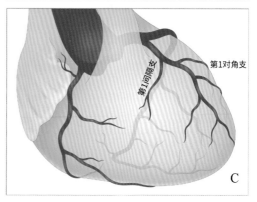

图 18-2 左前降支近段的血管分布

左前降支近段的血管分布主要涉及第 1 对角支和第 1 间隔支的解剖位置。A. 第 1 对角支和第 1 间隔支在相同位置发出时，一旦开口同时闭塞，会导致广泛前壁心肌梗死。B. 第 1 对角支在第 1 间隔支之前发出，两个开口分别闭塞导致不同部位的前壁心肌梗死，心电图表现迥异。C. 第 1 对角支在第 1 间隔支之后发出。第 1 间隔支开口单独闭塞只引起局部前间隔梗死；第 1 间隔支开口以上部位闭塞相当于两个二级分支同时闭塞；第 1 对角支单独闭塞只引起其开口和以下节段的冠状动脉血供中断，梗死面积小于第 1 间隔支开口近端闭塞

表 18-1　心肌梗死部位的心电图定位

导联	前壁	前间壁	前侧壁	高侧壁	广泛前壁	下壁	正后壁	后侧壁	后下壁	右室
aVR	+	+			+					
aVL	±	±		+	+			+		
I		±	±	+	+					
II						+			+	
aVF						+			+	
III	±		±	±	±	+		±	±	±
V₁		+			±		∞			+
V₂	±	+			+		∞			±
V₃	+	+	+				∞			
V₄	+		±		+					
V₅	±		+	±	+			±		
V₆			+	±	+			±		
V₇							+	+	±	
V₈							+	+	+	
V₉							+	+		
V₃R										+
V₄R										+
V₅R										+

+.表示 Q 波、ST 段抬高和 T 波倒置；∞.表示 R 波增高、ST 段压低和 T 波直立；±.表示可出现 + 的改变

达左室后壁的左冠优势型分布个体，左回旋支沿途发出三组分支，即左室前支、边缘支（钝缘支）和左室后支。80% 的个体，左回旋支发出 1 ~ 3 支左室前支，2 ~ 3 支边缘支（图 18-3）。临床上，左回旋支人为分为三个节段：近段为开口至第 1 边缘支，中段为第 1 边缘支至第 2 边缘支，远段为第 2 边缘支以远；美国心脏协会（AHA）把左回旋支分为两段：左回旋支开口至第 1 钝缘支之间为近段，第 1 钝缘支以后均为远段[5]。

在经典心电图学和心血管内科教科书中，常常根据 ST 段抬高导联判读梗死部位（表 18-1）。首先，这种依据心电图导联判读梗死部位的方法简便、实用，但也存在很多不足，例如梗死心肌、损伤心肌和缺血心肌并非截然分界，而是逐渐延续的，某些导联的心电图改变可能不典型，判读模棱两可；其次，个体冠脉分布高度变异，相同导联出现的梗死，可能系不同罪犯血管所致，临床预后不同；最后，相同解剖部位的梗死，可能会出现不

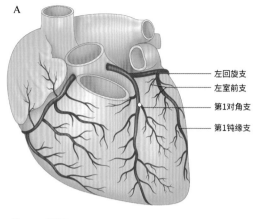

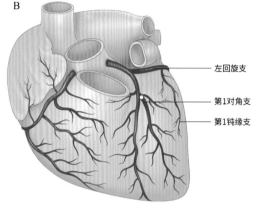

图 18-3 左心室前上壁区域血管分布的差异

白色圆圈所示为罪犯血管，闭塞部位很高，系第 1 对角支开口闭塞。A. 左回旋支及其分支较为发达，向左心室前上壁、前壁发出分支，第 1 对角支不发达，第 1 对角支闭塞后只引起局部前壁心肌梗死。B. 左回旋支不发达，第 1 钝缘支细小，第 1 对角支发达，左心室前壁、前侧壁主要由第 1 对角支供血，甚至延伸到心尖，第 1 对角支闭塞后可以引起广泛前壁心肌梗死。从 A 和 B 两种冠脉解剖分布可以看出，同为第 1 对角支闭塞，但冠脉解剖的个体化分布（供血权重不同），决定了最终梗死心肌的范围

同的心电图导联分布，导致误判，因为心脏解剖、冠脉分布和心电图导联并非完全吻合。随着冠脉造影资料的积累，临床心电图学开始重视 12 或 18 导联心电图对罪犯血管的推导，绝大多数患者最后冠脉造影证实的罪犯血管能够与心电图推导的罪犯血管吻合，但也存在很多例外和特殊。

■ 高位前壁和低位前壁的区分

心电图学上，根据导联分布特点把左心室前壁大致分为高位前壁和低位前壁两部分。低位前壁梗死时，缺血向量（ST 向量）主要在前后方向，心电图 ST 段抬高出现于 V_1-V_6 等胸导联，对应性改变出现于侧壁和后壁；高位前壁梗死时，波及左心室高侧壁、前侧壁等，缺血向量朝向左上，额面导联系统中 Ⅰ、aVL 导联 ST 段抬高，胸导联中 V_4-V_6 导联 ST 段抬高，对应性改变主要出现于 Ⅲ、aVF 导联（图 18-4）。

高位前壁指左心室前上壁区域，血供来源有三处，即第 1 对角支、中间支和第 1 钝缘支。这些动脉闭塞引起高位前壁心肌梗死，aVL 导联 ST 段抬高伴 T 波直立，Ⅲ 导联对应性 ST 段压低伴 T 波倒置。

低位前壁指前室间隔、心尖等左心室区域，几乎均由左前降支供血，闭塞后 V_2-V_3 导联 ST 段抬高。左前降支的第 1 对角支和第 1 间隔支、中间支、左回旋支的第 1 钝缘支等血管对左心室前壁心肌供血分布区域的权重差异，决定心肌梗死面积的大小和心电图 ST 段抬高导联数。

解剖心尖（心尖切迹至左心室顶部区域）的血供几乎均来自左前降支，包括左前降支（95%）、后降支（15%）、下对角支（左室前下支，相当于第 3 对角支，10%）、第 1 钝缘支（4%）和中对角支（1 ~ 2 支左室前中支，相当于第 2 对角支，2.5%）[6]。通常右冠状动脉发出的后降支走行于后室间沟内，供血后室间隔上 3/4 节段，在距离心尖 1 ~ 2mm 处终止。当左前降支较长，绕过心尖供血部分膈面心肌时，心尖部位的左前降支供血权重增加。强调的是，不同文献定义的心尖范围

不同，阅读文献时要注意这种差异，不要混淆结论。

18.2 孤立的高侧壁心肌梗死

高位前壁心肌梗死即心电图学教科书中所指的高侧壁心肌梗死（Ⅰ、aVL 导联 ST 段抬高）可以单独发生，但常合并低位前壁、前侧壁心肌梗死。

■ 历史认识

1944 年，Wilson 等发现 Ⅰ 导联出现病理性 Q 波而胸导联无病理性 Q 波的心肌梗死，尸检证实左心室后侧壁梗死，首次提出了"高侧壁心肌梗死"的定义（当时加压单极肢体导联尚未问世）[7]。

1946 年，Rosenbaum 等报道了 6 例高侧壁心肌梗死，根据心电图特点进一步分为高前侧壁（病理性 Q 波出现于常规 V_3–V_4/V_5 高 1～3 肋间的导联）、高侧壁（病理性 Q 波出现于常规 V_5–V_6 高 2～3 肋间的导联）和高后侧壁心肌梗死（病理性 Q 波出现于 V_5–V_6 以及后壁导联）[8]。由于这些患者的心肌梗死部位较高，需要将电极安放于比常规胸导联高出 1～3 个肋间的位置，才能记录出病理性 Q 波，反映出单靠 Ⅰ、aVL 导联记录的病理性 Q 波可能会遗漏这些高位心肌梗死，暗示实际梗死范围更广。

随后 Mayer 等认为严格的高侧壁心肌梗死是指左心室侧面基底部 1/3 范围，实际上大部分高侧壁患者都会合并其他部位梗死，例如前壁（V_3–V_4）、左侧壁（V_5–V_6）、后壁（V_7–V_9 导联）和后侧壁（V_5/V_6–V_9）[9][10]。心肌梗死时，心电图学教科书中经常把病理性 Q 波只出现

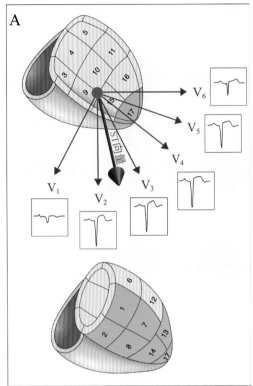

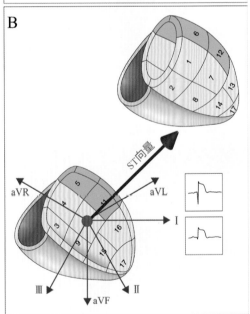

图 18-4 低位和高位前壁心肌梗死的缺血向量

A. 低位前壁心肌梗死时，缺血向量在横面导联体系上从后方指向前方，胸前导联 ST 段抬高。B. 高位前壁心肌梗死时，缺血向量在额面导联体系上从右下方指向左上方，Ⅰ、aVL 导联 ST 段抬高。蓝色区域表示梗死心肌节段

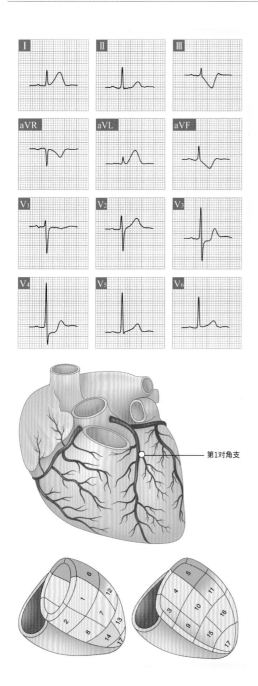

第1对角支

于Ⅰ、aVL导联称为高侧壁心肌梗死，只出现于V₅-V₆导联称为前侧壁心肌梗死，同时出现于Ⅰ、aVL、V₅-V₆导联称为侧壁心肌梗死。左心室造影证实侧壁心肌梗死患者中，室壁动度异常心尖（72%）比侧壁多见（52%），而V₅-V₆导联出现病理性Q波的患者多见下壁动度异常，这

图 18-5 孤立的高侧壁心肌梗死

男，46岁。胸痛30分钟入院。心电图示窦性心律，Ⅰ、aVL导联T波增宽、形态对称性增加，T波明显与QRS波不匹配，ST-T交界部斜率增大，ST段无明显抬高，T波振幅/R波振幅>75%，Ⅲ、aVF导联对应性T波倒置，V₃-V₄导联ST段压低，提示合并前壁心内膜下心肌缺血，注意V₅-V₆导联无ST段抬高和T波形态改变。心电图诊断：① 窦性心律；② 超急性T波，提示急性高侧壁心肌梗死，建议随访心电图和心肌生化标志物。患者急诊冠脉造影发现第1对角支闭塞，其余冠状动脉无明显狭窄。这是一例少见的孤立超急性期高侧壁心肌梗死心电图。中图.罪犯血管示意图，这种孤立的高侧壁心肌梗死是因为第1对角支供血范围不大，不然波及的导联数会更多。下图.蓝色区域为孤立的高位前壁心肌梗死节段示意图，低位前壁（绿色区域）可以作为梗死的对应区域

是因为尽管心电图上都属于"侧壁"，病理性Q波出现于Ⅰ、aVL导联多见于左前降支病变，出现于V₅-V₆导联则多见于右冠状动脉病变[11]。

■ 孤立的Ⅰ、aVL导联ST段抬高

孤立的高侧壁心肌梗死（Ⅰ、aVL导联ST段抬高）发生率仅有0.58%（图18-5）[12]。额面导联体系上，aVL导联比Ⅰ导联更靠近左上，aVL导联的ST段抬高发生率（100%）明显高于Ⅰ导联（17%），肢体导联对应性ST段压低发生率Ⅲ导联>Ⅱ导联，胸导联对应性ST段压低见于V₂-V₄导联，通常V₂和V₃最为显著[12]。孤立的高侧壁心肌梗死时，V₁-V₅导联ST段抬高的发生率仅为3.4%[13]。

Wilson等最初认为aVL导联出现病理性Q波是左回旋支钝缘支闭塞引起的高侧壁心肌梗死，实际上它们系梗死范围更大的后侧壁心肌梗死（侧壁联合后壁梗死）。冠脉造影证实孤立的高侧壁心肌

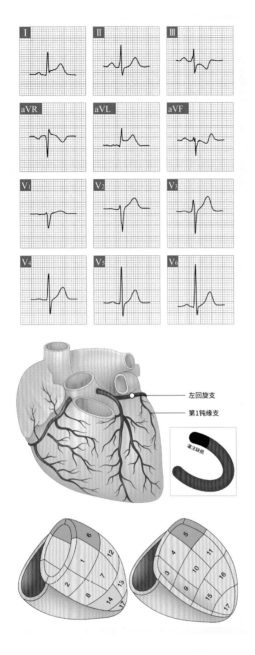

图 18-6 孤立的高侧壁心肌梗死

男，47 岁。胸痛 1 小时入院。心电图示窦性心律，Ⅰ、aVR、aVL 导联 ST 段抬高且抬高振幅 aVL> Ⅰ >aVR 导联，Ⅲ、aVF 导联对应性 ST 段压低伴 T 波倒置或负正双相，对应性改变最明显的是Ⅲ导联。心电图诊断：①窦性心律；②高侧壁心肌梗死，请随访心电图和心肌生化标志物。注意 V_5-V_6 导联无 ST 段抬高和 T 波形态改变。中图. 罪犯血管示意图，白色圆圈所示左回旋支近段闭塞。右下小图显示基底部前侧壁固定灌注缺损。冠脉造影证实三支冠脉病变，左回旋支近段完全闭塞，左前降支中段狭窄 90%，右冠状动脉近段狭窄 75%，第一对角支狭窄 75%。该患者左回旋支近段闭塞后，心电图仅Ⅰ、aVL 导联 ST 段抬高，提示左回旋支不发达，系右冠优势型患者，钝缘支支配部分左心室前上壁。孤立的高侧壁心肌梗死时，罪犯血管最多见的是左前降支第 1 对角支闭塞，最少见的是左回旋支第 1 钝缘支闭塞。下图. 蓝色区域为孤立的高侧壁心肌梗死节段示意图，低位前壁（绿色区域）可以作为梗死的对应区域

左回旋支

第1钝缘支

灌注缺损

孤立性高侧壁心肌梗死时，额面导联系统中，当缺血向量（ST 向量）位于 -60°～-90° 的狭小范围时，aVR 导联也会分得部分向量，Ⅰ、aVL、aVR 三个导联的 ST 段均抬高，抬高振幅依次为 aVL 导联 > Ⅰ 导联 >aVR 导联（图 18-6）。极少数情况下孤立性高侧壁心肌梗死只有 aVR 和 aVL 导联 ST 段抬高，多提示面积较小的高侧壁心肌梗死（约占整体左心室面积 10%），这种 ST 向量显著左偏（-90°）的高侧壁心肌梗死是否为左回旋支近段闭塞所特有，尚需更多的病例证实[14]。

梗死罪犯血管中 52% 是孤立的第 1 对角支闭塞，20% 系左前降支近段 – 第 1 对角支开口闭塞，10% 系左主干闭塞，10% 系第 2 对角支闭塞，10% 系左回旋支第 1 钝缘支闭塞，3% 是第 1 和第 2 对角支同时闭塞[12]。发现的 3 例左主干闭塞或次全闭塞的患者均有右冠状动脉至左前降支和左回旋支的侧支循环。

孤立的第 1 对角支闭塞代表了单支冠脉闭塞模式，左前降支近段 – 第 1 对角支闭塞代表了分叉病变模式，前者的 ST 段抬高振幅较轻（ST 段抬高 ≥ 1mm 的发生率分别为 35% 和 92%）、QTc 离散度更小（40～100ms：45～120ms），心律失常风险更低以及患者胸痛程度较轻[15]。

冠脉内超声发现分叉病变多为弥漫性斑块，从左前降支深入第 1 对角支[16]。梗死局限于 I 、aVL 导联的患者多伴有右冠状动脉至左前降支的侧支循环[12]。

■ I 、aVL、V₂ 导联 ST 段抬高

临床上，孤立的第 1 对角支闭塞还能导致一种特殊模式的高侧壁和局限前壁心肌梗死，心电图表现为 I 、aVL 和 V₂ 导联 ST 段抬高，第 1 对角支或其分支供血非常有限的前壁，一旦闭塞，引起心电图不相邻的导联 ST 段抬高（V₂ 导联，图 18-7）[17][18]。强调的是，心电图 ST 段抬高导联尽管不相邻（主要指 V₂ 导联），核素心肌灌注成像发现这种模式的心肌梗

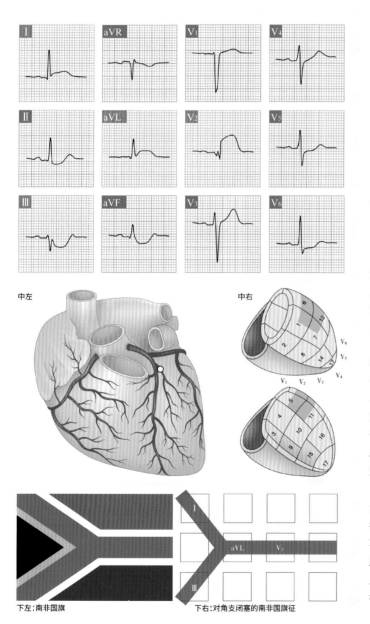

图 18-7 孤立的第 1 对角支闭塞：I 、aVL、V₂ 导联 ST 段抬高模式

女，68 岁。胸痛 30 分钟入院。心电图示窦性心律，I 、aVL、V₂ 导联 ST 段抬高，II 、III 、aVF、V₅-V₆ 导联 ST 段对应性压低。左侧壁 V₅-V₆ 导联 ST 段压低对应于前壁 V₂ 导联 ST 段抬高；II 、III 、aVF 导联 ST 段压低对应于高侧壁 ST 段抬高。值得注意的是胸导联中只有 V₂ 导联 ST 段抬高，提示非常局限的前壁心肌梗死。心电图诊断：①窦性心律；②ST 段抬高型高侧壁和局灶前壁心肌梗死。中左图 . 罪犯血管解剖示意图，白色圆圈所示第 1 对角支闭塞。冠脉造影最后证实孤立的第 1 对角支闭塞且对角支起源自左前降支。这种模式的第 1 对角支通常供血局部的左心室前侧壁心肌且未能到达心尖，左回旋支的第 1 钝缘支供血大部分前侧壁，因此第 1 对角支闭塞时心电图 V₅-V₆ 导联无 ST 段抬高。中右图 . 梗死心肌节段示意图，蓝色区域为梗死心肌，绿色区域为梗死对应心肌，相比于图 18-6，图 18-7 的患者心电图多了 V₂ 导联 ST 段抬高，梗死波及部分前壁。下左图 . 南非国旗。下右图 . 当以 4×3 导联矩阵记录心电图时，孤立性对角支闭塞引起的 I 、aVL、V₂ 导联 ST 段抬高，外加 III 导联 ST 段对应性压低，四个异常导联分布形似横向的"Y"字，酷似南非国旗中的绿色区域，称为南非国旗征。利用这种方法有助于识别轻微 ST 段抬高的前壁心肌梗死，因为 V₂ 导联不相邻，极易漏诊。孤立的第 1 对角支闭塞所致 I 、aVL、V₂ 导联 ST 段抬高是一种少见的梗死图形，ST 段抬高导联分布尽管"不相邻"，梗死心肌实际"相邻"一片

下左：南非国旗

下右：对角支闭塞的南非国旗征

死患者左心室前壁中部、前侧壁中部灌注缺损，这些异常区域实际紧邻高侧壁心肌，未发现前间隔、心尖、下壁和后壁节段受累，V_2 导联 ST 段抬高代表局灶的前壁梗死[18]。实际上此类患者应在常规胸导联高出 1 ~ 3 个肋间探查，可能会记录到更多的高位导联梗死图形。

冠脉造影发现 I、aVL 和 V_2 导联 ST 段抬高梗死模式心电图，罪犯血管几乎均为第 1 对角支[17][18]。对角支供血有限的左心室前侧壁且未到达心尖（如果到达心尖，心尖受累会引起更多胸导联 ST 段抬高），因此心肌梗死局限于前壁中

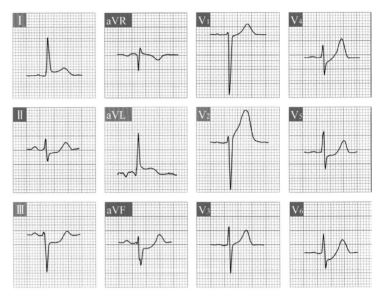

图 18-8 第 1 对角支闭塞：I、aVL、V_2 导联 ST 段抬高模式

女，93 岁。胸痛 20 分钟入院。心电图示窦性心律，I、aVL、V_2 导联 ST 段抬高，III 导联 ST 段压低，四个异常导联排列分布符合南非国旗征。V_2 导联 ST 段抬高容易误判为生理性变异，注意其 T 波宽大（超急性 T 波），与 V_1 和 V_3 导联 T 波差异明显。肌钙蛋白阳性。II、III、aVF 和 V_4-V_6 导联对应性 ST 段压低，但 T 波均直立，对应性 ST-T 改变更符合梗死远端心内膜下心肌缺血。心电图诊断：①窦性心律；②ST 段抬高型高侧壁和局灶前壁心肌梗死。冠脉造影最后证实第 1 对角支闭塞，对角支发自左前降支；左前降支、左回旋支和右冠状动脉管腔无明显狭窄。在 4×3 导联矩阵记录的心电图上，I、III、aVL、V_2 四个导联位置排列形成一个"倒 Y 分布"，酷似南非国旗的绿色区域（南非国旗征）

部或前侧壁中部。有时，左回旋支第 1 钝缘支向左心室前侧壁发出分支，供血与左前降支第 1 对角支重叠，限制第 1 对角支闭塞引起的梗死心肌范围。

12 导联心电图上，I、aVL 和 V_2 导联 ST 段抬高通常伴 II、III、aVF（下壁）和 V_4-V_6 导联（左胸）ST 段压低，值得注意的是，两个导联组 ST 段压低的模式不同。通常 II、III、aVF 导联组 ST 段压低伴 T 波倒置，核素心肌灌注成像未发现下壁灌注缺损，属于单纯的生理性电重构现象；V_4-V_6 导联组 ST 段压低伴 T 波直立，这是心内膜下心肌缺血的心电图改变，系

梗死周围心肌心内膜下缺血，属于病理性电重构现象[18]。胸导联中，ST 段对应性压低发生率最高的是 V_4 和 V_5 导联，部分波及 V_3 导联；偶尔仅有下壁导联出现对应性 ST 段压低[18][19]。

在 4×3 导联矩阵记录心电图时，I、aVL、V_2 导联 ST 段抬高和 III 导联 ST 段压低组合的四个异常导联排列分布，酷似南非国旗中间的"横向 Y 形"，称为南非国旗征。2016 年，美国北卡罗来纳州 Littmann 教授首次描述了这种心电图分析方法[19]。由于高侧壁和局部前壁的心肌面积少，一旦梗死，心电图 ST 段抬高振

幅轻微，有时甚至 <1mm，利用南非国旗征有助于快速判读轻微 ST 段抬高的心肌梗死（图 18-8）。

强调的是，孤立的第 1 对角支闭塞引起 Ⅰ、aVL 和 V_2 导联 ST 段抬高或轻微 ST 段抬高，当 Ⅰ 导联 ST 段抬高不显著时，可能只有 aVL、V_2 两个不相邻的导联 ST 段抬高，多达 3 ~ 7 个导联 ST 段压低，容易误判为非 ST 段抬高型心肌梗死。

■ 乳头肌缺血或梗死

孤立的高侧壁心肌梗死局限于左心室前侧壁，临床经过和预后通常较好，偶尔并发前外侧乳头肌梗死、破裂，导致二尖瓣前叶脱垂，继发急性二尖瓣关闭不全，需要更换二尖瓣。

左心室的乳头肌起于室壁中、下三分之一交界处，前外侧乳头肌位于左心室前壁和外侧壁交界处，通过腱索支持二尖瓣前瓣，后内侧乳头肌位于左心室后壁，通过腱索支持二尖瓣后瓣。为乳头肌供血的是冠状动脉床的终末部分，缺少侧支循环，急性心肌缺血或梗死特别容易引起乳头肌缺血。

接近 70% 的个体，前外侧乳头肌由左前降支第 1 对角支和左回旋支的第 1 钝缘支双重供血，其余 30% 由单一冠脉分支供血；接近 60% 的个体，后内侧乳头肌由右冠状动脉或左回旋支第 3 钝缘支单一供血，其余 40% 由右冠状动脉和第 3 钝缘支联合供血（图 18-9）[20]。虽然跨壁冠状动脉是乳头肌的主要血供来源，乳头肌外周部分的血供则直接来源于腔内血氧弥散 [21]。

基于前外侧和后内侧乳头肌供血模式的不同，单一冠脉闭塞引起的急性心肌梗

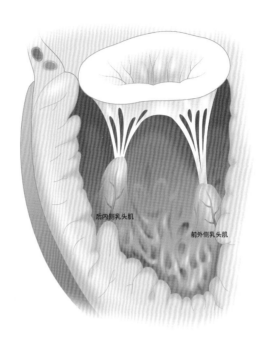

图 18-9 乳头肌及其血供

多数个体的前外侧乳头肌是双重血供，多数个体的后内侧乳头肌是单一血供，因此急性心肌缺血或梗死时，常伴后内侧乳头肌缺血或梗死

死多合并后内侧乳头肌梗死。临床上，乳头肌梗死的发生率为 25% ~ 53%，后内侧乳头肌梗死约占 70%，前外侧乳头肌梗死约占 40%，其中约 10% 为两组乳头肌同时受累 [22][23]。接近一半（48%）的罪犯血管为右冠状动脉，左前降支（28%）和左回旋支（24%）为罪犯血管的数目相近 [23]。右冠状动脉闭塞患者中，48% 合并后内侧乳头肌梗死，而左前降支闭塞患者中，仅 14% 合并前外侧乳头肌梗死 [23]。

单一冠脉供血前外侧乳头肌时，一旦闭塞，势必会引起乳头肌梗死，例如前外侧乳头肌仅接受左前降支第 1 对角支供血，孤立的第 1 对角支闭塞后，心电图 Ⅰ、aVL 导联 ST 段抬高，一方面提示高侧壁心肌梗死，如果患者新出现二尖瓣反流性杂音，还提示合并前外侧乳头肌梗死 [24]。前外侧乳头肌梗死时，罪犯血管分布为左

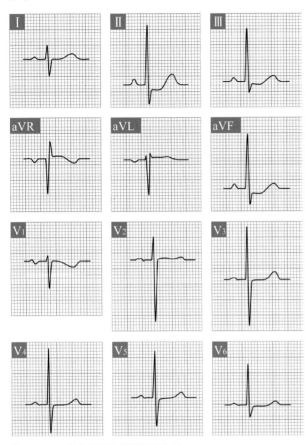

图 18-10　前外侧乳头肌梗死心电图

男，42岁。因进行性呼吸困难5天入院。既往有高血压、高血脂病史10年，此次发病无明显胸痛。入院后咯粉红色泡沫痰，不能平卧，心电监护示窦性心律，心率100次/分，血压150/90mmHg，呼吸频率28次/分，氧饱和度88%，心脏查体心界左下扩大，闻及奔马律和二尖瓣反流性杂音，双肺闻及大量湿啰音。超声心动图显示重度二尖瓣反流，射血分数65%，前外侧乳头肌部分断裂。肌钙蛋白0.8μg/L（正常范围0～0.1μg/L）。心电图示窦性心律，下壁导联ST段压低伴T波负正双相，胸导联ST段无偏移，亦无T波倒置。心电图诊断：①窦性心律；②非ST段抬高型心肌梗死。临床初步考虑：前外侧乳头肌梗死，急性左心衰竭（心功能IV级）。患者经抗心衰治疗后，症状缓解，择期冠脉造影示右冠优势型分布；左回旋支第1钝缘支近段开口完全闭塞，第2钝缘支狭窄75%；左前降支和右冠状动脉未见明显狭窄

前降支为72%，左回旋支为22%，右冠状动脉为6%[23]。乳头肌破裂是急性心肌梗死的一种机械并发症，约占急性心肌梗死死因的5%，未经外科干预，24小时死亡率接近50%，一周接近80%[25]。

单组乳头肌梗死只引起局部肢体导联组ST段压低：左心室前外侧乳头肌梗死引起Ⅱ、Ⅲ、aVF导联ST段压低，而后内侧乳头肌梗死引起Ⅰ、aVL导联ST段压低（图18-10）。乳头肌位于心腔，单独的乳头肌梗死相当于心内膜下心肌梗死，无论有无ST段抬高，尸检证实只要≥2个导联的ST段压低≥1mm，就要警惕乳头肌梗死[26]。后内侧乳头肌或全部乳头肌梗死时，V_2-V_3导联ST段最大压低可达12mm，这是因为心内膜下心肌梗死层越厚，ST段压低越显著，而两组乳头肌是整个左心室最厚的部位[26]。单独的乳头肌梗死可以发生于非ST段抬高型心肌梗死中（无ST段抬高），亦可以合并发生于ST段抬高型心肌梗死中（有ST段抬高），对于后者则提示一些对应性ST段压低包含乳头肌梗死，即病理性电重构。

罕见情况下，超优势型左前降支回绕心尖供血下壁和后乳头肌，一旦其近段闭塞（累及第1对角支）势必同时引起两组乳头肌梗死，中-远段闭塞（闭塞部位在第1对角支开口以后）只引起后乳头肌梗死；有时左回旋支的第1钝缘支供血后乳头肌，一旦闭塞就会引起后乳头肌梗死[27][28]。这些冠状动脉变异相关心肌梗死的心电图表现不符合常规，只能作为个案研究，不能作为一般规律应用。

参考文献

[1] Nikolić V, Blagojević Z, Stijak L, et al.The third branch of the main trunk of the left coronary artery in Cercopithecus aethiops sabaeus. Is the nonhuman primate model appropriate?Anat Rec (Hoboken),.2011,294(9):1506-1510.

[2] Fazliogullari Z, Karabulut AK, Unver Dogan N, et al.Coronary artery variations and median artery in Turkish cadaver hearts.Singapore Med J,2010,51(10):775-780.

[3] Topaz O, DiSciascio G, Vetrovec GW, et al.Application of coronary angioplasty to the septal perforator arteries.

Cathet Cardiovasc Diagn,1991,22(1):7-13.

[4] Sapin PM, Musselman DR, Dehmer GJ, et al.Implications of inferior ST-segment elevation accompanying anterior wall acute myocardial infarction for the angiographic morphology of the left anterior descending coronary artery morphology and site of occlusion.Am J Cardiol,1992,69(9):860-865.

[5] Austen WG, Edwards JE, Frye RL, et al.A reporting system on patients evaluated for coronary artery disease. Report of the Ad Hoc Committee for Grading of Coronary Artery Disease, Council on Cardiovascular Surgery, American Heart Association.Circulation,1975,51(4 Suppl):5-40.

[6] Baptista CA, DiDio LJ. Davis JT, et al.The cardiac apex and its superficial blood supply.Surg Radiol Anat,1988,10(2):151-160.

[7] Wilson FN, Johnston FD, Rosenbaum FF, et al.The precordial electrocardiogram.Am Heart J,1944, 27:(1):19-85.

[8] Rosenbaum FF, Wilson FN, Johnston FD.The precordial electrocardiogram in high lateral myocardial infarction.Am Heart J,1946,32(2):135-151.

[9] Myers GB, Klein HA, Hiratzkal T.Correlation of electrocardiographic and pathologic findings in posterolateral infarction.Am Heart J,1949,38(6):837-862.

[10] Myers GB, Klein HA, Hiratzkal T.Correlation of electrocardiographic and pathologic findings in anteroposterior infarction.Am Heart J,1949,37(2):205-236.

[11] Warner RA, Hill NE, Mookherjee S, et al.Diagnostic significance for coronary artery disease of abnormal Q waves in the "lateral" electrocardiographic leads.Am J Cardiol,1986,58(6):431-435.

[12] Takatsu F, Osugi J, Ozaki Y, et al.Relationship between abnormal Q waves in lead aVL and angiographic findings—a study to redefine "high lateral" infarction.Jpn Circ J,1988,52(2):169-174.

[13] Iwasaki K, Kusachi S, Kita T, et al.Prediction of isolated first diagonal branch occlusion by 12-lead electrocardiography: ST segment shift in leads I and aVL.J Am Coll Cardiol,1994,23(7):1557-1561.

[14] Lee LC, Tan HC, Poh KK.Isolated high lateral acute myocardial infarction with superior injury current axis. Singapore Med J,2008,49(10):e266-268.

[15] Koo BK, Lee SP, Lee JH, et al.Assessment of clinical, electrocardiographic, and physiological relevance of diagonal branch in left anterior descending coronary artery bifurcation lesions.JACC Cardiovasc Interv,2012,5(11):1126-1132.

[16] Yakushiji T, Maehara A, Mintz GS, et al.An intravascular ultrasound comparison of left anterior descending artery/first diagonal branch versus distal left main coronary artery bifurcation lesions.EuroIntervention,2013,8(9):1040-1046.

[17] Durant E, Singh A.Acute first diagonal artery occlusion: a characteristic pattern of ST elevation in noncontiguous leads.Am J Emerg Med,2015,33(9):1326.e3-5.

[18] Sclarovsky S, Birnbaum Y, Solodky A, et al.Isolated mid-anterior myocardial infarction: a special electrocardiographic sub-type of acute myocardial infarction consisting of ST-elevation in non-consecutive leads and two different morphologic types of ST-depression.Int J Cardiol,1994,46(1):37-47.

[19] Littmann L.South African flag sign: a teaching tool for easier ECG recognition of high lateral infarct.Am J Emerg Med,2016,34(1):107-109.

[20] Voci P, Bilotta F, Caretta Q, et al.Papillary muscle perfusion pattern. A hypothesis for ischemic papillary muscle dysfunction.Circulation,1995,91(6):1714-1718.

[21] Roberts WC, Cohen LS.Left ventricular papillary muscles. Description of the normal and a survey of conditions causing them to be abnormal. Circulation,1972,46(1):138-154.

[22] Bax JJ, Delgado V.Papillary muscle infarction, mitral regurgitation, and long-term prognosis.Circ Cardiovasc Imaging,2013,6(6):855-857.

[23] Chinitz JS, Chen D, Goyal P, et al. Mitral apparatus assessment by delayed enhancement CMR: relative impact of infarct distribution on mitral regurgitation.J Am Coll Cardiol Cardiovasc Imaging,2013,6(2):220-234.

[24] Kodama H, Takahashi S, Katayama K, et al.A Case of Anterolateral Papillary Muscle Rupture Caused by Isolated First Diagonal Branch Occlusion.Heart Surg Forum,2017,20(6):E263-E265.

[25] Nishimura RA, Schaff HV, Shub C, et al.Papillary muscle rupture complicating acute myocardial infarction: analysis of 17 patients.Am J Cardiol,1983,51(3):373-377.

[26] Dabrowska B, Walczak E, Prejs R, et al.Acute infarction of the left ventricular papillary muscle: electrocardiographic pattern and recognition of its location.Clin Cardiol,1996,19(5):404-407.

[27] Cherian PS, Clarke AJ, Burstow DJ.Unusual case of acute posteromedial papillary muscle rupture after acute anterior myocardial infarction.Heart Lung Circ,2014,23(1):e16-19.

[28] Moon MH, Jo KH, Kim HW.Unusual presentation of posterior papillary muscle rupture.Arch Cardiovasc Dis,2014,107(5):340-342.

■刘 彤　■郭少华

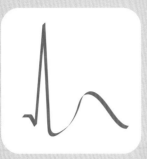

第 *19* 章

左回旋支闭塞的罪犯血管

左回旋支主要供血左心室前侧壁（Ⅰ、aVL、$V_4/V_5\sim V_6$）和后侧壁（$V_7\sim V_9$），其分支第1钝缘支发出左室前支供血左心室高侧壁，如果是优势型左冠状动脉，左回旋支沿后室间沟发出后降支供血正后壁和下壁。左回旋支单支病变的发生率仅为2%～3%[1][2]。左回旋支闭塞引起孤立的Ⅰ、aVL导联ST段抬高的发生率为4%～8%，因为多数个体的高侧壁区域心肌灌注来自对角支[3][4]。冠脉造影证实，左回旋支闭塞80%发生于主干动脉，20%系单独的钝缘支闭塞，49%发生在近-中段，51%发生于中-远段，左回旋支闭塞时如有Ⅰ、aVL导联ST段抬高，常合并前侧壁、下壁、后壁以及部分右室梗死（图19-1）[5]。

19.1 左回旋支闭塞的临床概述

左心室的侧壁由左前降支和左回旋支的分支供血，个体间两者的供血权重高度变异，也决定心肌梗死时心电图ST段抬高导联的分布差异。左回旋支供血大部分高侧壁（基底部前侧壁段6，参见图16-1）；前侧壁（中部前侧壁段12和心尖侧端16）由左回旋支和左前降支双重供血；

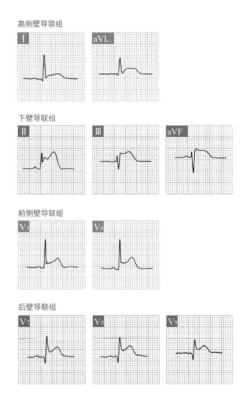

图19-1　左回旋支闭塞时可能的ST段抬高导联组

左回旋支闭塞时，ST段抬高通常出现于高侧壁、下壁、前侧壁和后壁导联组，心电图不外乎这些导联组的不同组合。少见情况下，左回旋支异常发达的个体还能引起右胸导联ST段抬高

左冠优势型分布个体，左回旋支单独供血后壁（基底部下侧壁段5和中部下侧壁段11）。左回旋支特别发达时，还会为整个

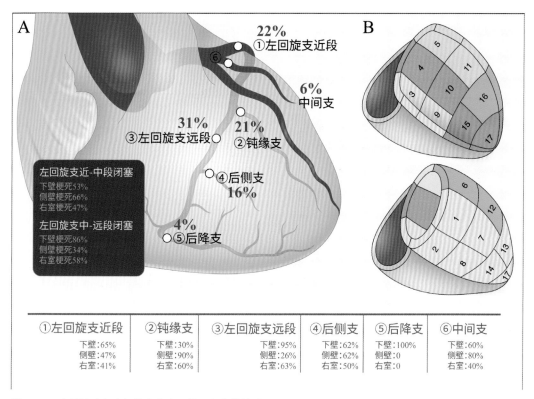

图 19-2 左回旋支闭塞部位和心电图梗死部位的关系

A. 左回旋支单支病变闭塞部位模式图。AHA 命名的左回旋支节段有①左回旋支近段：左回旋支开口至钝缘支；②钝缘支（供血前侧壁和侧壁）；③左回旋支远段：钝缘支至后降支之间的主干；④后侧支（供血后侧壁）；⑤后降支（供血下壁）。如有中间支，计为第⑥节段（AHA 只定义了五个节段）。白色圆圈为闭塞部位，红色数字为左回旋支各节段闭塞发生率，最下列数字为闭塞节段引起的心电图梗死部位发生率。单独左回旋支闭塞时发生率最高的是远段主干、近段主干和钝缘支，左回旋支近 - 中段闭塞主要引起侧壁和下壁梗死，中 - 远段主要引起下壁和右室梗死。B. 如果患者是一位左冠优势型个体，一旦左回旋支近段闭塞，势必会引起前侧壁（蓝色区域）、后侧壁（绿色区域）和下壁（橙色区域）多部位心肌梗死；少见情况下，当左回旋支特别发达时，有时还供血部分右心室后壁和侧壁

下壁供血，包括基底部下段 4、中部下段 10、心尖下段 15 和心尖 17。

临床上，左回旋支闭塞引起的急性心肌梗死包括三个亚组：完全闭塞引起的 ST 段抬高型心肌梗死（预后最差）、完全闭塞引起的非 ST 段抬高型心肌梗死（预后其次）和次全闭塞引起的非 ST 段抬高型心肌梗死（预后最好，图 19-2）。作为罪犯血管，左前降支完全闭塞时 96% 的患者表现为 ST 段抬高型心肌梗死（ST 段抬高 ≥ 1mm），右冠状动脉则

为 90%；相反，左回旋支完全闭塞时只有 61% 的患者表现为 ST 段抬高型心肌梗死，接近 40% 的患者表现为非 ST 段抬高型心肌梗死 [6]。

这种病理生理差异的具体原因尚不清楚，三维冠状动脉计算机断层扫描血管造影发现心脏收缩期，左前降支和右冠状动脉平均缩短 10%，左回旋支近段和中段平均缩短 1%，心动周期中左回旋支对动脉粥样硬化斑块的反复拉伸和压缩作用强度较小，这可能是左回旋支斑块不易破裂

的原因之一[7]。此外，左前降支闭塞引起的心肌梗死，平均梗死面积达 40%，而右冠状动脉和左回旋支闭塞所致左心室受累面积仅有 18% 和 20%[8]。左回旋支供血心肌面积少且右冠状动脉能为其提供丰富的侧支循环，限制梗死心肌范围，也是 ST 段抬高型心肌梗死发生率减少的原因之一。临床上，心电图探查左回旋支闭塞的敏感度下降（50%），而心电图探查右冠状动脉和左前降支闭塞的敏感度分别为 70% ~ 80% 和 90%[9]。

左前降支和左回旋支闭塞时，V_5 导联 ST 段抬高发生率相近（42% : 43%），但 V_6 导联 ST 段抬高多见于左回旋支闭塞（47%），左前降支闭塞仅有 16%，右冠状动脉闭塞时最低为 9%。相反，左前间隔及其周围心肌几乎独由左前降支供血，左前降支闭塞时，胸导联 V_2 导联 ST 段抬高发生率最高（91%），左回旋支闭塞仅有 16%，右冠状动脉闭塞最低为 12%[4]。因此，胸导联只有 V_5-V_6 导联 ST 段抬高时，罪犯血管优先考虑左回旋支。这种心电图分配模式与左回旋支供血解剖吻合，因为左回旋支的第 1 钝缘支供血左心室前侧壁，正好位于 V_5-V_6 导联的探查范围内（图 19-3）。

再次强调，使用现有心电图指标推导心肌梗死的罪犯血管，得出的结论都不是完全可靠的。当存在多种推导可能性时，应根据临床冠脉造影和心电图对比研究的结果，优先选择可能性最大的推导，例如 V_6 导联 ST 段抬高，优先判读左回旋支闭塞而不选择左前降支，尽管左前降支闭塞也能引起 V_6 导联 ST 段抬高。因此，我们在本书中重点介绍这些判读指标的来源及其机制，心电图推导罪犯血管重在逻辑思维能力，只要方法学正确，即使结果和

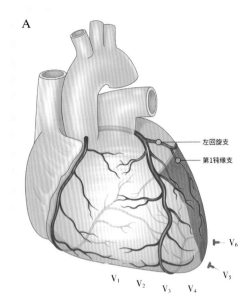

A

左回旋支
第1钝缘支

V_6
V_5

V_1 V_2 V_3 V_4

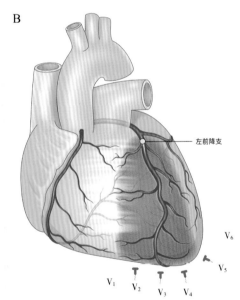

B

左前降支

V_6
V_5

V_1 V_2 V_3 V_4

图 19-3 左回旋支闭塞的心电图线索

A. 左回旋支近 - 中段闭塞（绿色圆圈所示）和第 1 钝缘支闭塞（蓝色圆圈所示）时，引起左心室前侧壁心肌梗死，梗死位于 V_5-V_6 导联探查范围内，V_5-V_6 导联 ST 段抬高提示罪犯血管为左回旋支。
B. 左前降支近段闭塞时，引起大面积前壁心肌梗死，V_2-V_4 导联 ST 段抬高。左前降支和左回旋支的分支在左侧壁区域存在重叠；当第 1 钝缘支较为发达，持续供血左侧壁和部分前壁，通常不伴 V_6 导联 ST 段不抬高

冠脉造影相差迥异，也没有关系，因为心电图毕竟是一个间接工具。不过利用现有心电图推断指标，大部分推导结果是正确的，能够满足临床需要。

19.2 左回旋支闭塞相关心肌梗死

左回旋支闭塞既可以引起单部位心肌梗死（例如下壁），也可以引起多部位心肌梗死（例如侧壁和下壁、下壁和后壁、局部前壁和侧壁等）。

■ 单纯侧壁心肌梗死

左回旋支闭塞时，心电图侧壁导联（Ⅰ、aVL、V_5-V_6）ST 段抬高的发生

率为 50%，但病理性 Q 波发生率仅有 15% ~ 19%[3][4]。

孤立的高侧壁心肌梗死 ST 段抬高见于 Ⅰ、aVL 导联，多数系孤立的第 1 对角支闭塞和左前降支 – 第 1 对角支开口近段闭塞，少见于左回旋支第 1 钝缘支闭塞。

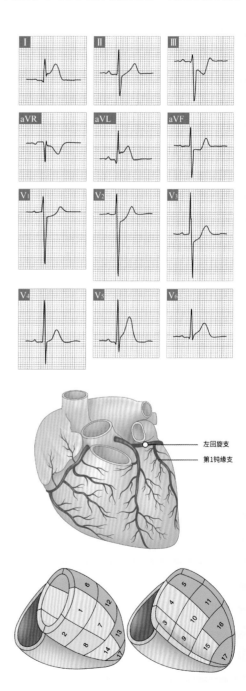

左回旋支

第1钝缘支

图 19-4 左回旋支近段闭塞所致侧壁心肌梗死

男，56 岁。胸痛 20 分钟入院。心电图示窦性心律，Ⅰ、aVL、V_5-V_6 导联 ST 段抬高，T 波宽大，典型的侧壁心肌梗死超急性期 T 波。V_4 导联 ST 段无抬高，T 波振幅正常。V_1-V_3 导联和 Ⅱ、Ⅲ、aVF 导联组 ST 段对应性压低，注意它们的 T 波终末部均直立，提示心内膜下心肌缺血模式，存在病理性电重构现象。左回旋支近段闭塞时，肢体导联 Ⅲ 导联和胸导联 V_2 是电重构最显著的导联。12 导联心电图中，Ⅱ、Ⅲ、aVF 导联 ST 段不抬高，提示该患者的左回旋支并未支配下壁，属于右冠优势型分布；V_5-V_6 导联 ST 段抬高，建议加做后壁 V_7-V_9 导联，了解后壁有无波及，这也是 12 导联心电图提示后壁心肌梗死的线索。值得注意的是，该例左回旋支近段闭塞心电图，12 导联中 4 个导联 ST 段抬高，6 个导联 ST 段压低，不要误判为非 ST 段抬高型心肌梗死，这种既有多个导联 ST 段抬高，又有多个导联 ST 段压低的心电图，只要 ≥ 2 个相邻导联 ST 段抬高，就应考虑 ST 段抬高型心肌梗死。中图 . 冠脉分布解剖示意图，左回旋支近段闭塞（白色圆圈），引起包括高侧壁和前侧壁的广泛侧壁心肌梗死。下图 . 心肌梗死节段分布示意图，高侧壁和前侧壁心肌梗死（蓝色区域），前间隔心肌作为对应性区域（绿色区域）

12 导联心电图中，Ⅰ、aVL、V₅ 和 V₆ 导联 ST 段抬高为左室侧壁心肌梗死（包括高侧壁和前侧壁），罪犯血管多为左回旋支近 – 中段闭塞，如果是左回旋支远段闭塞，则不会引起高侧壁心肌梗死（Ⅰ、aVL 导联 ST 段抬高）（图 19-4）。如果下壁导联 ST 段无抬高，提示右冠状动脉发出后降支供血下壁，系右冠优势型个体，但应进一步探查后壁 V₇-V₉ 导联，了解后壁有无波及。

左回旋支近 – 中段闭塞时，Ⅰ、aVL、V₅-V₆ 四个侧壁导联中，V₅-V₆ 导联 ST 段发生率最高接近 50%，Ⅰ 或 aVL 导联 ST 段抬高发生率较低，为 6% ~ 30%，其中 Ⅰ 导联 ST 段抬高发生率为 32%，高于 aVL 导联 16%[4][10]。侧壁心肌梗死的病理性 Q 波发生率较低（15% ~ 19%），这与一些后侧壁梗死不在常规 12 导联心电图探查范围内、梗死面积小、侧支循环丰富和多见非 ST 段抬高型心肌梗死等原因有关[3][4]。

冠脉球囊扩张证实选择性闭塞左回旋支近段，心电图 Ⅰ、aVL 导联 ST 段抬高 ≥ 0.5mm 预测左回旋支近 – 中段闭塞的价值最高，敏感度为 62.5%，特异度为 100%，阳性预测值 100%，阴性预测值 72.7%[11]。

■ 前壁 + 侧壁心肌梗死

ST 段抬高见于 V₂-V₄、V₅-V₆ 和 Ⅰ、aVL 导联组（广泛前壁心肌梗死），或 V₂-V₄ 和 Ⅰ、aVL 导联组（前壁和高侧壁心肌梗死）或 V₂-V₄、V₅-V₆ 组（前侧壁心肌梗死），罪犯血管多为左前降支近段闭塞，通常 V₂-V₄ 导联 ST 段抬高最为显著（图 19-5）。

左回旋支闭塞引起的前侧壁（V₅-V₆

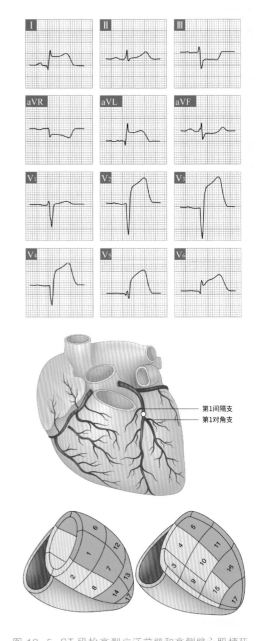

第 1 间隔支
第 1 对角支

图 19-5 ST 段抬高型广泛前壁和高侧壁心肌梗死

女，78 岁。胸痛 2 小时入院。心电图示窦性心律，Ⅰ、aVL、V₂-V₆ 导联 ST 段抬高，Ⅲ、aVF 导联对应性 ST 段压低。肌钙蛋白阳性。梗死波及广泛前壁和高侧壁。中图 .V₂-V₃ 导联 ST 段抬高且抬高振幅最大，提示罪犯血管为左前降支；V₁ 导联 ST 段无抬高，闭塞部位位于第 1 间隔支开口以后；Ⅰ、aVL 导联 ST 段抬高，闭塞部位位于第 1 对角支开口近端，即闭塞位于左前降支第 1 间隔支以远，第 1 对角支以近

导联 ST 段抬高）心肌梗死，接近 50% 波及 V_3-V_4 导联，可能的 ST 段抬高导联组有 V_5-V_6、V_4-V_6 或 V_3-V_6[4]。左前降支的第 1 和第 2 对角支，左回旋支的第 1 钝缘支和第 1、第 2 后侧支都要供血左心室侧壁，左前降支和左回旋支的供血权重也决定了心肌梗死时胸导联 ST 段抬高的导联分布。当左回旋支的第 1 钝缘支较为发

达并供血部分前壁心肌时，一旦闭塞也会引起 V_3/V_4-V_6 导联 ST 段抬高，酷似左前降支闭塞，但通常不波及 V_2 导联，因前间隔区域几乎独由左前降支供血，借此可与左前降支闭塞区分开。

■ 下（后）壁 + 侧壁心肌梗死

当左回旋支供血下壁（均衡型或左冠优势型），近 – 中段闭塞引起的 ST 段抬高见于 II、III、aVF 导联，V_5-V_6 导联和（或）I、aVL 导联组（图 19-6 和图 19-7）；如果伴后壁 V_7-V_9 导联 ST 段抬高，则为侧壁和后下壁心肌梗死。当左回旋支仅供血后壁，下壁由右冠状动脉供血，左回旋支近段闭塞只引起后侧壁心肌梗死，V_5-V_6、V_7-V_9 和（或）I、aVL 导联 ST 段抬高。

左回旋支近 – 中段闭塞引起侧壁、下壁和后壁心肌梗死时，缺血向量（ST 向

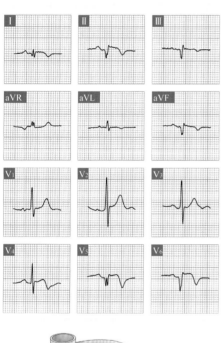

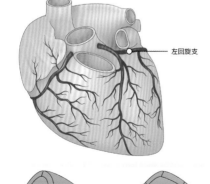

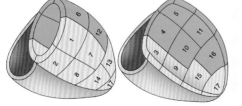

图 19-6 左回旋支近 – 中段闭塞致下壁心肌梗死

女，72 岁。胸痛 5 天采集的心电图。心电图示窦性心律，I、II、V_5-V_6 导联 ST 段抬高 1mm 伴 T 波倒置，心肌梗死病程已经进入再灌注期，I、II、III、aVF、V_5-V_6 导联病理性 Q 波形成，12 导联心电图诊断 ST 段抬高型下侧壁心肌梗死。注意 V_1-V_3 导联 R 波振幅增高，V_1 导联 R/S 振幅比值 >1 伴 T 波直立，这是后壁心肌梗死的间接心电图改变，应完善 18 导联心电图，探查后壁和右室（患者 18 导联心电图证实尚有后壁心肌梗死）。中图 . 冠状动脉解剖分布示意图示左回旋支近 – 中段闭塞（白色圆圈所示），按理此类梗死急性期 V_1-V_3 导联对应性改变是 ST 段压低伴 T 波倒置，但描记此份心电图时已属于心肌梗死再灌注期，后壁导联 Q 波形成、ST 段抬高回落伴 T 波倒置，此时 V_1-V_3 导联对应性改变应为 R 波振幅增高、ST 段等电位线或轻微抬高和 T 波直立。心肌梗死的指示性改变随病程变化时，对应性改变也相应发生改变。下图 . 心肌节段示意图示侧壁、下壁和后壁心肌梗死（蓝色区域）

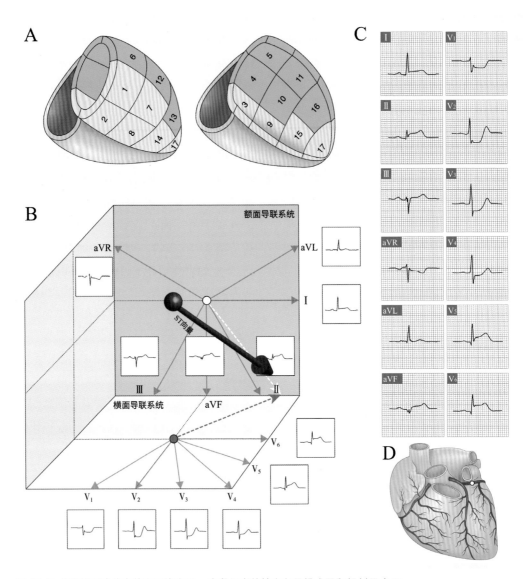

图 10-7 均衡型冠脉分布的左回旋支近 - 中段闭塞的缺血向量模式图和解剖示意图

A. 均衡型冠脉分布时，左回旋支供血左心室侧壁、后壁和部分下壁。左回旋支近 - 中段闭塞势必引起左心室侧壁、后壁和下壁心肌梗死，而左回旋支发育较差的个体，左回旋支可能只抵达左心缘或供血极少的后壁，左回旋支近 - 中段闭塞只引起左心室侧壁和（或）部分后壁心肌梗死。B. 均衡型左回旋支近 - 中段闭塞时，引起左心室侧壁、后下壁心肌梗死，整体缺血向量（红色 3D 箭头）朝向后方、下方和左方，背离 aVR 导联，aVR 导联 ST 段压低；额面导联体系上，缺血向量（白色虚线箭头）朝向左下方，因此 Ⅱ 导联 ST 段抬高振幅 > Ⅲ 导联，Ⅰ 导联 ST 段抬高振幅 >aVL 导联，右冠状动脉尚供血部分下壁，故下壁梗死范围有限，ST 段抬高不显著；横面导联体系上，缺血向量（蓝色虚线箭头）朝向左后方，因此 V_4/V_5-V_6 以及 V_7-V_9 导联 ST 段抬高，V_1-V_3 导联 ST 段对应性压低。由于横面 V_1-V_3 导联负轴的向量比额面向量大，V_1-V_3 导联 ST 段压低振幅 > 下壁 ST 段抬高振幅。C. 均衡型左回旋支近 - 中段闭塞的 12 导联心电图。Ⅰ 导联 ST 段抬高振幅 >aVL 导联；Ⅱ、Ⅲ、aVF 导联 ST 段抬高，Ⅱ 导联 ST 段抬高振幅 > Ⅲ 导联；V_4-V_6 导联 ST 段抬高，V_1-V_3 导联 ST 段对应性压低且压低振幅大于下壁导联 ST 段抬高振幅。如果加做后壁导联，还能记录到 V_7-V_9 导联 ST 抬高，V_1-V_3 导联的 ST 段压低也是后壁心肌梗死的对应性改变。D. 冠脉解剖分布示意图，左回旋支近段闭塞（白色圆圈）

量）朝左、后和下方，向后的向量大于向下的向量，心电图模式为：①高侧壁 I、aVL 导联 ST 段抬高，ST 段抬高振幅 I 导联 >aVL 导联；②前侧壁 V_5–V_6 导联 ST 段抬高；③下壁 II、III、aVF 导联 ST 段抬高，ST 段抬高振幅 II 导联 > III 导联；④ V_1–V_3 导联 ST 段压低且压低振幅 > 下壁导联 ST 段抬高振幅。左回旋支中 – 远段闭塞时，心肌梗死通常不会波及高侧壁，可能累及部分前侧壁（V_6）和后下壁；更远段的闭塞，只累及后下壁。

■ 孤立的第 1 钝缘支闭塞

冠脉造影发现左回旋支近 – 中段闭塞时，ST 段抬高型心肌梗死约占 25%，非 ST 段抬高型心肌梗死约占 75%；中 – 远段闭塞时，ST 段抬高型心肌梗死约占 40%，非 ST 段抬高型心肌梗死约占 60%；孤立的第 1 钝缘支闭塞时，ST 段抬高型心肌梗死约占 20%，非 ST 段抬高型心肌梗死约占 80%[10]。

孤立的第 1 钝缘支闭塞多数引起非 ST 段抬高型心肌梗死，如果是 ST 段抬高型心肌梗死，通常引起局限的侧壁心肌梗死，指示性 ST 段抬高和对应性 ST 段压低振幅均较轻，缺血向量朝向左、后和上方，心电图模式为：①高侧壁 I、aVL 导联 ST 段轻度抬高；②前侧壁 V_5–V_6 导联 ST 段轻度抬高；③可伴下壁 II、III、aVF 导联 ST 段轻度抬高；④ V_1–V_3 导联 ST 段轻度压低（图 19-8）。

值得注意的是，在孤立的第 1 钝缘支闭塞的情况下，接近 60% 的患者心电图无 ST 段偏移，基于此，胸痛症状和心肌生化标志物有助于诊断心肌梗死[10]。

本书第 18 章重点介绍了第 1 对角支闭塞引起的高侧壁心肌梗死，当 I、aVL

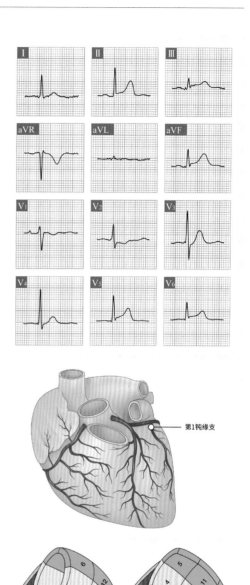

第 1 钝缘支

图 19-8 孤立的第 1 钝缘支闭塞

男，67 岁。胸痛 2 小时入院。心电图示窦性心律，II、III、aVF、V_5–V_6 导联 ST 段抬高 1mm，V_2–V_3 导联 ST 段对应性压低。肌钙蛋白阳性。临床诊断：急性 ST 段抬高型下侧壁心肌梗死。V_2 导联 R/S 振幅比值 >1，需探查后壁有无梗死。中图. 冠状动脉解剖示意图显示孤立的第 1 钝缘支闭塞，高侧壁主要由第 1 对角支供血，闭塞后只引起局部下侧壁梗死。下图. 梗死心肌节段分布示意图

导联 ST 段抬高时，一个利用 V$_2$ 导联 ST 段偏移方向的简易流程有助于鉴别左前降支、第 1 对角支和左回旋支罪犯血管（图 19-9）[12]。这个诊断流程主要适用于孤立的高侧壁心肌梗死伴其他导联 ST 段抬高数有限的情况；当其他导联 ST 段抬高数较多时，该鉴别流程也适合，其他导联的 ST 段抬高能进一步加强对推断的验证。

19.3 左回旋支闭塞的特殊问题

心脏后壁和下壁的血供支配主要来源于右冠状动脉和左回旋支，两者支配的权重不同导致心肌梗死时心电图变化多端，但通过一些特殊的指标，能够推断不同的罪犯血管及其供血权重。

■ II 导联 ST 段抬高 > III 导联

均衡型和左冠优势型分布的个体，左回旋支在心脏背面供血左心室后壁和下壁，可以想象的是，从动脉主干到外周终末分支，从左心室侧壁到右心室侧壁，左回旋支的供血权重逐渐减少，急性透壁心肌缺血时，下壁左侧心肌缺血权重大于右

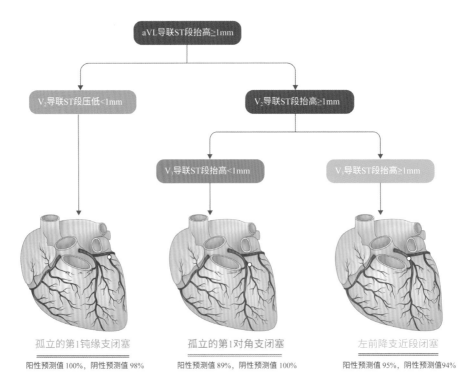

图 19-9 利用 aVL 和 V$_2$、V$_3$ 导联 ST 段偏移判断孤立的高侧壁心肌梗死的罪犯血管

孤立的高侧壁心肌梗死时，aVL 导联 ST 段抬高的罪犯血管可能有左回旋支第 1 钝缘支、左前降支第 1 对角支和左前降支近段（第 1 对角支开口附近或以上节段）。首先观察 V$_2$ 导联 ST 段的偏移，V$_2$ 导联 ST 段压低罪犯血管定位在第 1 钝缘支，这是因为高侧壁心肌梗死可在 V$_2$ 低位间隔导联产生对应性 ST 段压低。胸导联如果仅有 V$_2$ 导联 ST 段抬高，提示第 1 对角支闭塞波及局部前壁，符合 I、aVL 和 V$_2$ 导联 ST 段抬高模式。胸导联如果出现 V$_2$、V$_3$ 等多个导联 ST 段抬高，提示梗死波及大面积前壁，罪犯血管系左前降支近段闭塞

侧心肌，缺血向量（ST 向量）偏向左下方，ST 段抬高振幅 Ⅱ 导联＞Ⅲ 导联（图 19-10）。相反，右冠状动脉闭塞引起的下壁心肌梗死，缺血权重下壁右侧心肌大于左侧心肌，缺血向量偏向右下方，ST 段抬高振幅Ⅲ 导联＞Ⅱ 导联。

下壁心肌梗死时，观察 Ⅱ 导联和Ⅲ 导联的 ST 段抬高振幅，可以初步推导罪犯血管。当 Ⅰ 和（或）aVL 导联 ST 段抬高

伴以下心电图改变时，提示左回旋支闭塞：①下壁心肌梗死且 ST 段抬高程度 Ⅱ 导联＞Ⅲ 导联；② V$_4$/V$_5$、V$_6$ 导联 ST 段抬高；③ aVL 导联 ST 段抬高伴 V$_2$ 导联 ST 段压低（图 19-11）[3]。

1988 年，美国学者 Hue 等报道右冠状动脉闭塞也能引起 V$_5$（7%）、V$_6$（9%）导联 ST 段抬高，但发生率远远低于左回旋支闭塞时 V$_5$（42%）、V$_6$（47%）导

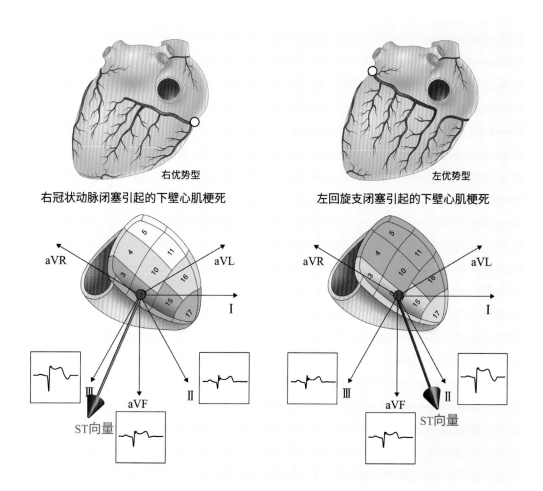

图 19-10　左回旋支和右冠状动脉闭塞引起的下壁心肌梗死缺血权重比较

心肌的供血权重决定了梗死时的缺血权重，即 ST 向量的偏移方向和心电图 ST 段抬高振幅和导联分布。心室后壁呈右冠优势型分布时，右冠状动脉的供血权重从右心室侧壁到左心室侧壁逐渐递减，因此右冠状动脉闭塞引起的下壁心肌缺血，右侧下壁心肌缺血权重大于左侧下壁心肌，缺血向量朝向右下方，ST 段抬高振幅Ⅲ 导联＞Ⅱ 导联。相反，左冠优势型分布的心室后壁，左回旋支的供血权重从左心室侧壁到右心室侧壁逐渐递减，当左回旋支闭塞引起下壁心肌梗死时，左侧下壁心肌缺血权重大于右侧下壁心肌，缺血向量朝向左下方，ST 段抬高程度 Ⅱ 导联＞Ⅲ 导联

联的 ST 段抬高，下壁合并侧壁梗死时，V₅-V₆ 导联 ST 段抬高似乎有助于推导罪犯血管为左回旋支[13]。必须强调的是，这个指标的特异度不高，因为侧壁的血液灌注 41.1% 来自右冠状动脉，41% 来自左前降支，17.9% 来自左回旋支，真实人群中仍有相当比例的 V₅-V₆ 导联 ST 段抬高来自右冠状动脉闭塞[14]。

左回旋支近 - 中段闭塞（第 1 钝缘支及其以前）引起后壁心肌梗死时，V₂ 导联通常出现显著的对应性 ST 段压低，左回旋支相关心肌梗死引起 aVL 导联 ST 段抬高时，V₂ 导联 ST 段压低（>1mm）的发生率高达 64%，有助于和左前降支闭塞（100% 伴 V₂ 导联 ST 段抬高）、孤立的第 1 对角支闭塞（31.4% ~ 100% 伴 V₂ 导联 ST 段抬高）鉴别，阳性预测价值 100%，阴性预测价值 98%[12]。

■ 下壁和高侧壁的削弱现象

左回旋支闭塞时，下壁导联中 ST 段抬高的发生率为 Ⅲ 导联 =aVF 导联（63%）> Ⅱ 导联（58%），Ⅰ 导联（32%）>aVL 导联（16%）[13]。aVL 导联 ST 段抬高发生率较低的可能原因有：①当左回旋支中 - 远段闭塞时，多引起下后壁心肌梗死，下壁梗死会在 aVL 导联产生对应性 ST 段压低；②当左回旋支近 - 中段闭塞时，通常引起下壁和侧壁同时梗死，下壁梗死所

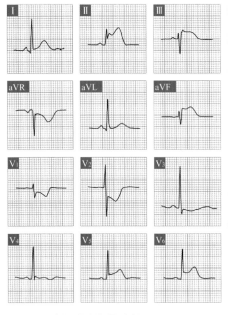

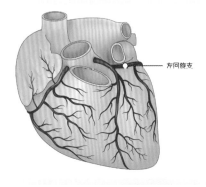

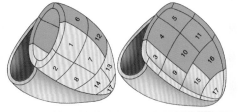

图 19-11 左回旋支近 - 中段闭塞致下壁心肌梗死

女，78 岁。胸痛 90 分钟入院。肌钙蛋白阳性。心电图示窦性心律，Ⅰ、Ⅱ、Ⅲ、aVF、V₅-V₆ 导联 ST 段抬高，结合临床诊断 ST 段抬高型急性下侧壁心肌梗死。分析 12 导联心电图，下壁心肌梗死时，ST 段抬高振幅 Ⅱ 导联 > Ⅲ 导联，罪犯血管定位在左回旋支；Ⅰ、V₅-V₆ 导联 ST 段抬高，提示侧壁心肌梗死，罪犯血管至少位于左回旋支开口 - 钝缘支节段；V₁-V₂ 导联显著对应性 ST 段压低，V₂ 导联 R/S 振幅比值 >1，V₆ 导联 ST 段抬高振幅 >V₅ 导联，提示后壁缺血可能，建议完善后壁导联，明确后壁梗死；Ⅰ 导联 ST 段抬高（1mm）>aVL 导联(无明显抬高)，进一步提示左回旋支近 - 中段闭塞。中图. 冠状动脉解剖示意图所示罪犯血管为左回旋支近 - 中段闭塞。下图. 心肌节段分布示意图所示侧壁和下壁节段心肌梗死（包括后壁）

致 aVL 导联对应性 ST 段压低会削弱侧壁梗死所致 aVL 导联指示性 ST 段抬高（图 19-12），由于高侧壁范围小于下壁范围，对应性效应有时更为显著，甚至引起 aVL 导联 ST 段压低，此时 V₅–V₆ 导联 ST 段抬高提示侧壁心肌梗死，这种情况下，即

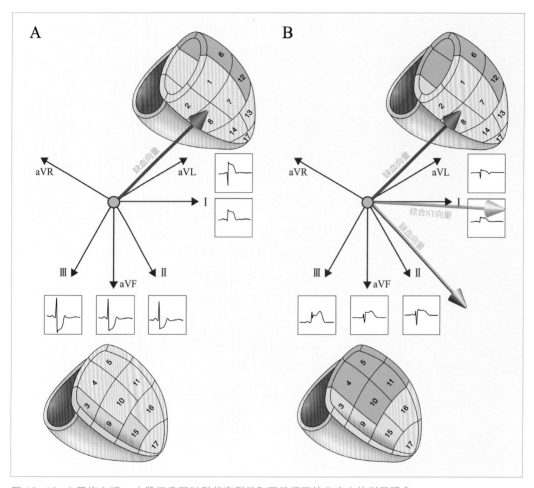

图 19-12 左回旋支近 – 中段闭塞同时引起高侧壁和下壁梗死彼此产生的削弱现象

A. 单纯高侧壁心肌梗死时（蓝色区域），Ⅰ、aVL 导联 ST 段抬高，下壁作为对应性区域（绿色区域），Ⅱ、Ⅲ、aVF 导联对应性 ST 段压低，缺血向量（ST 向量）朝向左上方，这种模式只有 1 个缺血向量。B. 左回旋支近 – 中段闭塞同时引起高侧壁和下壁心肌梗死时，缺血向量有 2 个：一个朝向左上方高侧壁梗死区域，一个朝向左下方下壁梗死区域，综合 ST 向量（淡蓝色箭头）是这两个缺血向量的矢量和（平行四边形法则的对角线），高侧壁和下壁的缺血向量相互影响产生削弱现象。相比于向下的下壁导联（Ⅱ、Ⅲ、aVF），aVL 导联比 Ⅰ 导联更朝向上方，故 aVL 导联的削弱现象比 Ⅰ 导联显著。例如高侧壁心肌梗死时，aVL 导联 ST 段理应出现抬高，但同时合并下壁心肌梗死时，下壁心肌梗死能在高侧壁产生对应性 ST 段压低，aVL 导联 ST 段偏移方向和振幅实际是两种实力"对决"的结果，即梗死指示性 ST 段抬高和对应性 ST 段压低"对决"：当对应性 ST 段压低"实力"较强时，即使高侧壁心肌梗死存在，aVL 导联也会出现对应性 ST 段压低；当对应性效应和指示性效应"势均力敌"时，aVL 导联 ST 段位于等电位线上；当对应性效应弱于指示性效应时，aVL 导联 ST 段抬高，但 ST 段抬高振幅通常低于单纯高侧壁心肌梗死。同理，高侧壁梗死对下壁梗死也会产生一定程度的削弱现象，只是高侧壁面积较小，削弱效应有限。削弱效应的另一个心电图现象是 QRS 波振幅较低，通常伴碎裂 QRS 波

使 Ⅰ、aVL 导联 ST 段抬高轻微，也要怀疑高侧壁受累[15]。

左回旋支闭塞同时引起高侧壁和下壁心肌梗死时，aVL 导联 ST 段既可以出现抬高（高侧壁心肌梗死）、等电位线（下壁心肌梗死对应性 ST 段压低对高侧壁心肌梗死指示性 ST 段抬高的削弱效应），亦可以出现 ST 段压低（下壁心肌梗死的对应性改变），aVL 导联 ST 段压低（44%）比抬高多见（16%），而 Ⅰ 导联 ST 段抬高（32%）比压低多见（22%），因此高侧壁两个导联中，在左回旋支闭塞时，Ⅰ 导联 ST 段抬高比 aVL 导联抬高多见，且可以出现 Ⅰ 导联抬高伴 aVL 导联 ST 段等电位线或 ST 段压低模式，即使 aVL 导联 ST 压低，只要 Ⅰ 导联 ST 段抬高即可判断高侧壁梗死[13]。这是心肌梗死导联组中，单独导联 ST 段抬高的又一个特例。

■ 优势型左回旋支闭塞

人群中大部分个体属于右冠优势型，右冠状动脉发出后降支供血下壁和部分左心室后壁，左回旋支供血侧壁和部分后壁，一旦左回旋支近段闭塞只引起侧壁和部分后壁梗死。

人群中约有 10% 为左冠优势型，左回旋支供血左心室后壁，发出后降支供血下壁，一旦近段闭塞将会导致侧壁、后壁和整个下壁梗死；20% 为均衡型冠脉分布个体，左回旋支和右冠状动脉共同发出后降支供血下壁，左回旋支近段闭塞能引起侧壁、后壁和部分下壁心肌梗死（图 19-13）[16]。相比于右冠优势型和均衡型冠脉个体，左优势型冠脉个体一旦左回旋支近段闭塞，引起的左心室梗死面积最大，预后最差[17]。

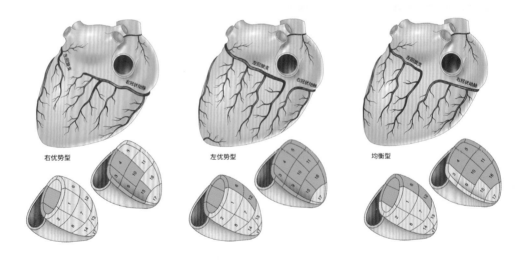

图 19-13　不同的冠脉分布类型引起的下壁心肌梗死节段分布示意图

右冠优势型分布个体，右冠状动脉供血下壁，右冠状动脉近段闭塞引起右室、整个下壁和部分左室后壁心肌梗死，但通常不会波及左心室侧壁和前壁（除非是超级右冠优势型分布个体）。左冠优势型分布个体，左回旋支供血左心室侧壁、后壁和整个下壁，近段闭塞引起左心室侧壁、后壁和下壁心肌梗死。均衡型冠脉分布个体，左回旋支供血左心室侧壁、后壁和部分下壁，近段闭塞引起左心室侧壁、后壁和部分下壁心肌梗死。从图中可以看出，左冠优势型分布个体的左回旋支近段闭塞引起的梗死面积最大，因此预后最差

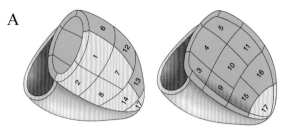

优势型左回旋支近 – 中段闭塞时，心肌梗死模式和均衡型冠脉分布个体相似，只是前者的左心室后壁和下壁梗死范围更广，梗死波及整个下侧壁和下基底段，额面缺血向量局限于 60° ~ +120° 的狭小范围里，该缺血向量位于 aVL 导联轴的负侧，即使合并高侧壁心肌梗死，aVL 导联也会出现 ST 段压低伴 T 波直立或负正双相。换言之，左冠优势型分布的个体近 – 中段闭塞引起后壁和下壁梗死时，下壁梗死面积超过高侧壁，削弱高侧壁 aVL 导联的 ST 段抬高，甚至引起 aVL 倒置。

优势型左回旋支会带来很多特例，有时供血权重左下壁多于右下壁，缺血向量朝向左下方，Ⅱ 导联 ST 段抬高振幅 > Ⅲ 导联；有时供血权重右下壁多于左下壁，缺血向量朝向右下方，Ⅲ 导联 ST 段抬高振幅 > Ⅱ 导联，此时容易误判右冠状动脉为罪犯血管（图 19–14）。

优势型左回旋支或右冠状动脉近 – 中段闭塞时，12 导联心电图都会出现下壁和后壁导联 ST 段抬高、右胸（V₁-V₃）和高侧壁导联对应性 ST 段压低。我国学者 Zhang 等报道常规鉴别左回旋支和右冠状动脉罪犯血管的心电图指标，例如 Ⅱ 和 Ⅲ 导联 ST 段抬高振幅比较、aVL 和 Ⅰ 导联压低振幅比较等无助于鉴别优势型左回旋支和右冠状动脉近 – 中段闭塞，右室 V_{4R} 导联 ST 段抬高支持右室心肌梗死，倾向推导罪犯血管为优势型右冠状动脉近 – 中段闭塞，相反，优势型左回旋支近 – 中段闭塞时，V_{4R} 导联对应性 ST 段压低；另一个鉴别诊断指标是 V_3 导联 ST 段压低振幅 / Ⅲ 导联 ST 段抬高振幅（$V_3 \downarrow / Ⅲ \uparrow$）比值复合指标，$V_3 \downarrow / Ⅲ \uparrow$ >1.2 倾向推导优势型左回旋支近 – 中段闭塞，该指标的敏感度为 94%，特异度为 91%，阳性

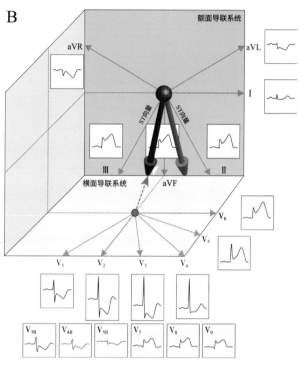

图 19–14 优势型左回旋支近 – 中段闭塞的缺血向量

A. 三种冠脉分布类型的左回旋支近 – 中段闭塞，优势型左回旋支近 – 中段闭塞引起的左心室梗死面积最大，包括侧壁、后壁和大部分整个下壁。B. 优势型左回旋支近 – 中段闭塞时，缺血向量朝向下方、后方，有时略朝左（橙色三维箭头）和略朝右（红色三维箭头），缺血向量整体位于 60° ~ +120°。当缺血向量位于 60° ~ +90° 时，朝向左下方，Ⅱ 导联 ST 段抬高振幅 > Ⅲ 导联，Ⅰ 导联 ST 段轻微抬高，aVR 和 aVL 导联 ST 段压低；当缺血向量位于 +90° ~ +120° 时，朝向右下方，Ⅲ 导联 ST 段抬高振幅 > Ⅱ 导联（图例心电图），Ⅰ、aVL 和 aVR 导联 ST 段均压低，aVL 导联 ST 段压低振幅 > Ⅰ 导联。优势型左回旋支近 – 中段闭塞时伴后壁心肌梗死，V_7-V_9 导联 ST 段抬高，而右胸 V_{3R}-V_{5R} 导联对应性压低，这是与优势型右冠状动脉近 – 中段闭塞引起的下壁、后壁梗死的鉴别要点，后者右室受累，V_{3R}-V_{5R} 导联 ST 段抬高。优势型冠脉分布的 12 导联梗死图形，部分在常规规则之外，导致罪犯血管的推导"错误"

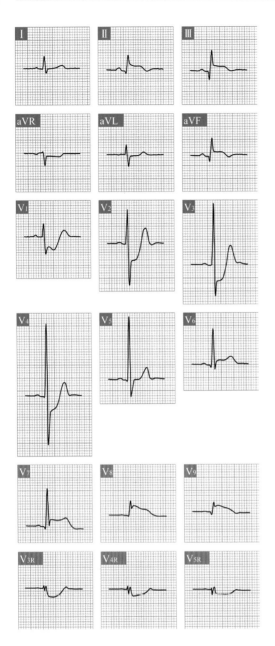

图 19-15 优势型左回旋支近 - 中段闭塞

男，67 岁。胸痛 2 小时入院。肌钙蛋白阳性。12 导联心电图示窦性心律，Ⅱ、Ⅲ、aVF、V_6 导联 ST 段抬高，诊断下侧壁心肌梗死。Ⅱ 和 Ⅲ 导联 ST 段抬高振幅相等，难以据此判断罪犯血管。V_1-V_4 导联 ST 段压低，提示左心室后壁存在大面积心肌梗死，V_6 导联 ST 段抬高也暗示需要探查后壁。采集 18 导联心电图发现后壁 V_7-V_9 导联 ST 段抬高，右胸 V_{3R}-V_{5R} 导联 ST 段压低。根据心电图修正诊断为下侧壁和后壁心肌梗死。V_1-V_4 导联 ST 段对应性压低且压低振幅超过 Ⅱ、Ⅲ、aVF 导联 ST 段抬高振幅暗示左回旋支近 - 中段闭塞，果真如此时 Ⅰ 和 aVL 导联应出现 ST 段抬高，但 Ⅰ 导联 ST 段位于等电位线伴 T 波直立，aVL 导联 ST 段压低伴 T 波直立，单纯生理性电重构的 T 波应该完全倒置，Ⅰ、aVL 导联 T 波直立，暗示下壁对高侧壁的削弱现象后残留高侧壁心肌梗死的"遗迹"（T 波直立），这种解释更符合左回旋支近 - 中段闭塞，最后根据 18 导联心电图将诊断修正为下壁、侧壁和后壁心肌梗死。利用其他心电图鉴别指标：V_{4R} 导联对应性 ST 段压低，V_7-V_9 导联指示性 ST 段抬高，V_3 导联 ST 段压低振幅 6.2mm，Ⅲ 导联 ST 段抬高振幅 2mm，$V_3\downarrow$ / Ⅲ↑ >1.2，支持罪犯血管为优势型左回旋支近 - 中段闭塞的推导。V_1-V_4 导联对应性 ST 段压低伴 T 波直立，属于病理性电重构，提示存在前壁心内膜下心肌缺血。从这份心电图的分析中，要学会阅读心肌梗死心电图的一些技能：① 利用 12 导联心电图初步诊断心肌梗死，是 ST 段抬高型还是非 ST 段抬高型？② 利用 12 导联心电图表现决定是否探查后壁和右室，完善 18 导联心电图采集（本书始终推荐初诊即采集 18 导联心电图）；③ 推导削弱现象掩盖的心肌梗死；④ 推导罪犯血管；⑤ 推导供血权重和缺血权重；⑥ 风险评估

预测值 61%，阴性预测值 99%（图 19-15）[18]。需要说明的是，V_3/ Ⅲ 导联振幅比值指标中，研究者采用 J 点抬高判读，注意应用条件。

优势型左回旋支近 - 中段闭塞引起侧壁、下壁和后壁心肌梗死时，缺血向量（ST 向量）朝下、后方，略偏左或偏右，心电图模式为：①高侧壁 aVL 导联 ST 段压低伴 Ⅰ 导联 ST 段轻度抬高或压低，如果两者同时压低，aVL 导联 ST 段压低振幅 > Ⅰ 导联；②前侧壁 V_5-V_6 导联 ST 段抬高；③下壁 Ⅱ、Ⅲ、aVF 导联 ST 段抬高，Ⅱ 和 Ⅲ 导联 ST 段抬高振幅无法预计；④ V_1-V_3 导联 ST 段压低且压低振幅 > 下壁导联 ST 段抬高振幅；⑤ V_{4R} 导联 ST 段压低；⑥ V_7-V_9 导联 ST 段抬高；

⑦ $V_3 \downarrow$ / $\text{III} \uparrow$ 比值 >1.2。

右冠优势型和均衡型的左回旋支近 - 中段闭塞和优势型左回旋支近 - 中段闭塞，两者的心电图模式相近，差异重点在于优势型左回旋支近段闭塞导致的 aVL 导联削弱现象更为显著，aVL 导联通常出现 ST 段压低；通过 II 和 III 导联 ST 段抬高振幅无法准确推导罪犯血管，因为优势型左回旋支右下壁供血权重可能超过左下壁。一些作者认为优势型左回旋支近 - 中段闭塞不会引起 I 导联 ST 段压低、II 导联 ST 段抬高振幅一定 ≥ III 导联、下壁 ST 段抬高振幅 >V_1 ~ V_3 导联 ST 段压低振幅等，笔者总结和分析了有关研究文献和病例报道后，发现这些结论都是片面和错误的。

参考文献

[1] Dunn RF, Newman HN, Bernstein L, et al.The clinical features of isolated left circumflex coronary artery disease. Circulation,1984,69(3):477-484.

[2] Shen WF, Tribouilloy C, Lesbre JP.Relationship between electrocardiographic patterns and angiographic features in isolated left circumflex coronary artery disease.Clin Cardiol,1991,14(9):720-724.

[3] Blanke H, Cohen M, Schlueter GU, et al.Electrocardiographic and coronary arteriographic correlations during acute myocardial infarction.Am J Cardiol,1984,54(3):249-255.

[4] Huey BL, Beller GA, Kaiser DL, et al.A comprehensive analysis of myocardial infarction due to left circumflex artery occlusion: comparison with infarction due to right coronary artery and left anterior descending artery occlusion.J Am Coll Cardiol,1988,12(5):1156-1166.

[5] Stadius ML, Maynard C, Fritz JK, et al.Coronary anatomy and left ventricular function in the first 12 hours of acute myocardial infarction: the Western Washington Randomized Intracoronary Streptokinase Trial. Circulation,1985,72(2):292-301.

[6] Schmitt C, Lehmann G, Schmieder S, et al.Diagnosis of acute myocardial infarction in angiographically documented occluded infarct vessel : limitations of ST-segment elevation in standard and extended ECG leads. Chest,2001,120(5):1540-1546.

[7] Ghanim D, Kusniec F, Kinany W, et al.Left Circumflex Coronary Artery as the Culprit Vessel in ST-Segment-Elevation Myocardial Infarction.Tex Heart Inst J,2017,44(5):320-325.

[8] Lee JT, Ideker RE, Reimer KA.Myocardial infarct size and location in relation to the coronary vascular bed at risk in man.Circulation,1981,64(3):526-534.

[9] Schweitzer P.The electrocardiographic diagnosis of acute myocardial infarction in the thrombolytic era.Am Heart J,1990,119(3 Pt 1):642-654.

[10] Vives-Borrás M, Moustafa AH, Álvarez-García J, et al.Clinical and Prognostic Value of the Electrocardiogram in Patients With Acute Occlusion of the Left Circumflex Coronary Artery.Am J Cardiol,2017,120(9):1487-1494.

[11] Abdelwahed A, Eskola M, Kosonen P, et al.Electrocardiographic findings during balloon angioplasty of the left circumflex coronary artery - influence of location of the ischemic segments with respect to the obtuse margin of the left ventricle.J Electrocardiol, 2017,50(1):102-110.

[12] Birnbaum Y, Hasdai D, Sclarovsky S, et al.Acute myocardial infarction entailing ST-segment elevation in lead aVL: electrocardiographic differentiation among occlusion of the left anterior descending, first diagonal, and first obtuse marginal coronary arteries.Am Heart J,1996,131(1):38-42.

[13] Huey BL, Beller GA, Kaiser DL, et al.A comprehensive analysis of myocardial infarction due to left circumflex artery occlusion: comparison with infarction due to right coronary artery and left anterior descending artery occlusion.J Am Coll Cardiol,1988,12(5):1156-1166.

[14] Kalbfleisch H, Hort W.Quantitative study on the size of coronary artery supplying areas postmortem.Am Heart J. 1977;94(2):183-188.

[15] Birnbaum Y, Sclarovsky S, Mager A, et al.ST segment depression in a VL: a sensitive marker for acute inferior myocardial infarction.Eur Heart J,1993,14(1):4-7.

[16] Villa AD, Sammut E, Nair A, et al.Coronary artery anomalies overview: The normal and the abnormal.World J Radiol,2016,8(6):537-555.

[17] Parikh NI, Honeycutt EF, Roe MT, et al.Left and codominant coronary artery circulations are associated with higher in-hospital mortality among patients undergoing percutaneous coronary intervention for acute coronary syndromes: report From the National Cardiovascular Database Cath Percutaneous Coronary Intervention (CathPCI) Registry.Circ Cardiovasc Qual Outcomes,2012,5(6):775-782.

[18] Zhan ZQ, Wang W, Dang SY, et al.Electrocardiographic characteristics in angiographically documented occlusion of the dominant left circumflex artery with acute inferior myocardial infarction: limitations of ST elevation III/II ratio and ST deviation in lateral limb leads.J Electrocardiol,2009,42(5):432-439.

■刘晓莉　■刘　婷

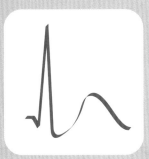

第20章

左前降支闭塞的罪犯血管

左心室前间隔附近心肌几乎独由左前降支供血（节段2、8和14），有时右冠状动脉部分供血右侧间隔和间隔心尖段（节段14），并为左前降支提供侧支循环；左前降支发出的对角支供血前游离壁（节段1、7和13），一些个体的左回旋支发出丰富的左心室前支提供双重供血；80%的个体左前降支回绕心尖供血部分下壁（节段17和部分节段15），因此左前降支闭塞也会引起下壁心肌梗死（图20-1）[1]。有时，左前降支向右心室发出一些分支，左前降支近段闭塞能引起部分右心室心肌梗死，V_1和右胸导联（V_{3R}-V_{5R}）ST段抬高。简而言之，左前降支闭塞引起的心肌梗死波及高侧壁、前间隔、前游离壁、部分下壁和部分右室，心电图不外这些部位梗死的单独或组合表现。

图20-1 左前降支闭塞相关心肌梗死

左前降支第1间隔支闭塞时，引起前间隔及其附近心肌梗死，V_1-V_3/V_4 导联ST段抬高。左前降支第1对角支闭塞时，引起高侧壁和左心室游离壁梗死，高侧壁导联I、aVL和前壁导联 V_2-V_4/V_5 导联ST段抬高。当左前降支回绕心尖供血部分下壁时，中-远段闭塞可以引起下壁心肌梗死，II、III、aVF 导联ST段抬高。临床上，左前降支闭塞相关心肌梗死是以上三种梗死的单独表现或组合表现

前间隔梗死-第1间隔支闭塞
V_1～V_3/V_4导联ST段抬高

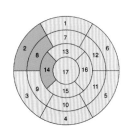
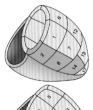
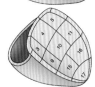

前壁和高侧壁-第1对角支闭塞
I、aVL，V_2～V_4/V_5导联ST段抬高

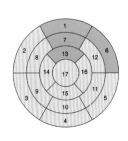
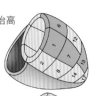
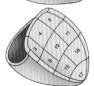

下壁心肌梗死-左前降支远段闭塞
II、III、aVF导联ST段抬高

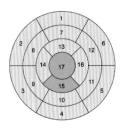
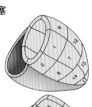
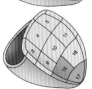

20.1 为何诊断前壁心肌梗死？

左前降支供血左心室前壁、前侧壁和室间隔前 2/3 的心肌。左前降支开口至第 1 间隔支开口处定义为左前降支近段，第 1 对角支可从第 1 间隔处以上部位发出、等位发出和以下发出，因此左前降支近段周围的血管分支有左前降支近段主干、第 1 间隔支（first septal perforating branch，S1）和第 1 对角支（first diagonal branch，D1），不同部位闭塞引起不同形式的前壁心肌梗死（V_2-V_4 导联 ST 段抬高，图 20-1）。左前降支闭塞时，梗死面积取决于左前降支供血范围（权重）、闭塞部位、侧支循环等因素，个体差异较大。

荟萃 5 个主要的 ST 段抬高型心肌梗死临床研究，罪犯血管中右冠状动脉所占比例最高约 45%，左前降支其次约 40%，左回旋支最少约 15%[2]。70% 的左前降支闭塞位于第 1 间隔支开口及其以上主干（左前降支-第1间隔支开口近端）[3]。

■ 诊断前壁心肌梗死

90% 的左前降支完全闭塞性血栓形成和 83% 的次全闭塞血栓形成引起 ST 段抬高型前壁心肌梗死，标志性心电图改变是胸导联伴或不伴高侧壁（Ⅰ、aVL）导联 ST 段抬高，胸导联最敏感的是 V_2 导联，其次是 V_1 和 V_3 导联[4]。左前降支闭塞所

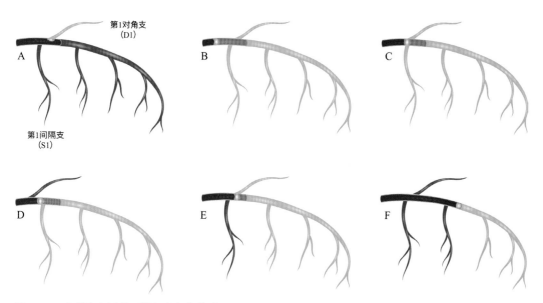

图 20-2 左前降支近段不同闭塞部位模式图

A. 单独第 1 对角支闭塞，引起孤立性高侧壁心肌梗死，心电图可以仅有Ⅰ、aVL 导联 ST 段抬高，第 18 章已经详细介绍。B. 第 1 间隔支-第 1 对角支开口以上左前降支主干近段闭塞，引起大面积前间隔、前壁、高侧壁心肌梗死，如果左前降支回绕心尖供血下壁，还会引起部分下壁心肌梗死。C. 第 1 间隔支-第 1 对角支共同开口近端闭塞，引起大面积前间隔、前壁、高侧壁和下壁心肌梗死，临床表现等同于 B。D. 第 1 对角支开口以远-第 1 间隔支开口以近部位闭塞，主要引起前间隔、前壁和下壁心肌梗死。E. 第 1 间隔支开口以远-第 1 对角支开口以近部位闭塞，这种情况见于第 1 间隔支先于第 1 对角支发出，主要引起局部间隔、前壁、高侧壁和下壁心肌梗死。F. 第 1 间隔支-第 1 对角支开口以远部位闭塞，引起局部前壁和下壁心肌梗死，第 1 间隔支开口以下闭塞属于左前降支中-远段闭塞范畴

致前壁心肌梗死中，V_2 导联 ST 段发生率最高（83%）；右冠状动脉闭塞时，Ⅲ 导联 ST 段发生率最高（59%）；左回旋支闭塞时，V_6 导联 ST 段发生率最高（36%）[4]。这三个标志性导联有助于初步定位罪犯血管，然后利用其他心电图表现去验证或否定之。

前室间隔及其周围心肌几乎独由左前降支供血，V_1、V_2 导联是面对高位间隔的胸导联，左前降支近段闭塞引起前间隔或前壁梗死时，V_2 导联不仅是前壁心肌梗死最敏感的胸导联，最大 ST 段抬高导联也通常出现于 V_2 或 V_3 导联（图 20-3）。美国学者 Huey 等报道左前降支闭塞时，V_2 和 V_1 导联 ST 段抬高的发生率分别为 91% 和 26%，右冠状动脉闭塞时分别为 12% 和 3%，左回旋支闭塞分别为 16% 和 5%，因此 V_2 导联 ST 段抬高首先定位罪犯血管系左前降支[5]。一些个体的右侧间隔还接受右冠状动脉的右圆锥支供血，右冠状动脉近段闭塞也能引起前间隔和部分前壁梗死，但 V_1 导联 ST 段抬高发生率以及抬高振幅不及 V_2–V_3 导联[6]。

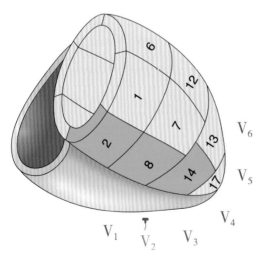

图 20-3　前间隔梗死

V_2 导联面对高位间隔，是前间隔及其周围前壁心肌梗死时 ST 段抬高最常见的导联

20.2 前壁心肌梗死的罪犯血管

左前降支近段闭塞意味着高位梗死，下方冠状动脉血供中断，临床将会发生大面积前壁心肌梗死，通过阅读患者入院时的 12 导联心电图，利用心电图初步推导罪犯血管闭塞部位，评估患者风险。高位前壁心肌梗死波及高侧壁，其他包括前间隔、前游离壁和下壁心肌梗死，以下内容关键的英文缩写：第 1 间隔支 =S1，第 1 对角支 D1。

■ S1 以远 –D1 以近闭塞模式

理论上，相比于第 1 对角支开口以远闭塞，第 1 对角支开口以近闭塞时（即梗死中心更靠近高侧壁），aVL 导联 ST 段抬高程度更大（1.2mm ∶ 0.5mm），然而单纯依靠 aVL 导联 ST 段抬高程度无法判断闭塞部位[7]。冠脉造影证实，第 1 对角支闭塞时，仅有 40% 的患者 aVL 导联 ST 段抬高 ≥ 1mm，如果根据 aVL 导联 ST 段抬高 ≥ 1mm 判读第 1 对角支为罪犯血管，会漏判余下的 60% 患者[8]。

孤立的第 1 对角支闭塞时，只引起心电图 Ⅰ、aVL 导联 ST 段抬高，这种很单纯的情况可推导罪犯血管为孤立的对角支闭塞。前间隔至左心缘之间的左心室前壁区域接受第 1 对角支、第 2 对角支和第 1 钝缘支的多重供血，因此，孤立的第 1 对角支闭塞通常不会导致大面积前壁心肌梗死，也不会引起前间隔梗死，V_1 导联 ST 段抬高的发生率较低（3.4% ~ 25%）[8][9]。

当第 1 对角支非常发达时，从左前降支近段发出后沿左心室表面斜形向下走行，甚至抵达心尖，这种发达的第 1 对角支对左心室前壁供血权重较大，一旦闭塞

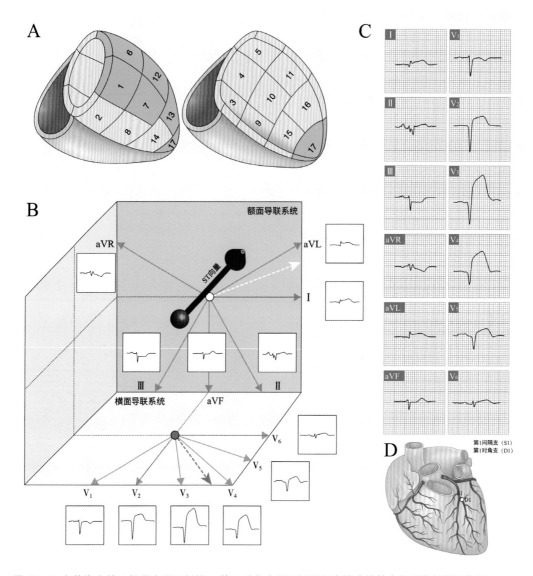

图 20-4 左前降支第 1 间隔支开口以远 – 第 1 对角支开口以近闭塞模式的缺血向量和解剖示意图

A. 左前降支第 1 间隔支开口以远 – 第 1 对角支开口近端闭塞时，引起高侧壁、前游离壁心肌梗死，通常不波及室间隔基底段，V_1 导联 ST 段不抬高。B. 此类前壁心肌梗死主要是基底部前侧壁心肌梗死，缺血向量朝向左、上和前方，aVL、Ⅰ 导联 ST 段抬高且抬高程度 aVL 振幅 > Ⅰ 导联，Ⅲ 导联对应性 ST 段压低振幅 > Ⅱ 导联，如果左前降支回绕心尖供血下壁，则 Ⅲ 导联 ST 段抬高或 ST 段压低伴 T 波直立；横面缺血向量朝向左前方，V_2-V_4/V_5 导联 ST 段抬高，通常 V_3-V_4 导联 ST 段抬高振幅最大。C. 心电图示窦性心律，Ⅰ、aVL、V_2-V_6 导联 ST 段抬高伴病理性 Q 波形成，临床诊断 ST 段抬高型广泛前壁、高侧壁心肌梗死。Ⅰ、aVL 导联 ST 段抬高且病理性 Q 波形成，考虑闭塞部位靠近第 1 对角支开口，其他支持依据有 aVL 导联 ST 段抬高 1.5mm，V_1 导联 ST 段无抬高、Ⅲ 导联 ST 段压低 1mm、aVL 导联出现病理性 Q 波；V_3 导联 ST 段抬高程度最大，提示梗死中心靠近前壁，V_1 导联 ST 段无抬高且存在 r 波，提示闭塞部位位于第 1 间隔支开口以下。结合以上推导，罪犯血管定位于左前降支第 1 间隔支开口以远 – 第 1 对角支开口以近闭塞。D. 冠状动脉分布解剖示意图，第 1 对角支的左心室前侧壁供血权重较大，一旦闭塞不仅引起高侧壁心肌梗死，还波及前壁，但一般不波及室间隔基底部（左前降支第 1 间隔支独有供血），V_1 导联 ST 段通常不抬高

会引起高侧壁和前壁心肌梗死，心电图Ⅰ、aVL 和 V_1/V_2-V_4 导联 ST 段抬高（图20-4）。这种前壁心肌梗死模式代表了图 20-2E 的左前降支第 1 间隔支开口以远 - 第 1 对角支开口以近闭塞模式，梗死波及前游离壁和高侧壁，心电图特点是：①高侧壁心肌梗死，Ⅰ、aVL 导联 ST 段抬高；②前壁心肌梗死，V_2-V_5/V_6 导联 ST 段抬高；③下壁Ⅱ、Ⅲ、aVF 导联对应性 ST 段压低，ST 段压低振幅Ⅲ导联 > Ⅱ导联；④如果左前降支回绕心尖供血下壁，将合并下壁心肌梗死，下壁和高侧壁导联产生削弱现象。

左前降支作为罪犯血管时，第 1 对角支开口以近闭塞约占 20%，其中第 1 间隔支开口以远 - 第 1 对角支开口以近模式约占 15%，这种模式不要误诊为左主干闭塞，aVR 导联 ST 段无抬高、Ⅱ 和 aVF 导联对应性 ST 段压低不显著；亦不要因 V_5-V_6 导联 ST 段抬高和病理性 Q 波形成，推导罪犯血管为左回旋支，因为中心缺血区域位于前壁 V_3-V_4 导联（ST 段抬高振幅最大）且 V_2 导联 ST 段抬高优先考虑左前降支闭塞[7][10]。

■ S1 以近 -D1 以近闭塞模式

相比于第 1 间隔支开口以远 - 第 1 对角支开口以近闭塞模式，第 1 间隔支开口以近 - 第 1 对角支开口以近闭塞模式增加了第 1 间隔支闭塞，梗死波及室间隔基底部，即前间隔，V_1 导联 ST 段抬高（图20-5）。病理生理上，左前降支近段 - 第 1 对角支开口以近闭塞模式包括两种情况：第一种是第 1 间隔支开口 - 第 1 对角支开口以上共同左前降支近段主干闭塞，代表单支冠状动脉闭塞病变（图 20-2B），约占前壁心肌梗死的 53.4%；第

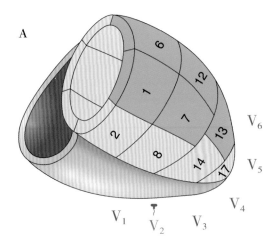

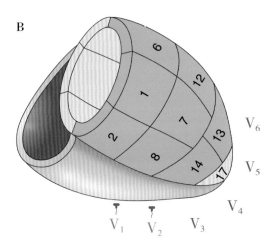

图 20-5 左前降支第 1 间隔支闭塞

A. 左前降支闭塞不波及第 1 间隔支，第 1 对角支开口以近闭塞引起高侧壁、前壁心肌梗死，V_2 导联位于第四肋间的胸骨左缘，能够探查室间隔左侧心肌梗死，而 V_1 导联位于右胸，探查能力降低，因此前壁心肌梗死时，V_2 导联 ST 段抬高，V_1 导联 ST 段通常不抬高。B. 左前降支闭塞波及第 1 间隔支，引起前间隔梗死，梗死心肌节段累及 2、8 和 14，位于 V_1 导联探查范围内，V_1 导联 ST 段抬高。左前降支第 1 间隔支开口以近 - 第 1 对角支开口以近闭塞引起的左心室梗死面积范围更大

二种是第 1 间隔支开口 - 第 1 对角支开口位于相同节段，闭塞性血栓同时引起第 1 间隔支和第 1 对角支血流中断，代表分叉病变（图 20-2C）。无论哪种闭塞，临床心电图均表现为急性前间壁、前壁和高侧

壁心肌梗死，当左前降支回绕心尖供血部分下壁时，还会出现下壁心肌梗死。

第 1 间隔支开口 – 第 1 对角支开口以上共同左前降支主干闭塞导致大面积前壁心肌梗死，心电图特征有：①前间隔和前壁心肌梗死，V_1–V_4/V_5 导联 ST 段抬高≥2mm；②高侧壁心肌梗死，Ⅰ、aVL 导联 ST 段抬高且 aVL 导联 ST 段抬高振幅>Ⅰ导联；③ aVR 导联 ST 段抬高或不抬高；④Ⅱ、Ⅲ、aVF、V_5/V_6 导联 ST 段对应性压低；⑤可并发完全性右束支阻滞伴或不伴左前分支阻滞（图 20-6）。这种模式的缺血向量朝向前方、上方，第 1 对角支和第 1 间隔支引起的缺血权重决定额面电轴是否左偏或右偏，据此决定 aVR 和 aVL 导联 ST 段抬高振幅、Ⅲ 和 Ⅱ 导联

ST 段压低振幅的差异，额面电轴总体朝向上方，平行于Ⅱ、Ⅲ、aVF 导联轴负侧，Ⅲ或Ⅱ导联 ST 段压低振幅 >aVL 导联 ST 段抬高振幅（图 20-7）。

左前降支第 1 间隔支开口以近闭塞时，V_1 导联 ST 段抬高 ≥ 1mm 的发生率接近 90%；单独的第 1 对角支开口以近

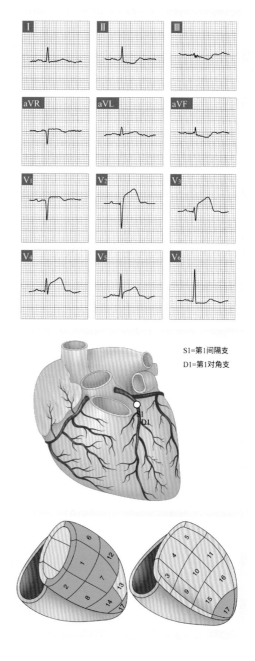

S1=第1间隔支
D1=第1对角支

图 20-6 第 1 间隔支开口 – 第 1 对角支开口以上共同左前降支近段闭塞所致前壁心肌梗死

女，78 岁。胸痛 30 分钟入院。心电图示窦性心律，aVL、aVR、V_1–V_5 导联 ST 段抬高，Ⅱ、Ⅲ、aVF 和 V_6 导联 ST 段对应性压低，提示高侧壁、前间壁和前壁心肌梗死。V_2 导联 ST 段抬高且 ST 段抬高振幅最大，初步定位罪犯血管为左前降支；V_1 导联 ST 抬高接近 2mm，提示梗死波及室间隔基底部，第 1 间隔支开口以近闭塞；aVL 导联 ST 段抬高，下壁导联 ST 段对应性压低，提示第 1 对角支开口以近闭塞；V_6 导联 ST 段不抬高，提示前侧壁并非缺血中心，观察 V_1 导联 ST 段抬高振幅 >aVR 导联，初步排除左主干闭塞和左回旋支闭塞，结合以上意见，推导罪犯血管系第 1 间隔支开口以近 – 第 1 对角支开口以近闭塞。Ⅱ 导联 ST 段压低振幅 >Ⅲ导联，提示缺血权重偏向第 1 间隔支，这也是 aVL 导联 ST 段抬高不明显的原因。中图 . 冠状动脉分布解剖示意图，左前降支近段闭塞，闭塞部位位于第 1 间隔支和第 1 对角支开口以上节段。第 1 对角支欠发达，缺血中心偏向第 1 间隔支（或左前降支主干），额面导联系统上，朝上的缺血向量偏右，Ⅱ 导联 ST 段压低振幅 >Ⅲ导联。下图 . 梗死心肌节段示意图，左前降支近段闭塞导致大面积前间隔、前壁和高侧壁心肌梗死

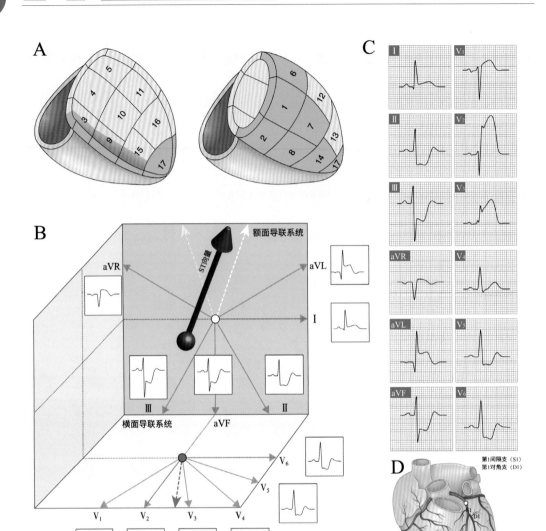

第1间隔支（S1）
第1对角支（D1）

图 20-7 左前降支第 1 间隔支开口以近 – 第 1 对角支开口以近闭塞模式的缺血向量和解剖示意图

A. 第 1 间隔支和第 1 对角支共同开口以上左前降支主干闭塞是一种高位左前降支闭塞，理论上引起左心室高侧壁、前间隔、游离壁等大面积心肌梗死，当左回旋支第 1 钝缘支供血左心室前侧壁心肌时，前侧壁心肌并非缺血中心。B. 左前降支近段 – 第 1 对角支开口以近闭塞时，整体缺血向量（红色 3D 箭头）朝向前方、上方，aVR 导联 ST 段抬高。当第 1 对角支缺血权重超过第 1 间隔支时（缺血权重偏向前侧壁），额面缺血向量偏左（白色虚线箭头），与Ⅲ导联轴负侧平行，Ⅲ导联 ST 段压低振幅 >Ⅱ导联，aVL 导联 ST 段抬高振幅 >aVR 导联，横面缺血向量朝前、轻微朝右（蓝色虚线箭头），V_1–V_4/V_5 导联 ST 段抬高，通常 V_2–V_4 导联 ST 段抬高程度最大，缺血中心位于左心室前间隔 – 前游离壁；当第 1 间隔支缺血权重超过第 1 对角支时（缺血权重偏向间隔部），额面缺血向量偏右（黄色虚线箭头），与Ⅱ导联轴负侧平行，Ⅱ导联 ST 段压低振幅 >Ⅲ导联，aVR 导联 ST 段抬高振幅 >aVL 导联。无论哪种模式，只要左回旋支供血前侧壁，V_5–V_6 或 V_6 导联 ST 段压低，系前侧壁作为前间隔透壁缺血的对应性改变。C. 典型 12 导联心电图，Ⅰ、aVL、aVR、V_1–V_3 导联 ST 段抬高；ST 段抬高振幅 V_1 导联略微 >aVR 导联，V_5–V_6 导联对应性 ST 段压低等现象不支持左主干闭塞。D. 冠状动脉分布解剖示意图，白色圆圈示闭塞部位，缺血权重偏向第 1 对角支（较为发达），但第 1 钝缘支也较为发达供血前侧壁，故 V_5–V_6 导联 ST 段无抬高

闭塞时，82% 的患者心电图 aVL 导联 ST 段抬高 ≥ 0.5mm 伴 V_1 导联 ST 段抬高 <1mm，而一旦闭塞累及左前降支第 1 间隔支（图 20-2B 和 2C），仅有 9% 出现上述心电图模式，简而言之，Ⅰ、aVL 导联 ST 段抬高伴 V_1 导联 ST 段抬高 ≥ 1mm 支持罪犯血管定位于左前降支第 1 间隔支开口以近 – 第 1 对角支开口以近闭塞，Ⅰ、aVL 导联 ST 段抬高伴 V_1 导联 ST 段抬高 <1mm 支持罪犯血管定位于第 1 对角支开口以近闭塞[8]。

左前降支发出的间隔支为约占左心室质量 30% 的前室间隔区域心肌供血，第 1 间隔支为左心室提供 15% 的血液，是重要的二级冠状动脉[11]。前壁心肌梗死时，V_1 导联 ST 段抬高 >2.5mm 判断第 1 间隔支开口以近闭塞的特异度最高为 100%，阳性预测值 100%，但敏感度很低仅 12%，阴性预测值 61%（图 20-8）[7]。经典心电图学教科书把 V_1-V_3 导联 ST 段抬高的心肌梗死称为"前间隔梗死"，冠脉造影证实闭塞部位主要位于左前降支中 – 远段（尤其是第 1 间隔支开口 – 第 2 间隔支开口之间），80% 位于左前降支中段，15% 位于左前降支近段，5% 位于

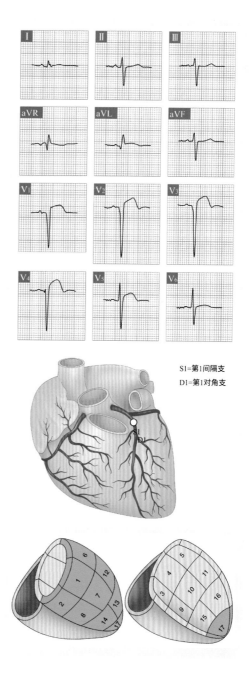

S1=第1间隔支

D1=第1对角支

图 20-8 第 1 间隔支开口 – 第 1 对角支开口以上共同左前降支近段闭塞所致前壁心肌梗死

男，68 岁。胸痛 1 小时入院。肌钙蛋白阳性。心电图示窦性心律，aVL、V_1-V_6 导联 ST 段抬高，心电图诊断为高侧壁和广泛前壁心肌梗死。V_2 导联 ST 段抬高且 ST 段抬高振幅最大见于 V_2-V_4 导联，罪犯血管首先定位在左前降支；aVL 导联 ST 段抬高且抬高振幅 > Ⅰ 导联，闭塞部位位于第 1 对角支开口以近；V_1 导联 ST 段抬高 3mm 且抬高振幅 >aVR 导联，闭塞部位位于第 1 间隔支开口以近，综合以上意见罪犯血管定位于第 1 间隔支开口以近 – 第 1 对角支开口以近共同左前降支近段闭塞。V_6 导联 ST 段抬高 1mm，V_5-V_6 导联无对应性 ST 段压低，提示对角支系统供血大部分左心室前侧壁，第 1 钝缘支不发达。aVL 导联 ST 段抬高振幅 >aVR 导联也支持缺血权重偏向前侧壁。中图，冠状动脉分布解剖示意图，左前降支近段闭塞，闭塞部位位于第 1 间隔支和第 1 对角支开口以上节段，第 1 对角支发达，第 1 钝缘支不发达，缺血中心偏向前侧壁。下图，梗死心肌节段示意图，左前降支近段闭塞导致大面积前间隔、前壁和高侧壁心肌梗死（蓝色区域）

左前降支远段；由于右圆锥支供血部分右侧间隔，合并 V_5/V_6 导联 ST 段抬高对 V_1 导联 ST 段的削弱现象等原因，梗死波及前间隔时 V_1 导联 ST 段抬高发生率只有 50% ~ 70%，一旦显著抬高则高度支持闭塞部位靠近第 1 间隔支开口[4][5][12]。

前壁心肌梗死中，左前降支近段 – 第 1 对角支开口以近闭塞模式是梗死面积最大，临床风险最高的一组患者。aVR 导联轴朝向右上方，左前降支近段 – 第 1 对角支开口以近闭塞时，高位左心室梗死引起额面缺血向量朝上，当位于 –60° 时，aVR 导联 ST 段位于等电位线；第 1 对角支发达时，缺血权重靠近前侧壁，缺血向量朝向左上方，位于 –60° ~ –90° 范围内，aVL 导联 ST 段抬高振幅 >aVR 导联，Ⅲ 导联 ST 段压低振幅 > Ⅱ 导联，判断闭塞部位更靠近第 1 对角支；第 1 对角支欠发达时，缺血权重靠近前间隔，缺血向量朝向右上方，位于 –90° ~ –120° 范围内，aVR 导联 ST 段抬高振幅 >aVL 导联，Ⅱ 导联 ST 段压低振幅 > Ⅲ 导联，判断闭塞部位更靠近第 1 间隔支。

相似的原理，缺血权重位于前侧壁时（aVL 导联 ST 段抬高），下壁导联对应性 ST 段压低明显，Ⅲ 导联和 aVF 导联 ST 段压低之和 ≥ 2.5mm，有助于确定闭塞部位靠近第 1 对角支；缺血权重位于前间隔时（aVR 和 V_1 导联 ST 段抬高），（aVR 导联 ST 偏移振幅 +V_1 导联 ST 段偏移振幅）–V_6 导联 ST 段偏移振幅 >0，有助于确认闭塞部位靠近第 1 间隔支；两个指标同时满足时，提示左前降支闭塞部位位于第 1 间隔支和

第 1 对角支开口以上共同主干，敏感度为 100%，特异度为 41%，阳性预测值 67%，阴性预测值 100%（图 20-9）[13]。这两个判读指标是西班牙学者 Fiol 等于 2009 年提出时，尽管需要计算，不过有时目测即可判断，特别适用于 ST 段轻微抬高的心肌梗死鉴别，例如 aVL 导联 ST 段抬高 0.5 ~ 1mm 但下壁导联 ST 段显著 ST 段压低，应肯定是高侧壁心肌梗死；读者应灵活运用这些指标，如果 aVL 导联 ST 段抬高，无需计算下壁导联对应性 ST 段压低指标，直接判读闭塞部位靠近第 1 对角支开口，如图 20-8 所示并无下壁导联 ST 段压低但 aVL 导联 ST 段抬高。

前壁心肌梗死时，一旦 aVL 导联 ST 段抬高，推导闭塞部位第 1 对角支开口近端的敏感度为 91%，特异度为 90%[14]。值得注意的是，美国 AHA 把第 1 间隔支开口以上左前降支节段定义为近段，而一

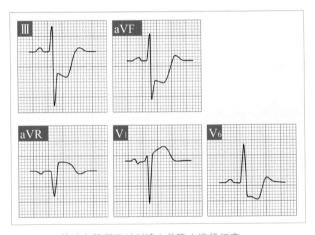

图 20-9 前壁心肌梗死时判读左前降支近段闭塞

Fiol 指标在 J 点后 60ms 处计算 ST 段抬高振幅，12 导联心电图见图 20-7C。Ⅲ 导联 ST 段压低 8.5mm，aVF 导联压低 7mm，两者之和为 15.5mm，判读闭塞部位靠近第 1 对角支。aVR 导联 ST 段抬高 3mm，V_1 导联抬高 3.5mm，V_6 导联 ST 段压低 –4.5mm，计算 [3+3.5–（–4.5）] >0，判读闭塞部位靠近第 1 间隔支。综合以上意见，左前降支闭塞部位位于第 1 间隔支和第 1 对角支开口以上共同主干，提示非常高位的闭塞

些研究者自行定义第 1 对角支开口以上左前降支节段为近段，阅读文献时要注意这种差异，不要混淆心电图指标，但一些指标能够同时适用于这两种情况。

■ S1 以近 –D1 以远闭塞模式

图 20-2D 代表第 1 间隔支开口以近 – 第 1 对角支开口以远闭塞模式，约占前壁心肌梗死的 13.7%，第 1 对角支先于第 1 间隔支发出，第 1 间隔支闭塞时只引起前间隔及其周围心肌梗死，不波及高侧壁，梗死面积小于第 1 间隔支 – 第 1 对角支开口以上共同左前降支近段主干闭塞[10]。左前降支回绕心尖供血下壁时，除了前间隔梗死以外，此种模式闭塞还要引起下壁心肌梗死。

第 1 间隔支以近 – 第 1 对角支以远闭塞引起前间隔、前壁和下壁心肌梗死，前间隔位于缺血中心，缺血向量朝向右、前、

下方，心电图特点有：①前间隔心肌梗死：V_1-V_3/V_4 导联 ST 段抬高 ≥ 2mm，当第 2 对角支发达并供血前侧壁时，V_5 或 V_5-V_6 导联 ST 段抬高；②左前降支回绕心尖时合并下壁心肌梗死时，Ⅱ、Ⅲ、aVF 导联 ST 段抬高，Ⅲ导联 ST 段抬高振幅 > Ⅱ导联；③ aVR 导联 ST 段抬高或位于等电位

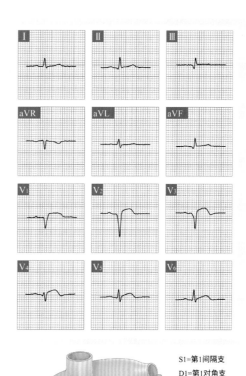

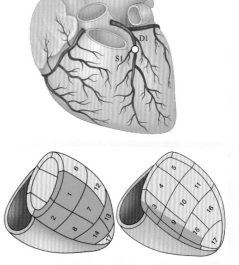

S1=第1间隔支
D1=第1对角支

图 20-10 第 1 间隔支以近 – 第 1 对角支以远闭塞

男，62 岁。胸痛 2 小时入院。肌钙蛋白阳性。心电图示窦性心律，V_1-V_6 导联 ST 段抬高，心电图诊断为广泛前壁心肌梗死。V_2 导联 ST 段抬高且 ST 段抬高振幅最大见于 V_2-V_3 导联，罪犯血管首先定位在左前降支；Ⅰ和 aVL 导联 ST 段不抬高，闭塞部位远离第 1 对角支开口近端；V_1 导联 ST 段抬高 2mm 且抬高振幅 >aVR 导联，闭塞部位位于第 1 间隔支开口以近，综合以上意见罪犯血管定位于左前降支第 1 间隔支开口以近 – 第 1 对角支开口以远闭塞。中图 . 冠状动脉分布解剖示意图，第 1 间隔支开口以近 – 第 1 对角支开口以远闭塞（白色圆圈）。通常第 1 间隔支开口以近闭塞只引起 V_1-V_3/V_4 导联 ST 段抬高，本例 V_5-V_6 导联 ST 段抬高提示左前降支向前侧壁发出丰富的分支，第 1 钝缘支较小；此外，下壁导联 ST 段不抬高，此例患者的左前降支未回绕心尖供血下壁。下图 . 梗死心肌节段示意图，左前降支第 1 间隔支开口以近闭塞导致前间隔及其周围心肌梗死

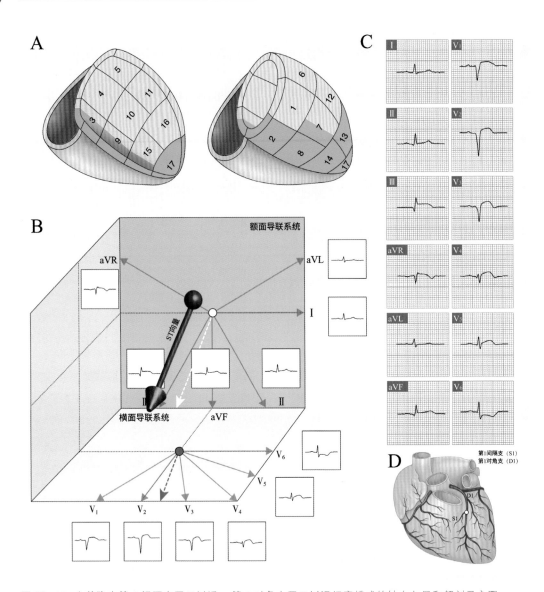

图 20-11 左前降支第 1 间隔支开口以近 – 第 1 对角支开口以远闭塞模式的缺血向量和解剖示意图

A. 左前降支第 1 间隔支开口以近 – 第 1 对角支开口以远闭塞时，这种闭塞模式的解剖基础是第 1 对角支先于第 1 间隔支发出，第 1 间隔支以及下方左前降支主干血供中断，引起左心室前间隔、前壁心肌梗死。当左前降支回绕心尖供血下壁时，还合并下壁心肌梗死。B. 左前降支第 1 间隔支开口以近 – 第 1 对角支开口以远闭塞时，整体缺血向量（红色 3D 箭头）朝向前方、右方和下方，aVR 导联分得部分向右的向量，ST 段可抬高（额面电轴 >120°）或位于等电位线（额面电轴 120° 时）或压低（额面电轴位于 90° ~ 120° 时），V₁ 导联 ST 段抬高振幅 >aVR 导联。高侧壁心肌无缺血，因此下壁（Ⅱ、Ⅲ、aVF）导联无对应性 ST 段压低；相反，当左前降支回绕心尖供血部分下壁时，合并下壁心肌梗死时，Ⅱ、Ⅲ、aVF 导联 ST 段抬高。缺血中心位于前间隔及其周围左心室游离壁，额面电轴偏右（白色虚线箭头），Ⅲ 导联 ST 段抬高程度 > Ⅱ 导联，aVL 导联 ST 段压低或位于等电位线；横面缺血向量朝前、朝右（蓝色虚线箭头），V₁-V₄ 导联 ST 段抬高，通常 V₂-V₃ 导联 ST 段抬高振幅最大；前侧壁如由左回旋支钝缘支供血，V₅/V₆ 导联 ST 段对应性压低。C. 典型 12 导联心电图模式，广泛前壁和下壁心肌梗死。前壁心肌梗死合并下壁心肌梗死时，提示左前降支回绕心尖供血下壁；V₆ 导联对应性 ST 段压低，提示第 1 钝缘支供血前侧壁。D. 冠状动脉分布解剖示意图，白色圆圈所示为闭塞部位，对比图 20-10，图 20-11 的前侧壁主要由钝缘支供血和左前降支绕过心尖

线，V$_1$ 导联 ST 段抬高振幅 >aVR 导联；④当左回旋支第 1 钝缘支供血前侧壁时，V$_6$ 导联对应性 ST 段压低（前侧壁对应于前间隔），一旦 V$_6$ 导联 ST 段抬高，对应性改变出现于后壁（V$_7$-V$_9$）导联；⑤可并发完全性右束支阻滞和（或）左前分支阻滞（图 20-10 和图 20-11）。

需要从前壁心肌梗死患者中识别出第 1 间隔支开口以近闭塞，因为这组患者系左前降支近段闭塞，临床风险高。

aVR 导联 ST 段抬高

aVR 导联 ST 段抬高见于急性左主干闭塞、三支冠脉严重病变和左前降支近段闭塞。前壁心肌梗死如果引起室间隔基底部缺血，该部位损伤向量朝向右、上方，aVR 导联 ST 段 ≥ 0.5mm 即为阳性，推导左前降支 – 第 1 间隔支开口近段闭塞的敏感度为 47% ~ 54%，特异度为

90% ~ 96%，阳性预测值 71% ~ 91%，阴性预测值 69% ~ 80%（图 20-12）[7][15][16]。左前降支近段闭塞需要和急性左主干闭塞鉴别：① V$_1$ 导联 ST 段抬高振幅 >aVR 导联，倾向推导罪犯血管为第 1 间隔支近段；②急性左主干闭塞时，势必同时引起左前降支和左回旋支血供中断，梗

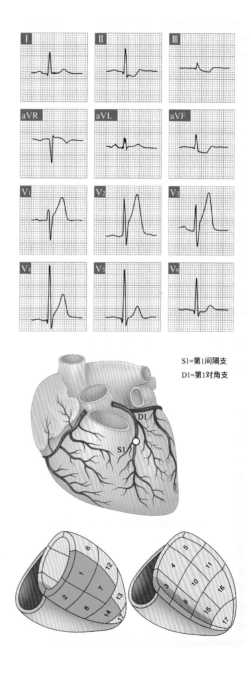

S1=第1间隔支
D1=第1对角支

图 20-12 第 1 间隔支以近 – 第 1 对角支以远闭塞

男，46 岁。胸痛 20 分钟入院。心电图示窦性心律，V$_1$-V$_4$ 导联 ST 段抬高伴 T 波宽大高耸，前间隔心肌梗死的超急性期。aVR 导联 ST 段抬高 1mm，V$_1$ 导联 ST 段抬高 3mm。心电图诊断：①窦性心律；② ST 段抬高型前间隔心肌梗死超急性期，建议随访心电图和心肌生化标志物。纵览 12 导联心电图，V$_2$ 导联 ST 段抬且最大 ST 段抬高位于 V$_2$-V$_3$ 导联，罪犯血管首先定位于左前降支；I、aVL 导联 ST 段不抬高，闭塞部位位于第 1 对角支开口以远；V$_1$ 导联 ST 段抬高振幅 >aVR 导联伴 V$_6$ 导联 ST 段对应性压低，提示室间隔基底部缺血，罪犯血管进一步定位在第 1 间隔支开口以近，综合以上意见罪犯血管为左前降支第 1 间隔支开口以近 – 第 1 对角支开口以远闭塞。中图 . 冠状动脉分布解剖模式图，患者下壁导联无 ST 段抬高，提示左前降支未回绕心尖供血下壁；ST 段抬高局限于 V$_1$-V$_4$ 导联，前侧壁主要由左回旋支第 1 钝缘支供血。下图 . 梗死心肌节段分布示意图，心肌梗死局限于前间隔及其周围心肌（蓝色区域）

死波及高侧壁，如果心电图无 Ⅰ、aVL 导联 ST 段抬高，倾向推导罪犯血管为左前降支近段；③当左回旋支第 1 钝缘支供血前侧壁时，V₅/V₆ 导联 ST 段对应性压低倾向推导罪犯血管为左前降支近段；④左前降支回绕心尖供血下壁常伴下壁心肌梗死，Ⅱ、Ⅲ、aVF 导联 ST 段抬高，急性左主干闭塞引起的 ST 段抬高型心肌梗死患者，常见于右冠优势型分布、侧支循环和次全闭塞等缺血保护，故急性左心室前壁缺血时，Ⅱ、Ⅲ 和 aVF 导联显著 ST 段压低。

左前降支第 1 间隔支开口以远闭塞

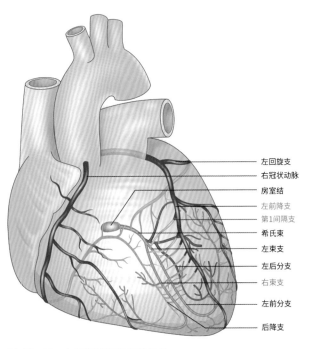

图 20-13 心脏传导系统及其血供

接近 50% 的个体，右束支、左前分支仅由左前降支的第 1 间隔支和（或）第 2 间隔支供血，左前降支近段闭塞引起新发完全性右束支阻滞伴或不伴左前分支阻滞。左后分支近段 50% 由 Kugel 动脉供血，50% 由左前降支间隔支供血，左后分支远端由左前降支和后降支双重供血；希氏束接受左前降支和后降支双重供血，因此，左后分支和希氏束通常耐受缺血。85% ～ 90% 的房室结接受右冠状动脉后降支发出的房室结动脉供血，10% ～ 15% 来自左回旋支分支，因此房室阻滞多见于下壁心肌梗死

时，仅有 5% 的患者 aVR 导联 ST 段抬高；荟萃 6 个研究，第 1 间隔支开口以近闭塞时，45% 的患者 aVR 导联 ST 段抬高，但抬高程度轻微（通常 <1mm），这是因为左前降支近段闭塞常常引起左心室前间隔及其周围心肌、心尖下段梗死，缺血朝向前方、右方和下方，aVR 导联轴只有分得部分向右的向量才会出现 ST 段抬高；另一个原因是部分个体的右冠状动脉发出右圆锥支供血右侧间隔基底部，第 1 间隔支闭塞并不会引起室间隔基底部梗死，因此，前壁心肌梗死时，aVR 导联 ST 段抬高 ≥ 0.5mm 即可判读为 ST 段抬高[7][15][16]。aVR 导联 ST 段抬高也是预后不佳的心电图指标，前壁心肌梗死伴 aVR 导联 ST 段抬高组院内死亡率 19%，aVR 导联 ST 段不抬高组仅为 5%，前者心肌梗死范围大，心功能不全、心源性休克等不良事件发生率高[16]。

受解剖、电学等钳制因素，室间隔基底部的缺血严重程度和 V₁ 导联 ST 段抬高振幅缺乏相关性，仅有 12% 的左前降支第 1 间隔支开口以近闭塞患者的 V₁ 导联 ST 段抬高 >2.5mm[7]。

束支阻滞

左前降支发出的第 1 间隔支和（或）第 2 间隔支是传导系统的重要供血动脉。50% 的个体，右束支、左前分支单独由左前降支间隔支供血，另外 50% 的个体由左前降支间隔支和右冠状动脉的房室结支（Kugel 动脉）供血（图 20-13），左前降支第 1 间隔支 / 第 2 间隔支闭塞常常合并新发右束支阻滞伴或不伴左前分支阻滞[17][18]19]。约有 0.92% 的 ST 段抬高型心肌梗死患者合并新发束支阻滞，其中新发完全性右束支阻滞约占 0.76%[20]。急

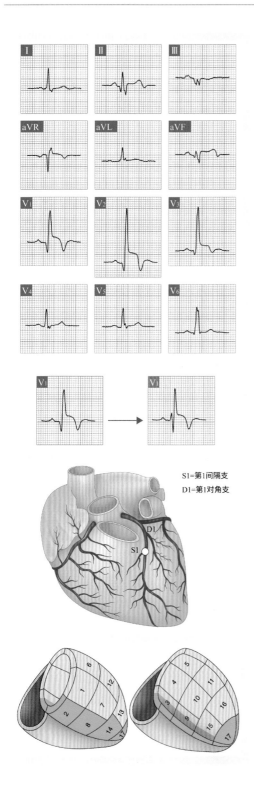

S1=第1间隔支
D1=第1对角支

图 20-14 前间壁心肌梗死合并完全性右束支阻滞

男，56 岁。胸痛 3 小时入院。肌钙蛋白阳性。心电图示窦性心律，II、aVF、V_1-V_3 导联 ST 段抬高和病理性 Q 波形成，V_1 导联 QRS 波群呈 QR 波，I、II、aVF、V_5 导联 QRS 终末部增宽。心电图诊断：①窦性心律；②电轴左偏；③ ST 段抬高型前间隔和下壁心肌梗死；④完全性右束支阻滞。完全性右束支阻滞时，V_1 导联 QRS 波群应呈 RSR′形，一旦发生梗死，初始 R 波丢失，病理性 Q 波和原有 S 波融合呈 QS 波，最终形成 QR 波。中图. 该患者入院时 II、aVF 导联 T 波正负双相，V_1-V_3 导联 T 波倒置，自发性再灌注（2 期缺血）。根据 ST 段抬高和病理性 Q 波出现导联（V_1-V_3）判读罪犯血管为左前降支，合并完全性右束支阻滞进一步提示闭塞部位位于第 1 间隔支开口以近。I、aVL 导联无 ST 段抬高和病理性 Q 波形成，提示闭塞远离第 1 对角支开口；下壁导联病理性 Q 波形成，说明此左前降支回绕心尖供血下壁。下图. 梗死心肌节段示意图，该患者的心肌梗死波及前间隔、心尖和部分下壁（蓝色区域所示）

隔支开口近端的敏感度为 14%，特异度为 100%（图 20-14）[7]。急性前壁心肌梗死合并束支阻滞心电图包括两种情况：急性前壁心肌梗死合并新发束支阻滞和既往已有束支阻滞合并新发心肌梗死，如果缺乏既往心电图对照，接诊医师很难区分具体情况，而它们的临床意义并不相同。

下壁导联 ST 段压低

左前降支近段闭塞引起的左心室心肌梗死面积仅次于急性左主干闭塞，下壁导联（II、III、aVF）对应性 ST 段压低程度较其他左前降支闭塞模式显著，II、III、aVF 导联 ST 段压低 ≥ 1mm 时推导罪犯血管位于第 1 间隔支开口以近的敏感度为 36% ~ 60%，特异度为 84% ~ 100%，判读罪犯血管位于第 1 间隔支开口近端的敏感度 34% ~ 66%，特异度 75% ~ 98%[7]。前壁心肌梗死时，

性前壁心肌梗死时，新发完全性右束支阻滞对于推导左前降支闭塞部位位于第 1 间

Ⅲ导联 ST 段压低振幅 >aVL 导联 ST 段抬高振幅指标判读罪犯血管位于左前降支近段的敏感度为 85%，特异度为 95%[21]。相反，前壁心肌梗死时，如果下壁导联 ST 段压低不明显或位于等电位线，提示左前降支第 1 间隔支和第 1 对角支开口以远闭塞。

■ S1 以远 –D1 以远闭塞模式

图 20-2F 代表左前降支第 1 间隔支开口以远 – 第 1 对角支开口以远闭塞模式，只要闭塞部位位于第 1 间隔支以后，左前降支闭塞部位即属于中 – 远段范畴，中段闭塞可能波及第 2 间隔支，引起中位间隔及其周围心肌梗死，当左前降支回绕心尖供血下壁时，还包括部分下壁心肌梗

死；如果是远端闭塞，梗死可能只波及心尖下段和部分下壁（图 20-15 和图 20-16）。

左前降支第 1 间隔支以远 – 第 1 对角支以远闭塞模式约占前壁心肌梗死的 15%[10]。这种低位前壁心肌梗死包括低

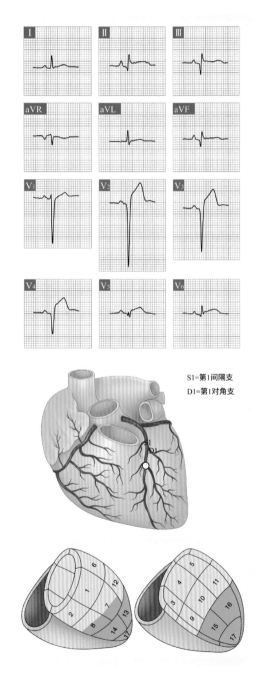

S1= 第 1 间隔支

D1= 第 1 对角支

图 20-15　第 1 间隔支以远 – 第 1 对角支以远闭塞

男，51 岁。胸痛 2 小时入院。肌钙蛋白阳性。心电图示窦性心律，V_2-V_5、Ⅱ、Ⅲ、aVF 导联 ST 段抬高，心电图诊断：① 窦性心律；② ST 段抬高型广泛前壁和下壁心肌梗死。对于没有学习过罪犯血管定位的读者，可能会根据广泛性 ST 段抬高（前壁和下壁心肌梗死），形而上学地判断为左心室大面积心肌梗死，罪犯血管应该位于左前降支的近段。对于学习过罪犯血管定位的读者，可以利用心电图 ST–T 改变定位罪犯血管：① aVR 导联无抬高，电轴无左偏，排除急性左主干闭塞；② 前壁心肌梗死，V_2 导联 ST 段抬高，最大 ST 段抬高振幅位于 V_2-V_4 导联，罪犯血管初步定位于左前降支闭塞；③ Ⅰ、aVL 导联 ST 段无抬高，闭塞部位于第 1 对角支开口以远；V_1 导联 ST 段无抬高，闭塞部位位于第 1 间隔支开口以远，综合以上意见，罪犯血管最终定位于左前降支第 1 间隔支开口以远 – 第 1 对角支开口以远闭塞，至少是左前降支中 – 远段闭塞。中图 . 冠脉解剖分布示意图，白色圆圈所示为闭塞部位，尽管是左前降支中 – 远端闭塞，但下位对角支发出丰富的分支供血前侧壁，故 V_5-V_6 导联 ST 段抬高，第 1 钝缘支不发达。下图 . 梗死节段分布示意图，低位间隔及其周围心肌、部分下壁梗死（蓝色区域）

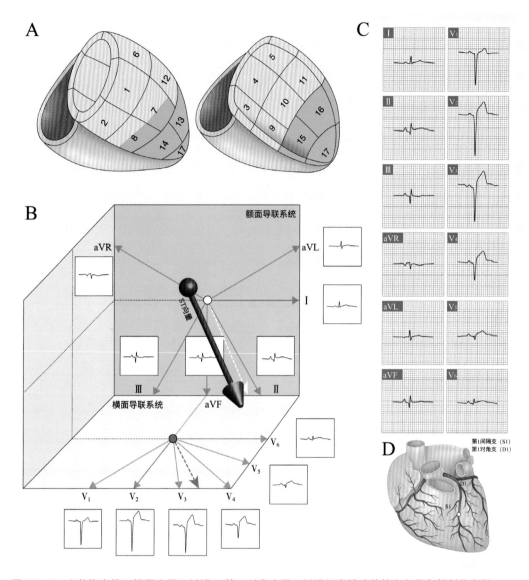

图 20-16 左前降支第 1 间隔支开口以远 - 第 1 对角支开口以远闭塞模式的缺血向量和解剖示意图

A. 左前降支第 1 间隔支开口以远 - 第 1 对角支开口以远闭塞属于左前降支中 - 远段闭塞模式，引起低位室间隔及其周围心肌（包括心尖）和下壁心肌梗死。尽管是左心室低位梗死，心尖前段（13）、心尖间隔段（14）包绕前部心尖，仍然能够导致多个胸导联 ST 段抬高。B. 左前降支第 1 间隔支开口以远 - 第 1 对角支开口以远闭塞时，整体缺血向量（红色 3D 箭头）朝向前方、下方和左方左，aVR 导联 ST 段压低（不会出现抬高）；室间隔基底部无缺血，V₁ 导联 ST 段不抬高；高侧壁心肌无缺血，通常 I、aVL 导联 ST 段不抬高，如果远侧缺血波及 I、aVL 导联，I 导联 ST 段抬高振幅 >aVL 导联，这与高侧壁梗死 aVL 导联 ST 段抬高振幅 > I 导联不同；II、III、aVF 导联 ST 段抬高，额面向量朝向左、下方，II 导联 ST 段抬高振幅 > III 导联；下壁导联无对应性 ST 段压低也提示闭塞部位远离第 1 对角支开口以远。横面缺血向量朝前、朝左（蓝色虚线箭头），V₂-V₄/V₅ 导联 ST 段抬高，缺血中心可以靠近间隔（V₂-V₃ 导联 ST 段抬高振幅最大），也可以靠近侧壁（V₃-V₄ 导联 ST 段抬高振幅最大）。C. 经典心电图学教科书诊断的广泛前壁合并下壁心肌梗死并不代表真实心肌梗死面积，真实心肌梗死面积与左前降支闭塞部位有关，高位闭塞梗死面积大，患者临床风险增加，罪犯血管推导的应用价值之一即为筛选高危患者。D. 冠状动脉分布解剖示意图，白色圆圈所示为闭塞部位，下位对角支供血心尖，一旦梗死胸导联波及 V₂-V₅/V₆

位间隔（间隔下 1/3 ~ 2/3 节段）及其周围心肌、部分下壁心肌梗死，缺血向量朝向左、前和下方，心电图特点有：①前壁心肌梗死，V_2-V_4/V_5 导联 ST 段抬高，梗死不波及高位间隔（室间隔基底部），V_1 导联 ST 段不抬高；②下壁心肌梗死，Ⅱ、Ⅲ、aVF 导联 ST 段抬高，Ⅱ 导联 ST 段抬高振幅 > Ⅲ 导联，因缺血向量偏向左下方，aVR 导联 ST 段不抬高；③胸导联 ST 段最大振幅抬高通常位于 V_3-V_4 导联。

■ D1 以近 –D2 以近闭塞模式

第 1 对角支开口以近 – 第 2 对角支开口以近闭塞是一种少见的选择性闭塞第 1 对角支和第 2 对角支模式，闭塞血栓不累及间隔支，相当于室间隔至左心缘之间的前游离壁梗死：当两支对角支同时闭塞时，梗死波及高侧壁、前游离壁、前侧壁和心尖；当梗死只累及第 2 对角支时，梗死波及前游离壁、前侧壁中下部和心尖，

左前降支主干无闭塞，不会出现下壁心肌梗死（图 20-17 和图 20-18）。这种模式的缺血向量朝向左、前和上方，心电图特点有：①部分或全部高侧壁受累，Ⅰ 和 aVL 导联 ST 段抬高；②部分前壁受累，V_2/V_3-V_5/V_6 导联 ST 段抬高；③下壁导联对应性 ST 段压低且 ST 段压低振幅Ⅲ导

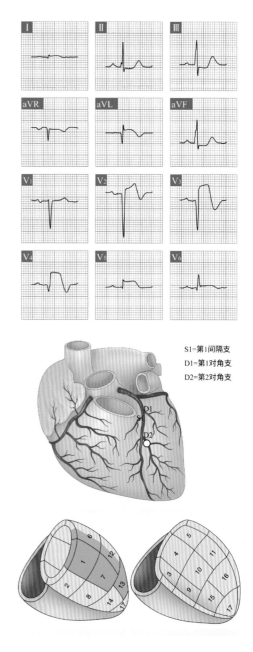

S1=第1间隔支
D1=第1对角支
D2=第2对角支

图 20-17 第 2 对角支闭塞

男，76 岁。胸痛 2 小时入院。肌钙蛋白阳性。心电图示窦性心律，Ⅰ、aVL、V_2-V_6 导联 ST 段抬高，心电图诊断：①窦性心律；②ST 段抬高型广泛前壁和高侧壁心肌梗死。根据上文介绍的罪犯血管定义，推导罪犯血管为左前降支第 1 间隔开口以远 – 第 1 对角支开口以近闭塞模式，理由主要是 V_2 导联 ST 段抬高，最大 ST 段抬高出现于 V_3-V_4 导联，V_1 和 aVR 导联 ST 段不抬高（第 1 间隔支开口以远），Ⅰ、aVL 导联 ST 段抬高（第 1 对角支开口以近）。中图.冠脉解剖示意图，白色圆圈所示为闭塞部位，该患者冠脉造影证实为第 2 对角支闭塞，对角支发出丰富的分支供血前壁中下部并到达心尖（V_5-V_6 导联 ST 段抬高）。尽管是一个二级分支闭塞同样引起广泛前壁心肌梗死，强调的是这种广泛前壁心肌梗死仅是心电图学上的"广泛"，真实梗死面积比较局限。下图.梗死心肌节段示意图，蓝色区域所示为梗死范围主要局限于前游离壁和部分高侧壁（第 2 对角支供血区域）

联 > Ⅱ 导联；④有时 V₂-V₃ 导联 ST 段对应性压低需要和左回旋支 / 右冠状动脉闭塞鉴别；⑤V₁ 导联 ST 段不抬高，也不会引起下壁心肌梗死。

　　心电图导联记录的是一块心肌的电活动，并非一个点。前壁心肌梗死时，梗死中心之外是损伤心肌，即使第 1 对角支无闭塞，梗死中心靠近高侧壁，高侧壁损伤缺血（并非梗死）也会导致 Ⅰ、aVL 导联 ST 段抬高。单独的第 2 对角支闭塞时，梗死中心位于前壁中下方，向上波及会损伤部分高侧壁，梗死区域至损伤区域从下至上分布，理论上 Ⅰ 导联 ST 段抬高发生率高于 aVL 导联且 ST 段抬高振幅 >aVL 导联，真实情况下个体的第 1 对角支和第 2 对角支的供血权重很难预估（除非冠脉影像学检查），第 2 对角支如果向上发出分支供血部分高侧壁，一旦梗死也能导致 Ⅰ、aVL 导联 ST 段抬高且 aVL 导联 ST 段抬高振幅 > Ⅰ 导联，这种心电图模式很难与第 1 对角支闭塞鉴别[22]。

　　冠脉造影证实第 1 对角支开口以近闭塞时，83% 的患者 Ⅰ、aVL 导联 ST 段抬高；第 1 对角支开口以远闭塞时，aVL 导联 ST 段抬高发生率 66%；第 2 对角支开口以远闭塞时，aVL 导联 ST 段抬高发生率 47%，因此单靠 Ⅰ、aVL 导联 ST 段抬高推导闭塞部位位于第 1 对角支开口以近或以远并不可靠[7]。另一方面，梗死部位越靠近高侧壁，Ⅱ、Ⅲ、aVF 导联对应性 ST 段压低发生率越高且压低振幅越显著，Ⅰ、aVL 导联 ST 段抬高和下壁导联对应性 ST 段压低（≥1mm）联合判断闭塞部位靠近第 1 对角支开口以近闭塞更为可靠。第 1 对角支开口以远闭塞时，90% 的患者下壁导联无对应性 ST 段压低（定义为 ≥2 个导联无对应性 ST 段压低）[7]。

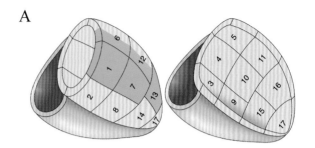

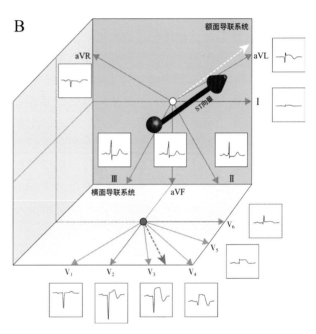

图 20-18　选择性第 1 对角支或第 2 对角支闭塞的缺血向量

A. 选择性第 1 对角支和第 2 对角支闭塞模式根据供血权重的不同多数引起前游离壁、高侧壁和心尖侧壁心肌梗死。B. 选择性对角支闭塞时，梗死心肌位于前壁中部、高侧壁和心尖侧壁，缺血向量朝向左、前和上方，额面导联系统上 Ⅰ、aVL 导联抬高，缺血向量（≥15°）偏向 aVL 导联轴则 aVL 导联 ST 段抬高振幅 > Ⅰ 导联；缺血向量（0°～15°）偏向 Ⅰ 导联轴则 Ⅰ 导联 ST 段抬高振幅 >aVL 导联；缺血向量位于下壁导联系统的负侧，下壁导联 ST 段对应性压低且 Ⅲ 导联 ST 段压低振幅 > Ⅱ 导联。aVR 导联不抬高。横面导联系统上，缺血向量偏向左心室前侧壁中下部，最大 ST 段抬高振幅一般位于 V₃-V₄ 导联；如果对角支向前侧壁发出丰富的分支则还会波及 V₅-V₆ 导联。这种模式是左前降支第 1 间隔支开口以远 - 第 1 对角支开口以远闭塞的一种特殊情况

■ S1 以近 -S2 以近闭塞模式

　　前间隔支的解剖变异较大，大部分个

体的前间隔支是数支口径相近的二级分支，但 15%～30% 的个体具有较大的第 1 间隔支[23][24]。选择性第 1 间隔支或第 2 间隔支闭塞代表了单支闭塞模式，闭塞性血栓不波及左前降支，梗死局限于前间隔；而左前降支 - 第 1 间隔支开口以近闭塞模式代表分叉病变模式，不仅第 1 间隔支受累，左前降支近段也同时发生闭塞性血栓形成，梗死包括前间隔和前壁。虽然只是局部梗死，前间隔却是左心室重要的解剖结构，约占整个左心室质量的 1/3，协调左心室收缩，一旦梗死容易合并左心衰竭、室间隔破裂等机械并发症；第 1 和第 2 间隔支是间隔部传导系统的重要供血动脉，一旦发生闭塞会并发传导阻滞等电学并发症。有时第 1 间隔支发出分支供血部分右心室前壁，闭塞后还能引起部分右心室梗死[23]。

第 1 或第 2 间隔支闭塞引起局部的前间隔梗死，缺血向量朝向右、前和略上方，心电图特点有：①前间隔心肌梗死，V_1-V_2 或 V_1-V_3 导联 ST 段抬高；②可合并完全性右束支阻滞伴或不伴左前分支阻滞；③ V_5/V_6 导联 ST 段对应性压低，下壁导联对应性压低，ST 段压低振幅 II 导联 > III 导联（图 20-19 和图 20-20）。

单独的第 1 或第 2 间隔支闭塞时，心肌梗死范围局限于高位 - 中位间隔，心电图 V_1-V_3 导联 ST 段抬高，一旦超过 V_4 导联则要考虑左前降支近段 - 第 1 间隔支开口以近闭塞模式（参见图 12-10，请读

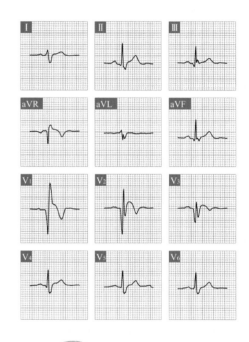

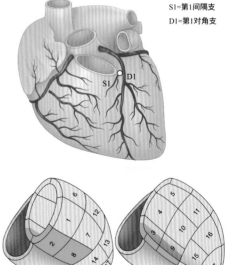

S1=第 1 间隔支
D1=第 1 对角支

图 20-19　第 1 间隔支闭塞

男，38 岁。胸痛 4 小时入院。肌钙蛋白阳性。心电图示窦性心律，V_1-V_3 导联 ST 段抬高伴 T 波倒置，提示自发性再灌注（2 期缺血），病理性 Q 波形成；V_1 导联 QRS 波群呈 QR 形，I、II、V_4-V_6 导联有宽而不深的 S 波。心电图诊断：①窦性心律；② ST 段抬高型前间隔心肌梗死；③完全性右束支阻滞。中图．冠状动脉解剖示意图，白色圆圈所示闭塞部位为孤立的第 1 间隔支闭塞。12 导联心电图中，V_2 导联 ST 段抬高首先定位罪犯血管在左前降支；ST 段抬高和病理性 Q 波局限于 V_1-V_3 导联，合并完全性右束支阻滞，提示前间隔心肌梗死，考虑第 1 间隔支闭塞。下图．心肌梗死节段示意图，梗死局限于高位间隔（室间隔基底部，蓝色区域所示）

者体会两者的不同）。

20.3 心肌梗死的缺血权重和维度

经典心电图学教科书常把 V_1 ~ V_6 导联 ST 段抬高的心肌梗死称为广泛前壁心肌梗死。左心室前壁梗死的范围主要受三个相对缺血区域的钳制：①第 1 间隔支供血的室间隔基底部及其周围心肌；②第 1 对角支供血的前侧壁；③左前降支远端供血的心尖下段，包括左心室心尖和部分下壁（左前降支回绕心尖供血下壁）。前壁心肌梗死时，胸导联 ST 段抬高的导联数实质取决于左前降支和左回旋支的供血范围，冠状动脉的供血权重决定了心肌梗死时的缺血权重，即使左前降支中–远段闭塞也能引起广泛性前壁心肌梗死。

临床上，一个常见错误认识是广泛前壁心肌梗死的 ST 段抬高导联数（≥ 6 个）多，心肌梗死面积大，患者风险比 2 ~ 4 个导联 ST 段抬高的局部前壁心肌梗死低。1999 年，荷兰马斯特里赫特的学者 Engelen（恩格伦）等发表了一篇里程碑式的论文，阐述能够依据前壁心肌梗死的心电图特点定位罪犯血管[7]。截至笔者撰此稿时，这篇临床心电图论文已经被引用 388 次，它使临床医师对急性心肌梗死心电图的认识从感性上升到理性。

作为一名心脏病学或急诊科医师，有时可能会很困惑，为何一些广泛前壁心肌梗死的患者院内治疗经过良好，安全出院，长期随访心功能恢复，而一些局部前壁心肌梗死的患者，院内治疗效果不佳，临床遭遇心源性休克、恶性心律失常等，这是因为急性心肌梗死的 ST 段抬高导联数并不能真正反映梗死范围，即使低位心

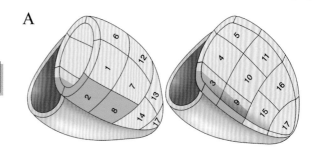

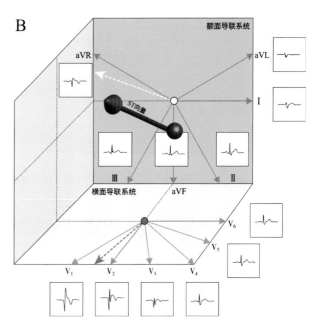

图 20-20 选择性第 1 间隔支或第 2 间隔支闭塞的缺血向量

A. 选择性第 1 间隔支或第 2 间隔支闭塞时，引起高位 – 中位室间隔闭塞，梗死范围局限，有时波及部分右心室。B. 选择性第 1 间隔支或第 2 间隔支闭塞时，缺血向量朝向右、前、略向上。横面导联系统中，ST 向量朝向右、前方（蓝色虚线箭头），V_1-V_2 导联 ST 段抬高振幅最大；额面导联系统中，缺血向量朝右、上方（白色虚线箭头），aVR 导联 ST 段抬高，下壁导联对应性 ST 段压低且 ST 段压低振幅 Ⅱ 导联 ＞ Ⅲ 导联。梗死不波及高侧壁，Ⅰ、aVL 导联 ST 段无抬高；梗死也不波及下壁，Ⅱ、Ⅲ、aVF 导联 ST 段无抬高

尖部的梗死也能产生广泛前壁心肌梗死图形，换言之，ST 段抬高导联数只是一种表观现象，真正决定梗死范围的两个因素是罪犯血管闭塞部位和供血权重（图 20-21）。

前壁心肌梗死时，存在两个部位的削

A

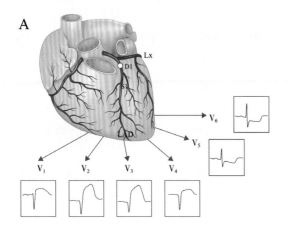

B

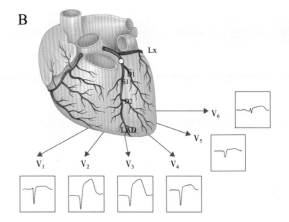

C

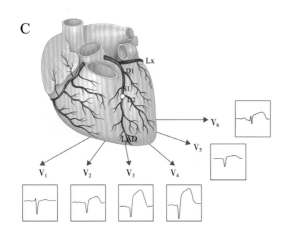

D

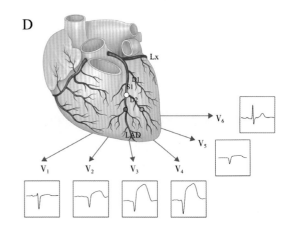

E

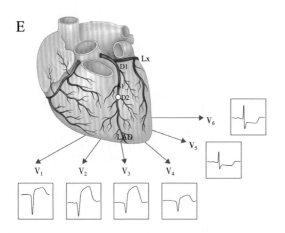

F

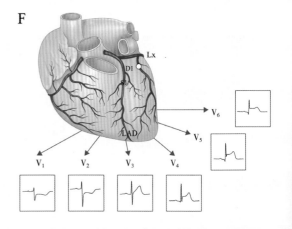

图 20-21 冠状动脉供血权重和左心室心肌梗死心电图的关系

LAD. 左前降支，Lx. 左回旋支，S1. 第 1 间隔支，D1. 第 1 对角支，D2. 第 2 对角支，白色圆圈所示为闭塞部位。A. 左前降支近段闭塞（第 1 间隔支开口以近 – 第 1 对角支开口以近共同近段），左回旋支发出钝缘支供血左心室侧壁，通常低位前壁由第 2 对角支和钝缘支共同供血，这些个体的左前降支近段闭塞引起前间隔、前游离壁和部分前侧壁心肌梗死，心电图 V_1–V_4 导联 ST 段抬高，前侧壁并非缺血中心，斯 – 伯缺血分级低（Ⅰ – Ⅱ级），前间隔（V_1 导联）和前侧壁（V_5–V_6 导联）呈前后、左右对应性关系，V_5–V_6 导联 ST 段对应性压低。B. 左前降支近段闭塞（第 1 间隔支开口以近 – 第 1 对角支开口以近共同近段），左回旋支发出的钝缘支不发达，第 1 对角支和第 2 对角支供血大部分前侧壁，这些个体的左前降支近段闭塞引起前间隔、前游离壁和前侧壁心肌梗死，V_1–V_6 导联 ST 段抬高。V_1 和 V_6 导联产生削弱现象，缺血向量相互抵消，V_1 和 V_6 导联 ST 段抬高轻微。C. 左前降支中 – 远段闭塞，闭塞部位位于第 1 间隔支开口以远 – 第 2 对角支开口以近，左心室前壁、侧壁主要由发达的第 2 对角支供血。第 1 间隔支开口以远闭塞，V_1 导联 ST 段无抬高，由于缺乏前间隔基底部缺血向量的对抗，V_6 导联 ST 段明显抬高，尽管是左前降支中 – 远段闭塞，心电图 V_2–V_6 导联 ST 段抬高。相比于图 A，图 C 的闭塞部位低，ST 段抬高的导联数多，而图 A 的闭塞部位高，ST 段抬高的导联数少，临床风险实际图 A 高于图 C。D. 左前降支发出右室旁支（蓝色圆圈）供血右侧间隔，发达的第 2 对角支（橙色圆圈）供血左心室前壁、侧壁，右室旁支和第 2 对角支供血的侧壁形成对应性缺血区域，彼此的缺血向量相互抵消，V_1、V_6 导联 ST 段位于等电位线。第 2 对角支开口以近闭塞时，ST 段抬高只出现于 V_2–V_5 导联。两块相对的心肌同时缺血，缺血向量相互抵消也能影响 ST 段抬高的导联数。E. 左前降支发出右室旁支供血右侧间隔，左回旋支发出发达的钝缘支供血左心室前侧壁，左前降支中 – 远段闭塞时（白色圆圈），与图 D 不同的是前侧壁无缺血，V_1 导联 ST 段明显抬高，V_5/V_6 导联 ST 段对应性压低，胸导联 ST 段抬高出现于 V_1–V_4 导联。F. 左回旋支发出非常发达的钝缘支供血左心室前壁、侧壁，钝缘支近段闭塞引起左心室前壁、侧壁心肌梗死，与左前降支闭塞不同的是，钝缘支闭塞时缺血权重偏向左、前方，ST 段抬高振幅最大的导联通常是 V_5–V_6 导联，V_1–V_2 导联 ST 段对应性压低，胸导联 ST 段抬高主要出现于 V_4–V_6 导联。侧支循环等缺血保护也参与决定心肌梗死的范围，决定 ST 段抬高导联数。从图中可以看出，ST 段抬高的导联数取决于罪犯血管闭塞部位、供血权重、削弱现象、侧支循环等多种因素，因此不能直接根据心电图 ST 段抬高导联数判别患者风险，而要利用罪犯血管定位和缺血权重分析，精准评估患者风险

弱现象：前间隔和前侧壁；下壁和高侧壁。如果不能正确认识削弱现象，会漏判甚至错判罪犯血管。

■ 前间隔和前侧壁的削弱现象

左心室前侧壁由左回旋支第 1 钝缘支供血时，前壁心肌梗死不会波及 V_5 或 V_6 导联，V_5/V_6 导联作为前间隔的对应区域出现对应性 ST 段压低（图 20-21A）。

当对角支向前侧壁发出丰富的分支，一旦左前降支近 – 中段闭塞，前间隔和前侧壁同时梗死，两个梗死部位会产生削弱现象，例如前间隔梗死本身产生 V_1 导联指示性 ST 段抬高，而前侧壁梗死又能使

V_1 导联产生对应性 ST 段压低，两者综合的结果可能导致 V_1 导联 ST 段轻微抬高、不抬高和压低；前侧壁梗死本身产生 V_6 导联 ST 段抬高，合并前间隔梗死时又能使 V_6 导联产生对应性 ST 段压低，两者综合的结果可能导致 V_6 导联 ST 段轻微抬高、不抬高和压低。削弱现象有助于认识轻微 ST 段抬高的导联，这种情况下不能继续依据 AHA 指南建议的 ST 段抬高 ≥ 1mm 判读异常，而是要降低判读标准，可能 ST 段抬高 0.5mm，甚至不足 0.5mm 也代表该导联受累（图 20-21B）。此外，削弱现象也能解释为何一些部位的急性心肌梗死，ST 段抬高发生率较低。

■ 下壁和高侧壁的削弱现象

左前降支近段闭塞能够同时引起高侧壁和下壁心肌梗死，这两处心肌梗死区域处于上下、前后相对方向，产生削弱效应。

第 1 对角支开口以近闭塞产生高侧壁心肌梗死，Ⅰ、aVL 导联 ST 段抬高，下壁导联 Ⅱ、Ⅲ、aVF 对应性 ST 段压低，指示性和对应性 ST 段改变关系最强的是 aVL 导联和Ⅲ导联。当同时合并下壁心肌梗死时，高侧壁梗死对应性 ST 段压低和下壁梗死指示性 ST 段抬高共同钳制决定Ⅲ导联 ST 段偏移方向和振幅：当下壁的指示性因素占强时，Ⅲ导联出现 ST 段抬高；当高侧壁对应性因素占强时，即使存在下壁心肌梗死，Ⅲ导联 ST 段压低；当指示性和对应性因素均衡时，Ⅲ导联 ST 段位于等电位线无偏移。通常下壁心肌面积大于高侧壁，不过左前降支回绕心尖只供血部分下壁，下壁心肌梗死面积小，下壁梗死面积和高侧壁梗死面积实际"势均力敌"，因此指示性 ST 段抬高能够被对应性 ST 段压低掩盖（图 20-22）。

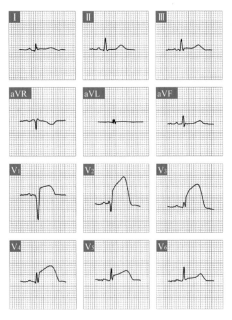

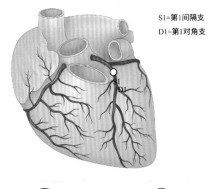

S1=第1间隔支
D1=第1对角支

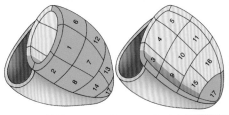

图 20-22 下壁和高侧壁梗死的削弱现象

女，55 岁。胸痛 20 分钟入院。肌钙蛋白阳性。心电图示窦性心律，V₁-V₆ 导联 ST 段抬高，V₆ 导联 ST 段轻微抬高系 V₁ 导联的削弱现象。肢体导联似乎无明显 ST 段抬高，仔细分析发现Ⅰ导联 ST 段抬高 0.5mm，aVL 导联 ST 段无抬高，就是这点微痕线索，可以判断高侧壁导联受累，aVL 导联 ST 段位于等电位线系合并下壁梗死的削弱现象；观察Ⅲ导联 ST 段抬高 >0.5mm 但不足 1mm，也是合并高侧壁梗死的削弱现象，因此心电图最正确的诊断应为 ST 段抬高型广泛前壁合并高侧壁、下壁心肌梗死。如果没有注意到削弱现象，则可能会漏掉高侧壁和下壁心肌梗死。中图．冠状动脉解剖示意图，白色圆圈所示为闭塞部位，V₂ 导联 ST 段显著抬高，且最大 ST 段抬高位于 V₂-V₃ 导联，首先定位罪犯血管为左前降支；V₁ 导联 ST 段显著抬高，进一步定位第 1 间隔支开口以近受累；Ⅰ、aVL 导联受累进一步定位于第 1 对角支开口以近受累；下壁导联受累提示左前降支回绕心尖供血下壁；V₆ 导联受累提示对角支供血前侧壁，钝缘支不发达。综合以上意见，罪犯血管定位于第 1 间隔支开口 - 第 1 对角支开口以上共同左前降支近段闭塞。下图．梗死心肌节段示意图，广泛前壁（包括高侧壁）和部分下壁心肌梗死，梗死范围较大

同理，下壁心肌梗死时，下壁梗死也能对高侧壁梗死的 ST 段抬高产生削弱现象，即使合并高侧壁心肌梗死，aVL 导联 ST 段仍可以位于等电位线或压低。

当左前降支近段闭塞同时引起前间隔、前壁、高侧壁和下壁梗死时，前间隔和前壁所致胸导联 ST 段抬高明显，容易通过心电图诊断；高侧壁和下壁产生的削弱现象可能导致 aVL、Ⅲ 导联 ST 段不抬高或轻微抬高，容易遗漏诊断，误判罪犯血管。削弱现象的心电图诊断线索有：① 轻微 ST 段抬高；② 碎裂 QRS 或 QRS 低电压；③ ST 段压低伴 T 波终末部直立。

参考文献

[1] Sapin PM, Musselman DR, Dehmer GJ, et al.Implications of inferior ST-segment elevation accompanying anterior wall acute myocardial infarction for the angiographic morphology of the left anterior descending coronary artery morphology and site of occlusion.Am J Cardiol,1992,69(9):860-865.

[2] Krishnaswamy A, Lincoff AM, Menon V.Magnitude and consequences of missing the acute infarct-related circumflex artery.Am Heart J, 2009,158(5):706-712.

[3] Stadius ML, Maynard C, Fritz JK, et al.Coronary anatomy and left ventricular function in the first 12 hours of acute myocardial infarction: the Western Washington Randomized Intracoronary Streptokinase Trial. Circulation,1985,72(2):292-301.

[4] Blanke H, Cohen M, Schlueter GU, et al.Electrocardiographic and coronary angiographic correlation during acute myocardial infarction. Am J Cardiol,1984,54(3):249-255.

[5] Huey BL, Beller GA, Kaiser DL, et al.A comprehensive analysis of myocardial infarction due to left circumflex artery occlusion: comparison with infarction due to right coronary artery and left anterior descending artery occlusion.J Am Coll Cardiol,1988,12(5):1156-1166.

[6] Tahirkheli NK, Edwards WD, Nishimura RA, et al.Right ventricular infarction associated with anteroseptal myocardial infarction: a clinicopathologic study of nine cases.Cardiovasc Pathol,2000,9(3):175-179.

[7] Engelen DJ, Gorgels AP, Cheriex EC, et al.Value of the electrocardiogram in localizing the occlusion site in the left anterior descending coronary artery in acute anterior myocardial infarction.J Am Coll Cardiol,1999,34(2):389-395.

[8] Kotoku M, Tamura A, Shinozaki K, et al.Electrocardiographic differentiation between occlusion of the first diagonal branch and occlusion of the left anterior descending coronary artery.J Electrocardiol,2009,42(5):440-444.

[9] Birnbaum Y, Hasdai D, Sclarovsky S, et al.Acute myocardial infarction entailing ST-segment elevation in lead aVL: electrocardiographic differentiation among occlusion of the left anterior descending, first diagonal, and first obtuse marginal coronary arteries.Am Heart J, 1996,131(1):38-42.

[10] Chakraborty S, Majumder B, Sarkar D, et al.A Simple Non-invasive ECG Technique to Localize Culprit Vessel Occlusion Site in ST-Elevation Myocardial Infarction (STEMI) Patients.J Clin Exp Cardiolog,2017,8(11): 556.

[11] Verna E, Santarone M, Boscarini M, et al.Unusual origin and course of the first septal branch of the left coronary artery: angiographic recognition.Cardiovasc Intervent Radiol,1988,11(3):146-149.

[12] Shalev Y, Fogelman R, Oettinger M, et al.Does the electrocardiographic pattern of "anteroseptal" myocardial infarction correlate with the anatomic location of myocardial injury?Am J Cardiol,1995,75(12):763-766.

[13] Fiol M, Carrillo A, Cygankiewicz I, et al.A new electrocardiographic algorithm to locate the occlusion in left anterior descending coronary artery.Clin Cardiol,2009,32(11):E1-6.

[14] Kim TY, Alturk N, Shaikh N, et al.An electrocardiographic algorithm for the prediction of the culprit lesion site in acute anterior myocardial infarction.Clin Cardiol,1999,22(2):77-83.

[15] Kühl JT, Berg RM.Utility of lead aVR for identifying the culprit lesion in acute myocardial infarction.Ann Noninvasive Elec trocardiol,2009,14(3):219-225.

[16] Aygul N, Ozdemir K, Tokac M, et al.Value of lead aVR in predicting acute occlusion of proximal left anterior descending coronary artery and in-hospital outcome in ST-elevation myocardial infarction: an electrocardiographic predictor of poor prognosis.J Electro cardiol,2008,41(4):335-341.

[17] Futami C, Tanuma K, Tanuma Y, et al.The arterial blood supply of the conducting system in normal human hearts. Surg Radiol Anat,2003,25(1):42-49.

[18] Anderson KR, Murphy JG.The atrio-ventricular node artery in the human heart.Angiology,1983,34(11):711-716.

[19] Abuin G, Nieponice A, Barceló A, et al.Anatomical reasons for the discrepancies in atrioventricular block after inferior myocardial infarction with and without right ventricular involvement.Tex Heart Inst J,2009,36(1):8-11.

[20] Wong CK, Stewart RA, Gao W, et al.Prognostic differences between different types of bundle branch block during the early phase of acute myocardial infarction: insights from the Hirulog and Early Reperfusion or Occlusion (HERO)-2 trial.Eur Heart J,2006,27(1):21-28.

[21] Kosuge M, Kimura K, Ishikawa T, et al.Electrocardiographic criteria for predicting total occlusion of the proximal left anterior descending coronary artery in anterior wall acute myocardial infarction.Clin Cardiol,2001,24(1):33-38.

[22] Sohara H, Miyahara K, Kakura H, et al.A case of myocardial infarction showing extensive precordial ST elevation induced by second diagonal branch occlusion.Jpn Heart J,1994,35(1):81-86.

[23] Ilia R, Goldfarb B, Katz A, et al.Variations in blood supply to the anterior interventricular septum: incidence and possible clinical importance.Cathet Cardiovasc Diagn,1991,24(4):277-282.

[24] Stoney WS, Vernon RP, Alford WC, et al.Revascularization of the septal artery.Ann Thorac Surg,1976,21(1):2-6.

■ 刘 彤　■ 苏 立

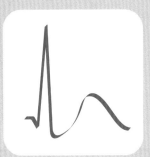

第 21 章

右冠状动脉闭塞的罪犯血管

右冠状动脉起源于主动脉根部的右冠窦，沿右房室沟走行，沿途发出分支供血右心房和右心室前壁；发出锐缘支供血右心缘和右室心尖以后，继续走行于后房室沟，在十字交叉处沿后室间沟下行，发出后降支供血下壁，同时发出一些分支供血左心室后壁，甚至部分侧壁；优势型右冠状动脉跨越十字交叉，承担左心室后壁的大部分血供。

右冠状动脉闭塞引起的心肌梗死范围同样取决于罪犯血管闭塞部位和冠脉供血权重。右冠状动脉近段闭塞引起整个右心室和下壁心肌梗死，优势型右冠状动脉还要波及左心室后壁和侧壁；中段闭塞引起右心室后壁和下壁心肌梗死，优势型还要波及左心室后壁和侧壁；远段闭塞只引起下壁心肌梗死，优势型还要波及左心室后壁和侧壁。

右冠状动脉闭塞引起的心肌梗死部位有右室、下壁、左心室后壁和侧壁（图21-1），其中下壁、左心室后壁和侧壁也是左回旋支闭塞常见梗死部位，因此下壁和后壁梗死的罪犯血管需要在右冠状动脉和左回旋支之间判别。左前降支回绕心尖供血部分下壁，左前降支闭塞相关下壁心肌梗死常伴前壁心肌梗死（V_2导联ST

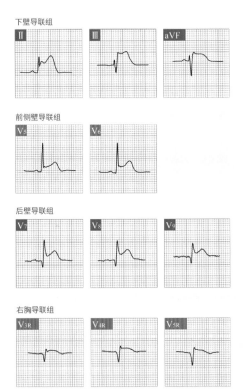

图 21-1 右冠状动脉闭塞时可能的 ST 段抬高导联组

右冠状动脉闭塞时，ST 段抬高通常出现于下壁、前侧壁、后壁和右胸导联组，心电图不外乎这些导联组单独表现或组合表现

段抬高），通常容易判别，但左前降支远端闭塞引起的孤立性下壁心肌梗死很难推导罪犯血管。

21.1 下壁心肌梗死的罪犯血管

右冠状动脉完全闭塞性血栓形成时，55% 的患者出现孤立的下壁心肌梗死，孤立的后壁心肌梗死约占 7%，下侧壁、下后壁、下后侧壁梗死分别占 3%，其余不典型的心电图改变约占 21%；右冠状动脉次全闭塞性血栓形成时，60% 合并孤立的下壁心肌梗死[1]。

人群中右冠优势型分布个体占 70%，均衡型个体占 20%，左冠优势型个体占 10%，右冠优势型分布时，后降支 100% 来源于右冠状动脉，这是下壁心肌梗死时罪犯血管多见于右冠状动脉的解剖基础[2]

[3]。左回旋支完全闭塞性血栓形成时，孤立的下壁心肌梗死仅占全部梗死类型的 11%[1]。

■ 右冠状动脉和左回旋支闭塞

右冠状动脉和左回旋支闭塞都能引起下壁和后壁心肌梗死，不同之处在于右冠状动脉走行于右房室沟，右冠状动脉近段闭塞能引起右室心肌梗死，涉及右胸导联 V_{3R}-V_{4R}、V_1-V_4 导联 ST 段抬高（17%），左回旋支近段闭塞鲜有引起右室心肌梗死（0 例）（图 21-2A）；左回旋支走行于左房室沟，左回旋支近段闭塞能引起高侧壁心肌梗死（Ⅰ、aVL 导联 ST 段抬高，

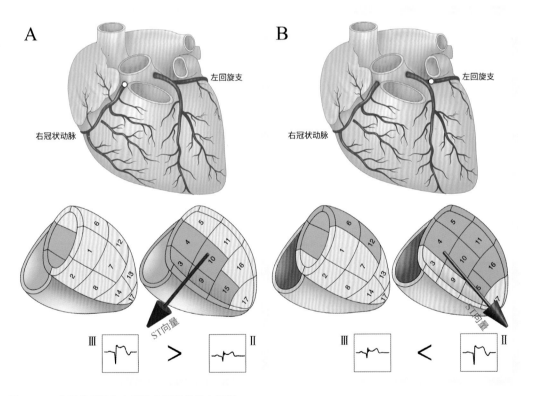

图 21-2　右冠状动脉和左回旋支闭塞的缺血权重

A. 右冠状动脉近段闭塞（白色圆圈）引起的下壁心肌梗死，通常合并右室心肌梗死，缺血权重偏向右下方，ST 向量平行于 Ⅲ 导联轴，Ⅲ 导联 ST 段抬高振幅 > Ⅱ 导联。B. 左回旋支近段闭塞（白色圆圈）引起的下壁心肌梗死，通常合并侧壁心肌梗死，缺血权重偏向左下方，ST 向量平行于 Ⅱ 导联轴，Ⅱ 导联 ST 段抬高振幅 > Ⅲ 导联。强调的是，这只是一般规律，并不适用于特殊情况，如超优势型冠脉分布

表21-1 Ⅱ、Ⅲ、aVF 导联 ST 段抬高罪犯血管的提示线索

	右冠状动脉闭塞	左回旋支闭塞	左前降支闭塞
后壁心肌梗死（V_7-V_9）	多见	可有	无
右室心肌梗死（V_{3R}-V_{5R}、V_1-V_3）	多见	无	无
前侧壁心肌梗死（V_5-V_6）	多见	多见	可有
高侧壁心肌梗死（Ⅰ、aVL）	无	多见	多见
前壁心肌梗死（V_2-V_4）	无	可有	多见
V_1-V_3 导联 ST 段对应性压低	可有	可有	无
V_1-V_3 导联 R 波振幅增加	可有	可有	可有
Ⅱ和Ⅲ导联 ST 段抬高振幅	Ⅲ导联 > Ⅱ导联	Ⅰ导联 > Ⅲ导联	Ⅱ导联 > Ⅲ导联
Ⅰ和 aVL 导联对应性 ST 段压低	多见	可有	可有
aVR 导联 ST 段压低	少见	多见	可有

发生率 17%），而右冠状动脉鲜有引起高侧壁心肌梗死（发生率 0），相反右冠状动脉近段闭塞引起下壁心肌梗死时，Ⅰ、aVL 导联 ST 段对应性压低（发生率 81%），而左回旋支近段闭塞引起下壁和高侧壁梗死时，由于削弱效应，下壁心肌梗死患者只有 33% 出现 Ⅰ、aVL 导联 ST 段对应性压低（图 21-2B）[4]。

■ Ⅱ和Ⅲ导联 ST 段抬高振幅

下壁心肌梗死的罪犯血管定位第一个思路是评估这是一份单纯的下壁心肌梗死心电图，还是一份合并其他部位梗死的下壁心肌梗死心电图。如果是一份单纯的下壁心肌梗死心电图，就要利用指示性和对应性 ST 段偏移进行罪犯血管推导；如果是一份多部位梗死的下壁心肌梗死心电图，则可以利用其他 ST 段抬高导联，初步定位罪犯血管（表 21-1），这也是笔者反复强调接诊胸痛患者时，一次性采集 18 导联心电图，全面评估缺血心肌范围，帮助定位罪犯血管。

无论哪支冠状动脉闭塞引起的下壁心肌梗死，下壁导联中 ST 段抬高的发生率从高到低依次为Ⅲ导联 >aVF 导联 > Ⅱ导联，右冠状动脉闭塞时，Ⅲ导联 ST 段抬高发生率为 83%，aVF 导联为 78%，Ⅱ导联为 67%[5]。额面导联系统上，Ⅲ导联朝向右下壁，右冠状动脉闭塞时的额面缺血向量朝向右下方，正好平行于Ⅲ导联轴，根据心电图的二次投影学说，平行于向量的导联轴投影所得波形振幅最大，因此Ⅲ导联 ST 段抬高振幅最大。

右冠状动脉和左回旋支闭塞所致下壁心肌梗死，前者 88% Ⅲ导联 ST 段抬高振幅 > Ⅱ导联，后者仅有 6%，换言之，下壁心肌梗死时，Ⅲ导联 ST 段抬高振幅 > Ⅱ导联，强烈倾向将罪犯血管定位于右冠状动脉，敏感度为 88%，特异度为 94%，阳性预测值 98%，阴性预测值 67%（图 21-3）[6]。荟萃分析发现下壁心肌梗死时，依据Ⅲ导联 ST 段抬高振幅 > Ⅱ导联推导罪犯血管位于右冠状动脉的正确率为 80% ~ 90%，始终有 10% ~ 20%

的患者处于常规推导之外[7]。值得注意的是，这是一种基于概率的推导，人群冠脉优势型分布特征是其解剖基础，个体冠脉供血权重高度变异且不可预计（除非进行冠状动脉影像学检查），始终有一部分右冠状动脉闭塞所致下壁心肌梗死患者的 Ⅱ 导联 ST 段抬高振幅 ≥ Ⅲ 导联，也始终有一部分左回旋支闭塞所致下壁心肌梗死患者的 Ⅲ 导联 ST 段抬高振幅 > Ⅱ 导联，导致推导结论不符合常规（图 21-4）。

有时下壁心肌梗死的 12 导联心电图无法使用 Ⅱ 导联和 Ⅲ 导联 ST 段抬高振幅指标推导罪犯血管，例如部分患者 Ⅲ 导联和 Ⅱ 导联 ST 段抬高振幅一致；ST 段抬高轻微，无法精确判读；或患者很快出现自发性再灌注，ST 段均回落到等电位线等。

此时，心电图阅读者需要借助其他直接性或间接性心电图指标进一步验证，目前已开发十数个这样的指标，初学者无须全部了解，否则会带来很多矛盾（因为这些指标都不是 100% 完美的），笔者只选择性介绍几个高可靠性指标。

■ V_{4R} 导联 ST 段抬高

右冠状动脉是右心室的主要血供来源。24% 的个体中，左前降支为接近 30% 的右心室游离壁供血，除非少见的超优势型左回旋支，左回旋支鲜有成为右室的主要血供来源[8]。右冠状动脉近 - 中段闭塞时，梗死波及右心室，右胸导联 V_{3R}-V_{5R} 导联 ST 段抬高，这是右冠状动

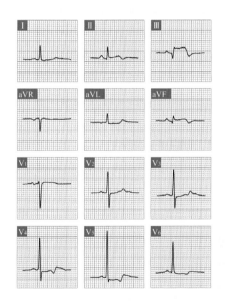

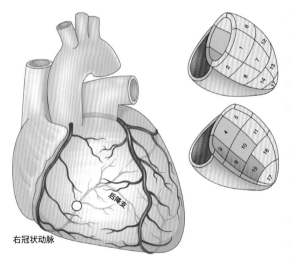

图 21-3 右冠状动脉闭塞相关下壁心肌梗死

男，63 岁。胸痛 2 小时入院。12 导联心电图示窦性心律，Ⅱ、Ⅲ、aVF 导联 ST 段抬高，Ⅲ 导联 ST 段抬高振幅 > Ⅱ 导联，初步判断罪犯血管为右冠状动脉。12 导联心电图其他导联无明显 ST 段偏移，但 V_2 导联 R 波振幅增高，需要进一步探查后壁导联，了解有无后壁梗死。本例 aVL 导联 ST 段轻度对应性压低，但胸导联对应性 ST 段压低最大振幅出现于 V_4-V_5 导联，后者提示病理性对应性 ST 段压低，患者可能为三支冠脉病变。右图 . 冠状动脉分布解剖示意图，罪犯血管初步定位于右冠状动脉中 - 远段（白色圆圈）；如证实后壁梗死，支持定位于右冠状动脉中 - 远段；如无后壁梗死，则为孤立的下壁心肌梗死，亦可定位于后降支。心肌梗死节段示意图（蓝色区域所示），梗死主要波及右侧下壁

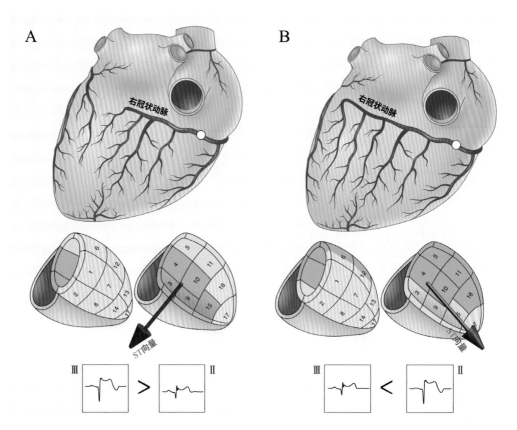

图 21-4 右冠状动脉的供血权重和Ⅱ、Ⅲ导联 ST 段抬高振幅的关系

两例均为右冠优势型分布个体，白色圆圈处表示闭塞部位，均为中 - 远段闭塞，引起下壁和后壁心肌梗死。A. 在心脏背面的供血权重右侧心脏 > 左侧心脏，发生下壁心肌梗死时，右侧下壁缺血权重 > 左侧下壁，缺血向量偏向右下方，心电图Ⅲ导联 ST 段抬高振幅 > Ⅱ导联。B. 右冠状动脉发出丰富的侧支供血左心室后壁，左侧心脏的供血权重明显超过右侧心脏，发生下壁心肌梗死时，左侧下壁缺血权重 > 右侧下壁，缺血向量偏向左下方，心电图Ⅱ导联 ST 段抬高振幅 > Ⅲ导联。这就是为何利用Ⅱ和Ⅲ导联 ST 段振幅指标鉴别右冠状动脉或左回旋支罪犯血管与实际冠脉造影结果不吻合的原因。优势型左回旋支闭塞导致的Ⅲ导联 ST 段抬高振幅 > Ⅱ导联，同样可以采用上述供血权重和缺血权重分析

脉闭塞的一个指示性指标。

右冠状动脉闭塞的节段分布，近段为 57.7%，中段为 38.7%，远段为 3.6%[9]。冠脉造影证实右冠状动脉近段闭塞时，V_{4R} 导联 ST 段抬高（≥ 1mm）的发生率接近 80%，V_{4R} 导联 ST 段抬高判读罪犯血管为右冠状动脉的敏感度为 65% ~ 93%，特异度 78% ~ 88%，阳性预测值 75% ~ 83%，阴性预测值 69% ~ 95%[10][11]。

下壁心肌梗死时，心电图如果未能发现Ⅲ导联 ST 段抬高振幅 > Ⅱ导联，右冠状动脉很少为罪犯血管，一旦出现，则要寻找更多的鉴别诊断依据。临床上，52% 的下壁心肌梗死患者心电图 V_{4R} 导联 ST 段抬高，V_{4R} 导联抬高持续时间短暂，50% 的患者在 10 小时内回落到等电位线，换言之，接近一半的下壁心肌梗死患者合并右室梗死，建议最好在接诊胸痛患者时，一次性采集 18 导联心电图采集，以

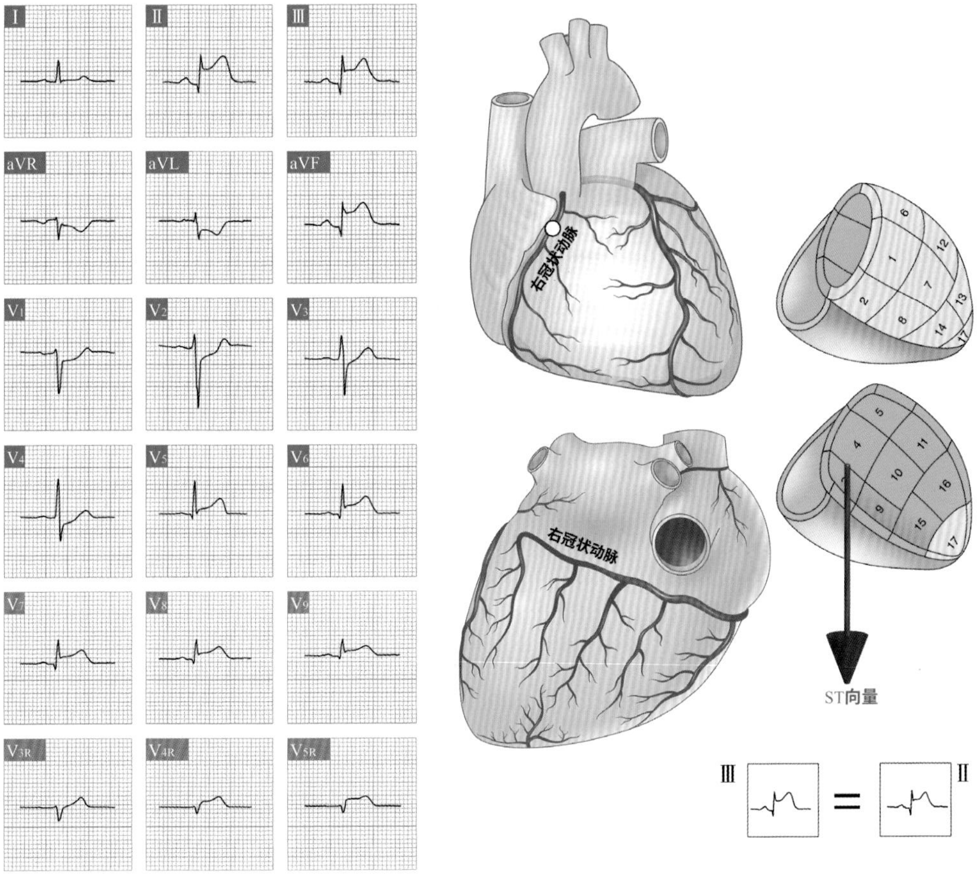

图 21-5 右冠状动脉近段闭塞所致下壁心肌梗死

女，53 岁。胸痛 1 小时入院。肌钙蛋白阳性。12 导联心电图示窦性心律，Ⅱ、Ⅲ、aVF、V_5-V_6 导联 ST 段抬高，Ⅲ 导联 ST 段抬高振幅 = Ⅱ 导联，无法应用下壁导联 ST 段抬高振幅指标判别罪犯血管，V_5-V_6 导联 ST 段抬高提示左侧壁受累，罪犯血管可能是左回旋支。因 V_5、V_6 导联 ST 段抬高，需要排查后壁和右室有无梗死，完善 18 导联心电图，V_7-V_9 导联 ST 段抬高，V_{3R}-V_{5R} 导联 ST 段抬高，18 导联心电图最后诊断为 ST 段抬高型右室、下壁和后侧壁心肌梗死，梗死面积较大。V_{4R} 导联 ST 段抬高倾向判断罪犯血管为右冠状动脉，但也有可能是优势型左回旋支中 – 远段闭塞，利用本书第 297 页介绍的另一个指标继续验证，Ⅲ 导联 ST 段抬高振幅 3mm，V_3 导联 ST 段压低振幅 1mm，V_3 ↓ / Ⅲ ↑比值 <1.2，也倾向推导罪犯血管为右优势型冠状动脉近段闭塞。中图．患者系右冠优势型分布个体，近段闭塞引起右室、下壁和左心室后侧壁心肌梗死，但心脏背面左侧心肌供血权重和右侧心肌供血权重相同，额面导联系统上缺血向量平行于 aVF 导联，Ⅲ 导联 ST 段抬高振幅 = Ⅱ 导联。冠脉造影最后证实右冠状动脉近段闭塞

供临床分析（图 21-5）[12][13][14]。

基于右心室的几何学形态，常用的右胸导联更多的是探查右心室前壁和前侧壁。尸检证实右室梗死时，右室后壁梗死范围大于右室前壁，梗死早期，探查右室后壁可能比前壁能发现更多的右室梗死，右室后壁导联（V_{7R}）ST 段抬高诊断右室梗死的敏感度（44%：41%）和特异度（81%：76%）和右室前壁导联（V_{4R}）相近[15]。

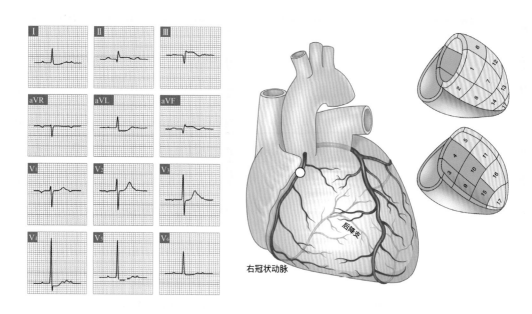

图 21-6 右冠状动脉近段闭塞所致下壁心肌梗死

男，68 岁。胸痛 2 小时入院。肌钙蛋白阳性。12 导联心电图示窦性心律，Ⅱ、Ⅲ、aVF 导联 ST 段抬高，结合临床诊断 ST 段抬高型下壁心肌梗死。分析罪犯血管：Ⅲ 导联 ST 段抬高振幅 > Ⅱ 导联，罪犯血管首先定位于右冠状动脉；Ⅰ、aVL 导联 ST 段对应性压低，ST 段压低振幅 aVL 导联（1.5mm）> Ⅰ 导联（约 1mm）进一步验证推导。注意胸导联 V₄-V₆ 导联对应性 ST 段压低，V₄-V₅ 导联 ST 段压低振幅最大，提示病理性电重构，患者可能是三支冠脉病变患者。心肌梗死节段分布示意图，蓝色区域所示右室和下壁心肌梗死，绿色区域为高侧壁对应区域

下壁心肌梗死时，Ⅲ 导联 ST 段抬高振幅 > Ⅱ 导联和 V₄ᵣ 导联 ST 段抬高两个心电图指标能够互补判读罪犯血管右冠状动脉：35% 的右室心肌梗死患者 V₄ᵣ 导联 ST 段不抬高，这些患者中 96% 的心电图 Ⅲ 导联 ST 段抬高振幅 > Ⅱ 导联，支持罪犯血管定位为右冠状动脉[11]。

■ V₅-V₆ 导联 ST 段抬高

理论上，下壁心肌梗死时，12 导联心电图出现 V₅-V₆ 导联 ST 段抬高，倾向于推导罪犯血管为左回旋支，因为第 1 钝缘支供血侧壁。人群中右冠优势型个体多见，部分非常优势的右冠状动脉会发出分支供血左心室侧壁，一旦闭塞也会引起 V₅-V₆ 导联 ST 段抬高。冠脉造影

证实，下壁心肌梗死患者中，V₅-V₆ 导联 ST 段抬高（≥ 1mm）发生率在右冠状动脉或左回旋支闭塞组中相近，分别为 24% ~ 48% 和 33% ~ 35%，因此 V₅-V₆ 导联 ST 段抬高（≥ 1mm）无助于鉴别下壁心肌梗死的罪犯血管[4][6]注1。

不过，当降低 ST 段抬高的判读阈值为 ≥ 0.5mm 时，左回旋支闭塞组（83%）V₅-V₆ 导联 ST 段的发生率明显高于右冠状动脉闭塞组（24%）[4]。下壁心肌梗死时，1 个以上侧壁导联（V₅、V₆、aVL 和 Ⅰ）

注 1：本节内容与第 294 页介绍的研究存在不一致之处。应该正确看待这种矛盾，一方面这些研究的病例数都很有限，并不能代表真实整体特征，另一方面或多或少存在选择性偏移。不过，考虑到人群中右冠优势型分布个体占优势，V₅ ~ V₆ 导联 ST 段抬高推导罪犯血管的特异度不高，即使出现病理性 Q 波

ST 段抬高 ≥ 0.5mm 判读罪犯血管为左回旋支的敏感度为 83%，特异度为 98%，阳性预测值 91%，阴性预测值 93%[4]。这种轻微的 ST 段抬高很容易被临床医师忽略，特别是非常微量的 ST 段抬高，例如 ST 段抬高 0.1 ~ 0.2mm。

基于以上原因，现有下壁心肌梗死的罪犯血管推导流程中鲜用 V₅-V₆ 导联 ST 段抬高指标。

■ Ⅰ、aVL 导联 ST 段压低

冠脉造影证实，右冠状动脉闭塞时，aVL 导联 ST 段对应性压低的发生率为 56% ~ 94%，高于左回旋支闭塞组 16% ~ 71%，这是因为右冠状动脉闭塞

所致下壁心肌梗死，高侧壁导联（Ⅰ、aVL）只会出现对应性 ST 段压低或位于等电位线，而左回旋支近 - 中段闭塞时，部分患者会发生高侧壁心肌梗死，Ⅰ、aVL 导联 ST 段抬高，降低对应性 ST 段压低的比例[1][6]。右冠状动脉闭塞几乎不会引起高侧壁心肌缺血，Ⅰ 和 aVL 导联 ST 段抬高的发生率分别为 0 ~ 3% 和 1%[1][5]。

右冠状动脉闭塞时，aVL 导联的对应性 ST 段压低不仅发生率高，而且压低振幅显著（≥ 1mm）。下壁心肌梗死时，aVL 导联 ST 段压低 ≥ 1mm 对判读右冠状动脉为罪犯血管的敏感度为 87%，特异度为 91%，阳性预测值 90%，阴性预测值 88%，诊断准确性 89%（图 21-6）[16]。

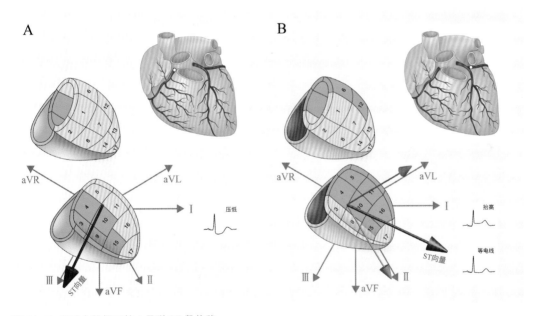

图 21-7 下壁心肌梗死的 Ⅰ 导联 ST 段偏移

A. 右冠状动脉闭塞引起右室和下壁心肌梗死时，额面缺血向量朝向右下方，位于 Ⅰ 导联轴的负侧，Ⅰ 导联 ST 段压低或位于等电位线，ST 段抬高罕见。B. 左回旋支闭塞引起高侧壁和下壁心肌梗死时，下壁心肌梗死的缺血向量朝向左下方（绿色箭头），高侧壁梗死的缺血向量朝向左上方（橙色箭头），综合缺血向量（红色箭头）仍朝向左下方，但较单独的下壁缺血向量偏上，位于 Ⅰ 导联轴的正侧，Ⅰ 导联 ST 段抬高或位于等电位线；如果是单独的下壁心肌梗死，缺血向量仍偏向左下方（绿色箭头），Ⅰ 导联 ST 段抬高或位于等电位线，Ⅰ 导联 ST 段压低少见。强调的是，这里讨论的是左回旋支闭塞所致高侧壁和下壁的对应关系，不要混淆左前降支闭塞所致下壁和高侧壁的对应关系

右冠状动脉闭塞时，缺血权重偏向右下方，更多平行于 aVL 导联轴的负侧，一旦Ⅰ、aVL 导联出现对应性 ST 段压低，通常 aVL 导联 ST 段压低振幅＞Ⅰ导联。下壁心肌梗死时，Ⅲ导联 ST 段抬高振幅＞Ⅱ导联和 aVL 导联 ST 段压低振幅＞Ⅰ导联这两个心电图指标同时出现在右

冠状动脉闭塞组发生率为 64%，左回旋支闭塞组为 0，联合这两个指标判断右冠状动脉闭塞的敏感度为 64%，特异度为 100%，阳性预测值 100%，阴性预测值 37%[17]。

右冠状动脉闭塞所致下壁心肌梗死的缺血权重偏向右下方，故罕见Ⅰ导联 ST

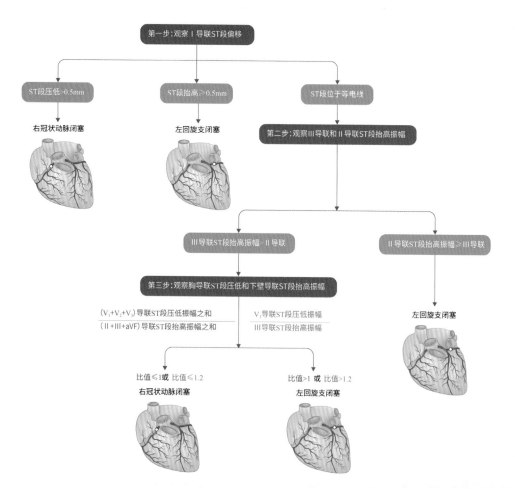

图 21-8 Fiol（菲奥尔）下壁心肌梗死的罪犯血管四步法判别流程

第一步，观察Ⅰ导联 ST 段偏移情况，压低推导右冠状动脉闭塞，抬高推导左回旋支。第二步，Ⅰ导联 ST 段等电位线（无偏移）进入第二步，Ⅱ导联 ST 段抬高振幅＞Ⅲ导联推导罪犯血管为左回旋支，Ⅲ导联 ST 段抬高振幅＞Ⅱ导联进入第三步。第三步，主要观察右胸导联 ST 段压低振幅和下壁导联 ST 段抬高振幅比值，有 2 个指标可供选择。第四步，观察右胸导联 ST 段偏移振幅和下壁导联 ST 段偏移振幅比值。计算（右胸导联 ST 段压低振幅之和）/（下壁导联 ST 段抬高振幅之和）比值 ≤ 1 或 $V_3 \downarrow$ / Ⅲ↑比值 <1.2，推导罪犯血管为右冠状动脉；计算（右胸导联 ST 段压低振幅之和）/（下壁导联 ST 段抬高振幅之和）>1 或 $V_3 \downarrow$ / Ⅲ↑比值 ≥ 1.2，推导罪犯血管为左回旋支

段抬高，Ⅰ导联 ST 段多见对应性压低；而左回旋支闭塞所致下壁心肌梗死时，无论是否合并高侧壁心肌梗死，缺血向量朝向左下方，Ⅰ导联 ST 段多见抬高和等电位线（图 21-7）。冠脉造影证实下壁梗死的患者，左回旋支闭塞组Ⅰ导联 ST 段抬高或位于等电线的发生率为 100%，右冠状动脉闭塞组只有 28%；相反，右冠状动脉闭塞时，59% Ⅰ导联 ST 段压低，左冠状动脉闭塞组只有 22%[4][5]。2004 年，西班牙学者 Fiol 等基于Ⅰ导联 ST 段偏移方向制定了下壁心肌梗死的罪犯血管推导流程，应用该流程定位下壁心肌梗死的罪犯血管，准确率超过 95%（图 21-8）[18]。

21.2 右冠状动脉闭塞部位的推导

理论上，优势型右冠状动脉近 - 中段

闭塞引起右室前壁和后壁、下壁和左心室后壁心肌梗死，右冠状动脉中 - 远段闭塞主要引起右室后壁、下壁和左心室后壁心肌梗死，两者的缺血权重不同，能够通过心电图进一步区分。右冠状动脉闭塞时，如果后壁导联 ST 段抬高，多提示优势型右冠状动脉。右冠状动脉近段闭塞约占右冠状动脉闭塞部位的 60%[9]。

■ 右冠状动脉近 - 中段闭塞

右冠状动脉近 - 中段是指右冠状动脉开口至锐缘支发出的节段。锐缘支是右冠状动脉较大的二级分支，沿右心缘走行至右心尖，发出右室前支供血右室前壁和右室后支供血右室后壁。右冠状动脉近 - 中段闭塞时，势必引起右心室前壁和部分后壁心肌梗死，心电图 V_{3R}-V_{5R} 右室导联和 V_1-V_3 右胸导联 ST 段抬高（图 21-9）。

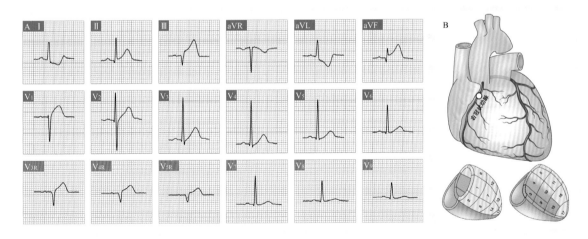

图 21-9 右冠状动脉近 - 中段闭塞所致下壁和右室心肌梗死

A. 女，67 岁。胸痛 30 分钟入院。12 导联心电图示窦性心律，Ⅱ、Ⅲ、aVF、V_1-V_2 导联 ST 段抬高，完善 18 导联心电图进一步发现右室 V_{3R}-V_{5R} 导联 ST 段抬高，后壁导联无 ST 段抬高，证实右室梗死。心电图诊断：①窦性心律；② ST 段抬高型下壁和右室心肌梗死。B. 利用 Fiol 流程分析罪犯血管：Ⅰ导联 ST 段压低，支持罪犯血管定位于右冠状动脉；Ⅲ导联 ST 段抬高振幅 >Ⅱ导联，进一步支持罪犯血管定位于右冠状动脉，其他验证依据有 aVL 导联 ST 段压低 >1mm 和 V_{4R} 导联 ST 段抬高。由于存在右室梗死，V_1-V_3 导联 ST 段无对应性压低。右侧冠状动脉解剖示意图提示右冠状动脉近 - 中段闭塞（白色圆圈），梗死心肌节段分布示意图提示梗死位于右室和下壁，后壁未波及提示该右冠状动脉未发出丰富的后侧支供血左心室后壁

A

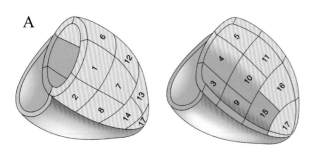

B

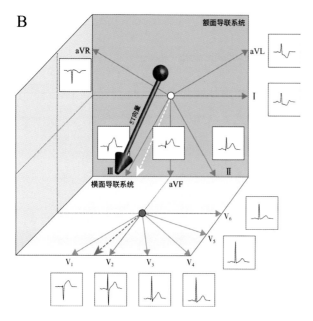

图 21-10 右冠状动脉近 - 中段闭塞的缺血向量

A. 右冠状动脉近 - 中段闭塞时，引起右心室、下壁、间隔下段和部分左心室后壁心肌梗死（蓝色区域）。B. 右冠状动脉近 - 中段闭塞时，引起右心室、下壁、间隔下段和部分左心室后壁心肌梗死，缺血向量朝向右、下方，右心室前壁和后壁的缺血权重决定前、后方向。当缺血向量略向前方时，V₁ 导联的 ST 段抬高，故右冠状动脉近段闭塞时，V₁ 导联多见 ST 段抬高或等电位线。额面导联系统上，缺血向量偏向右下方，下壁心肌梗死的 Ⅲ 导联 ST 段抬高振幅 > Ⅱ 导联；同理，Ⅰ 导联 ST 段对应性压低。aVF 导联是 Ⅰ 导联轴正侧和负侧的交界点，缺血向量只要偏向 Ⅲ 导联方向（右偏），Ⅰ 导联 ST 段压低，故右冠状动脉近 - 中段闭塞时，Ⅰ 导联多见 ST 段压低

第四版《心肌梗死通用定义》建议下壁心肌梗死时，如果发现 aVR 或 V₁ 导联 ST 段抬高 ≥ 1mm，需要怀疑右室心肌梗死，右室 V_{3R}-V_{5R} 导联 ST 段抬高的判读

阈值是 ≥ 0.5mm（年龄 <30 岁者判读阈值是 ≥ 1mm）[19]。右室心肌梗死时，V_{4R} 导联 ST 段抬高发生率41% ~ 100%，即使 V_{4R} 导联 ST 段不抬高，也不能排除右室心肌梗死（需要其他影像学证据）[13][20]。探查右室心肌梗死时，V_{4R} 导联的价值高于 V₁/V₂ 导联[20]。

右冠状动脉近 - 中段闭塞引起右室、下壁和部分间隔下段梗死，当右室后壁的缺血权重超过右室前壁时，缺血向量朝向右、下和后方；当右室前壁的缺血权重超过右室后壁时，缺血向量朝向右、下和前方（图 21-10）。心电图特点有：①下壁心肌梗死，Ⅱ、Ⅲ、aVF 导联 ST 段抬高，Ⅲ 导联 ST 段抬高振幅 > Ⅱ 导联；②右室心肌梗死，V₁ 或 V₁-V₂，V_{3R}-V_{5R} 导联 ST 段抬高；③ Ⅰ、aVL 导联对应性 ST 段压低；④ V₁ 导联 ST 段等电位线或抬高。

■ 右冠状动脉中 - 远段闭塞

右冠状动脉中 - 远段闭塞引起右心室后壁、下壁、间隔下段和部分左心室后壁梗死，缺血向量朝向右、下和后方，右心室前壁无梗死，V₁-V₂ 导联 ST 段无抬高，甚至因缺血向量朝向后方出现对应性压低（图 21-11）。下壁心肌梗死时，V₁-V₂ 导联 ST 段压低，罪犯血管通常不考虑右冠状动脉近 - 中段闭塞，需要在右冠状动脉中 - 远段或左回旋支闭塞之间鉴别（图 21-5 是特殊情况，右室后壁缺血显著，故也出现 V₁-V₂ 导联 ST 段压低）。

下壁心肌梗死时，右冠状动脉中 - 远端闭塞组缺血向量朝向右、后方，左回旋支闭塞组缺血向量朝向左、后方，右冠优势型且左室后壁供血权重超过右室后壁组，右冠状动脉中 - 远端闭塞组缺血向量也会朝向左、后方，三者都可以在 V₁-V₃

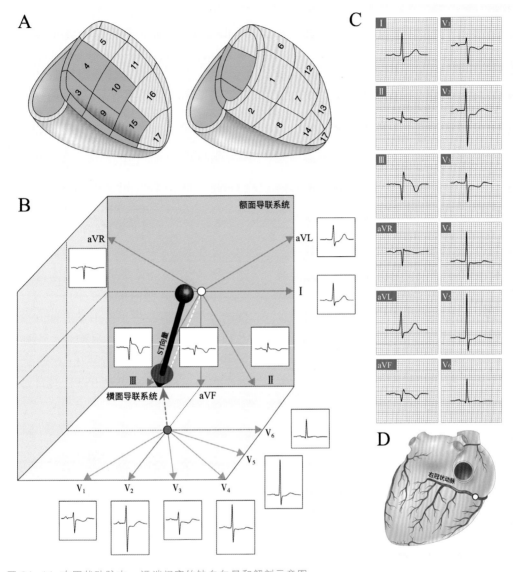

图 21-11 右冠状动脉中 - 远端闭塞的缺血向量和解剖示意图

A. 右冠状动脉中 - 远端闭塞引起右室后壁、下壁、间隔下段和左心室后壁梗死。B. 右冠状动脉中 - 远段闭塞时，缺血向量朝向右、下和后方或左、下和后方，本图仅举例右、下、后方模式。横面导联系统上，缺血向量朝向后方，V_1-V_3 导联 ST 段对应性压低。额面导联系统上，缺血向量朝向右、下方，Ⅲ 导联 ST 段抬高振幅 > Ⅱ 导联；Ⅰ、aVL 导联 ST 段对应性压低。额面缺血向量 >+120° 时，aVR 导联 ST 段轻度抬高；缺血向量位于 90° ~ +120° 时，aVR 导联 ST 段轻度压低；只要缺血向量位于右、下方，aVR 导联 ST 段不会出现显著压低。C.12 导联心电图示 Ⅱ、Ⅲ 和 aVF 导联 ST 段抬高，诊断下壁心肌梗死。利用 Fiol 流程推导罪犯血管，第一步 Ⅰ 导联 ST 段压低，推导罪犯血管为右冠状动脉，Ⅲ 导联 ST 段抬高振幅 > Ⅱ 导联可以进一步验证之；V_1-V_3 导联 ST 段对应性压低，进一步推导右冠状动脉中 - 远段闭塞。D. 冠状动脉分布解剖示意图，右冠状动脉中 - 远段闭塞（白色圆圈），右心室后壁供血权重超过左心室后壁供血权重，故缺血权重偏向右下方。显著的右冠优势型分布个体，右冠状动脉发出丰富的左心室后侧支供血左心室后壁，一旦右冠状动脉中 - 远段闭塞，还将引起大面积左心室后壁梗死，当左心室后壁缺血权重超过右心室后壁时，缺血向量朝向左、下和后方，Ⅱ 导联 ST 段抬高振幅 > Ⅲ 导联，Ⅰ 导联 ST 段抬高，需要和左回旋支闭塞鉴别（参见图 19-7）

导联出现对应性 ST 段压低。

冠脉造影和心电图对照研究发现，下壁心肌梗死时，单靠 V_1-V_3 导联 ST 段压低程度无助于鉴别右冠状动脉中 - 远端闭塞和左回旋支闭塞，需要引入其他鉴别参数，其中最常用的指标是 V_1-V_3 导联 ST 段压低振幅和下壁（Ⅱ、Ⅲ、aVF 导联）ST 段抬高振幅比值。

解剖上，右心室前侧壁和左心室后侧壁存在一定的对应关系。下壁心肌梗死时，当梗死向右、向前波及右心室前侧壁时（可以理解为右心室近 - 中段闭塞），V_1-V_3 导联对应性 ST 段压低振幅逐渐减轻，当梗死向左、向后波及左心室后侧壁时，V_1-V_3 导联对应性 ST 段压低振幅逐渐增大。1985 年，美国学者 Lew 等测量了下壁心肌梗死患者的 Ⅲ 导联 ST 段抬高振幅（Ⅲ↑）和 V_2 导联 ST 段压低振幅（V_2↓），计算 V_2↓/Ⅲ↑比值，发现梗死越向左后方波及，比值 >1，越向右前方波及，比值 <1[21]。

1998 年，日本学者 Kosuge 等在分析右冠状动脉近 - 中段、右冠状动脉中 - 段和左回旋支闭塞等所致下壁心肌梗死心电图时，发现左回旋支闭塞组胸导联 V_3 导联 ST 段压低振幅最大，故将 Lew 等的判别标准修订为 V_3↓/Ⅲ↑比值：V_3↓/Ⅲ↑比值 <0.5，提示右胸导联对应性 ST 段压低不显著，倾向推断罪犯血管为右冠状动脉近 - 中段闭塞；V_3↓/Ⅲ↑比值 >1.2，提示右胸导联对应性 ST 段压低非常显著，倾向推断罪犯血管为左回旋支闭塞；0.5<V_3↓/Ⅲ↑比值 <1.2，倾向于推断罪犯血管为右冠状动脉中 - 远段闭塞，敏感度分别为 91%、84% 和 84%，特异度分别为 91%、95% 和 93%[22]。2008 年，中国学者 Zhan 等进一步发现下

壁心肌梗死患者中，相比于其他指标（Ⅲ 和 Ⅱ 导联 ST 段抬高振幅、Ⅰ 和 aVL 导联 ST 段压低振幅等），V_3↓/Ⅲ↑比值 >1.2 能更有效地推导优势型左回旋支闭塞，而 V_3↓/Ⅲ↑比值 ≤1.2 倾向推导右冠状动脉[22]。

相似的原理，Fiol 等使用右胸导联和下壁导联 ST 段偏移振幅之和比值：

$$\frac{\left(V_1+V_2+V_3\right)ST\downarrow}{\left(Ⅱ+Ⅲ+aVF\right)ST\uparrow}$$

该比值 >1，倾向推导罪犯血管为左回旋支；比值 ≤1，倾向推导罪犯血管为右冠状动脉中 - 远段[18]。Fiol 等认为该指标比 V_2↓/Ⅲ↑比值敏感度高（61%：31%），特异度接近（94%：96%），诊断价值更高[18]。心电图阅读者可以针对自己的习惯选择指标。

下壁心肌梗死时，约 10% 的患者 aVR 导联 ST 段抬高 ≥0.5mm，50% 的患者 aVR 导联 ST 段压低，40% 的患者 aVR 导联 ST 段无偏移[24]。下壁合并左心室后壁梗死时（左心室后侧支受累），缺血向量朝向左、下、后方，aVR 导联 ST 段压低，见于优势型右冠状动脉（14%）或左回旋支闭塞（53%），冠脉造影证实左回旋支闭塞组 aVR 导联 ST 段压低的发生率更高，下壁心肌梗死伴 aVR 导联 ST 段压低倾向推导罪犯血管为左回旋支，不过该指标的诊断性能低于 V_2↓/Ⅲ↑比值指标，敏感度为 53%~67%，特异度为 56%~86%，但在特殊情况下可能是非常有效的判读指标，例如超优势型左回旋支[25][26]。相反，aVR 导联 ST 段抬高时，约 94% 的罪犯血管为右冠状动脉，6% 为左回旋支[24]。

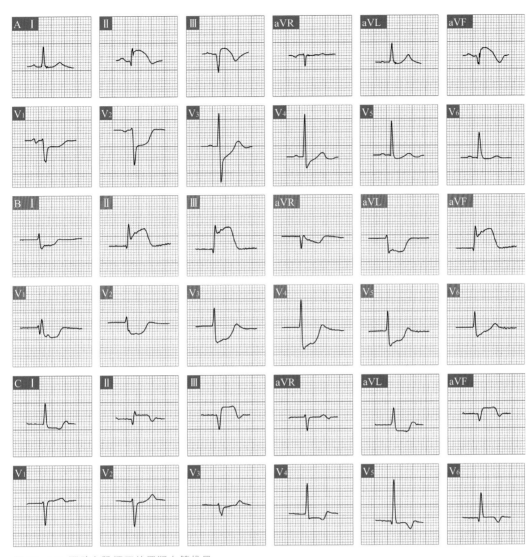

图 21-12 下壁心肌梗死的罪犯血管推导

利用 Fiol 下壁心肌梗死的罪犯血管推导流程和其他验证指标进行推导。A. 第一步，观察 I 导联 ST 段位于等电位线，无法判读罪犯血管，进入第二步。第二步，观察 II 导联 ST 段抬高 3.5mm，III 导联 ST 段抬高 2.2mm，II 导联 ST 段抬高振幅 > III 导联，推导罪犯血管位于左回旋支。V_1-V_3 导联 ST 段对应性压低，V_3 导联 ST 段压低 4mm，V_3↓/ III ↑比值 =1.8，支持推导罪犯血管位于左回旋支。B. 第一步，观察 I 导联 ST 段压低，首先推导罪犯血管位于右冠状动脉，其他验证指标有 III 导联 ST 段抬高振幅 > II 导联。III 导联 ST 段抬高振幅 6mm，V_3 导联 ST 段压低振幅 6mm，V_3↓/ III ↑比值 =1，进一步判读罪犯血管位于右冠状动脉中 - 远段。此外，V_1-V_3 导联 ST 段压低亦不支持推导罪犯血管为右冠状动脉近 - 中段。值得注意的是，本例下壁心肌梗死合并胸导联广泛性 ST 段压低，最大 ST 段压低位于 V_4 导联，考虑病理性电重构，患者系三支冠脉病变。C. 第一步，观察 I 导联 ST 段压低，首先推导罪犯血管位于右冠状动脉，其他验证指标有 III 导联 ST 段抬高振幅 > II 导联。III 导联 ST 段抬高振幅 3mm，V_3 导联 ST 段压低振幅 1mm，V_3↓/ III ↑比值 =0.3，进一步推导右冠状动脉近 - 中段闭塞。此外，V_1 导联 ST 段抬高 1mm 亦要考虑合并右室心肌梗死，支持推导罪犯血管为右冠状动脉近 - 中段。本例下壁心肌梗死合并胸导联的最大 ST 段压低亦位于 V_4 导联，考虑病理性电重构，患者存在三支冠脉病变

现有推导下壁心肌梗死罪犯血管的各种指标和流程的正确率维持在70%～80%，始终有一部分患者游离于常规标准之外，只要思路正确，即使心电图推导和最终冠脉造影不吻合，方法学仍是正确的，因为心电图毕竟是间接的罪犯血管判读工具（图21-12）。

参考文献

[1] Blanke H, Cohen M, Schlueter GU, et al.Electrocardiographic and coronary arteriographic correlations during acute myocardial infarction.Am J Cardiol,1984,54(3):249-255.

[2] Villa AD, Sammut E, Nair A, et al.Coronary artery anomalies overview: The normal and the abnormal.World J Radiol,2016 ,8(6):537-555.

[3] Ortale JR, Keiralla LC, Sacilotto L.The posterior ventricular branches of the coronary arteries in the human heart.Arq Bras Cardiol,2004,82(5):468-472, 463-467.

[4] Bairey CN, Shah PK, Lew AS, et al.Electrocardiographic differentiation of occlusion of the left circumflex versus the right coronary artery as a cause of inferior acute myocardial infarction.Am J Cardiol,1987,60(7):456-459.

[5] Huey BL, Beller GA, Kaiser DL, et al.A comprehensive analysis of myocardial infarction due to left circumflex artery occlusion: comparison with infarction due to right coronary artery and left anterior descending artery occlusion.J Am Coll Cardiol,1988,12(5):1156-1166.

[6] Herz I, Assali AR, Adler Y, et al.New electrocardiographic criteria for predicting either the right or left circumflex artery as the culprit coronary artery in inferior wall acute myocardial infarction.Am J Cardiol,1997,80(10):1343-1345.

[7] Zimetbaum PJ, Josephson ME.Use of the electrocardiogram in acute myocardial infarction.N Engl J Med,2003,348(10):933-940.

[8] Tahirkheli NK, Edwards WD, Nishimura RA, et al.Right ventricular infarction associated with anteroseptal myocardial infarction: a clinicopathologic study of nine cases.Cardiovasc Pathol,2000,9(3):175-179.

[9] Stadius ML, Maynard C, Fritz JK, et al.Coronary anatomy and left ventricular function in the first 12 hours of acute myocardial infarction: the Western Washington Randomized Intracoronary Streptokinase Trial. Circulation,1985,72(2):292-301.

[10] Braat SH, Gorgels AP, Bär FW, et al.Value of the ST-T segment in lead V_{4R} in inferior wall acute myocardial infarction to predict the site of coronary arterial occlusion. Am J Cardiol,1988,62(1):140-142.

[11] Saw J, Davies C, Fung A, et al.Value of ST elevation in lead III greater than lead II in inferior wall acute myocardial infarction for predicting in-hospital mortality and diagnosing right ventricular infarction.Am J Cardiol,2001,87(4):448-450.

[12] Harju JA, Eskola MJ, Huhtala H, et al.Recording lead $V_{(4)R}$ is associated to enhanced use of fibrinolytic therapy in acute myocardial infarction.J Electrocardiol,2006,39(4):368.e1-5.

[13] Braat SH, Brugada P, de Zwaan C, et al.Value of electrocardiogram in diagnosing right ventricular involvement in patients with an acute inferior wall myocardial infarction.Br Heart J,1983,49(4):368-372.

[14] Wellens HJ.The ECG in localizing the culprit lesion in acute inferior myocardial infarction: a plea for lead V4R?Europa ce,2009,11(11):1421-1422.

[15] Andersen HR, Falk E, Nielsen D.Right ventricular infarction: diagnostic accuracy of electrocardiographic right chest leads V_{3R} to V_{7R} investigated prospectively in 43 consecutive fatal cases from a coronary care unit.Br Heart J.1989,61(6):514-520.

[16] Turhan H, Yilmaz MB, Yetkin E, et al.Diagnostic value of aVL derivation for right ventricular involvement in patients with acute inferior myocardial infarction.Ann Noninvasive Electrocardiol,2003,8(3):185-188.

[17] Kabakci G, Yildirir A, Yildiran L, et al.The diagnostic value of 12-lead electrocardiogram in predicting infarct-related artery and right ventricular involvement in acute inferior myocardial infarction.Ann Noninvasive Electrocardiol,2001,6(3):229-235.

[18] Fiol M, Cygankiewicz I, Carrillo A, et al.Value of electrocardiographic algorithm based on "ups and downs" of ST in assessment of a culprit artery in evolving inferior wall acute myocardial infarction.Am J Cardiol, 2004,94(6):709-714.

[19] Thygesen K, Alpert JS, Jaffe AS, et al.Fourth Universal Definition of Myocardial Infarction (2018).J Am Coll Cardiol,2018,72(18):2231-2264.

[20] Lopez-Sendon J, Coma-Canella I, Alcasena S, et al.Electrocardiographic findings in acute right ventricular infarction: sensitivity and specificity of electrocardiographic alterations in right precordial leads V_{4R}, V_{3R}, V_1, V_2, and V_3.J Am Coll Cardiol,1985,6(6):1273-1279.

[21] Lew AS, Maddahi J, Shah PK, et al.Factors that determine the direction and magnitude of precordial ST-segment deviations during inferior wall acute myocardial infarction. Am J Cardiol,1985,55(8):883-888.

[22] Kosuge M, Kimura K, Ishikawa T, et al.New electrocardiographic criteria for predicting the site of coronary artery occlusion in inferior wall acute myocardial infarction.Am J Cardiol. 1998;82(11):1318-1322.

[23] Zhan ZQ, Wang W, Dang SY, et al.Electrocardiographic characteristics in angiographically documented occlusion of the dominant left circumflex artery with acute inferior myocardial infarction: limitations of ST elevation III/II ratio and ST deviation in lateral limb leads.J Electrocardiol,2009,42(5):432-439.

[24] Pourafkari L, Tajlil A, Mahmoudi SS, et al.The Value of Lead aVR ST Segment Changes in Localizing Culprit Lesion in Acute Inferior Myocardial Infarction and Its Prognostic Impact.Ann Noninvasive Electrocardiol,2016,21(4):389-396.

[25] Kanei Y, Sharma J, Diwan R, et al.ST-segment depression in aVR as a predictor of culprit artery and infarct size in acute inferior wall ST-segment elevation myocardial infarction.JElectrocardiol,2010,43(2):132 135.

[26] Pourafkari L, Tajlil A, Mahmoudi SS, et al.The Value of Lead aVR ST Segment Changes in Localizing Culprit Lesion in Acute Interior Myocardial Infarction and Its Prognostic Impact.Ann Noninvasive Electrocardiol,2016,21(4):389-396.

■卞士柱　　■邓金刚